E.-J. Speckmann, J. Hescheler, R. Köhling

Repetitorium Physiologie

Mit Beiträgen von
Prof. Dr. med. C. Alzheimer, Kiel
Prof. Dr. med. K. Benndorf, Jena
Prof. Dr. med. E. G. Berger, Zürich
Dr. med. J. Biber, Zürich
Prof. Dr. med. D. Bingmann, Münster
Dr. oec. troph. A. Bosy-Westphal, Kiel
Dr. med. T. Cantz, Münster
Dr. T. G. Cooper, Münster
Univ.-Prof. Dr. med. P. Deetjen, Innsbruck
Prof. Dr. med. P. Dietl, Ulm
Prof. Dr. med. U. Eysel, Bochum
Prof. Dr. med. B. Fakler, Freiburg
Prof. Dr. med. B. K. Fleischmann, Bonn
Prof. Dr. med. P. Grafe, München
Dr. med. H.-C. Gunga, Berlin
Prof. Dr. med. Dr. h. c. H. O. Handwerker, Erlangen
Prof. Dr. med. J. Hescheler, Köln
Prof. Dr. med. M. Illert, Kiel
Prof. Dr. U. B. Kaupp, Bonn
Prof. Dr. med. R. Köhling, Rostock
Prof. Dr. med. M. Kress, Innsbruck
Prof. Dr. med. A. Kurtz Regensburg
Prof. Dr. rer. nat. W. Kuschinsky, Heidelberg
Prof. Dr. rer. nat. H. Luhmann, Mainz
Dr. med. F. Müller, Jülich
Prof. Dr. M. J. Müller, Kiel
Prof. Dr. med. T. F. Münte, Magdeburg
Prof. Dr. med. E. Nieschlag, Münster
Prof. Dr. med. H. Oberleithner, Münster
Dr. rer. nat. D. Oliver, Marburg
Prof. Dr. G. Pfitzer, Köln
Prof. Dr. med. A. R. Pries, Berlin
Prof. Dr. med. R. Rettig, Karlsburg
Univ.-Prof. Dr. M. Ritter, Salzburg
PD Dr. med. S. Schneider, Münster
Prof. Dr. med. A. Schwab, Münster
Prof. Dr. med. E.-J. Speckmann, Münster
Prof. Dr. med. D. Swandulla, Bonn
Prof. Dr. phil. G. F. Weinbauer, Münster
Prof. Dr. phil. nat. R. H. Wenger, Zürich
Prof. Dr. med. W. Wittkowski, Münster
Dr. med. A. Zakrzewicz, Berlin
Prof. Dr. med. H.-G. Zimmer, Steinebach
Dr. med. R. Zimmer, Steinebach
Prof. Dr. med. E. Zrenner, Tübingen

Speckmann/Hescheler/Köhling

Repetitorium Physiologie

Herausgegeben von E.-J. Speckmann, J. Hescheler, R. Köhling

2. Auflage

Mit 259 Abbildungen

ELSEVIER
URBAN & FISCHER

URBAN & FISCHER
München · Jena

Zuschriften und Kritik an:
Elsevier GmbH, Urban & Fischer Verlag, Lektorat Medizinstudium, Karlstraße 45, 80333 München, medizinstudium@elsevier.de

Wichtiger Hinweis für den Benutzer
Die Erkenntnisse in der Medizin unterliegen laufendem Wandel durch Forschung und klinische Erfahrungen. Herausgeber und Autoren dieses Werkes haben große Sorgfalt darauf verwendet, dass die in diesem Werk gemachten therapeutischen Angaben dem derzeitigen Wissensstand entsprechen. Das entbindet den Nutzer dieses Werkes aber nicht von der Verpflichtung, anhand weiterer schriftlicher Informationsquellen zu überprüfen, ob die dort gemachten Angaben von denen in diesem Buch abweichen, und seine Verordnung in eigener Verantwortung zu treffen.

Bibliografische Information der Deutschen Nationalbibliothek
Die Deutsche Nationalbibliothek verzeichnet diese Publikation in der Deutschen Nationalbibliografie; detaillierte bibliografische Daten sind im Internet über http://dnb.d-nb.de abrufbar.

08 09 10 11 12 5 4 3 2 1

Um den Textfluss nicht zu stören, wurde bei Patienten und Berufsbezeichnungen die grammatikalisch maskuline Form gewählt. Selbstverständlich sind in diesen Fällen immer Frauen und Männer gemeint.

Programmleitung: Dr. med. Dorothea Hennessen
Planung: Andrea Wintermayr
Lektorat: Dr. Andrea Beilmann
Redaktion: Martin Kortenhaus, s|t|m Verlagsdienstleistungen GbR, Illertissen
Herstellung: Peter Sutterlitte; Renate Hausdorf, buch und mehr, München
Satz: Kösel, Krugzell
Druck und Bindung: MKT-Print d. d., Ljubljana
Zeichnungen: Helmut Holtermann, Dannenberg; Henriette Rintelen, Velbert
Umschlaggestaltung: SpieszDesign, Neu-Ulm

ISBN 978-3-437-42321-5

Vorwort

„Small is beautiful" hieß es im Vorwort der 1. Auflage.

Unsere Leser haben zugestimmt. Daher die unverzichtbaren Aussagen des umfassenden „Lehrbuch Physiologie" in der 5. Auflage nun in diesem komprimierten Taschenbuch in der 2. Auflage.

Den Studierenden der Medizin soll so das Lernen erleichtert werden: Das Taschenbuch erlaubt es, sowohl einen ersten schnellen Überblick über die Zusammenhänge zu gewinnen als auch gelerntes Wissen zu rekapitulieren.

Sind ausführlichere Informationen gefragt, dann können diese schnell im großen Lehrbuch gefunden werden, denn das Taschenbuch

- hat die gleiche Gliederung,
- hat hinter den Kapitelüberschriften entsprechende Seitenverweise,
- verwendet den gleichen Abbildungsstil,
- hebt ebenfalls wichtige Inhalte und klinische Bezüge farbig hervor,
- ist gleichermaßen an der neuen Approbationsordnung orientiert,
- und lässt den für Prüfungen wichtigen Stoff schnell finden.

Der von vielen Autoren für das große Lehrbuch verfasste Text ist auch in der komprimierten Form des kleinen Taschenbuches flüssig lesbar. Die Herausgeber haben hiermit Herrn Martin Kortenhaus zu danken, der maßgeblich an der „leichten" Formulierung des Textes beteiligt war.

Münster, Köln und Rostock 2008

E.-J. Speckmann
J. Hescheler
R. Köhling

Inhaltsverzeichnis

Abkürzungsverzeichnis

A-Bande	anisotrope Banden
ACh	Acetylcholin
ACE	Angiotensin-Converting-Enzym
ACTH	adrenocorticotropes Hormon
ADH	Adiuretin, antidiuretisches Hormon
ADP	Adenosindiphosphat
AEP	akustisch evoziertes Potenzial
AIDS	Acquired Immunodeficiency Syndrome
AMP	Adenosinmonophosphat
AMPA	α-Amino-3-Hydroxy-5-Methyl-isoxazol-4-Propionsäure
ANP	atriale natriuretische Peptide
AP	Aktionspotenzial
APC	antigenpräsentierende Zelle
ARAS	aufsteigendes retikuläres Aktivierungssystem
ATP	Adenosintriphosphat
ATPS	ambient temperature, pressure, saturated
AV	arteriovenös, atrioventrikulär
BB	Buffer Base, Pufferbase
BE	Base Excess, Basenüberschuss
BMI	Body Mass Index
BMP	Bone Morphogenitic Proteins
BNP	Brain-Natriuretic-Peptid
BSG	Blutkörperchensenkungsgeschwindigkeit
BTPS	body temperature, pressure, saturated
cAMP	zyklisches Adenosinmonophosphat
CBG	Corticosteroid-Binding-Globulin
CCK	Cholecystokinin
CFTR	Cystic Fibrosis Transmembrane Regulator
CFU	Colony Forming Units
CGL	Corpus geniculatum laterale
cGMP	zyklisches Guanosinmonophosphat
CGRP	Calcitonin-Gene-Related Peptid
CNP	C-Typ-natriuretisches Peptid
CNV	Contingent Negative Variation
CO	Kohlenmonoxid
CO2	Kohlendioxid
CoA	Coenzym A
COX	Cyclooxygenase
CRH	Corticotropin-Releasing-Hormon
CSF	Colony Stimulating Factor
DAG	Diacylglycerol
DHEA	Dehydroepiandrosteronsulfat
DHP	Dihydropyridin
DNA	Desoxyribonukleinsäure
DPG	Diphosphoglycerat
dpt	Dioptrien
E	Gleichgewichtspotenzial (Äquilibriumpotenzial)
EDRF	Endothelium Derived Relaxing Factor
EEG	Elektroenzephalogramm/Elektroenzephalographie
EKG	Elektrokardiogramm/Elektrokardiographie
EMG	Elektromyogramm/Elektromyographie
EP	evoziertes Potenzial
EPO	Erythropoietin
EPP	Endplattenpotenzial
EPSP	exzitatorisches postsynaptisches Potenzial
ER	endoplasmatisches Retikulum
EZR	Extrazellulärraum
F	Faraday-Zahl, fraktionelle Konzentration
FEV	forcierte Einsekundenkapazität
FFM	fettfreie Körpermasse
FFS	freie Fettsäuren
FGF	Fibroblast Growth Factor
FM	Körperfettmasse
fMLP	Formyl-Methionyl-Leucyl-Phenylalanin
FSH	follikelstimulierendes Hormon
FVK	forcierte Vitalkapazität
GABA	Gammaaminobuttersäure
GDP	Guanosindiphosphat
GFR	glomeruläre Filtrationsrate
GHRH	Growth-Hormone-Releasing-Hormon
GIP	Gastric Inhibitory Peptide
GLP	Glucagon-Like-Peptid
GMP	Guanosinmonophosphat
GP	Glykoprotein
GTP	Guanosintriphosphat
5-HT	5-Hydroxytryptamin, Serotonin
Hb	Hämoglobin
HDL	High-Density-Lipoprotein
HHL	Hypophysenhinterlappen
Hk	Hämatokrit
HLA	Human Leukocyte Antigen
HMV	Herzminutenvolumen
HMWK	High Molecular Weight Kininogen
HPT	Hyperparathyreoidismus
HVL	Hypophysenvorderlappen
I-Bande	isotrope Bande
IFN	Interferon
Ig	Immunglobulin
IGF	Insulin-Like-Growth-Factor
IL	Interleukin
IonK	Ionenkonzentration

IP3	Inositoltriphosphat
IPSP	inhibitorisches postsynaptisches Potenzial
IZR	Intrazellulärraum
KOD	kolloidosmotischer Druck
LDL	Low-Density-Lipoprotein
LH	luteinisierendes Hormon
LPH	Lipotropin, lipotropes Hormon
LPL	Lipoproteinlipase
LPS	Lipopolysaccharid
MALT	Mucosa Associated Lymphoid Tissue
MCH	mittleres korpuskuläres Hämoglobin, mittlerer Hämoglobingehalt der Erythrozyten
MCV	mittleres korpuskuläres Volumen, mittleres zelluläres Volumen der einzelnen Erythrozyten
MET	metabolisches Äquivalent
MG	Molekulargewicht
MHC	Main Histocompatibility Complex
MP	Membranpotenzial
MPS	Monozyten-Phagozyten-System
MRT	Magnetresonanztomographie
MSH	melanozytenstimulierendes Hormon
NBP	Nicht-Bicarbonat-Puffer
NGF	Nerve Growth Factor
NK-Zellen	natürliche Killerzellen
NKP	Natrium-Kalium-Pumpe
NNR	Nebennierenrinde
NO	Stickstoffmonoxid
NPY	Neuropeptid Y
NREM	Non-REM-Schlaf
P	Druck
PAF	Plättchen-aktivierender Faktor
PAH	Paraaminohippursäure
PAI	Plasminogen-Aktivator-Inhibitor
PDE	Phosphodiesterase
PDGF	Platelet-Derived-Growth-Faktor
PET	Positronenemissionstomographie
PF	Plättchenfaktor
PG	Prostaglandin
PIF	Prolactin-Inhibiting-Faktor, Prolactostatin
PK	Proteinkinase
PL	Phospholipase
PNS	peripheres Nervensystem
POMC	Proopiomelanocortin
PRL	Prolactin
PTH	Parathyrin, Parathormon
PTT	partielle Thromboplastinzeit
RAAS	Renin-Angiotensin-Aldosteron-System
RBF	renaler Blutfluss
REE	Ruheenergieverbrauch
REM	Rapid Eye Movement
RER	raues endoplasmatisches Retikulum
RES	retikuloendotheliales System
RMP	Ruhemembranpotenzial
RNA	Ribonukleinsäure
RPF	renaler Plasmafluss
RQ	respiratorischer Quotient
SEP	somatosensorisch evoziertes Potenzial
SMA	supplementär-motorische Region
SPL	Sound Pressure Level, Schalldruckpegel
STDP	standard temperature, dry pressure
STH	somatotropes Hormon, Somatotropin
T3	Trijodthyronin
T4	Thyroxin
TCR	T-Zell-Rezeptor
TENS	transkutane elektrische Nervenstimulation
TF	Tissue Factor
TGF	Transforming Growth Factor, transformierender Wachstumsfaktor
TH	T-Helferzelle
TK	zytotoxische T-Zellen
TNF	Tumornekrosefaktor
tPA	Tissue Plasminogen Activator
TRH	Thyrotropin-Releasing-Hormon
TSH	thyreoideastimulierendes Hormon
TXA_2	Thromboxan A_2
V	Volumen
VEP	visuell evoziertes Potenzial
VIP	vasoaktives intestinales Peptid
VLDL	Very-Low-Density-Lipoprotein
vWF	von-Willebrand-Faktor
WHO	Weltgesundheitsorganisation
ZNS	zentrales Nervensystem
ZVD	zentraler Venendruck

1 Elemente des Nervensystems und ihre Funktionen

1.1 Aufbau des Nervensystems SHK 1

ZNS und PNS Das **ZNS** (Gehirn und Rückenmark) befindet sich in den knöchernen Höhlen des Schädels sowie der Wirbelsäule und besteht aus einem dichten Gewebe von Nervenzellen und Gliazellen (> Abb. **1.1a**).
Das **PNS** erstreckt sich in alle Bereiche des Organismus und besteht aus Nervensträngen und deren Verästelungen (Nerven), aus kleineren Anhäufungen von Nervenzellkörpern (Ganglien) und aus Gliazellen.

Nervenzellen Sie bestehen aus **Zellkörper** (Soma, ca. 20 µm) und Fortsätzen:

- Axone (sog. **Nervenfasern**) sind bis > 1 m lang und meist nur wenig verzweigt (Axonkollateralen); sie sind markhaltig (myelinisiert; Hüllzellen bilden Markscheiden; > Abb. **1.1b**), markarm oder marklos (nicht myelinisiert) und bilden innerhalb des ZNS Faserbündel (Tractus) und im Bereich des PNS Nervenstränge und Nerven (> Abb. **1.1b**),
- **Dendriten** sind meist weit verzweigt und besitzen in den verschiedenen Teilen des Nervensystems eine zum Teil sehr unterschiedliche Architektur.

Zell-Zell-Kommunikation Die Nervenzellen sind über ihre Axone funktionell mit anderen Zellen verbunden.
Synapsen sind morphologisch vielfältige neuroneuronale Kontakte (> Abb. **1.1c**) und bestehen aus:

- präsynaptischer Endigung: markscheidenfreies, verdicktes Ende des Axons, das mit einer Nervenzelle Kontakt aufnimmt (> Abb. **1.1c**) und Transmitterbläschen für die Signalübertragung enthält,
- synaptischem Spalt: 20 nm breiter Spalt zwischen der präsynaptischen Membran der synaptischen Endigung und der postsynaptischen Membran des nachgeschalteten Neurons.

Neuromuskuläre Endplatten sind die großflächigen Kontaktstellen zwischen Axonen und Skelettmuskelfasern.

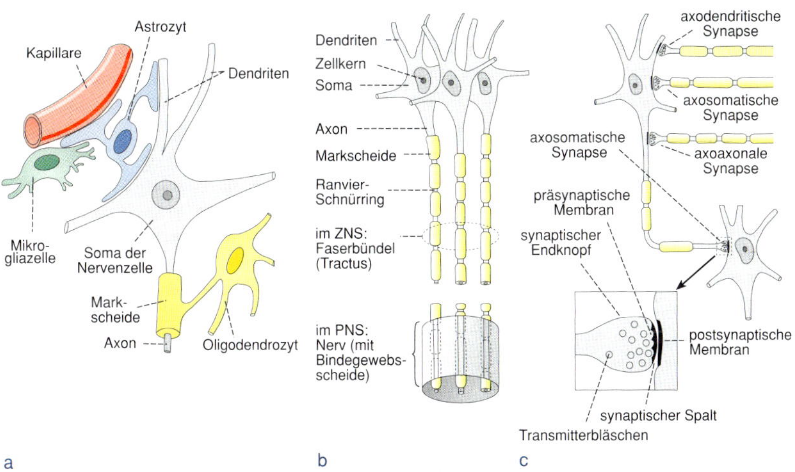

Abb. 1.1 Zelluläre Strukturen des Nervensystems [1-1].
a Nervenzelle und umgebende Gliazellen (Astrozyt, Oligodendrozyt, Mikrogliazelle) im ZNS bei mikroskopischer Vergrößerung.
b Nervenzellen mit axonalen, hier markhaltigen Fortsätzen, die sich im ZNS zu Faserbündeln (Tractus) und im PNS zu Nerven zusammenfügen.
c Bestandteile einer synaptischen Verbindung sowie typische Lokalisationen von Synapsen an einem Neuron.

Gliazellen Die neuronalen Strukturen sind im ZNS und PNS von Gliazellen umhüllt. Im ZNS sind 3 Haupttypen zu unterscheiden (> Abb. **1.1a**, > Tab. **1.1**).

1.2 Wechselwirkung mit der Umwelt

SHK 3

MERKE

Das Nervensystem nimmt Informationen auf, leitet sie weiter und verarbeitet sie. Deshalb ist es aus Strukturen aufgebaut, die der Signalerzeugung, -weiterleitung, -speicherung und -verarbeitung dienen.

Sensorisches System Mithilfe des **„Merksystems"** wird die Umwelt im Organismus abgebildet. Die wesentliche Information fließt, vom Organismus aus gesehen, zentripetal (zum Zentrum hin), d. h., sie wird über speziell ausgebildete Strukturen einer peripheren Nervenzelle **(Rezeptoren)** aufgenommen und zum ZNS geleitet.

Motorisches System Der Informationsfluss im **„Wirksystem"** ist umgekehrt, d. h. vom Zentrum weg (zentrifugal): Die neuronale Aktivität beginnt im Gehirn und gelangt über mehrere Neurone, (meist) das Rückenmark und einen peripheren Nerv direkt zu den Fasern der Skelettmuskulatur. Durch Aktivierung der Muskulatur führt der Organismus Handlungen durch und wirkt so auf die Umwelt ein.

Tab. 1.1 Gliazellen, Charakteristika ihres Aufbaus und ihrer Funktion.

Zelle	Zellkörper	Fortsätze	Funktion
Astrozyt	polygonal geformt	radiär vom Soma ausgehend, unterschiedlich lang	Kontrolle des extrazellulären Mikromilieus, Stoffaustausch, Narbenbildung (> Kap. 2.6.1)
Oligodendrozyt	rund bis polygonal	dünn, in verschiedene Richtungen verlaufend	bilden die Markscheiden; die Oligodendrozyten des PNS sind die Schwann-Zellen
Mikrogliazelle	klein, länglich	büschelförmig, dünn	proliferieren bei ZNS-Schädigung, phagozytieren zugrunde gehendes Material; haben bei Immunreaktionen eine Bedeutung

2 Allgemeine Neurophysiologie

2.1 Ruhemembranpotenzial (RMP)

SHK 5

2.1.1 Nervenzellmembran und Elektrolyte SHK 6

Nervenzellmembran Die Membran der Nervenzellen grenzt den IZR vom EZR ab. Sie besteht aus einer Doppelschicht von Lipiden und ist ca. 8 nm dick. In ihr „schwimmen" große Proteine (**„fluid-membrane"-Konzept**), die sich von der intra- oder extrazellulären Seite in die Membran einlagern oder sie durchsetzen. Die extrazelluläre Oberfläche der Membran ist von einer Glykokalix (Zuckeranteile der Glykoproteine und Glykolipide) überzogen.

Elektrolyte Im intra- und extrazellulären Raum befinden sich u. a. in Wasser gelöste, dissoziierte Salze. Die Teilchen dieser Salze sind geladen und werden als **Ionen** bezeichnet:

- Kationen: positiv geladene Natrium- und Kaliumionen (Na^+, K^+), die im elektrischen Feld zum negativen Pol (Kathode) wandern,
- Anionen: negativ geladene Chloridionen (Cl^-) und Proteine, die zum positiven Pol (Anode) wandern.

2.1.2 Treibende Kräfte des Ruhemembranpotenzials SHK 6

Natrium-Kalium-Pumpe (NKP)

Ionenkonzentrationsgradient Im thermodynamischen Gleichgewicht wären Na^+ und K^+ gleichmäßig zwischen intra- und extrazellulärem Raum verteilt (➤ Abb. **2.1a**). Die NKP in der Membran der Nervenzelle transportiert jedoch – unter ATP-Verbrauch – Na^+ aus der Zelle heraus und gleichzeitig K^+ hinein (➤ Abb. **2.1b**). Dadurch sind weniger Na^+-Ionen in der Zelle als außerhalb und umgekehrt mehr K^+-Ionen in der Zelle als außerhalb. Diesen Ionenkonzentrationsgradienten hält die NKP aufrecht: Je mehr Na^+ in der Zelle und je mehr K^+ außerhalb ist, desto intensiver arbeitet sie. Weil die NKP durch Na^+ und K^+ aktiviert und dabei ATP in ADP und P gespalten wird, wird sie auch als Na^+-K^+-ATPase bezeichnet.

Elektrogene Wirkung Der energieverbrauchende Prozess der NKP läuft mit einer Stöchiometrie von 2 K^+/3 Na^+/1 ATP ab, d. h., die vorhandenen Kationen werden nicht äquivalent ausgetauscht (Elektroneutralität), sondern es wird mehr positive Ladung aus der Zelle heraustransportiert als hinein (elektrogene Wirkung). Das Zellinnere wird also negativ.

Erste treibende Kraft

Aus den Konzentrationsgradienten für die Ionen (➤ Tab. **2.1**) resultiert eine erste treibende, d. h. auf eine Bewegung hinzielende Kraft (dicke Pfeile in ➤ Abb. **2.1**), die K^+ aus der Zelle heraus- und Na^+ in die Zelle hineintreiben will (➤ Abb. **2.1b – d**). Ionenbewegungen sind aber nur dann möglich, wenn die Membran für Ionen auch durchlässig ist.

Ionenkanäle in der Membran Die **Permeabilität** für Ionen wird durch Eiweißkörper ermöglicht, die porenförmige **Ionenkanäle** mit folgenden Eigenschaften bilden (s. a. ➤ Abb. **2.5**):

- Selektivität: Sie lassen nur bestimmte Ionen passieren.
- Konformationszustände (➤ Abb. **2.5b**): Sie sind für Ionen durchlässig (offen, aktiviert) oder undurchlässig (geschlossen, inaktiviert).

Messung der Ionenströme Ionenströme durch Membrankanäle können durch die Voltage-Clamp-Technik (Spannungsklemme) und für einzelne Kanäle durch die Patch-Clamp-Technik erfasst werden (➤ Abb. **2.2**). Die meisten Membrankanäle wechseln, abhängig vom jeweiligen Kanaltyp und Aktivierungszustand des Kanals, bei konstantem Potenzial schnell zwischen dem geöffneten und dem geschlossenen Zustand.

Kaliumauswärtsstrom und RMP Die Zellmembran ist unter Ruhebedingungen praktisch nicht für Na^+, wohl aber für K^+ durchlässig. Die K^+-Kanäle sind überwiegend offen, ohne dass sie aktiviert werden müssen **(Kaliumleckkanäle)**, durch sie diffundiert K^+ durch die Membran (aufgrund des Konzentrationsgradienten ergibt sich ein **Nettoaus-**

Tab. 2.1 Ionenkonzentrationen von K^+, Na^+ und Cl^- im IZR und EZR von erregbaren Zellen (Nervenzellen, Skelett- und Herzmuskelfasern) bei Warmblütern. Die Werte schwanken stark je nach Untersuchungsverfahren und untersuchtem Gewebe.

Ion	intrazellulär	extrazellulär
K^+ (mmol/l)	120 – 150	4 – 5
Na^+ (mmol/l)	5 – 15	140 – 150
Cl^- (mmol/l)	4 – 5	120 – 150

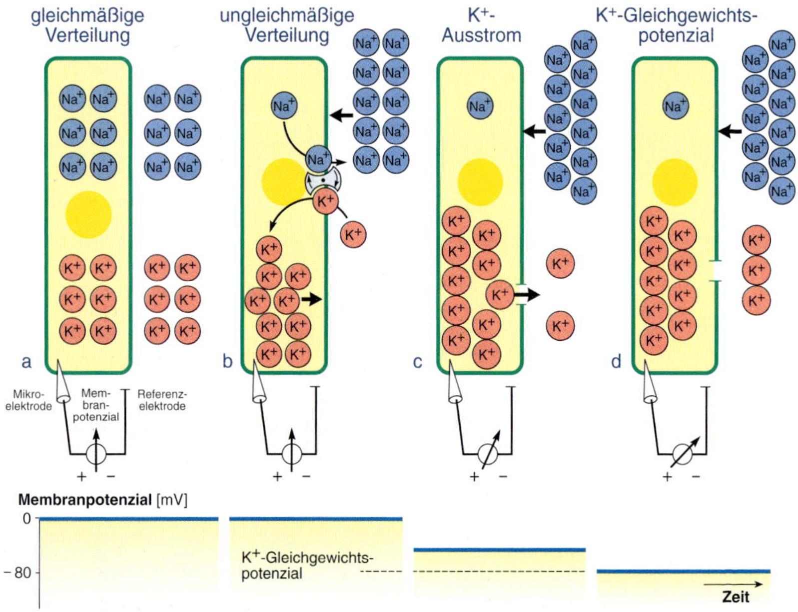

Abb. 2.1 Entstehung des Ruhemembranpotenzials an einer Nervenzelle. Der Gesamtvorgang wurde in Teilprozesse zerlegt. Zur Registrierung des Membranpotenzials (MP) sind eine intrazelluläre Mikroelektrode und eine extrazelluläre Referenzelektrode mit einem Messinstrument verbunden. Im unteren Bildteil wird das in den oberen Bildteilen gemessene MP angezeigt [1-1].

a Na^+ und K^+ sind gleichmäßig im IZR und EZR verteilt.

b Die NKP (Kreissymbol) transportiert K^+ in die Zelle hinein und Na^+ hinaus. Der dadurch entstehende Ionenkonzentrationsgradient bewirkt eine erste treibende Kraft (dicke Pfeile) vom Ort der höheren zur niedrigeren Konzentration. Die meist vorhandene Elektrogenität der NKP ist nicht berücksichtigt.

c Da die Zellmembran unter Ruhebedingungen für K^+ durchlässig ist (dagegen praktisch nicht für Na^+), folgen die K^+-Ionen der ersten treibenden Kraft und strömen aus der Zelle aus. Dadurch entsteht ein elektrisches Feld (intrazellulär negativ, extrazellulär positiv).

d Dieses elektrische Feld bildet eine zweite treibende Kraft, die die K^+-Ionen wieder in die Zelle „zurücktreibt". Im Gleichgewicht von erster und zweiter Kraft lässt sich das K^+-Gleichgewichtspotenzial messen.

wärtsstrom von K^+; ➤ Abb. **2.1c**). Der größte Teil der zugehörigen Anionen, insbesondere die großen Eiweißanionen, bleiben in der Zelle, sodass sich – für einen sehr kleinen Zeitabschnitt betrachtet – intrazellulär mehr Anionen und extrazellulär mehr Kationen befinden. Es entsteht ein elektrisches Feld über der Membran (innen negativ, außen positiv). Die Potenzialdifferenz wird als **RMP** bezeichnet.

Messung des Membranpotenzials Die Höhe des Membranpotenzials kann an einzelnen Neuronen mit Mikroelektroden (Glasröhrchen mit einem Spitzendurchmesser von 0,1 – 1 µm) gemessen werden (➤ Abb. **2.3**). Dazu wird eine Mikroelektrode in den IZR eingeführt und eine weitere, meist größere Elektrode im EZR angebracht (Referenzelektrode). Das intrazelluläre Potenzial kann auch unter Verwendung der Patch-Clamp-Technik (➤ Abb. **2.2**) gemessen werden. Dazu wird ein Membranfleck („Patch") mit einer speziellen Elektrode eröffnet, um so einen elektrischen Zugang zum Zellinneren zu erhalten (sog. **Whole-Cell-Configuration** der Patch-Clamp-Technik).

Zweite treibende Kraft

Kaliumgleichgewichtspotenzial K^+ folgt dem Konzentrationsgefälle durch die Membran nach ex-

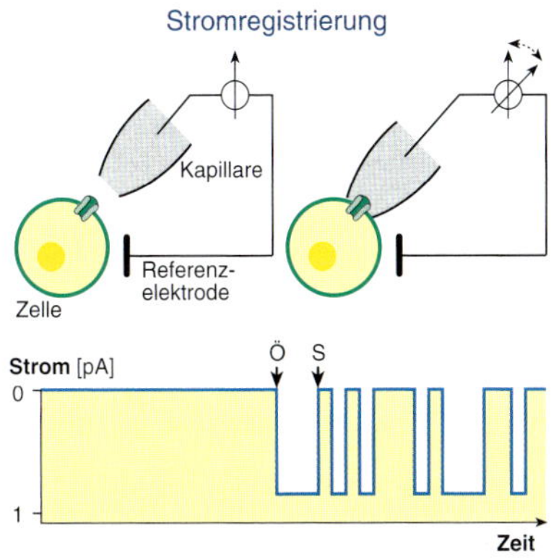

Abb. 2.2 Registrierung von Ionenströmen durch Membrankanäle mit der Patch-Clamp-Technik. Eine fein ausgezogene Kapillare und eine großflächige Referenzelektrode sind mit einem Gerät zur Konstanthaltung des Membranpotenzials (Voltage-Clamp-Verstärker) und Registrierung des zur Spannungsklemme notwendigen Stroms verbunden. Zunächst befinden sich beide Elektroden weit von der Zelle entfernt im EZR. Es wird kein Strom registriert (unterer Bildteil links). Wird ein Membranfleck, in dem sich ein Kanal befindet, mit der Elektrode angesaugt, werden pulsförmige Ströme erfasst (unterer Bildteil rechts). Ö = Öffnung, S = Schließung des Kanals [2-1].

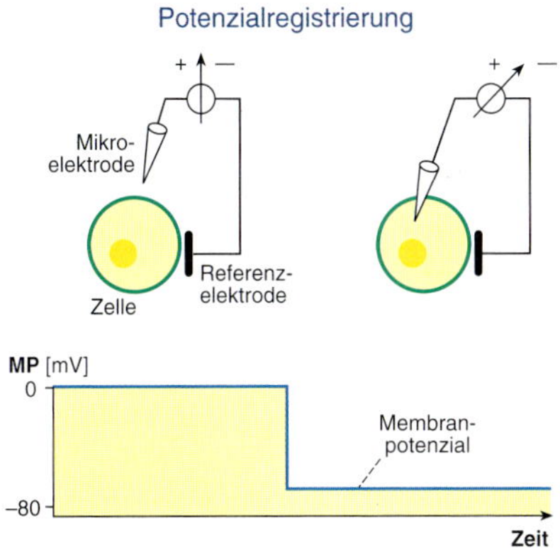

Abb. 2.3 Registrierung des Membranpotenzials mit der Mikroelektrodentechnik. Wenn die Mikroelektrode im IZR liegt (rechter Bildteil), lässt sich das Membranpotenzial (MP) messen (unterer Bildteil rechts).

trazellulär. Das dadurch entstehende Membranpotenzial (positiver Pol extrazellulär, negativer Pol intrazellulär) bildet eine zweite treibende Kraft für die Ionenbewegung. Diese Kraft wirkt auch auf K^+: Je mehr K^+ nach außen strömt, desto mehr zieht das negative Zellinnere die positiv geladenen K^+-Ionen zurück. Irgendwann wandert ebenso viel K^+ in Richtung des Konzentrationsgefälles durch die Membran nach außen, wie in Richtung des Potenzialgradienten umgekehrt wieder in die Zelle zurückgezogen wird. Der Nettokaliumstrom ist also gleich null. Das dabei gemessene Membranpotenzial wird als K^+-Gleichgewichtspotenzial bezeichnet (➤ Abb. **2.1d**).

MERKE

Das K^+-Gleichgewichtspotenzial liegt bei den meisten Warmblüterneuronen zwischen –80 und –90 mV. Der IZR ist dabei gegen den EZR negativ geladen.

Berechnung des Gleichgewichtspotenzials Das Gleichgewichtspotenzial (Äquilibriumpotenzial E) wird durch das Verhältnis der Ionenkonzentrationen (IonK) im IZR und EZR bestimmt. Es lässt sich – unter der Annahme, dass die Membran nur für Ionen eines Typs, z. B. für K^+, durchlässig ist – nach der **Nernst-Gleichung** berechnen:

$$E = \frac{R \times T}{z \times F} \times \ln \frac{\text{IonK im EZR}}{\text{IonK im IZR}}$$

Dabei ist R = allgemeine Gaskonstante, T = absolute Temperatur, z = Wertigkeit des Ions (negativer Wert bei Anionen), F = Faraday-Zahl.

Fasst man die Konstanten der Gleichung zusammen und transformiert den natürlichen (ln) in den dekadischen Logarithmus (log x = 0,4343 × ln x), ergibt sich im vorliegenden Fall für 37 °C:

$$E = -61\ \text{mV} \times \log \frac{\text{IonK im IZR}}{\text{IonK im EZR}}$$

Bei einem Verhältnis der K^+-Konzentration (mmol/l) im intra- und extrazellulären Raum von 120 : 4 (➤ Tab. **2.1**) resultiert daraus für das K^+-Gleichgewichtspotenzial (E_{K^+}):

$$E_{K^+} = -61\ \text{mV} \times \log \frac{120}{4} = -90\ \text{mV}$$

Bei anderen Konzentrationsverhältnissen kann das Ergebnis erheblich davon abweichen.

Weitere Einflüsse auf das RMP

Die meisten natürlichen Membranen sind auch für Na^+ und Cl^- durchlässig. Ein Vergleich der relativen Permeabilitäten (P) ergibt dabei:

$$P_{K^+} : P_{Na^+} : P_{Cl^-} = 1 : 0{,}04 : 0{,}45$$

Weil bei Na^+ beide treibenden Kräfte in das Zellinnere gerichtet sind, reicht der Ionenstrom durch das

„Na⁺-Leck" bereits aus, um das RMP vom K^+-Gleichgewichtspotenzial in positive Richtung zu verschieben.

2.1.3 Änderungen des Ruhemembranpotenzials SHK 11

Depolarisation ist die Verminderung des RMP auf positivere Werte, Hyperpolarisation seine Erhöhung auf negativere Werte. Ursachen für Verschiebungen sind u. a. Veränderungen der:

- Ionenkonzentrationsgradienten: Mehr K^+ extrazellulär verringert den Unterschied zu intrazellulär. Dementsprechend diffundiert weniger K^+ pro Zeiteinheit aus der Zelle, und das Membranpotenzial nimmt ab, d. h. wird positiver (Depolarisation).
- Ionenpermeabilitäten: Wird die Membran für K^+ permeabler, hängt die Wirkung vom aktuellen RMP ab (in jedem Fall nähert sich das RMP an das K^+-Gleichgewichtspotenzial an): bei einem RMP von etwa 60 mV entsteht damit eine Hyperpolarisation, bei einem RMP von 100 mV eine Depolarisation (➤ Abb. 2.4).

2.2 Aktionspotenzial SHK 13

2.2.1 Spannungsabhängige Ionenkanäle SHK 14

Das RMP ist konstant, weil sich die Permeabilität der beteiligten Ionenkanäle (z. B. Kaliumleckkanal) nicht verändert. Änderungen des Membranpotenzials sind über andere, spannungsabhängige und jeweils für K^+, Na^+ oder Ca^{2+} selektiv durchlässige Ionenkanäle (Kalium-, Natrium- und Calciumkanäle) möglich, deren Permeabilität sich kurzzeitig ändert, wenn die Membran depolarisiert wird.

MERKE

Die spitzenförmigen Variationen des Membranpotenzials werden als **Aktionspotenziale** (AP) bezeichnet und eignen sich zur Verschlüsselung (Codierung) von Informationen. Sie können – je nach Zelltyp – eine sehr unterschiedliche Form haben und spiegeln insgesamt die durch eine Depolarisation ausgelöste neuronale Entladung wider. Als neuronale Erregungen werden sie dem RMP gegenübergestellt.

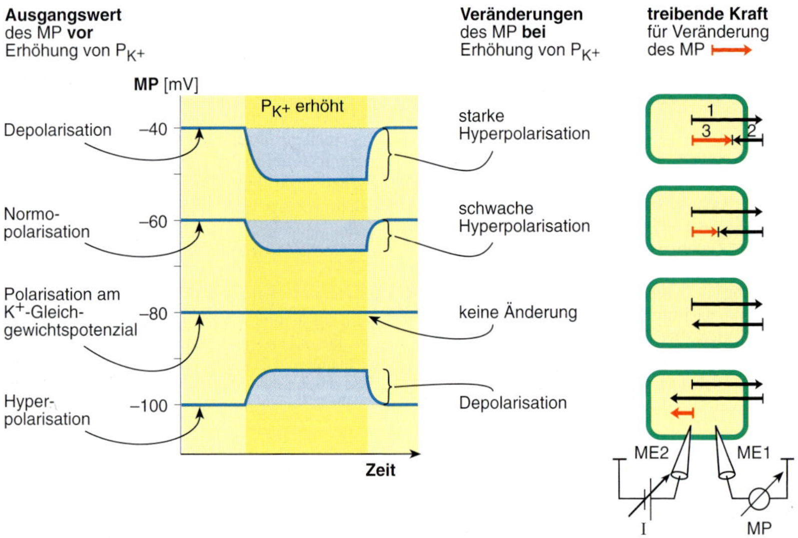

Abb. 2.4 Veränderung des Membranpotenzials einer Nervenzelle bei erhöhter K^+-Permeabilität (PK^+) je nach Ausgangswert des Membranpotenzials (MP). Die 1. Mikroelektrode in der Nervenzelle (ME1) leitet das MP ab, über die zweite (ME2), die an eine Batterie angeschlossen ist, kann der Ausgangswert des MP in positive (Depolarisation) oder negative (Hyperpolarisation) Richtung verändert werden. Auf jeder Stufe des MP wird während des angegebenen Zeitraums die Permeabilität für K^+ selektiv erhöht. Die Pfeile des rechten Bildteils symbolisieren die Kraft durch die Konzentrationsdifferenz (1), die Kraft durch die Potenzialdifferenz (2) und die Nettokraft (3, rot).

Die K⁺-Kanäle z. B. (➤ Abb. **2.5a**) bestehen aus 4 Untereinheiten (Domänen; I – IV). Jede Untereinheit ist aus 6 Segmenten (α-Helices; S1 – S6) zusammengesetzt, die in die Membran eingelagert sind und durch extra- sowie intrazelluläre Aminosäurenketten ineinander übergehen. Die Ionenpore selbst wird wahrscheinlich durch die Segmente 5 und 6 sowie durch die sie verbindende Aminosäurenkette aller 4 Untereinheiten gebildet. Der intrazellulären N-terminalen Aminosäurenkette wird für die Inaktivierung (s. u.) eine Bedeutung beigemessen. Mindestens 3 Funktionszustände sind für die Kanäle möglich (➤ Abb. **2.5b**):

- Die Kanäle können geschlossen und durch Depolarisation aktivierbar sein.

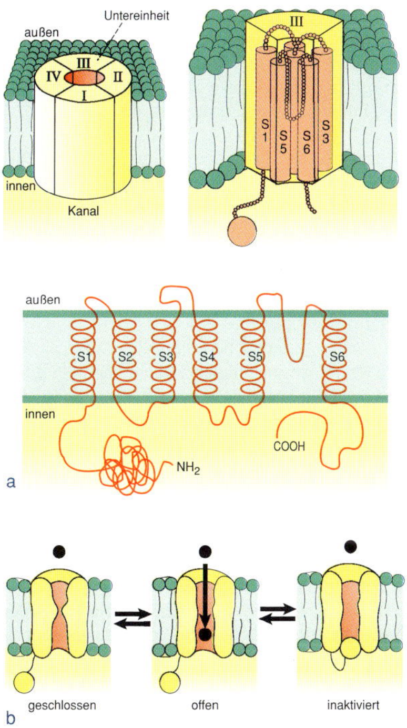

Abb. 2.5 Spannungsgesteuerte Ionenkanäle, Bau und Funktion [2-1].

a Molekularer Aufbau eines Kaliumkanals. Oben links ist der Gesamtkanal mit seinen 4 Untereinheiten, oben rechts eine Untereinheit mit den Segmenten S1 – S6 vergrößert dargestellt. In der unteren Reihe ist eine Untereinheit „aufgefaltet".

b Funktionszustände eines spannungsgesteuerten Ionenkanals.

- Die Kanäle können durch Depolarisation geöffnet sein. Beim Öffnen wird das Kanalmolekül offensichtlich umgelagert. Die dabei auftretenden Ladungsverschiebungen sind als sog. Torströme (Gating Currents) messbar.
- Die geöffneten Kanäle können während der Depolarisation inaktiviert (verschlossen) werden. Der Zustand der Inaktivierung („sekundäre" Geschlossenheit) ist nur durch eine Repolarisation der Membran wieder aufhebbar.

Klinik

Pharmakaeinfluss auf Ionenkanäle Die Funktionen spannungsgesteuerter Ionenkanäle sind durch Pharmaka vielfältig beeinflussbar. So lässt sich die Öffnung von Natriumkanälen durch Tetrodotoxin (TTX) sowie durch verschiedene Lokalanästhetika (z. B. Lidocain) blockieren; die Öffnung von Kaliumkanälen wird durch Tetraethylammonium (TEA) und die von Calciumkanälen durch anorganische 2-wertige Ionen (z. B. Cd^{2+}), biologische Toxine oder sog. organische Calciumantagonisten (Diphenylalkylamine, Dihydropyridine) unterdrückt. Die Inaktivierung des Natriumkanals ist durch Veratridin blockierbar.

2.2.2 Ablauf des Aktionspotenzials SHK 15

Membranschwelle

Wird eine Nervenzelle mit zunehmender Stromstärke depolarisiert (➤ Abb. **2.6**), entsprechen die Depolarisationen des Neurons bei geringem „injiziertem" Strom in Amplitude und Form der Stromstärke. Erreicht die Depolarisation jedoch einen kritischen Wert (Membranschwelle, ➤ Abb. **2.6c**), ändert sich plötzlich die Permeabilität der spannungsgesteuerten Membrankanäle, und ein AP entsteht.

Entstehung von Aktionspotenzialen: Natriumeinwärtsstrom

Öffnung der Natriumkanäle und Depolarisation Bei Überschreiten der Membranschwelle werden zunächst die Na⁺-Kanäle geöffnet (aktiviert). In diesem Zustand treiben sowohl der Konzentrationsgradient als auch das elektrische Feld sehr viel Na⁺ ins Zellinnere (➤ Abb. **2.6b**). Der Nettostrom positiver Ladungen ist einwärts gerichtet, das MP wird zur positiven Seite verschoben. Durch diese weitere Depolarisation steigt die Permeabilität der Na⁺-Kanäle zusätzlich an. Deshalb nimmt in einer 1. Phase der Na⁺-Einstrom – im Sinne einer positiven Rückkopplung (Depolarisation → Na⁺-Einstrom → Verstärkung der Depolarisation → Verstärkung des Na⁺-Einstroms usw.) – rasch zu. Schließlich strömt so viel Na⁺ in die Zelle hinein, dass das Membranpotenzial seine Polung wechselt, d. h., der positive Pol liegt nun im IZR (➤ Abb. **2.6c**). Damit ist die Depolarisation also „über die Null-Linie hinausgeschossen". Der Betrag der Membranpotenzialänderung, der im positiven Bereich liegt, wird **Overshoot** genannt.

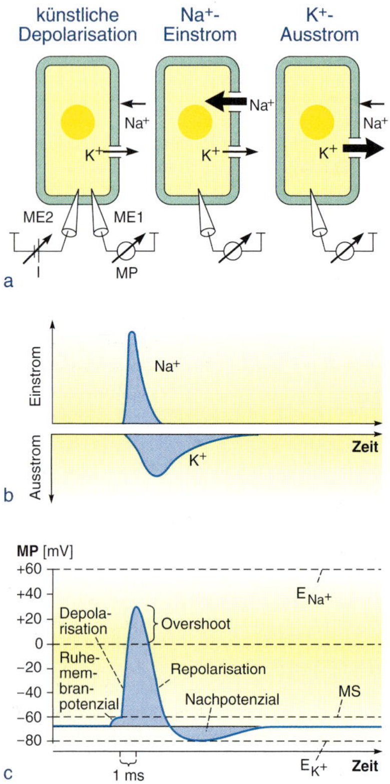

Abb. 2.6 Entstehung eines Aktionspotenzials.

a Künstliche Depolarisation einer Nervenzelle mit einer externen Stromquelle. Der Versuchsaufbau entspricht dem der ➤ Abb. **2.4.** ME1 = Mikroelektrode zur Registrierung des Membranpotenzials (MP), ME2 = Mikroelektrode, die an den positiven Pol einer Stromquelle (I) angeschlossen ist. Je nach angelegtem Strom wird das MP mehr oder weniger kompensiert und dadurch vermindert.

b Zeitverlauf des Natriumein- und Kaliumausstroms.

c AP, das durch die in b dargestellten Ionenströme entsteht. MS = Membranschwelle, E_{K^+} = Gleichgewichtspotenzial für K^+, E_{Na^+} = Gleichgewichtspotenzial für Natrium.

Drosselung des Natriumeinstroms In der 2. Phase wird der Na^+-Einstrom zunehmend gedrosselt und schließlich beendet:

- Das Membranpotenzial nähert sich dem Na^+-Gleichgewichtspotenzial (➤ Abb. **2.6c**); während des Overshoots ist die treibende Kraft für Na^+, die sich aus dem elektrischen Feld ergibt, in ihrer Richtung bereits umgekehrt: Na^+ wird durch die Positivität des Zellinneren abgestoßen.
- Die Na^+-Kanäle schließen sich nach kurzer Zeit selbstständig (Inaktivierung; ➤ Abb. **2.5b**).

Beendigung von Aktionspotenzialen: Kaliumauswärtsstrom

Öffnung der Kaliumkanäle Kurze Zeit nach Öffnung der Na^+-Kanäle steigt auch potenzialabhängig die Permeabilität der K^+-Kanäle. Der daraus resultierende K^+-Ausstrom nimmt vergleichsweise langsam zu und erreicht sein Maximum erst, wenn der Na^+-Einstrom bereits zurückgeht (➤ Abb. **2.6b**).

Drosselung des Kaliumausstroms Weil die Kaliumkanäle (wie die Natriumkanäle) selbstständig in den inaktiven Zustand wechseln und sich das aktuelle Membranpotenzial wieder an das Gleichgewichtspotenzial für K^+ annähert, nimmt der K^+-Ausstrom schließlich wieder ab.

Nachpotenziale

Da der K^+-Ausstrom bei zahlreichen Nervenzellen den Na^+-Einstrom überdauert, kehrt das Membranpotenzial mit Beendigung des AP nicht nur auf den Ruhewert zurück, sondern erreicht vorübergehend Werte, die in der Nähe des K^+-Gleichgewichtspotenzials liegen (**hyperpolarisierendes Nachpotenzial,** ➤ Abb. **2.6c**). Solche Nachpotenziale können aber auch dadurch entstehen, dass eine elektrogene Na^+-K^+-Pumpe ihre Aktivität steigert (s. o.). Wird der Na^+-Einstrom mit Ablauf eines AP verzögert abgeschaltet und der K^+-Ausstrom nur abgestuft eingeschaltet, kann sich auch ein **depolarisierendes Nachpotenzial** entwickeln. Hyperpolarisierende Nachpotenziale erschweren die Entstehung eines erneuten AP, depolarisierende erleichtern sie.

2.2.3 Charakteristika des Aktionspotenzials SHK 16

Alles-oder-nichts-Regel Bei einer kurz dauernden (elektrisch induzierten) Depolarisation (➤ Abb. **2.6**) ist die Amplitude eines ausgelösten AP stets maximal, also unabhängig von der Höhe der Depolarisation (Alles-oder-nichts-Regel; gilt für alle erregbaren Membranen).

MERKE

Die Alles-oder-nichts-Regel besagt nur, dass die Amplitude von AP unter gleichen Bedingungen konstant ist.

Beeinflussung der AP-Amplitude Die Amplitude eines AP wird vom Na^+-Einstrom und damit von der Anzahl der bei einer Erregung aktivierten Na^+-Kanäle bestimmt.

- Der aktuelle Na^+-Einstrom ist vom Ausgangsmembranpotenzial (also i. d. R. vom RMP) abhängig (➤ Abb. **2.7a**). Ist das RMP zur positiven Seite verschoben und bleibt diese Depolarisation für eine Weile bestehen, nimmt die Zahl der aktivierbaren Na^+-Kanäle und damit der Na^+-Einstrom ab. Dadurch werden Amplitude und häufig auch Steilheit der AP reduziert.
- Bei einem gegebenen RMP werden – in einem weiten Potenzialbereich – umso mehr Na^+-Kanäle aktiviert, je stärker die Depolarisation ist (➤ Abb. **2.7b**). Diese Beziehung zwischen Amplitude der Depolarisation und Ausmaß der Kanalaktivierung ist vom extrazellulären Ionenmilieu abhängig: Sinkt z. B. die Ca^{2+}-Konzentration extrazellulär, genügen bereits geringere Depolarisationen, um dasselbe Ausmaß an Kanalaktivierung zu erreichen, wie unter normalen Ca^{2+}-Konzentrationen (➤ Abb. **2.7b**), d. h., bei einer Depolarisation wird die Membranschwelle eher überschritten. Unter diesen Bedingungen ist also die neuronale Erregbarkeit gesteigert.

Klinik

Tetanie Sinkt die Ca^{2+}-Konzentration im Blut (Hypokalzämie), ist das Nervensystem leicht erregbar (Tetanie). Charakteristisch sind unkontrollierte Kontraktionen der Skelettmuskulatur, z. B. die Pfötchenstellung der Hände und Streckkrämpfe der Beine, sog. Karpopedalspasmen. Auch bei der glatten Muskulatur (z. B. der Bronchien) sind Spasmen zu beobachten. Kribbelparästhesien der Hände und Perioralregion sind Zeichen dafür, dass auch das sensorische System übererregt ist.

Refraktärität Die Abhängigkeit des Na^+-Einstroms vom Ausgangsmembranpotenzial (➤ Abb. **2.7a**) hat zur Folge, dass eine (elektrisch induzierte) Depolarisation, die während eines AP appliziert wird, auch bei Anwendung hoher Depolarisationsamplituden kein weiteres AP auslösen kann (**absolute Refraktärphase**). In der späten Repolarisationsphase des AP und während der folgenden Nachpotenziale sind die Na^+-Kanäle zunehmend wieder aktivierbar (**relative Refraktärphase**). In dieser Phase kann also eine 2. Depolarisation wieder ein AP auslösen (➤ Abb. **2.8**), allerdings sind dazu höhere Depolarisationsamplituden als zur Auslösung des vorangehenden AP erforderlich. Generell ist durch die Refraktärzeit die Wiederholungsfrequenz für neuronale Erregungen begrenzt (s. Abschnitt „Nachpotenziale").

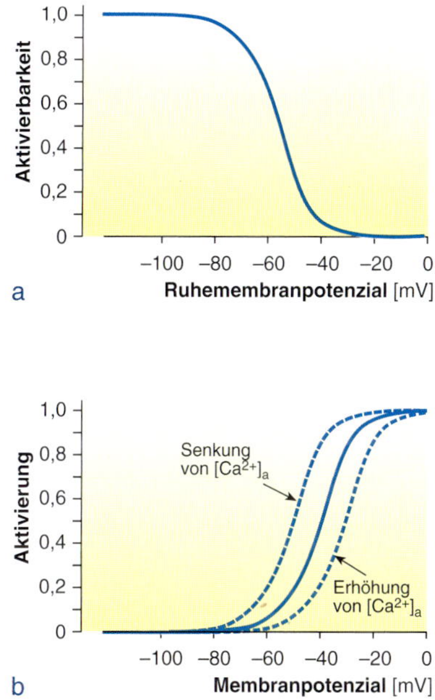

Abb. 2.7 Aktivierbarkeit und Aktivierung von Na^+-Kanälen.

a Aktivierbarkeit der Na^+-Kanäle in Abhängigkeit vom RMP: Ist das RMP länger anhaltend in negativer Richtung verschoben, nimmt die Aktivierbarkeit der Na^+-Kanäle zu, bei entsprechender Verschiebung in positiver Richtung nimmt sie ab.

b Aktivierung der Na^+-Kanäle in Abhängigkeit von der extrazellulären Ca^{2+}-Konzentration $[Ca^{2+}]_a$ (maximal erreichbare Werte von Na^+-Kanal-Aktivierung = 1,0): Bei einem gegebenen RMP ist die Aktivierung der Na^+-Kanäle von der Höhe einer raschen Depolarisation (Membranpotenzial) abhängig. Wird $[Ca^{2+}]_a$ gesenkt, genügen bereits geringere Depolarisationen, um dasselbe Ausmaß an Aktivierung zu erreichen wie unter normalem $[Ca^{2+}]_a$ (durchgezogene Linie). Bei erhöhtem $[Ca^{2+}]_a$ gilt das Umgekehrte.

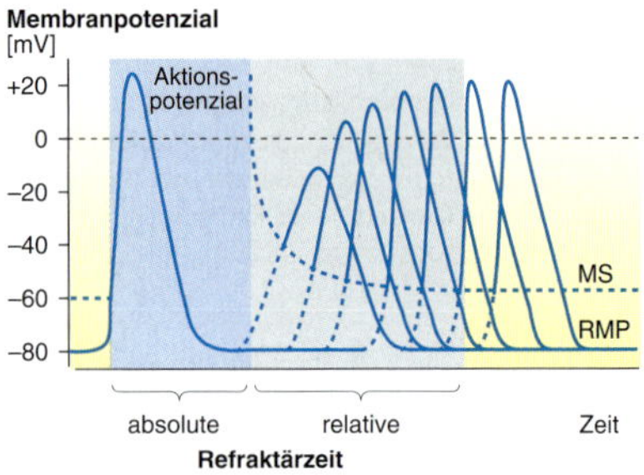

Abb. 2.8 Refraktärität eines Neurons im Anschluss an ein AP (MS = Membranschwelle) [2-2].

2.2.4 Reiz und Erregungsauslösung

SHK 19

Reize

MERKE

Jeder äußere Einfluss, der in der Lage ist, eine erregbare Struktur zu depolarisieren, wird als **Reiz** bezeichnet.

Als Reize können grundsätzlich verschiedene physikalische und chemische Größen wirksam werden. Zur Untersuchung der Reizwirkungen hat sich die Verwendung elektrischer Ströme als besonders zweckmäßig erwiesen, da sie sich nach Intensität, Steilheit der Änderung und Dauer beliebig abstufen lassen und gut messbar sind. Außerdem verursachen künstliche Reizungen mit elektrischen Strömen vergleichsweise geringe Schädigungen der Gewebe.

Reizung

Rechteckströme Eine rasche Änderung des in ein Neuron oder eine Nervenfaser eingeleiteten Stroms verschiebt das MP nur relativ langsam. Dementsprechend wird – bei genügend hoher Stromstärke – die Membranschwelle nur verzögert erreicht. Der „Reizstrom" muss daher, um ein AP auszulösen, mindestens bis zum Erreichen der Membranschwelle eingeschaltet bleiben.

MERKE

Zur Erregungsauslösung sind eine ausreichende Amplitude und eine ausreichende Dauer des Reizstroms notwendig (sog. überschwelliger Reiz). Dabei kann die Verkürzung der Reizdauer in einem beschränkten Rahmen durch eine Erhöhung der Reizamplitude kompensiert werden.

Die Beziehung zwischen Reizstärke und Reizdauer wird durch die **Reizzeit-Stromstärke-Beziehung** wiedergegeben. Dabei ist die **Rheobase** die minimale Stärke eines Schwellenreizes bei „unendlicher" Reizdauer, die zur Erregung des Nervs führt. Die **Chronaxie** ist die Dauer des Schwellenreizes bei doppelter Rheobase. Sie dient in der Klinik z. B. der Verlaufskontrolle von Muskellähmungen.

Wechselströme Die Gesetzmäßigkeiten bei der Wirkung rechteckförmiger elektrischer Reize zur Auslösung von AP lassen sich grundsätzlich auch auf Wechselströme anwenden. Ein Wechselstrom ist eine Folge von einzelnen Stromstößen wechselnder Polung. Bei Wechselströmen ist die Schwellenreizstärke zur Auslösung einer Erregung frequenzabhängig. Für verschiedene neuronale Strukturen ergibt sich ein **Frequenzoptimum** zur Erregungsauslösung.

Klinik

Diathermie Bei Wechselstromfrequenzen von 10^6 Hz und mehr treten Reizwirkungen auf Nervenzellen und Muskelfasern auch unter Einwirkung hoher Stromstärken nicht mehr auf. Solche Wechselströme werden zur Erwärmung tiefer liegender Gewebe herangezogen (sog. Diathermie). Sie beruht darauf, dass ein Strom, der durch einen Widerstand fließt, Wärme erzeugt. Die Wärmemenge, die dabei entsteht, nimmt mit der Größe des Widerstands, mit dem Quadrat der Stromstärke und der Dauer des Stromflusses zu.

2.3 Erregungsleitung SHK 23

2.3.1 Typen der Erregungsleitung SHK 23

Kontinuierliche Erregungsleitung

Unter kontinuierlicher Erregungsleitung wird die Übertragung einer Erregung auf die jeweils unerregten Nachbarbezirke der (nicht myelinisierten) Nervenfaser verstanden. Im Experiment sind dazu in einer Nervenfaser, die mit dem EZR in direkter Verbindung steht, an 2 Stellen Mikroelektroden eingeführt. Zunächst läuft an der linken Ableitungsstelle ein AP ab (> Abb. **2.9a** links), der restliche Faserteil weist noch das RMP auf. Damit sind die Potenzialverhältnisse an der linken Ableitungsstelle genau umgekehrt gepolt wie rechts (> Abb. **2.9a**), wodurch sich neben dem Membranpotenzial eine 2. Potenzialdifferenz entlang der Membran ausgebildet hat (intrazellulär linker Ableitungspunkt positiv mit negativem Pol in den benachbarten Faserbezirken, extrazellulär umgekehrt). Diese Potenzialdifferenz zieht Ionenströme nach sich (> Abb. **2.9b**), die wiederum eine elektrotonische Depolarisation im Bereich der rechten Elektrode zur Folge haben.

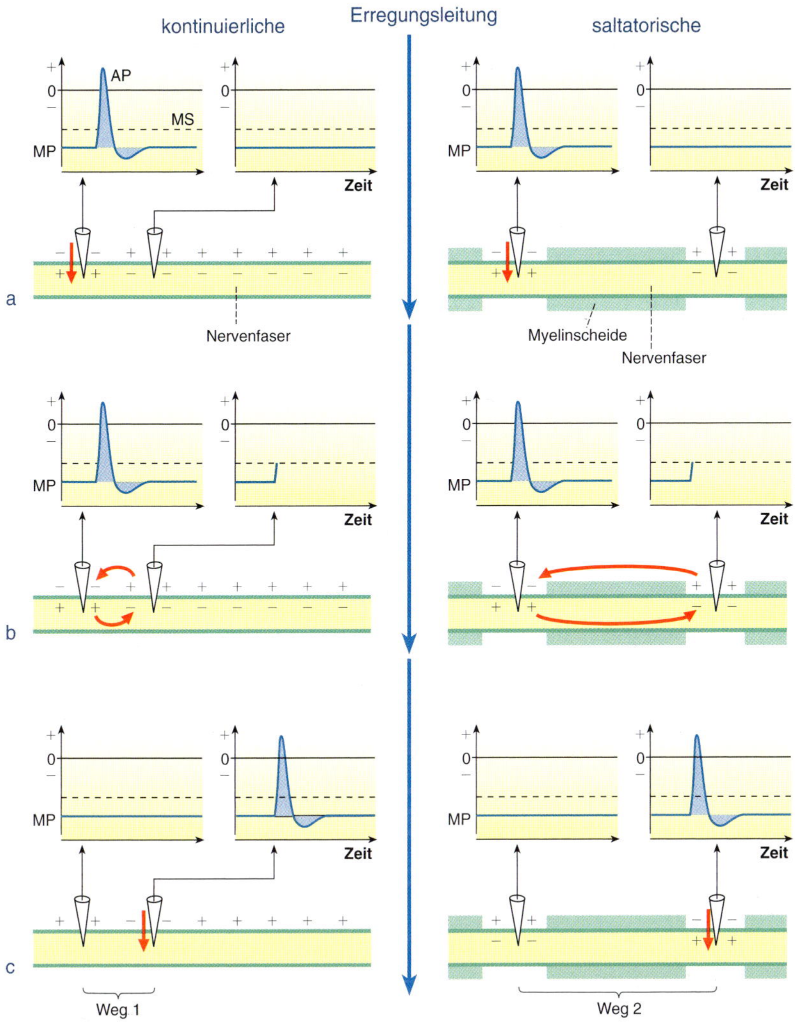

Abb. 2.9 Kontinuierliche und saltatorische Erregungsleitung an einer nicht myelinisierten (links) und myelinisierten (rechts) Nervenfaser. In derselben Zeiteinheit wird bei der kontinuierlichen Erregungsleitung der Weg 1, bei der saltatorischen Erregungsleitung der Weg 2 zurückgelegt. MP = Membranpotenzial, AP = Aktionspotenzial, MS = Membranschwelle.

a An der linken Ableitungsstelle läuft ein AP ab, am restlichen Faserteil ist das RMP nachzuweisen. Der rote Pfeil symbolisiert die transmembranösen Kationenströme.

b An der Stelle, an der das AP abläuft, hat sich die Polung umgekehrt; somit ist eine Potenzialdifferenz entlang der Membran entstanden, der Ionenströme im IZR und EZR folgen (rote Pfeile).

c Im Bereich der rechten Elektrode entsteht durch die Ionenströme eine elektrotonische Depolarisation und, sobald die MS erreicht ist, ein AP. Transmembranöse Kationenströme: rote Pfeile.

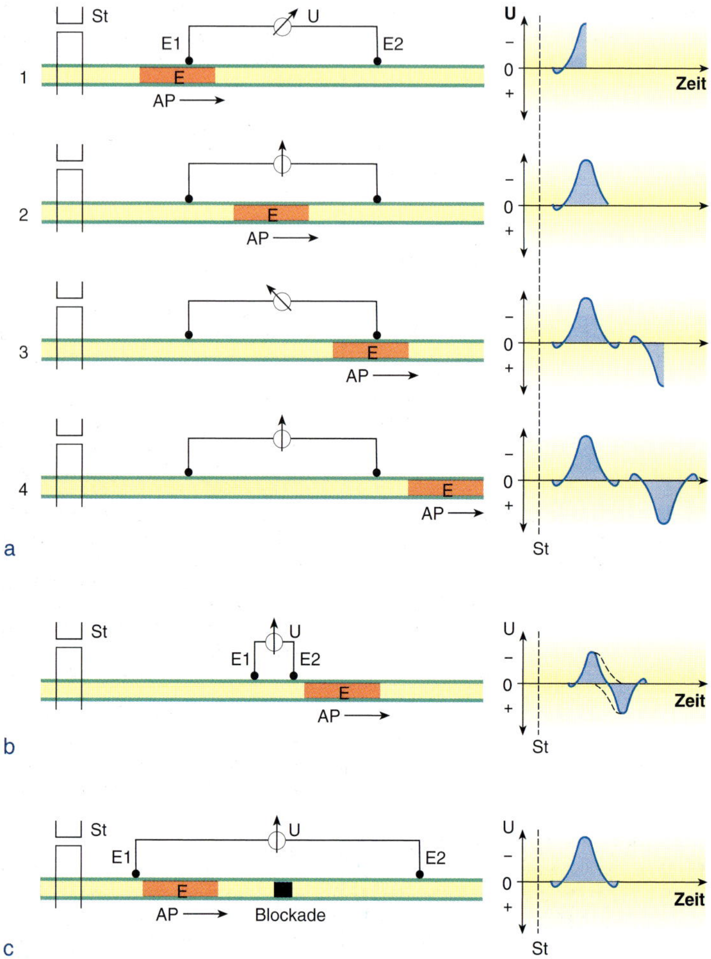

Abb. 2.10 Extrazelluläre Potenzialableitung an einer Nervenfaser. St = Elektroden zur elektrischen Stimulation, E1, E2 = Ableitungselektroden, die mit einem Instrument zur Registrierung der elektrischen Spannung (U) verbunden sind. Die rote Fläche E entspricht der Erregungswelle (Aktionspotenzial = AP), die in Pfeilrichtung über die Nervenfaser läuft. Im rechten Bildteil sind die AP, die durch das Registrierinstrument angezeigt werden, als Funktion der Zeit dargestellt und dem aktuellen Verlauf der Erregungswelle im linken Bildteil zugeordnet. Die gestrichelte Senkrechte gibt den Zeitpunkt der Reizung an [1-1].

a Registrierung von 2 monophasischen Potenzialen entgegengesetzter Polung, die das Bild eines diphasischen Potenzials ergeben (1–4).

b Ist der Abstand der Ableitungselektroden kleiner als die räumliche Ausbreitung der Erregungswelle, wird die Erregung vorübergehend von beiden Elektroden erfasst (gestrichelte Potenziale im rechten Bildteil. Daraus resultiert in jedem Fall ein biphasisches Potenzial.

c Bei Blockade der Erregungsleitung wird die Erregung nur noch durch eine Elektrode direkt abgeleitet. Es entsteht nur ein monophasisches Potenzial.

Wird bei dieser elektrotonischen Depolarisation die Membranschwelle erreicht, wird ein AP ausgelöst (➤ Abb. 2.9c). Damit ist das AP von der linken Membranstelle nach rechts geleitet worden.

Saltatorische Erregungsleitung

Ist eine Nervenfaser von Myelinscheiden umgeben (➤ Abb. 2.9 rechts), breiten sich die elektrotonischen Längsströme aufgrund des hohen Isolationswiderstands der Myelinscheiden und damit des geringen Leckstroms über die Membran bis zum nächsten Ranvier-Schnürring aus (➤ Abb. 2.9b). Dort wird die Membran wiederum bis zur Membranschwelle depolarisiert und damit ein AP ausgelöst (➤ Abb. 2.9c). Die Erregung hat also die Markscheidenregion übersprungen und wird weiterhin sprunghaft von Schnürring zu Schnürring geleitet: Das AP pflanzt sich bei dieser saltatorischen Erregungsleitung also schneller fort als bei der kontinuierlichen (s. a. ➤ Tab. 2.2 und ➤ Tab. 2.3).

2.3.2 Extrazelluläre Potenziale SHK 25

Extrazelluläre Potenzialentstehung

An einer Membranstelle, über die eine Erregung läuft, lassen sich aufeinanderfolgend 3 Ströme feststellen:

- Zunächst tritt der dem AP vorauseilende elektrotonische Längsstrom auf, der sich wie ein Auswärtsstrom positiver Ionen verhält.
- Darauf folgt der Einwärtsstrom von Na^+ während des AP.
- Abschließend entsteht ein Auswärtsstrom von positiven Ionen in Form eines elektrotonischen Längsstroms von der bereits repolarisierten zu der erregten Membranstelle.

Alle diese Ionenströme führen extrazellulär zu komplexen Potenzialänderungen, die dort mit Elektroden abgegriffen werden können (Elektroneurogramm [ENG], Elektromyogramm [EMG]).

Extrazelluläre Registrierung der Erregung

Bipolare Ableitung Erregungen müssen mit 2 extrazellulären Elektroden registriert werden (➤ Abb. 2.10):

- Befinden sich die beiden Ableitungselektroden E1 und E2 an 2 unerregten Stellen der Nervenfaser, so ist keine Potenzialdifferenz nachweisbar.
- Wird das eine Ende der Faser durch einen elektrischen Reiz (St) erregt, breitet sich das ausgelöste AP in Form einer Erregungswelle über die gesamte Faser aus.
- Wenn diese Welle an der Elektrode E1 vorbeiläuft, zeigt das Registrierinstrument eine Potenzialdifferenz an (a1), die sich wieder zurückbildet, wenn sich das AP zwischen den beiden Elektroden befindet (a2).
- Sobald die Erregungswelle den Faseranteil unter der Elektrode E2 durchläuft, ergibt sich erneut eine Potenzialdifferenz zur inzwischen wieder unerregten Stelle unter der Elektrode E1. Aufgrund der Polung des Registrierinstruments hat der Ausschlag in der Registrierung die Richtung gewechselt (a3).

Berücksichtigt man nur die negative Potenzialschwankung, die bei der Erregungsausbreitung mit hoher Amplitude im EZR entsteht, erhält man als Ausdruck einer einzelnen Erregungswelle insgesamt ein **diphasisches AP** (➤ **Abb. 2.10a4**). Die Komponenten dieses AP können in Abhängigkeit

Tab. 2.2 Einteilung der Nervenfasern nach Erlanger und Gasser [2-4].

Faserdurchmesser	Fasergruppe		Leitungsgeschwindigkeit (etwa)	Funktion
3–20 µm	A	α	80–120 m/s	motorische Impulse, afferente Impulse von Muskelspindeln und Sehnenorganen
		β	60 m/s	Berührungsimpulse der Haut
		γ	40 m/s	efferente Impulse zu den kontraktilen Abschnitten der intrafusalen Muskelfasern
		δ	20 m/s	Impulse von Mechanorezeptoren, Kalt-, Warm- und Schmerzrezeptoren der Haut (rasche Schmerzfasern)
1–3 µm	B		10 m/s	präganglionäre vegetative Fasern
1 µm (marklos)	C		1 m/s	postganglionäre vegetative Fasern und afferente Fasern des Grenzstrangs, Impulse von Mechano-, Kalt- und Warmrezeptoren, langsame Schmerzfasern

von der Länge der Erregungswelle und der Elektrodendistanz voneinander getrennt sein (> Abb. **2.10a4**) oder unmittelbar ineinander übergehen (> Abb. **2.10b**).

Wird die Erregungsleitung zwischen den Elektroden E1 und E2 z. B. durch eine Verletzung unter Erhaltung der Gewebekontinuität blockiert, ergibt sich statt des diphasischen ein **monophasisches AP** (> Abb. **2.10c**).

Unipolare Ableitung Ein AP vom monophasischen Typ erhält man auch – wiederum unter alleiniger Berücksichtigung der Hauptkomponente des extrazellulären Potenzials –, wenn sich nur eine Ableitungselektrode an der erregungsleitenden Struktur befindet (**differente** Elektrode), die andere (**indifferente**) Elektrode dagegen weit entfernt vom Ort der Erregungsentstehung.

2.3.3 Leitungsgeschwindigkeit von Nervenfasern SHK 26

MERKE

Die Geschwindigkeit, mit der sich ein AP über eine Nervenfaser ausbreitet, hängt von mehreren Faktoren ab:

- Je höher der Na^+-Einstrom, d.h. je größer der Strom zur Depolarisation benachbarter Membranabschnitte,
- je größer der Faserdurchmesser, d.h. je geringer der intrazelluläre Widerstand,
- je höher der Membranwiderstand (z.B. durch die Myelinscheide), d.h. je schlechter der Strom über die Membran fließen kann,

desto schneller entwickelt sich die elektrotonische Depolarisation und desto größer ist die Leitungsgeschwindigkeit.

Einteilung der Nervenfasern Nervenfasern werden eingeteilt:

- nach **Erlanger und Gasser** (> Tab. **2.2**), wobei sensorische (afferente), somatomotorische und vegetative (efferente) Fasern berücksichtigt werden,
- nach **Lloyd und Hunt** (> Tab. **2.3**), wobei nur sensorische Fasern erfasst werden.

2.3.4 Stofftransport in Nervenfasern (intraaxonaler Transport) SHK 27

Axone von Nervenzellen transportieren auch Stoffe. Da sie aber mehr als 1 Meter lang sein können, spielen dabei nicht nur die relativ langsamen Diffusionsvorgänge, sondern auch Prozesse mit speziellen Trägermechanismen eine Rolle. Grundsätzlich ist der Stofftransport schnell, langsam, anterograd (vom Zellkörper zur Axonendigung gerichtet) und retrograd (von der Axonendigung zum Zellkörper gerichtet) möglich:

- schnell anterograd: bis zu 40 cm/d, ATP verbrauchender Transport über Vesikel und Ribosomen, die an Tubuli und Filamenten entlangtransportiert werden,
- langsam anterograd: 0,1 – 0,5 cm/d, bewegt Komponenten des Zellskeletts sowie Enzyme,
- retrograd: bis zu 20 cm/d, ist in noch nicht endgültig geklärter Weise für die Aufrechterhaltung der Eiweißsynthese im Zellkörper von Bedeutung.

Klinik

Beförderung von Krankheitserregern durch intraaxonalen Transport Viren können offensichtlich intraaxonal transportiert werden. Gelangt z. B. das **Herpes-simplex-Virus** in die Haut, wird es von Nervenfasern aufgenommen und in ihnen zum ZNS transportiert. In ähnlicher Weise soll das **Toxin des Tetanusbazillus** über Nervenfasern in das Vorderhorn des Rückenmarks gelangen, wo es Hemmungsprozesse an den α-Motoneuronen unterdrückt. Dadurch kommt es zu einer exzessiv gesteigerten Grundspannung der Skelettmuskulatur.

Tab. 2.3 Einteilung der Nervenfasern nach Lloyd und Hunt.

Faserdurchmesser	Fasergruppe	Leitungsgeschwindigkeit (etwa)	Funktion
13 µm	I	80 – 120 m/s	Ia: afferente Impulse von Muskelspindeln Ib: afferente Impulse von Sehnenorganen
9 µm	II	60 m/s	Berührungsimpulse der Haut
3 µm	III	15 m/s	afferente Impulse von tiefen Mechanorezeptoren des Muskels
1 µm (marklos)	IV	1 m/s	langsame Schmerzfasern

2

2.4 Erregungsübertragung SHK 28

2.4.1 Formen der Erregungsübertragung SHK 28

Informationen werden von einer Nervenzelle auf eine andere über **Synapsen** weitergegeben (➤ Kap. 1.1), die sich nach morphologischen und funktionellen Kriterien in 2 Typen differenzieren lassen:

- Elektrische Synapse: **Connexine** bilden tunnelartige Verbindungen (**Gap Junctions**), durch die Ionen und niedermolekulare Substanzen von einer Zelle in die andere gelangen. Die Erregung wird durch elektrotonische Ströme über die Kontaktstruktur übertragen.
- Chemische Synapse: Die Membranen der prä- und postsynaptischen Struktur sind durch den synaptischen Spalt voneinander getrennt. Die Erregung wird durch chemische Substanzen vermittelt.

2.4.2 Transmitter und Transmitter-Rezeptor-Komplex SHK 29

Transmitter

Der **Transmitter** ist die chemische Substanz, die die Erregung von der präsynaptischen Struktur zur postsynaptischen Membran überträgt (➤ Abb. **2.11**). Er wird freigesetzt, wenn eine über die präsynaptische Faser laufende Erregung die synaptische Endstruktur depolarisiert und die intrazelluläre Ca^{2+}-Konzentration in der Folge steigt (➤ Abb. **2.11**). Die Transmittersubstanz verbindet sich mit spezifischen Eiweißkörpern (**Rezeptoren**) in der Membran des postsynaptischen Neurons. Rezeptoren sind funktionell direkt mit Membrankanälen gekoppelt oder aktivieren intrazelluläre Botenstoffsysteme.

Nach der Rezeptorbindung wird der Transmitter **inaktiviert** (➤ Abb. **2.11**).

Transmittergesteuerte Ionenkanäle

Kanaltyp Durch die Anlagerung des Transmitters an den Membranrezeptor wird der Membrankanal geöffnet, der mit der Rezeptorstruktur verbunden ist. Diese sog. **liganden- oder transmittergesteuerten Kanäle** sind neben den Ionenkanälen für das RMP (Leckkanäle; ➤ Kap. 2.1.2) und das AP (spannungsabhängige Kanäle; ➤ Kap. 2.2.1) der 3. funktionelle Typ von Membrankanälen.

MERKE

Ligandengesteuerte Ionenkanäle weisen eine hohe **Spezifität** für Transmitter sowie eine hohe **Selektivität** für die durch den geöffneten Kanal hindurchströmenden Ionen auf. Kanäle dieses Typs erhalten ihre Bezeichnung nach ihrem Hauptliganden (z. B. Glutamat- oder GABA-Kanal; ➤ Tab. **2.4**).

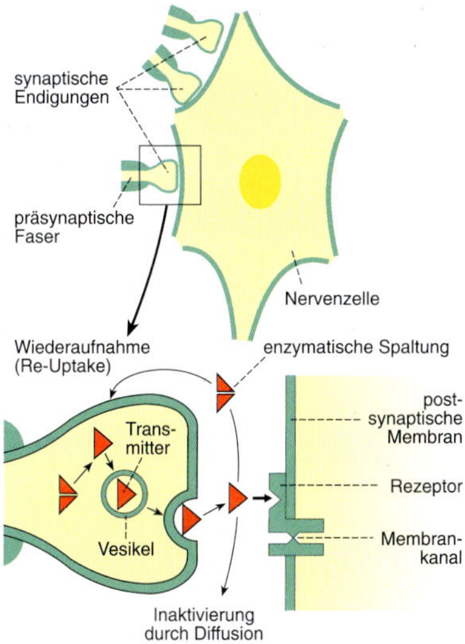

Abb. 2.11 Transmitter an einer chemischen Synapse. Der Transmitter wird in der präsynaptischen Faser synthetisiert, größtenteils in Vesikeln gespeichert und freigesetzt. Er bindet am spezifischen Rezeptor der postsynaptischen (subsynaptischen) Membran und wird schließlich durch Diffusion oder enzymatische Spaltung inaktiviert. Der Transmitter selbst oder seine Abbauprodukte werden teilweise in die präsynaptische Faser rücktransportiert (Re-Uptake) [2-3].

Aufbau Der ligandengesteuerte Kanal (z. B. einer nikotinergen Acetylcholinsynapse, ➤ Abb. **2.12a**) besteht unter funktionellen Gesichtspunkten aus einem Rezeptor zur Aufnahme des Transmitters und einer Ionophore zur Leitung des Ionenstroms. Häufig wird die Bezeichnung „Rezeptor" für beide Strukturen verwendet. Das gesamte Rezeptor-Kanal-Molekül setzt sich aus 5 Untereinheiten (2 α, β, γ, δ) zusammen, diese wiederum aus 4 Segmenten (M1 bis M4), die in die Membran eingelagert sind und über extra- und intrazelluläre Aminosäurenketten ineinander übergehen (vgl. ➤ Kap. 2.2.1 und ➤ Abb. **2.5a**). 2 Untereinheiten sind identisch (α-Untereinheiten). Sie besitzen die Bindungsstellen für Acetylcholin.

Funktionszustände Mindestens 3 Funktionszustände sind zu unterscheiden (➤ Abb. **2.12b**):

- Die Kanäle können **geschlossen** und durch Bindung eines Transmitters aktivierbar sein.
- Die Kanäle können durch Bindung eines Transmitters **geöffnet** sein.

Tab. 2.4 Rezeptortypen für Glutamat und GABA mit einigen ihrer wichtigsten Agonisten und Antagonisten sowie ihrer Wirkung auf Ionenströme und Zellmetabolismus (metabotrope Wirkung).

Transmitter	Rezeptortypen	Wirkung	
		Ionenströme	Gesamtwirkung
Glutamat	NMDA-Rezeptor AMPA-Rezeptor Kainat-Rezeptor metabotroper Glutamat-rezeptor	↑ für Na^+, K^+, Ca^{2+} ↑ für Na^+, K^+, (Ca^{2+}) ↑ für Na^+, K^+	depolarisierend (exzitatorisch) Metabolismus
GABA	$GABA_A$-Rezeptor $GABA_B$-Rezeptor $GABA_C$-Rezeptor	↑ für Cl^- ↑ für K^+ ↑ für Cl^-	hyperpolarisierend (inhibitorisch)

AMPA = α-Amino-3-Hydroxy-5-Methylisoxazol-4-Propionsäure; NMDA = N-Methyl-D-Aspartat; GABA = γ-Amino-Butter-Säure

- Die Kanäle können während der Bindung eines Transmitters wieder geschlossen und nicht aktivierbar, also dem Transmitter gegenüber unempfindlich, d. h. **desensitisiert** sein.

Mechanismen der Kanalöffnung Ein Transmitter-Rezeptor-Komplex kann die Membrankanäle direkt oder indirekt (über intrazelluläre Signalkaskaden; ➤ Kap. 18.1.1) öffnen.

2.4.3 Postsynaptische Potenziale (PSP)

SHK 30

Arten der PSP Durch die transmittergesteuerte Öffnung von Membrankanälen entstehen transmembranöse Ionenströme (postsynaptische Ströme, Postsynaptic Currents, PSCs). Sie führen zu einer Polarisationsänderung der „subsynaptischen" Membran, die sich über elektrotonische Ströme auf die umliegenden postsynaptischen Membranabschnitte ausdehnt. Diese Änderungen des Membranpotenzials werden als PSP bezeichnet.

Die Polung des PSP hängt von der ionalen Zusammensetzung der synaptischen Ströme und damit von der Richtung des dominierenden Stroms ab. Dabei ergeben sich 2 Typen:

- Exzitatorische (erregende) PSP (EPSP): Für Na^+ und K^+ permeable Kanäle werden geöffnet (➤ Abb. **2.13a**), Na^+ strömt mit einem hohen Druck in die Nervenzelle ein, K^+ dagegen nur in einem relativ geringen Maße aus der Zelle heraus, der sich dadurch ergebende Nettoeinwärtsstrom von Kationen depolarisiert die postsynaptische Membran (exzitatorischer postsynaptischer Strom [EPSC]).
- Inhibitorische (hemmende) PSP (IPSP): Kanäle für K^+ oder Cl^- werden geöffnet (➤ Abb. **2.13b**), der resultierende K^+-Ausstrom oder Cl^--Einstrom hyperpolarisiert die postsynaptischen Membrananteile (inhibitorischer postsynaptischer Strom [IPSC]).

Synaptische Verbindungen, an denen EPSP ausgelöst werden, werden exzitatorische Synapsen genannt, solche, an denen IPSP entstehen, inhibitorische Synapsen.

Einfluss des Membranpotenzials Die Intensität transmittergesteuerter Ionenströme und damit die Amplitude der PSP wird bei gegebenem Membranwiderstand durch die treibenden Kräfte für die beteiligten Ionen bestimmt (s. a. ➤ Abb. **2.4**). Die Ausprägung der PSP hängt damit vom Ausgangsmembranpotenzial ab:

- Die Amplitude der EPSP nimmt mit sinkendem Membranpotenzial ab; bei ca. –10 mV kehrt sich ihre Polarität um (EPSP-Gleichgewichtspotenzial, E_{EPSP}).
- Die Amplitude der IPSP ist bei niedrigen Membranpotenzialen groß und nimmt mit steigendem Membranpotenzial ab; bei ca. – 80 mV kehrt sich ihre Polarität um (IPSP-Gleichgewichtspotenzial, E_{IPSP}; s. a. ➤ Abb. **2.4**).

Einfluss des Transmitters Im ZNS wirken Substanzen wie Acetylcholin und Glutaminsäure exzitatorisch. Inhibitorisch wirken dagegen GABA (v. a. in rostralen Anteilen des ZNS), Glycin (v. a. in kaudalen Anteilen des ZNS), Serotonin (5-Hydroxytryptamin, 5-HT) und Dopamin. Dabei wird die Wirkung im Einzelnen durch verschiedene Rezeptortypen bestimmt.

Im peripheren Nervensystem entfalten einige dieser Substanzen – in Abhängigkeit von der Rezeptor-Kanal-Kombination – an den Zielzellen sowohl eine exzitatorische als auch eine inhibitorische Wirkung.

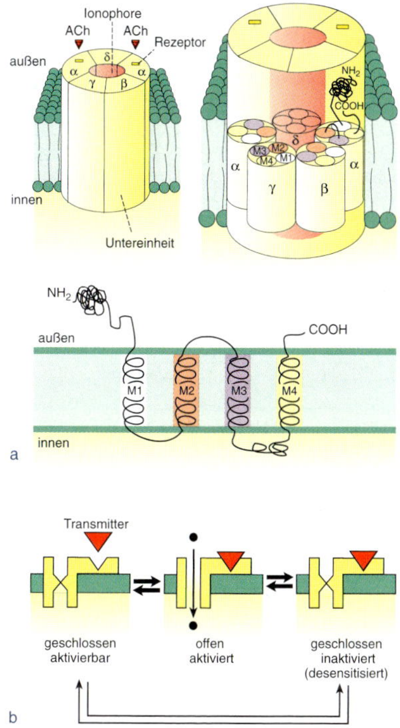

Abb. 2.12 Ligandengesteuerter Ionenkanal, Bau und Funktion (s. a. ➤ Abb. **2.5**) [2-4].

a Molekularer Aufbau des postsynaptischen Anteils einer nikotinergen Acetylcholin(ACh)-Synapse. Oben links ist der Gesamtkanal mit den Untereinheiten α bis δ dargestellt, oben rechts sind die Untereinheiten vergrößert mit den Segmenten M1 bis M4. In der unteren Zeile ist eine Untereinheit „aufgefaltet".

b Funktionszustände eines ligandengesteuerten Ionenkanals.

2.4.4 Aspekte der Erregungsübertragung

SHK 33

Synapsenlokalisation

Synaptische Kontakte sind über die gesamte Oberfläche einer Nervenzelle verteilt. Man unterscheidet zwischen axodendritischen, axosomatischen und axoaxonalen Synapsen (s. a. ➤ Abb. **1.1c**). Für die Funktion der Synapsen ist wichtig:

- Membrankanäle, die für die Generierung von AP verantwortlich sind, befinden sich überwiegend im Bereich des Somas und des Axons.
- Aufgrund des elektrotonischen Potenzialabfalls nimmt die funktionelle Wirkung der Synapsen mit der Entfernung vom Soma ab.

Post- und präsynaptische Hemmung

Die durch IPSP ausgelösten Hemmungen werden an der postsynaptischen Membran wirksam und daher als **postsynaptische Hemmung** bezeichnet. Die **präsynaptische Hemmung** greift an der präsynaptischen Membran an und beruht auf einer verminderten Freisetzung exzitatorischer Transmitter.

Zeitliche und räumliche Summation von EPSP und IPSP

Für die Informationsverarbeitung im Nervensystem ist die Möglichkeit der Summierung von PSP durch ein Neuron von herausragender Bedeutung (➤ Abb. **2.14**).

Zeitliche Summation (zeitliche Bahnung) Läuft über Faser 2 in ➤ Abb. **2.14** ein AP, entsteht im postsynaptischen Neuron ein EPSP, das aber die Membranschwelle nicht erreicht. Somit entsteht kein AP. Folgt jedoch in derselben Faser ein 2. AP so schnell, dass das 1. EPSP noch nicht beendet ist, addieren sich die PSP zu einer größeren synaptischen Depolarisation, die nun die Membranschwelle erreicht und ein AP auslöst. In diesem Fall bestimmt das Zeitintervall zwischen 2 präsynaptischen AP auf einer Faser die Summation, deshalb wird dieser Mechanismus als zeitliche Summation oder auch als zeitliche Bahnung („für die Erregungsübertragung") bezeichnet.

Räumliche Summation (räumliche Bahnung) Derselbe Effekt kann auch dadurch entstehen, dass 2 und mehr exzitatorische Synapsen gleichzeitig oder mit einer kleinen Zeitverzögerung aktiviert werden. Ein solcher Fall liegt vor, wenn nahezu gleichzeitig je ein AP über die Fasern 1 und 2 in ➤ Abb. **2.14** läuft. Die Summation wird hier also dadurch hervorgerufen, dass mehrere voneinander getrennte Synapsen gleichzeitig aktiviert werden. Da damit die räumliche Ausdehnung des Membranareals zunimmt, in dem synaptische Ströme eingeschaltet werden, wird dieser Mechanismus als räumliche Summation oder als räumliche Bahnung bezeichnet.

MERKE

Summationen lassen sich sowohl für EPSP als auch für IPSP nachweisen. Durch eine Summation von IPSP kann das Membranpotenzial natürlich nur bis zum Gleichgewichtspotenzial dieser postsynaptischen Potenziale (E_{IPSP}) zunehmen.

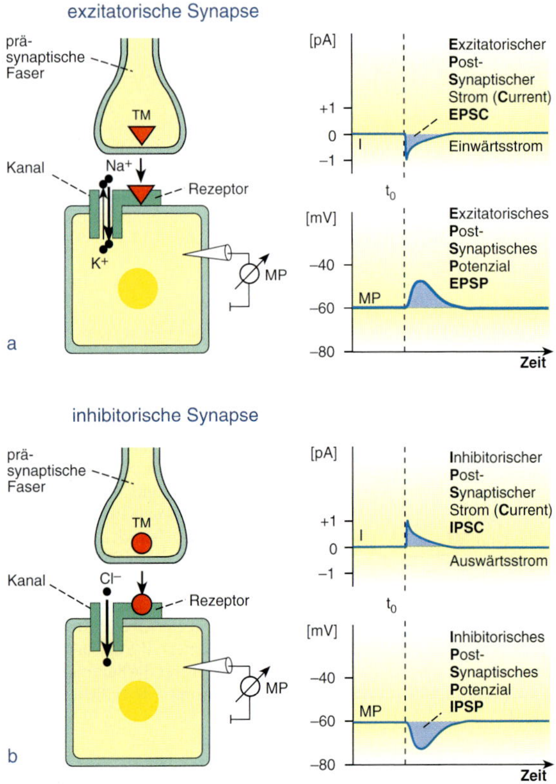

Abb. 2.13 Typen von postsynaptischen Potenzialen. Das Membranpotenzial (MP) des postsynaptischen Neurons wird mit einer Mikroelektrode registriert und ist im rechten Bildteil als Funktion der Zeit dargestellt. Zum Zeitpunkt t_0 bindet der Transmitter an den Rezeptor.

a Ionenströme und Potenziale an einer exzitatorischen Synapse.

b Ionenströme und Potenziale an einer inhibitorischen Synapse.

Interaktionen von EPSP und IPSP

„Verrechnet" werden nicht nur PSP desselben Typs, sondern auch PSP entgegengesetzter Polarität: Entsteht durch eine gleichzeitige Aktivierung der Fasern 1 und 2 in ➤ Abb. **2.14** ein EPSP, wird durch räumliche Summation die Membranschwelle überschritten und ein AP ausgelöst. Geht den EPSP jedoch durch Aktivierung der Faser 3 ein IPSP unmittelbar voraus, wird die Membranschwelle nicht erreicht, und die AP in den Fasern 1 und 2 werden durch das postsynaptische Neuron nicht fortgeleitet. Die Information wird also nicht oder zumindest nicht in der ursprünglichen Form weitergegeben.

2.5 Erregungsausbreitung im Neuronenverband SHK 36

2.5.1 Prinzipien der Erregungsausbreitung SHK 37

Divergenz und Konvergenz

In einer Neuronenkette, die keine Verbindung zu anderen Ketten hat (➤ Abb. **2.15a**), läuft ein AP vom „Startneuron" bis zum „Zielneuron". Häufig sind Neuronenketten jedoch über Axonkollateralen mit parallel verlaufenden Ketten synaptisch verbunden, sodass sich die Erregung – je nach Bahnungsniveau – nach dem Prinzip der Divergenz (➤ Abb. **2.15b**) oder Konvergenz ausbreitet (➤ Abb. **2.15c**).

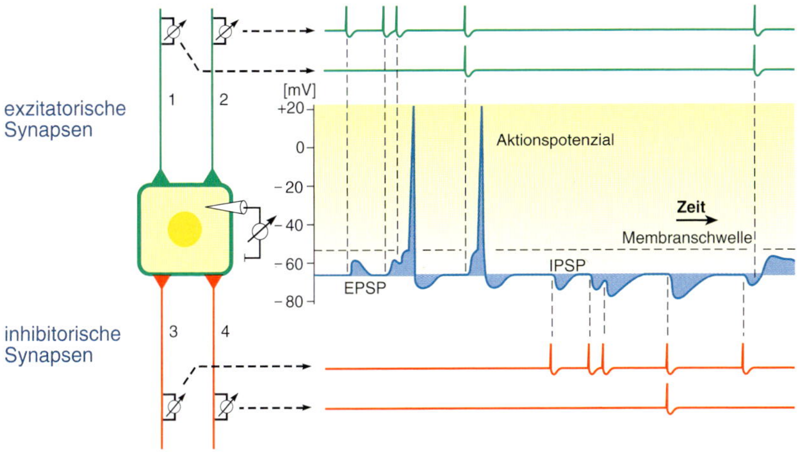

Abb. 2.14 Summation und Interaktionen von EPSP und IPSP. Zeitliche und räumliche Summation von exzitatorischen (EPSP) und inhibitorischen postsynaptischen Potenzialen (IPSP) sowie Interaktionen von EPSP und IPSP. An einem postsynaptischen Neuron bilden die Fasern 1 und 2 exzitatorische, die Fasern 3 und 4 inhibitorische Synapsen. Die AP, die sich über die Fasern 1–4 den zugehörigen Synapsen nähern, werden mit extrazellulären Elektroden abgeleitet [1-1].

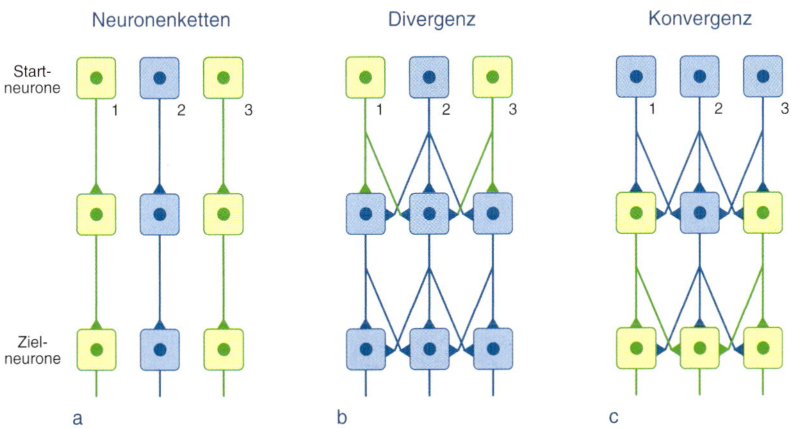

Abb. 2.15 Erregungsausbreitung in Neuronenverbänden. Neurone, in denen eine Erregung entsteht, sind blau hervorgehoben.

a In getrennten Ketten von exzitatorischen Neuronen wird das AP – überschwellige EPSP vorausgesetzt – weitergeleitet.

b Bei hinreichender Bahnung wird ein AP über alle angekoppelten Neuronenketten weitergegeben (Divergenz).

c Bei niedrigem Bahnungsniveau in den Neuronenketten wird ein einzelnes AP nicht weitergeleitet. Erst wenn mehrere AP auf ein Neuron zulaufen (Konvergenz) und dort durch räumliche Summation ein überschwelliges EPSP hervorrufen, wird die Erregung weitergeleitet.

2

Rückwärts- und Vorwärtshemmung

Werden in Netzwerke aus exzitatorischen Neuronen inhibitorische Neurone eingefügt, eröffnen sich weitere Verschaltungsmöglichkeiten (➤ Abb. 2.16):

- **Rückwärtshemmung:** Bei einer Verschaltung wie in ➤ Abb. **2.16a** löst ein AP des Startneurons im inhibitorischen Neuron ein AP aus, das durch die Rückwärtsverschaltung zu einem IPSP im Startneuron führt. Während dieses IPSP ist kein weiteres AP auslösbar, sodass die Wiederholungsfrequenz der AP im Startneuron begrenzt wird (Erregungsbegrenzung).
- **Vorwärtshemmung:** Ist das inhibitorische Neuron mit Nervenzellen in Nachbarketten verbunden (➤ Abb. **2.16b**), entsteht eine Vorwärtshemmung. Sie spielen u. a. bei der Kontrastbildung im sensorischen System eine besondere Rolle (s. u.).

Kontrastbildung durch laterale Hemmung

Ohne inhibitorische Neurone ergibt sich in parallelen Neuronenketten z. B. die Aktivitätsverteilung wie in ➤ Abb. **2.17a.** Werden die AP, die von den „Startneuronen" ausgehen, nicht nur exzitatorischen, sondern auch inhibitorischen Neuronen zugeleitet (Vorwärtshemmung), wird auf der Ebene der „Zielneurone" ein Aktivitätsfokus von einem Hemmungssaum umgeben (➤ Abb. **2.17b**).

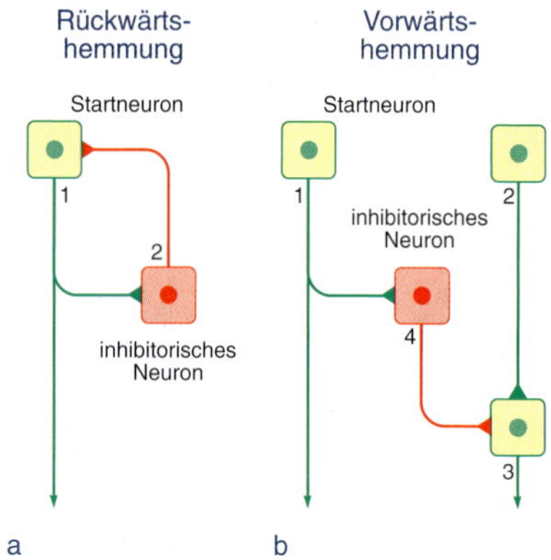

Abb. 2.16 Rückwärts- und Vorwärtshemmung in Neuronennetzen [1-1].

a Rückwärtshemmung: Eine Erregung des „Startneurons" (1) ist über eine Aktivierung des nachfolgenden inhibitorischen Neurons (2) von einer Hemmung gefolgt.

b Vorwärtshemmung: Eine Erregung des „Startneurons" (1) aktiviert das nachfolgende inhibitorische Neuron (4) und unterdrückt damit die Erregungsweiterleitung in der parallelen Neuronenkette, d.h., ein von 2 kommendes AP würde in 3 kein AP auslösen.

MERKE

Durch laterale Hemmungen nimmt die „Abbildungsschärfe" eines peripher wirksamen Aktivierungsmusters in übergeordneten Strukturen des ZNS zu.

Disinhibition (Enthemmung) und Disfazilitation (Entbahnung)

Wenn 2 Neuronen einer Neuronenkette über eine exzitatorische Synapse verbunden sind und dem ersten dieser beiden Neuronen ein exzitatorisches und ein inhibitorisches Neuron vorgeschaltet sind, dann wird die Erregung regelmäßig weitergeleitet, wenn nur das vorgeschaltete exzitatorische Neuron aktiv ist (Fazilitation).

- **Entbahnung (Disfazilitation):** Wird jedoch das vorgeschaltete inhibitorische Neuron zusätzlich aktiv und hemmt das 1. Neuron der Kette, wird das nachgeschaltete 2. Neuron der Kette weniger stark gebahnt, die Schwelle nicht mehr erreicht, und es entsteht kein AP mehr (= Entbahnung oder Disfazilitation).
- **Enthemmung (Disinhibition):** Stellt das inhibitorische, vorgeschaltete Neuron seine Aktivität wieder ein, überwiegt wieder der exzitatorische Antrieb, und es entstehen – wie in der Ausgangssituation – wiederholt AP. Es liegt also eine Enthemmung (Disinhibition) vor.

2.5.2 Erregungsspeicherung im Neuronenverband SHK 39

2.6 Physiologie der Gliazellen SHK 40

2.6.1 Beeinflussung des Mikromilieus SHK 40

Im ZNS sind die Neurone von Gliazellen umgeben (s. a. ➤ Kap. 1.1).

Ionenkanäle in Gliazellmembranen Die Membran der Gliazellen verfügt über K^+-Leckkanäle. Da die „Leckströme" anderer Ionen sehr klein sind, stellt sich das Membranpotenzial beim K^+-Gleichgewichtspotenzial ein und liegt damit bei etwa – 80 mV. Es gibt auch spannungsabhängige (➤ Kap. 2.2.1) und ligandengesteuerte Ionenkanäle (➤ Kap. 2.4.2), die jedoch auf spezielle Typen von Astrozyten und Oligodendrozyten sowie auf frühe ontogenetische Entwicklungsperioden und Gliatumoren beschränkt sind.

Räumliche „Kaliumpufferung" Einerseits sind Gliazellen untereinander durch Gap Junctions (➤ Kap. 2.4.1) verbunden und bilden ein weitver-

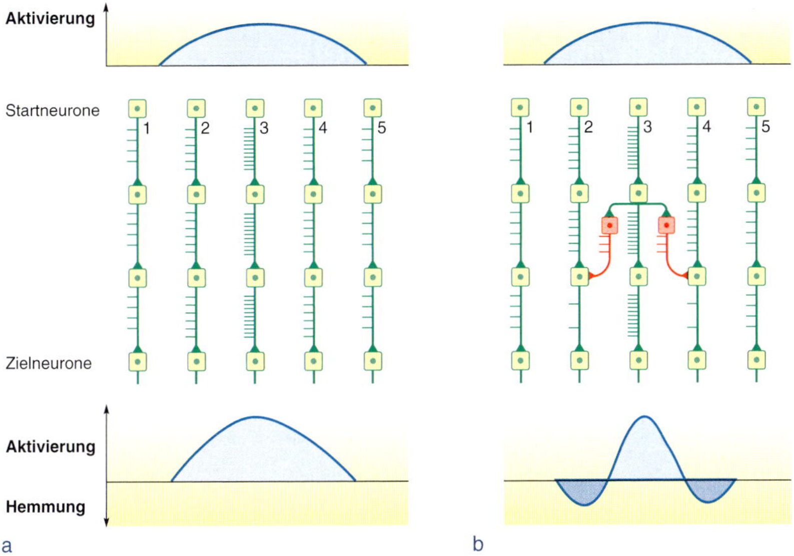

Abb. 2.17 Kontrastbildung durch laterale Hemmung. Die Frequenz der AP in den Neuronenketten ist durch die Anzahl der Querstriche auf den Fasern symbolisiert. Exzitatorische Neurone sind grün, inhibitorische Neurone rot dargestellt.

a Neuronenketten ohne inhibitorische Neurone. Die Aktivierung der „Zielneurone" (blaue Fläche unterhalb der Neuronenketten) entspricht derjenigen der Startneurone.

b Neuronenketten mit inhibitorischen Neuronen. Durch die Hemmung der Neuronenketten neben der zentralen Kette entsteht ein Hemmungssaum direkt neben der zentralen Aktivierungszone.

zweigtes Netz. Andererseits ist das Membranpotenzial der Gliazellen vom Aktivitätsniveau benachbarter Neurone abhängig. Aus beidem ergibt sich, dass Gliazellen K^+ umverteilen (➤ Abb. **2.18**):

- Die hohe extrazelluläre K^+-Konzentration im neuronalen „Aktivitätsherd" wird reduziert und kann so das neuronale RMP nicht kritisch vermindern und damit die Erregungsentstehung beeinträchtigen.
- In Gewebearealen, die entfernt vom neuronalen „Aktivitätsherd" liegen, steigt die extrazelluläre K^+-Konzentration infolge der weiten Verzweigung der Gliazellen nur geringfügig. Diese Veränderung kann dennoch dazu führen, dass das Membranpotenzial in diesen Arealen etwas vermindert ist und die Nervenzellen damit leichter erregbar sind. Das hat unter extremen Bedingungen, z. B. bei epileptischen Anfällen, möglicherweise eine Bedeutung für die neuronale Synchronisierung.

2.6.2 Funktionen bei der synaptischen Übertragung SHK 42

Synapsen sind von Gliazellen umhüllt (s. a. ➤ Abb. **1.1**), die dadurch an der synaptischen Transmission mitwirken. Gliazellen:

- verhindern durch die räumliche Anordnung die Ausbreitung des freigesetzten Transmitters,
- nehmen Transmitter auf (besonders effektiv für GABA und Glutamat, aber auch für Serotonin [5-HT], Noradrenalin, Adenosin und Histamin),
- bauen GABA unter Mitwirkung der GABA-Transaminase vollständig ab,
- formen Glutamat durch die Glutaminsynthetase zu Glutamin um, das dann freigesetzt, von den Neuronen aufgenommen und schließlich wieder zu Glutamat umgebaut wird.

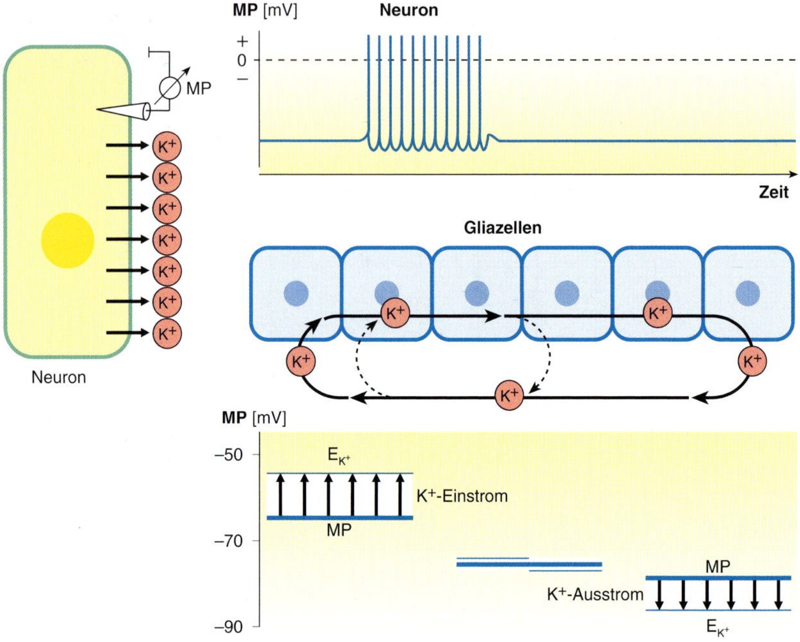

Abb. 2.18 Räumliche K^+-Pufferung durch Gliazellen. Ein Neuron befindet sich in unmittelbarer Nachbarschaft zum Ende einer Kette von Gliazellen. Das Membranpotenzial (MP) des Neurons wird mit einer Mikroelektrode registriert und ist als Funktion der Zeit wiedergegeben. Das MP der Gliazellen ist in Zuordnung zur gesamten Ausdehnung der Zellkette dargestellt. Bei einer Serie von AP im Neuron steigt die extrazelluläre K^+-Konzentration und bewirkt eine Depolarisation der benachbarten Gliazelle. Diese Depolarisation breitet sich elektrotonisch auf die übrige Gliazellkette aus. Da das K^+-Gleichgewichtspotenzial (E_{K^+}) der Gliazelle, die sich in der Nähe des Neurons befindet, bei weniger negativen Werten als das MP liegt, strömt hier K^+ in die Gliazelle ein. Am anderen Ende der Gliazellkette herrschen die umgekehrten Verhältnisse vor. Da dort das MP bei weniger negativen Werten als das E_{K^+} liegt, strömt K^+ aus der Gliazelle aus. Auf diese Weise wird K^+ – in Abhängigkeit von der neuronalen Aktivität – im Gewebe umverteilt.

2.7 Blut-Hirn-Schranke, Liquor cerebrospinalis SHK 43

2.7.1 Blut-Hirn-Schranke SHK 43

Anatomie und Schrankenfunktion Anatomisches Substrat der Blut-Hirn-Schranke sind die Endothelzellen der Hirnkapillaren, die durch Tight Junctions unpassierbar miteinander verbunden sind. Die die Hirnkapillaren umgebenden Astrozyten tragen nicht zur Blut-Hirn-Schranke bei.

- Die lipidhaltige Membran der Endothelzellen ist für wasserlösliche Moleküle nur wenig durchlässig.
- Enzyme in den Endothelzellen können Transmitter inaktivieren; Adrenalin, das aus dem Nebennierenmark freigesetzt wird und im Blut zirkuliert, erreicht das Gehirn in veränderter Form. Umgekehrt kann aber auch Adrenalin, das aus Neuronen im Gehirn stammt, nicht unverändert ins Blut gelangen.

Austauschfunktion der Blut-Hirn-Schranke Für den Stoffaustausch zwischen Blut und Hirngewebe über die Blut-Hirn-Schranke stehen 3 Wege zur Verfügung, wovon der erste weniger, die beiden letzten stärker selektiv sind:

- Passage lipidlöslicher Substanzen: Neben den Atemgasen O_2 und CO_2 können auch Narkosegase und lipidlösliche Blutbestandteile die Endothelzellen und damit die Blut-Hirn-Schranke entlang ihrem Partialdruck- bzw. Konzentrationsgradienten passiv passieren. Für die Passage sind die physikalischen Eigenschaften der jeweiligen Substanzen maßgeblich, also das Ausmaß der Lipidlöslichkeit.

- Carrier-vermittelter Transport: Es bestehen spezifische selektive Carriersysteme an den Membranen der Gefäßendothelien, z. B. für D-Glucose.
- Aktiver Transport: Er wird durch eine membranständige Na^+-K^+-ATPase ermöglicht, die damit die Ionen- und Flüssigkeitszusammensetzung des EZR des Gehirns reguliert.

2.7.2 Blut-Liquor-Schranke und Liquor cerebrospinalis SHK 44

Permeabilität Bei einem geringen Teil der Kapillaren des Gehirns sind die Zwischenzellräume durchlässiger als bei den übrigen Kapillaren. Solche etwas weiter geöffneten Interzellularspalten sind am Plexus choroideus zu finden. Vom Ventrikelliquor werden die Plexuskapillaren nur noch durch eine Ependymschicht getrennt, die mäßig durchlässig ist. Durch die Blut-Liquor-Schranke können bestimmte Vitamine und Nukleotide aus dem Blut in den Liquor und damit ins Hirngewebe gelangen.

Liquorbildung und -resorption Es sind aktive Transportvorgänge beteiligt, wenn der Liquor am Plexusependym gebildet wird. Dadurch kann die Zusammensetzung des Liquor cerebrospinalis (> Tab. 2.5) sehr exakt reguliert werden. Die Resorption des Liquors ist hingegen ein rein passiver Vorgang. Er wird durch den hydrostatischen Druckgradienten zwischen Liquor und Hirnvenenblut im Bereich der Arachnoidalvilli und der Wurzeltaschen der Hirn- und Spinalnerven bestimmt.

2.8 Hirndurchblutung SHK 44

2.8.1 Werte in Ruhe und bei Aktivierung SHK 45

Normalwerte In Ruhe betragen die Werte pro 100 g Hirngewebe und Minute für:

- die Durchblutung ca. 50 ml Blut,
- den O_2-Verbrauch ca. 3 ml O_2.

Der Sauerstoff wird zur Oxidation von Glucose verwendet. Durchblutung und O_2-Verbrauch des Gehirns sind regional unterschiedlich hoch, wobei in der grauen Substanz 3- bis 4-fach höhere Werte als in der weißen Substanz zu finden sind.
Der Energiebedarf des Gehirns liegt bei 15% des Energiebedarfs des Gesamtorganismus. Neben Glucose können nur unter speziellen Bedingungen Ketonkörper als zusätzliches Substrat des Hirnstoffwechsels herangezogen werden. Hierzu muss die Plasmakonzentration der Ketonkörper auf das Mehrfache des Normalwerts erhöht sein.

Tab. 2.5 Zusammensetzung von Blutplasma und Liquor.

Substanz	Blutplasma	Liquor
Natrium	145 mmol/l	147 mmol/l
Kalium	4,6 mmol/l	3 mmol/l
Calcium	2,5 mmol/l	1,2 mmol/l
Chlorid	102 mmol/l	120 mmol/l
Glucose	5 mmol/l	3,3 mmol/l
Proteine	75 g/l	0,2 g/l

Funktionelle Aktivierung Bei einer funktionellen Aktivierung einzelner Hirnareale steigt die Durchblutung lokal an. Dadurch wird der erhöhte Bedarf an O_2 und Glucose gedeckt. Der erhöhte Energiebedarf entsteht durch die Aktivierung von energieverbrauchenden Pumpen in den Zellmembranen des aktivierten Gewebes.

2.8.2 Regulation SHK 45

Die Hirndurchblutung wird über die Widerstandsgefäße des Gehirns reguliert. Deren glatte Muskeln erhalten bei einer lokalen funktionellen Aktivierung bestimmte Signale.

Regulierende Faktoren

Lokale Faktoren Die Signale sind lokale funktionsabhängige und stoffwechselabhängige, d. h. metabolische Faktoren, die aus den aktivierten Zellen freigesetzt werden, über die Extrazellulärflüssigkeit des Gehirns zu den Widerstandsgefäßen gelangen und diese – lokal begrenzt – dilatieren. Der wichtigste funktionsabhängige Faktor ist das K^+, das bei jedem AP freigesetzt wird. Zusätzlich wirksam sind die Metaboliten H^+ und Adenosin.

Allgemeine Faktoren Weitere regulatorische Einflüsse wirken globaler und sind im Prinzip auch an den Gefäßen vieler anderer Organe zu finden:

- Eine sympathische Innervation kann eine tonisierende konstriktorische Wirkung auf Blutgefäße ausüben, die allerdings im Vergleich zu anderen Organen – wie Haut oder Skelettmuskel – von geringer Bedeutung ist.
- Eine gegengerichtete, mäßig dilatierende Wirkung übt das Endothel auf die glatte Gefäßmuskulatur über die Freisetzung von Stickstoffmonoxid (NO) aus.
- Zusätzlich kann die Abscherung des Gefäßendothels durch das vorbeiströmende Blut eine weitere Dilatation vorgeschalteter Blutgefäße verursachen (durchblutungsabhängige Dilatation).

2

- Wird das Blut zähflüssiger (Viskositätsanstieg), sinkt die Durchblutung. Unter physiologischen Bedingungen wird eine solche Durchblutungsabnahme durch eine Vasodilatation verhindert.

Der Druck, mit dem das Gehirn perfundiert wird (Perfusionsdruck), wird unter physiologischen Bedingungen praktisch durch den arteriellen Blutdruck bestimmt. Der intrakraniale Druck, der in entgegengesetzter Richtung wirksam ist, beträgt normalerweise nur wenige mmHg.

Zerebraler Perfusionsdruck = mittlerer arterieller Blutdruck – intrakranialer Druck

Klinik

Hirndrucksteigerung Unter pathophysiologischen Bedingungen, z. B. beim Hirnödem, kann der intrakraniale Druck so stark ansteigen, dass der Perfusionsdruck für eine adäquate Gewebeversorgung nicht mehr ausreicht.

Autoregulation ist in einem mittleren Druckbereich vorhanden und bedeutet, dass die Durchblutung bei wechselndem Perfusionsdruck weitgehend konstant gehalten wird (➤ Abb. **2.19**).

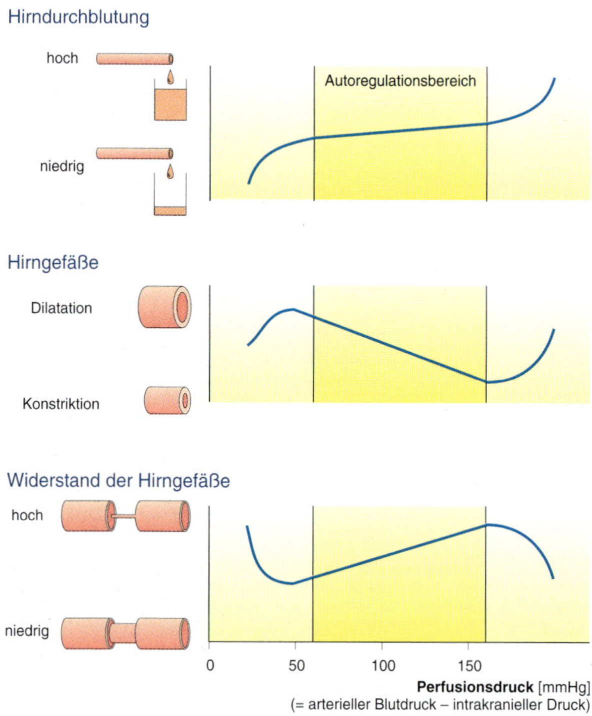

Abb. 2.19 Autoregulation der Hirndurchblutung. Der Perfusionsdruck kann in etwa dem arteriellen Blutdruck gleichgesetzt werden, weil der intrakranielle Druck sehr niedrig ist. Bei hohen Perfusionsdrücken können die Hirngefäße gegen den Innendruck keine ausreichende Gegenkraft entwickeln: Sie werden aufgedehnt, ihr Widerstand sinkt, und die Hirndurchblutung steigt stärker an, als durch die Druckerhöhung zu erwarten ist. Bei niedrigem Perfusionsdruck reicht die Dilatation der Hirngefäße nicht aus, um die Durchblutung aufrechtzuerhalten. Bei extrem niedrigem Druck (Herzstillstand) verengen sich die Gefäße durch ihre elastischen Rückstellkräfte.

3 Sensorisches System

3.1 Somatoviszerale Sensibilität SHK 50

3.1.1 Grundlagen SHK 50

Somatosensibilität

Einteilung Man unterscheidet:
- die Oberflächensensibilität mit Messfühlern in der behaarten und unbehaarten Haut,
- die Tiefensensibilität (Propriozeption) mit Messfühlern in Skelettmuskeln, Sehnen und Gelenken,
- die viszerale Sensibilität (Enterozeption).

Modalitäten Die Somatosensibilität vermittelt 5 voneinander abgrenzbare Arten von Sinnesempfindungen (Sinnesmodalitäten):
- Tastsinn (Oberflächensensibilität),
- Propriozeption (Tiefensensibilität),
- Temperatursinn,
- Schmerzsinn (Nozizeption),
- Juckempfindung.

Submodalitäten Innerhalb einer Modalität gibt es einzelne Qualitäten bzw. Submodalitäten (➤ Tab. **3.1**).

Tab. 3.1 Sinnesmodalitäten und die zugeordneten Submodalitäten.

Modalität (Beispiele)	Submodalitäten (Qualitäten)
Tastsinn	Berührung, Druck, Dehnung und Vibration
Propriozeption	Lage-/Stellungssinn, Bewegungssinn und Kraftsinn
Temperatursinn	Wärmesinn und Kältesinn
Sehen	Helligkeit, Form, Farbe und Bewegung

Reize, Rezeptoren und Sinneskanäle

Reize In jedem Sinnessystem werden 4 essenzielle Eigenschaften eines Reizes codiert. Es handelt sich dabei um seine Qualität, Intensität, Dauer und die räumliche Dimension.
Als **adäquater Reiz** wird derjenige physikalische oder chemische Stimulus bezeichnet, der die geringste Energie benötigt, um an einem bestimmten Rezeptor eine Änderung des Membranpotenzials hervorzurufen.

Rezeptoren Rezeptoren sind morphologisch und funktionell hochgradig spezialisiert. Dadurch sind sie selektiv, d. h., sie können einen bestimmten Reiz oder nur bestimmte Eigenschaften eines Reizes in ein Rezeptorpotenzial übersetzen. Wenn die Sinnesrezeptoren eigene Axone besitzen, spricht man von primären (wie im somatosensorischen System), sonst von sekundären Sinneszellen (z. B. Haarzellen des Innenohrs).
Schritte bei der Umwandlung des Reizes und seiner Weiterleitung sind (➤ Abb. **3.3**):
- **Transduktion:** Der externe Reiz wird vom Rezeptor in ein Rezeptorpotenzial umgesetzt, das umso größer ist, je stärker der Reiz war = amplitudenmoduliertes Signal.
- **Transformation:** Das Rezeptorpotenzial wird am Übergang zum Axon in ein frequenzmoduliertes Signal aus Alles-oder-nichts-AP umcodiert; dadurch ist eine schnelle und sichere Weiterleitung garantiert.
- **Konduktion:** Die AP werden über jeweils eigene Bahnen zum ZNS geleitet (➤ Tab. **3.2**).

Sinneskanäle Unterschiedliche somatosensorische Sinnesreize (➤ Abb. **3.1**) legen unterschiedliche Wege vom Rezeptor bis zum Gehirn zurück. Für jede Submodalität gibt es spezifische Sinneskanäle, die offenbar am besten geeignet sind, die jeweiligen Eigenschaften des Reizes zu codieren (➤ Tab. **3.2**).

Tab. 3.2 Konduktion der verschiedenen Modalitäten über spezifische Sinneskanäle.

Modalität	Fasern	Leitungsbahn
Temperatur	Aδ-Fasern und C-Fasern	Kreuzung im Rückenmark, Aufsteigen im kontralateralen Vorderseitenstrang
Schmerz		
Oberflächensensibilität	Aβ-Fasern	Aufsteigen im ipsilateralen Hinterseitenstrang, Kreuzung im Hirnstamm
Tiefensensibilität	Ia-, Ib- und II-Fasern	

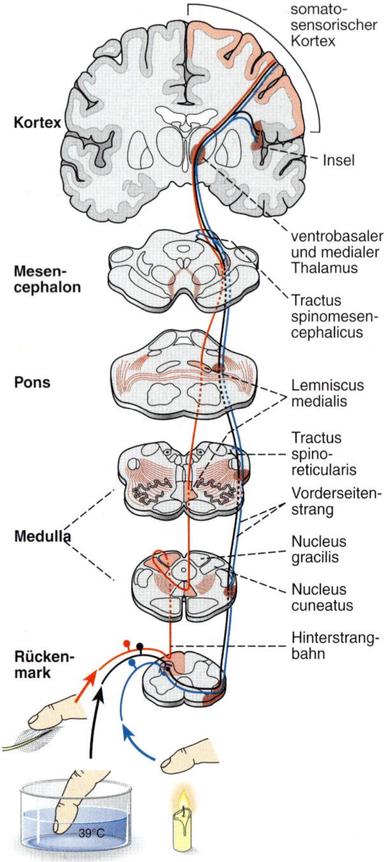

Abb. 3.1 Sinneskanäle der Somatosensorik. Tastsinn: ipsilaterale Hinterstrangbahn → Lemniscus medialis → ventrobasaler Thalamus → somatosensorischer Kortex; Schmerz und Temperatur: kontralateraler Vorderseitenstrang → ventrobasaler und medialer Thalamus → somatosensorischer Kortex. Vom Vorderseitenstrang gehen auf medullärer und mesencephaler Ebene Kollaterale ab, die über Zwischenstationen zum Teil auf mediale und intralaminäre (unspezifische) Thalamuskerne projizieren. Thalamokortikale Fasern für Schmerz und Temperatur ziehen nicht nur zum somatosensorischen Kortex, sondern auch zum insulären Kortex und zum vorderen Gyrus cinguli (letzteres nicht dargestellt, da rostral zur Schnittebene) [3-1].

Verarbeitung im Gehirn

Nach dem Hirnstamm werden die Afferenzen im Thalamus umgeschaltet, bevor ihr Informationsgehalt im Neokortex bewusst wahrgenommen wird. Während heute die Hirnregionen identifiziert werden können, die bei der kognitiven, affektiven und vegetativen (Schmerzreize!) Verarbeitung eines Reizes aktiviert werden, bleibt dagegen noch unklar, warum Sensorik (und Motorik) der beiden Körperhälften im Hirn jeweils kontralateral repräsentiert sind.

3.1.2 Reizaufnahme und -weiterleitung

SHK 53

Mechanorezeptoren der Haut

Lokalisation In der **unbehaarten Haut** (z. B. Fingerbeere) finden sich 4 morphologisch und funktionell unterscheidbare Typen von Mechanorezeptoren (➤ Abb. **3.2a**: Merkel-Tastzellen bzw. -Tastscheiben, Meissner-Körperchen, Ruffini-Körperchen, (Vater-)Pacini-Körperchen. Die **behaarte Haut** enthält nur 2 Typen von Mechanorezeptoren, die (leicht modifizierten) Merkel-Tastscheiben (sog. Pinkus-Iggo-Tastscheiben) und die Haarfollikelrezeptoren.

Antwortverhalten Zu unterscheiden sind:

- **Differenzialrezeptoren:** Rezeptoren, die die Änderungen der Druckintensität erfassen,
- **Proportional-Differenzial(PD)-Rezeptoren:** Rezeptoren, die sowohl die statische als auch die phasische Komponente des Reizes erfassen.

Adaptation Adaptation bezeichnet den Empfindlichkeitsverlust eines Rezeptors bei Fortdauer des Reizes. Sie beruht wesentlich auf dem Feinbau der Gewebekapsel, die das nicht myelinisierte Axonterminale einschließt. Mechanorezeptoren können grob in 2 Klassen eingeteilt werden:

- SA-Rezeptoren („slowly adapting"),
- RA-Rezeptoren („rapidly adapting").

Die unterschiedliche Adaptation erlaubt die Zerlegung eines Reizes in seine phasischen und statischen Komponenten – und schafft damit die Voraussetzung, um im ZNS bewusste Konstrukte wie Berührung, Druck oder Vibration zu erzeugen.

Transformation Die Umwandlung eines Rezeptorpotenzials in eine Serie von AP hängt von der Adaptation des Rezeptors ab (➤ Abb. **3.3**).

Rezeptive Felder Jedem sensorischen Neuron ist ein rezeptives Feld zugeordnet. Bei der Oberflächensensibilität handelt es sich dabei um das gesamte Hautareal, das sensorisch von der oder den

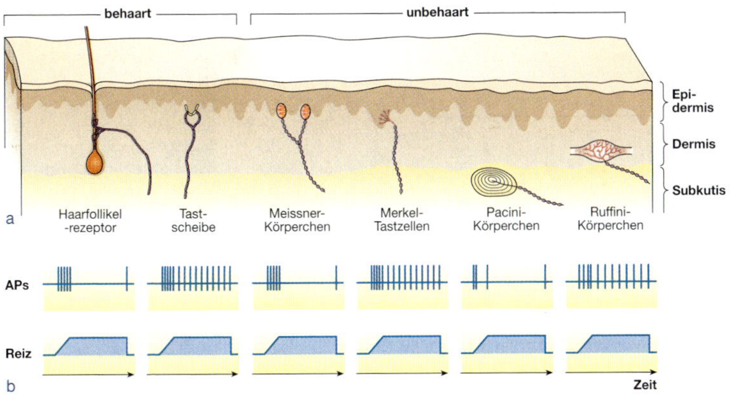

Abb. 3.2 Mechanorezeptoren der behaarten und unbehaarten Haut und ihr Entladungsmuster.
a Topographie und Morphologie der verschiedenen Mechanorezeptoren der Haut.
b Entladungsmuster der von den Rezeptoren wegziehenden Axone bei einem mechanischen Stimulus (jeder senkrechte Strich entspricht einem AP). Merkel-Tastzellen und Ruffini-Körperchen adaptieren langsam und übertragen daher sowohl die phasische als auch die statische Komponente des Reizes. Meissner-Körperchen adaptieren schnell und erfassen nur die phasische Komponente. Ihre ultraschnelle Adaptation macht Pacini-Körperchen zu Beschleunigungs- bzw. Vibrationsdetektoren [3-1].

Axonendigung(en) eines einzigen Neurons sensibel versorgt wird. Je mehr Rezeptoren sich in einem definierten Hautbereich befinden, desto kleiner sind deren rezeptive Felder und desto besser ist das räumliche Auflösungsvermögen.
Die mechanische Stimulierung eines beliebigen Punkts in diesem Hautareal ruft jeweils eine elektrische Antwort in dem Neuron hervor. Dabei können einzelne Bereiche des rezeptiven Feldes empfindlicher reagieren als andere. Ein natürlicher taktiler Stimulus wird typischerweise partiell überlappende rezeptive Felder mehrerer Neurone aktivieren. Dadurch bleiben die räumlichen Konturen eines mechanischen Reizes zunächst unscharf. Dieser schwache Kontrast kann aber nachträglich verbessert werden, indem hemmende Interneurone an den zentralnervösen Umschaltstationen eingeschaltet werden (laterale Hemmung, ➤ Abb. 2.17).

Klinik
Zwei-Punkt-Diskrimination Klinisch lässt sich das Auflösungsvermögen der Oberflächensensibilität anhand der Zwei-Punkt-Diskrimination bestimmen. Hierbei wird der minimale Abstand gemessen, den 2 gleichzeitig auf die Haut gebrachte taktile Stimuli (z. B. die beiden Spitzen eines Zirkels) haben müssen, um als räumlich getrennte Reize erkannt zu werden (➤ Abb. 3.4).

Funktionelle Bedeutung Merkel-Tastzellen reagieren besonders empfindlich auf Kanten und Krümmungen eines Objekts (➤ Tab. 3.3). Meissner-Körperchen dienen vor allem dazu, die relative Bewegung eines Gegenstands auf der Haut zu registrieren, und Pacini-Körperchen ermöglichen es, die Eigenschaften eines entfernten Objekts anhand seiner übertragenen Vibrationen wahrzunehmen.

Propriozeption

Mechanorezeptoren sind nicht nur für die Oberflächen-, sondern auch für die Tiefensensibilität (Propriozeption) und für Teile der viszeralen Sensibilität (s. u.) verantwortlich.

MERKE
Die Tiefensensibilität besteht aus den Submodalitäten Lage- bzw. Stellungssinn, aus dem Bewegungssinn (Kinästhesie) und aus dem Kraftsinn.

Rezeptoren in Muskeln, Sehnen und Gelenken sind:

- Muskelspindeln (RA oder SA), die parallel zu den Fasern der Arbeitsmuskulatur angeordnet sind, registrieren als Dehnungsrezeptoren die Muskellänge (➤ Kap. 4.5.1).
- Golgi-Sehnenorgane (SA) sitzen am Übergang von Muskeln zu Sehnen, also seriell zu den

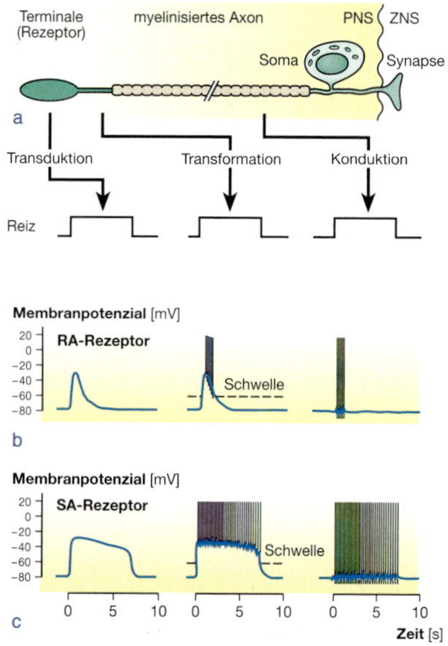

Abb. 3.3 Transduktion, Transformation und Konduktion bei RA- und SA-Rezeptoren [3-2].

a Primärer Sinnesrezeptor mit Axonterminale als Ort der Transduktion. Die Transformation geschieht unmittelbar vor der ersten Myelinscheide. Die Konduktion erfolgt saltatorisch.

b Das rasch abfallende Potenzial des RA-Rezeptors bedeutet, dass die Entladungsschwelle des Axons nur kurzfristig überschritten wird und nur eine kurze Salve von AP entsteht.

c Das nur langsam abfallende Potenzial des SA-Rezeptors lässt dagegen das Axon während der gesamten Reizdauer feuern.

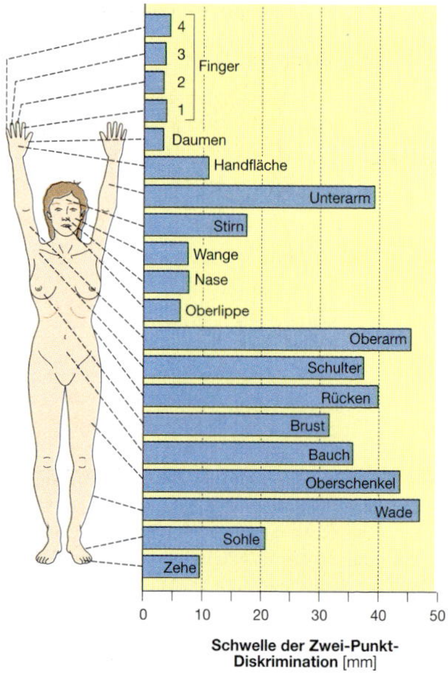

Abb. 3.4 Zwei-Punkt-Diskrimination in Abhängigkeit vom Messort auf der Körperoberfläche [3-4].

Muskelfasern, und messen die Kraftentfaltung im Muskel (➤ Kap. 4.5.3).

- RA- und SA-Mechanorezeptoren der Gelenkkapsel vermitteln statische und dynamische Informationen über die Stellung und Bewegung von Gelenken.

Zusätzlich tragen auch dehnungsempfindliche Mechanorezeptoren der Haut zur Tiefensensibilität bei, da eine Gelenkbewegung die darüber liegenden Hautpartien anspannt.

Thermorezeption

Rezeptoren In freien Nervenendigungen bestimmter Aδ- und C-Fasern existieren thermosensitive Ionenkanäle (s. u.), die in unterschiedlichen Temperaturbereichen Aktivität zeigen:

- Kälterezeptoren registrieren Temperaturen von etwa 0 – 26 °C,
- Wärmerezeptoren reagieren auf Temperaturen von etwa 27 – 42 °C,
- Hitzerezeptoren sprechen auf Temperaturen von ≥ 42 °C an.

Temperaturen > 42 °C werden als schmerzhaft heiß, Temperaturen < 15 °C als schädlich kalt wahrgenommen. Misst man die Entladungsrate von thermosensiblen Nervenfasern bei verschiedenen Hauttemperaturen, kann man 2 Typen unterscheiden, nämlich Kaltfasern und Warmfasern (➤ Abb. 3.5).

Temperaturwahrnehmung Thermorezeptoren kommen in der Haut und im Körperinneren vor. In der Mundhöhle, im Ösophagus und im Magen registrieren sie die Temperatur von Speisen und Getränken. Im Hypothalamus spielen sie eine wichtige Rolle bei der Homöostase der Körperkerntemperatur (➤ Kap. 15.2.1). Unsere bewusste Temperaturwahrnehmung scheint dagegen nahezu ausschließlich auf der Aktivität der oberflächlichen Thermorezeptoren zu beruhen. Deren Impulsrate wird im Wesentlichen durch 2 Faktoren bestimmt:

- durch die Umgebungstemperatur, die sich der

Tab. 3.3 Charakteristika der Hautrezeptoren.

Morphologie	adäquater Reiz	Adaptation	Empfindung, Funktion
Merkel	Hautdeformation	SA	Druck, besonders gute räumliche Auflösung
Ruffini	Hautdeformation, Abscherung	SA	Druck, Scherkräfte
Meissner	Vibration	RA	Hautkontakt, niederfrequente Vibration (20–50 Hz), registrieren die relative Bewegung eines Gegenstands auf der Haut
Haarfollikel	Vibration	RA	Hautkontakt, Berührung
Pacini	Vibration	RA	höherfrequente Vibration (ca. 250 Hz)
freie Nervenendigung	Hautdeformation, Kälte, Wärme, Gewebeschädigung	langsam oder fehlend	Hautkontakt (grob), Temperatur, Schmerz
alle Rezeptoren leiten ihre Afferenzen über Aβ-Fasern außer den freien Nervenendigungen (Aδ, C)			

Haut über Strahlung, Konvektion und Konduktion mitteilt,
- durch die Körperkerntemperatur, die über den Blutkreislauf an die Körperoberfläche dringt.

Juckreiz

Für den Juckreiz gibt es eigene freie Nervenendigungen, die von den polymodalen Nervenendigungen der Nozizeption unterscheidbar sind und die ihre Information über separate, nichtmyelinisierte Fasern zum ZNS weiterleiten.

Die enge räumliche Assoziation von Mastzellen mit den freien Endigungen einiger C-Fasern legt eine funktionelle Kopplung zwischen diesen nahe. Nach Stimulation (z. B. durch allergische Reaktionen) setzen Mastzellen Histamin und Tryptase frei, die über den Histamin-H_1-Rezeptor-Subtyp bzw. den proteinaseaktivierten Rezeptor 2 (PAR-2) juckreizspezifische C-Fasern aktivieren können.

Viszerale Sensibilität

Rezeptoren Viszerale Sensibilität wird über Mechano-, Chemo-, Nozi- und Thermorezeptoren vermittelt. Morphologisch ähneln die viszeralen Mechanorezeptoren den mechanosensitiven Nozizeptoren der Haut. Viszerale Informationen erreichen das ZNS über nicht myelinisierte oder dünne myelinisierte Nervenfasern, deren Zellkörper in den Hinterwurzelganglien und sensiblen Hirnnervenganglien liegen.

Funktionelle Bedeutung Mechanosensible Afferenzen registrieren
- intraluminale Drücke (z. B. Druckrezeptoren im Aortenbogen und in der Karotisgabel),
- den Füllungszustand von Hohlorganen (z. B. Lunge, Vorhof, Enddarm und Blase),
- Scherkräfte (z. B. in der Darmwand).

Viele Informationen über unsere Eingeweide erreichen nie unser Bewusstsein, sondern dienen der autonomen Kontrolle und Steuerung der jeweiligen Organfunktion.

Chemosensible Afferenzen können eine Reihe von „Laborwerten" aus diversen Körperflüssigkeiten wie Blut, Liquor und Urin ablesen und dem vegetativen Nervensystem verfügbar machen. Eine Auswahl der gemessenen Werte umfasst den arteriellen Sauerstoffpartialdruck, den pH im Liquor, die Na^+-Konzentration in der Tubulusflüssigkeit der Niere und die Osmolarität im Blut.

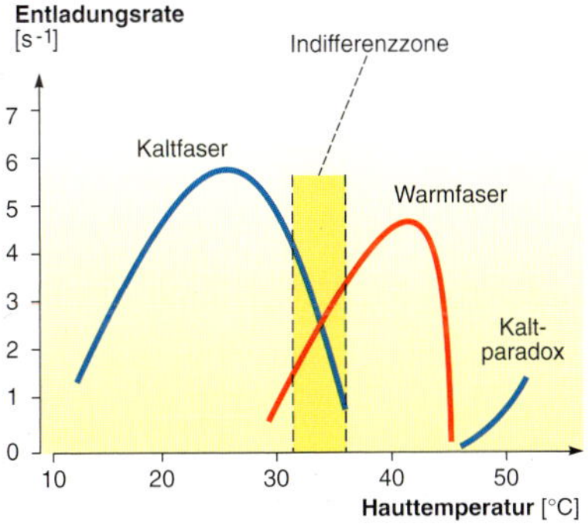

Abb. 3.5 Entladungsraten von Kalt- und Warmfasern als Funktion der Hauttemperatur unter Steady-State-Bedingungen. Der Überlappungsbereich wird als Indifferenzzone bezeichnet. Manche Kaltfasern zeigen bei Erhitzung eine paradoxe Aktivitätszunahme (sog. Kaltparadox).

3.1.3 Vom peripheren Nerv zum Thalamus SHK 62

Die Zellkörper der somatosensiblen Afferenzen liegen in den Hinterwurzelganglien. Das von einer Hinterwurzel sensibel innervierte Hautareal wird als **Dermatom** bezeichnet (➤ Abb. 3.6).

Hinterstrangsystem Nach Eintritt in das Hinterhorn des Rückenmarks teilen sich die Afferenzen der Oberflächen- und Tiefensensibilität in mehrere Kollaterale auf, die in spinale Schaltkreise eingebunden sind bzw. im Hinterstrangsystem zum Hirnstamm aufsteigen. Ein kleiner Teil der mechanorezeptiven Informationen kreuzt bereits auf Rückenmarkebene und zieht im Tractus spinothalamicus des Vorderseitenstrangs zum ventrobasalen Thalamus. Die Hinterstrangbahnen sind, wie das gesamte somatosensorische System, strikt **somatotopisch** organisiert: Die sensorischen Informationen aus den unteren Körperextremitäten verlaufen am weitesten medial, die Afferenzen aus den mittleren und oberen Körperpartien, die nach und nach ins Rückenmark eintreten, lagern sich jeweils lateral an.

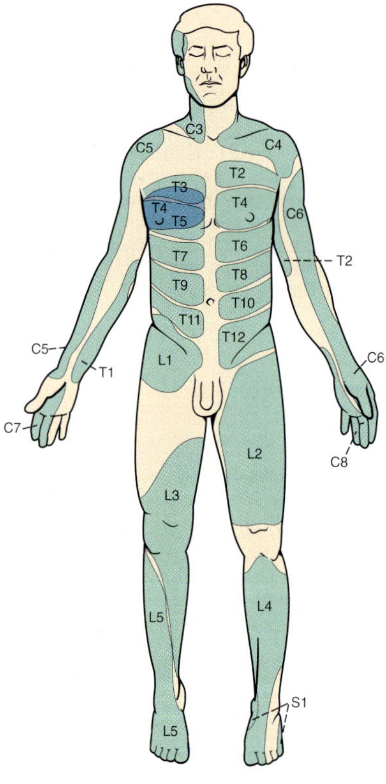

Abb. 3.6 Dermatome des menschlichen Körpers. Zur Verdeutlichung der Überlappung sind die Dermatome seitenalternierend und das Dermatom T4 auf beiden Seiten dargestellt [3-5].

Lemniskales System und Thalamus In den Nuclei gracilis und cuneatus der Medulla oblongata werden die primären taktilen und propriozeptiven Afferenzen auf die mediale Schleifenbahn (Lemniscus medialis) umgeschaltet, die auf die Gegenseite kreuzt und die ventrobasalen Kerngebiete des Thalamus erreicht. Taktile und propriozeptive Bahnen aus dem Gesichtsbereich (N. V) schließen sich als Lemniscus trigeminalis der Schleifenbahn an. Der ventrobasale Komplex des Thalamus besteht aus einem posteromedialen Anteil, auf den der Lemniscus trigeminalis projiziert, und einem posterolateralen Anteil, auf den der Lemniscus medialis projiziert (➤ Abb. 3.7).

Ventrobasale Umschaltneurone (VBN) reagieren charakteristisch auf taktile Stimuli der Haut:

- VBN besitzen streng somatotopisch geordnete rezeptive Felder. Die rezeptiven Felder sind an den Fingerspitzen klein und werden proximal größer. Dies erklärt die hohe räumliche Auflösung in der Fingerbeere.
- Die Intensität eines peripheren Stimulus wird durch die Impulsrate, mit der ein VBN entlädt, codiert.
- VBN sind spezifisch für eine Submodalität, d. h., ein VBN, das durch Vibrationsreize erregt wird, reagiert nicht auf statischen Druck und umgekehrt.

3.1.4 Somatosensorischer Kortex SHK 64

Aufbau und Projektionen Die taktilen und propriozeptiven Informationen werden von den ventrobasalen Thalamuskernen auf 4 Areale im Gyrus postcentralis des parietalen Kortex projiziert. In rostrokaudaler Richtung handelt es sich dabei um die Areae 3a, 3b, 1 und 2 nach Brodmann (➤ Abb. 3.8). Die 4 Rindenfelder bilden den **primären somatosensorischen Kortex (SI).** Ventrokaudal findet sich der sehr viel kleinere **supplementäre somatosensorische Kortex (SII).** Wie in allen sensorischen Kortizes ist die Zytoarchitektur von SI und SII durch eine ausgeprägte Lamina granularis interna (Lamina IV) gekennzeichnet. Die meisten vom Thalamus aufsteigenden Bahnen ziehen zu den Areae 3a und 3b, ein kleiner Teil projiziert direkt in Area 1 und 2 und in SII (letzterer erhält, im Gegensatz zu SI, Projektionen von beiden Körperseiten). Areae 3a

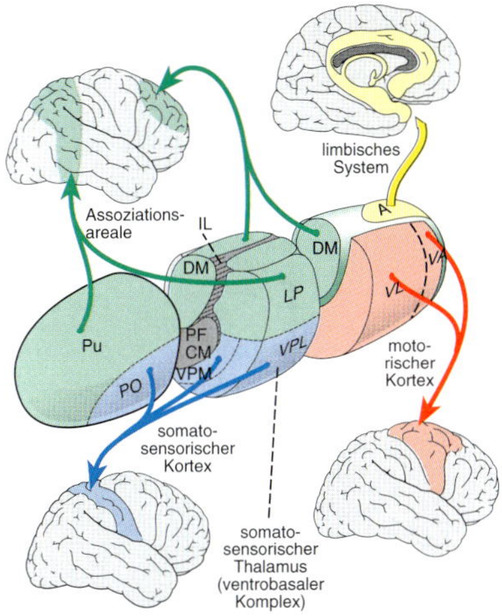

Abb. 3.7 Thalamuskerne mit den wichtigsten kortikalen Projektionen. Somatosensorische Afferenzen vom Gesicht ziehen via N. trigeminus zum VPM, während die somatosensorischen Afferenzen des restlichen Körpers via Hinterstrangsystem/Lemniscus medialis und Tractus spinothalamicus des Vorderseitenstrangsystems zum VPL ziehen. A = Nucleus anterior, CM = Nucleus centromedianus, DM = Nucleus dorsomedialis, IL = intralaminare Kerne, LP = Nucleus lateralis posterior, PF = Nucleus parafascicularis, PO = Nucleus posterior, Pu = Pulvinar, VA/VL = Nucleus ventroanterior bzw. ventrolateralis (Eingänge von Basalganglien bzw. Zerebellum), VPL/VPM = Nucleus ventroposterior lateralis bzw. medialis (= ventrobasaler Komplex).

und 3b senden massive Projektionen in die Areae 1 und 2.

Alle 4 Rindengebiete besitzen eigene, **somatotop organisierte Karten,** in denen jeweils die gesamte menschliche Körperoberfläche in Form eines Homunkulus repräsentiert ist. Dabei folgen die Karten nicht den anatomischen Größenverhältnissen, sondern spiegeln die funktionelle Bedeutung wider, die den einzelnen Körperteilen bei der Mechanorezeption zukommt (➤ **Abb. 3.9**).

Die zentrale Verrechnungseinheit im somatosensorischen Kortex (wie in anderen Rindenfeldern auch) ist die sog. **Kolumne,** ein Modul, das sich als annähernd rechteckige, etwa 200–800 μm breite vertikale Säule durch alle 6 Kortexschichten erstreckt.

MERKE

Alle Neurone einer Kolumne erhalten Input vom gleichen Hautareal und vom gleichen Rezeptortyp, d. h., Kolumnen sind orts- und submodalitätsspezifisch.

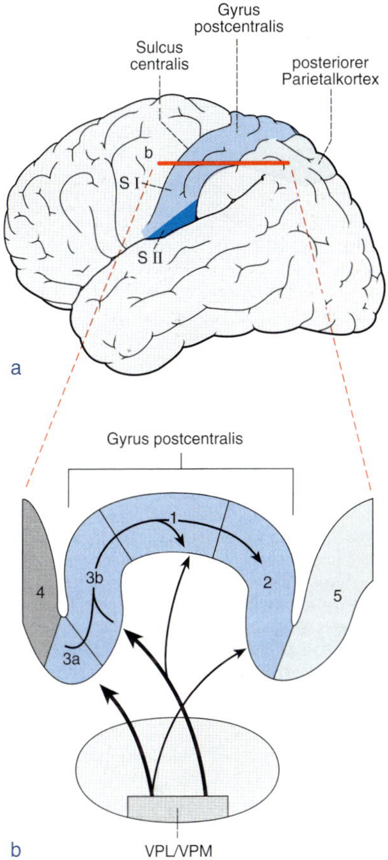

Abb. 3.8 Thalamokortikale Projektionsgebiete im somatosensorischen System [3-3].

a Seitenansicht des Kortex mit den Regionen SI, SII und posteriorer Parietalkortex.

b Parasagittaler Schnitt durch den somatosensorischen Kortex (Schnittführung entsprechend roter Linie in a. Pfeile zeigen die Projektionen vom ventrobasalen Thalamus (VPL/VPM) nach SI und die intrakortikalen Verbindungen zwischen den 4 Regionen von SI. Die Pfeildicke soll die Stärke der Projektionen andeuten. Die Area 4 gehört zum motorischen Kortex, Area 5 und die (hier nicht dargestellte) Area 7 bilden den posterioren Parietalkortex, der als höhere (integrativ-assoziative) somatosensorische Kortexregion dient.

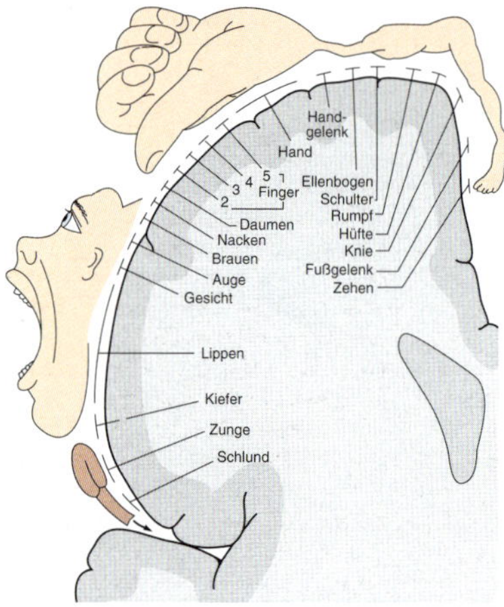

Abb. 3.9 Somatotope Karte der Körperoberfläche. Der Homunkulus zeigt schematisch die Topographie der Somatosensorik in der Großhirnrinde mit ausgedehnten Repräsentationen von Gesicht und Hand. Die funktionelle Zuordnung erfolgte anhand neurophysiologischer Kartierungsexperimente: Lokale elektrische Reizung entlang dem Gyrus postcentralis ruft beim wachen Patienten Empfindungen in der auf der Karte wiedergegebenen Körperregion hervor. Ebenso evoziert Reizung in der Peripherie ein elektrisches Potenzial in dem entsprechenden Kortexbereich [3-6].

Kolumnen sind seriell und streng somatotopisch angeordnet (➤ Abb. 3.10).

Funktion Die einzelnen Rindengebiete von **SI** haben folgende Aufgaben:

- In Area 3a sind propriozeptive Informationen repräsentiert,
- Neurone der Area 3b erhalten Informationen von SA- und RA-Rezeptoren der Haut,
- Area 1 erhält nur Eingänge von kutanen RA-Rezeptoren,
- Area 2 integriert propriozeptive Informationen mit den taktilen Informationen, die sie aus den Areae 3b und 1 erhält.

SII erhält konvergente Projektionen von SI und sendet selbst wieder Fasern zu limbischen Strukturen wie Amygdala und Hippocampus.

Die sensorischen Kortexareale müssen aus den Einzelinformationen, die ihnen die verschiedenen Sinneskanäle über ein Objekt der Außenwelt liefern, wieder ein kohärentes Ganzes erstellen. Bewusste Wahrnehmung ist somit ein konstruktiver Akt, bei dem im Kortex die interne Repräsentation eines externen Objekts geschaffen wird. Wie ein Gegenstand wahrgenommen wird, hängt nicht nur von seinen objektiven, physikalisch-chemischen Eigenschaften ab, sondern auch von der Art und Weise, wie auf den verschiedenen Ebenen eines Sinnessystems Informationen über diesen Gegenstand aufgenommen und verarbeitet werden.

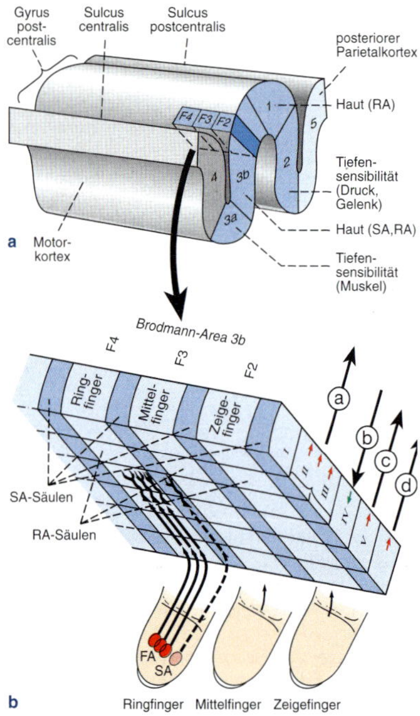

Abb. 3.10 Modularer Aufbau des somatosensorischen Kortex [3-3].

a Querschnitt durch den Gyrus postcentralis mit benachbarten Regionen. Innerhalb von SI verarbeiten die verschiedenen Areae unterschiedliche (Sub-)Modalitäten der Somatosensorik.

b Ausschnittvergrößerung des in a dunkelblau gezeichneten Bereichs von Area 3b mit den Repräsentationen der Finger (F) 2–4. Die Informationen der SA- und RA-Rezeptoren werden separat in streng somatotopisch angeordneten Zellsäulen (Kolumnen) verarbeitet. Haupteingangsort der somatosensorischen Afferenzen ist Schicht IV. Efferenzen der verschiedenen Kortexschichten projizieren zu unterschiedlichen kortikalen und subkortikalen Zielen; a = Ausgang ipsilateral SI, kontralateral SII, posteriorer Parietalkortex, motorischer Kortex, b = Eingang vom Thalamus, c = Basalganglien, Hirnstamm, Rückenmark, d = Ausgang zum Thalamus.

MERKE

Der sensorische Kortex bildet einen Gegenstand nicht realitätsgetreu ab, sondern „konstruiert" ihn neu.

3.1.5 Subjektive Sinnesphysiologie – Psychophysik SHK 66

Inwieweit physikalisch-chemische Eigenschaften eines Reizes dessen **subjektive Empfindung** im wahrnehmenden Individuum beeinflussen, ist Gegenstand der subjektiven Sinnesphysiologie.

Weber-Regel Nach Versuchen von Weber ist der gerade erkennbare Unterschied zwischen verschiedenen Druckreizen unabhängig vom Ausgangsdruck, d. h., nicht die Stärke des Ausgangsreizes ist entscheidend, sondern um wie viel er sich ändert.

MERKE

Die Fähigkeit, Intensitätsunterschiede zwischen 2 Reizen wahrzunehmen, hängt nicht von der absoluten, sondern von der relativen Größendifferenz ab.

Mathematisch ausgedrückt besteht nach Weber zwischen der minimalen Diskriminationsschwelle (ΔR) und der Stärke eines Reizes (R) daher folgende Beziehung:

$$\Delta R/R = \text{konstant}$$

Weber-Fechner-Gesetz Gustav Fechner hat die Weber-Regel um die Dimension der **subjektiven Empfindungsintensität** (I) erweitert. Er nahm an, dass die kleinste Zunahme der Empfindungsintensität (ΔI) direkt proportional zum Quotienten ΔR/R ist, d. h.

$$\Delta I = k \times \Delta R/R$$

wobei k ein Proportionalitätsfaktor ist.
Nach Integration ergibt sich daraus das Weber-Fechner-Gesetz:

$$I = k \times \log R/R_0$$

MERKE

Nach dem Weber-Fechner-Gesetz nimmt die Empfindungsintensität proportional dem Logarithmus der relativen Reizstärke zu.

Stevens-Potenzfunktion Das Problem des Weber-Fechner-Gesetzes ist, dass die zugrunde liegende Weber-Regel nur für mittlere Intensitätsbereiche und nicht für alle Sinnesempfindungen gilt. Eine weithin gültige mathematische Beschreibung der Beziehung zwischen Reizstärke und Empfindungsintensität wird durch die von Stanley Stevens eingeführte Potenzfunktion beschrieben:

$$I = k\,(R - R_0)^n$$

3.2 Nozizeption und Schmerz SHK 68

3.2.1 Reizaufnahme und -weiterleitung SHK 68

Nozizeptive Afferenzen und Nozizeptoren

Nozizeptive Afferenzen sind spezifische afferente Nervenzellen (primäre Sinneszellen, ➤ Abb. **3.11**), deren Endigungen als Nozizeptoren bezeichnet werden. Reize, die zur Empfindung Schmerz führen können (noxische Reize oder Entzündungsmediatoren), werden in den Nozizeptoren in ein Rezeptorpotenzial umgewandelt (Transduktion, ➤ Abb. **3.12**), das – sofern überschwellig – eine Serie von AP auslöst (Transformation). Diese AP codieren die nozizeptive Information und leiten sie zum ZNS (Konduktion). Dort kann die subjektive Empfindung Schmerz entstehen, die je nach Entstehungsort als Oberflächen- (z. B. Nadelstich), Tiefen- (z. B. Muskelkrampf) oder viszeraler Schmerz (z. B. Gallenkolik) empfunden wird.

Lokalisation Nach der Lokalisation sind 2 Typen von Nozizeptoren zu unterscheiden:

- **Somatische Nozizeptoren:** Sie finden sich in Haut, Muskulatur und Gelenken. Ihre Axone sind dünn (0,2 – 6 µm) und entweder gar nicht oder nur wenig myelinisiert. Sie leiten AP mit Geschwindigkeiten von weniger als 1 bis max. 20 m/s (Axone der Gruppen C und Aδ [nach Erlanger und Gasser, ➤ Tab. **2.2**] bzw. IV und III [nach Lloyd und Hunt, ➤ Tab. **2.3**]). AP in den dünn myelinisierten Fasern (Aδ, III) führen zur Empfindung eines ersten, **hellen Schmerzes,** AP in C- bzw. Gruppe-IV-Fasern lösen dagegen einen langsamer einsetzenden, **dumpfen Schmerz** aus.
- **Viszerale Nozizeptoren:** Sie befinden sich im Thorax-, Abdominal- und Beckenraum und sind meist polymodal (s. u.). Erregt werden sie sowohl durch mechanische Reize (Dehnung, Kontraktion) als auch durch Entzündungsmediatoren, lokale Ischämie und Gewebsazidose. Ebenfalls bekannt ist eine entzündungsbedingte Steigerung der Empfindlichkeit (Sensibilisierung; s. u.). Allerdings ist die Innervationsdichte der Eingeweide signifikant niedriger als in der Haut und in den tiefen somatischen Geweben. Die Axone dieser Nozizeptoren sind ebenfalls langsam leitend und folgen entweder den Nervengeflechten des sympathischen Nervensystems über die spinalen Hinterwurzeln zum Rückenmark (spinoviszerale Afferenzen; ➤ Abb. **18.3**) oder schließen sich dem N. vagus an (vagale viszerale Afferenzen) und erreichen den Hirnstamm.

3

Funktion der Nozizeptoren

Erregung Es gibt viele Ursachen für die Erregung von Nozizeptoren und 2 Arten von Erregungsmechanismen (➤ Abb. 3.11):

- **Nozizeptiver Schmerz:** Schmerzempfindung durch starke mechanische Reize, Hitze oder große Kälte, die Nozizeptoren erregen, bevor das Gewebe geschädigt wird; dient als Warnung, um eine Zellschädigung zu verhindern,
- **Entzündungsschmerz:** Schmerzempfindung nach einer Zellschädigung oder während der Entzündung des Gewebes durch verschiedenartige chemische Mediatoren, die von verletzten Zellen bzw. von Entzündungszellen freigesetzt werden; im entzündeten Gewebe findet man erhöhte Konzentrationen von Kaliumionen, Protonen, Zytokinen, Purinen, Serotonin, Bradykinin, Prostaglandinen u. Ä.

Diese 2 Erregungsmechanismen können einzeln, in Kombination oder auch zeitlich versetzt auftreten.

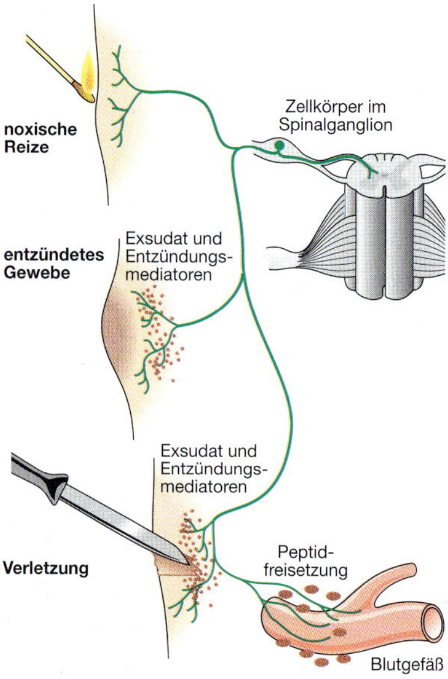

Abb. 3.11 Funktionelle Eigenschaften der nozizeptiven Afferenzen. Nozizeptive Afferenzen sind langgestreckte primäre Sinneszellen mit einem kontinuierlichen Axon von den peripheren Endigungen (im Bild in der Haut) bis zu den zentralen Terminalen im Hinterhorn des Rückenmarks. Die Zellkörper liegen in den Spinalganglien und dem Ganglion des N. trigeminus. Die peripheren Endigungen (Nozizeptoren) werden durch potenziell schädigende (noxische) Reize und durch Entzündungsmediatoren erregt. Depolarisation der Nozizeptoren führt zur Freisetzung von Neuropeptiden (neurogene Entzündung) [3-7].

Transduktion Als Rezeptoren für die Reizaufnahme dienen in der Membran der nozizeptiven Afferenzen viele unterschiedliche Proteine, deren Aktivierung eine von 2 Wirkungen hat:

- **Ionotrope Wirkung:** direkte Änderung der Membranleitfähigkeit, Beispiele für ionotrope Rezeptorproteine sind TRPV1, P2X und 5-HT_3 (➤ Abb. 3.12a),
- **Metabotrope Wirkung:** Änderung der Erregungsschwelle über die Aktivierung von intrazellulären Signalwegen, Beispiele sind Bradykinin und Prostaglandine (➤ Abb. 3.12b).

Neurogene Entzündung Rötung und Schwellung sind häufig Folge einer schmerzhaften Reizung. Sie weisen auf eine veränderte Gewebedurchblutung hin und können durch eine besondere Eigenschaft von Nozizeptoren erklärt werden: Aus den depolarisierten Membranabschnitten werden die vasoaktiven Peptide Substanz P und CGRP freigesetzt, die die Durchlässigkeit des Gefäßendothels (Schwellung) steigern bzw. zur Erschlaffung glatter Gefäßmuskulatur führen (Vasodilatation – Rötung).

MERKE

Hyperalgesie = verstärkte Schmerzempfindlichkeit auf noxische Reize; Allodynie = Schmerzhaftigkeit nichtnoxischer Reize; periphere Sensibilisierung = Steigerung der Empfindlichkeit von Nozizeptoren.

Schmerzentstehung ohne Nozizeptoren

Projizierter Schmerz AP können auch in peripheren Nerven selbst entstehen **(ektope Erregung),** z. B. durch Schlag mit dem Ellenbogen auf die Tischkante (Erregung des N. ulnaris) oder durch den mechanischen Druck eines Bandscheibenvorfalls auf die spinale Hinterwurzel (➤ Abb. 3.13).

Klinik

Neuropathische Schmerzen Nozizeptive Afferenzen können aufgrund ihrer Länge anfällig sein für krankhafte Schädigungen. Sind davon die Axone innerhalb des Nervs betroffen, kann dies zu schmerzhaften Empfindungen führen (neuropathischer Schmerz). Dabei entstehen AP entlang dem Nervenstamm oder in den Zellkörpern, die in den Spinalganglien liegen. Neuropathische Schmerzen werden auf biochemische und morphologische Veränderungen zurückgeführt.

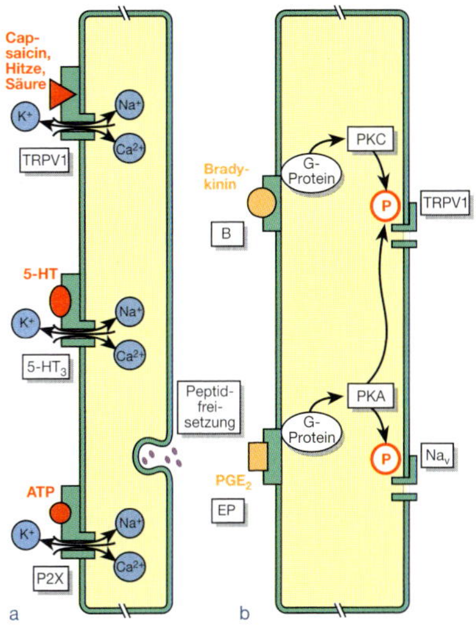

Abb. 3.12 Mechanismen der Transduktion und Sensibilisierung von Nozizeptoren. Vielfältige Proteine in der Membran der Nozizeptoren verändern die elektrophysiologischen Eigenschaften und steigern die Empfindlichkeit.

a Beispiele für ionotrope Rezeptorproteine und ihre Aktivierung sind P2X (werden durch einen Anstieg der extrazellulären ATP-Konzentration geöffnet), 5-HT_3 (Kationenkanal mit einer Bindungsstelle für Serotonin) und der Vanilloidrezeptor Typ 1 (TRPV1; wird durch noxische Hitze, Azidose, Capsaicin und wahrscheinlich auch durch endogene Lipidmediatoren erregt). Diese Transduktionsproteine sind unspezifische Kationenkanäle, deren Öffnung auch zu einem Anstieg der intrazellulären Ca^{2+}-Konzentration und zur möglichen Freisetzung von Neuropeptiden führt.

b Beispiele für die Aktivierung von metabotropen Rezeptorproteinen sind das Prostaglandin E_2 (PGE_2, kommt in entzündetem Gewebe vor) und Bradykinin (entsteht durch proteolytische Spaltung aus dem Globulin Kininogen und ist in entzündlichen Exsudaten zu finden). PGE_2 aktiviert über einen Anstieg der cAMP-Konzentration die Proteinkinase A. Bradykinin führt zur intrazellulären Bildung von Diacylglycerol (DAG) und Inositoltrisphosphat (IP_3) und aktiviert die Proteinkinase C (PKC). Dadurch werden spezifische spannungsabhängige Na^+- bzw. TRPV1-Kanäle phosphoryliert, was die Empfindlichkeit der Nozizeptormembran erhöht [3-8].

Diabetische Neuropathie Schmerzhafte Missempfindungen sind eines der vielfältigen klinischen Symptome der diabetischen Neuropathie.

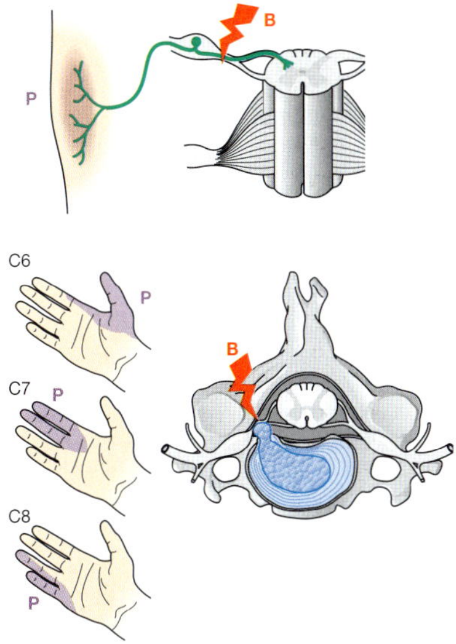

Abb. 3.13 Projizierter Schmerz. AP, die entlang dem Axon in einer afferenten Nervenfaser entstehen, werden vom ZNS immer auf die periphere Endigung projiziert. Wenn ein Bandscheibenvorfall der Halswirbelsäule (B) die spinalen Hinterwurzeln erregt, entstehen projizierte Schmerzen (P) in den Hautarealen mit den peripheren Nervenendigungen (Darstellung für die zervikalen Segmente C6 – C8) [3-9].

Zoster-Neuralgie Nach dem Abklingen einer Zoster-Erkrankung (Gürtelrose) persistieren Viren in den Spinal- und Trigeminusganglien und können ektope Erregungsbildung und Sensibilisierung der afferenten nozizeptiven Nervenfasern mit Allodynie und Hyperalgesie als Folge auslösen.

Stumpf- und Phantomschmerz Bei Amputationen müssen periphere Nerven durchtrennt werden. Bei Schmerzen nach einer Amputation unterscheidet man zwischen Stumpf- und Phantomschmerz:

- Zum Stumpfschmerz führen AP, die am Ort der Schädigung in den aussprossenden nozizeptiven Afferenzen ausgelöst werden (z. B. durch Entzündung, Ischämie und mechanische Reize).
- Der Phantomschmerz ist dagegen ein in die amputierte Extremität projizierter Schmerz durch neuropathische Veränderungen in allen Anteilen des nozizeptiven Systems.

3.2.2 Spinale Organisation der Nozizeption

SHK 73

Hinterhorn des Rückenmarks

Bedeutung Das Hinterhorn des Rückenmarks hat eine besondere Bedeutung für die Nozizeption. Hier erhalten die Ursprungsneurone von aufsteigenden nozizeptiven Bahnsystemen Informationen sowohl aus dem PNS als auch aus dem ZNS. An den synaptischen Kontaktstellen kann die Weiterleitung der nozizeptiven Information verstärkt oder abgeschwächt werden.

Anatomie Die graue Substanz im Hinterhorn des Rückenmarks wird von dorsal nach ventral in Schichten (Laminae) unterteilt; die am weitesten dorsal liegende Schicht ist die Lamina I. Insbesondere in den Laminae I (Lamina marginalis) und II (Substantia gelatinosa) enden nozizeptive Afferenzen (Aδ-, C-Fasern) an den Ursprungsnervenzellen (Projektionsneuronen) der aufsteigenden nozizeptiven Bahnen. Hier befinden sich auch kleinere Interneurone mit synaptischen Kontakten zu afferenten Nervenfasern bzw. zu Axonterminalen der absteigenden Bahnsysteme. Projektionsneurone der Lamina V (mit Dendriten, die bis in die Lamina II reichen) haben synaptische Verbindungen mit Aδ-, C- und mechanosensitiven Aβ-Fasern. Sie reagieren auf noxische und nichtnoxische Reize und werden deshalb als Wide dynamic Range Cells (WDR) bezeichnet.

Übertragener Schmerz, Head-Zonen Somatische und viszerale Afferenzen erreichen über die Hinterwurzeln die Ursprungsneurone des Tractus spinothalamicus in den Laminae I und V des spinalen Hinterhorns (➤ Abb. 3.14). Dabei konvergieren sie auf die gleichen Neurone, weil es keine Trennung von somatischen oder viszeralen Projektionsneuronen gibt. Aufgrund dieser anatomischen Verhältnisse kann die Großhirnrinde Aktivität von spinalen Projektionsneuronen nicht mehr eindeutig dem somatischen oder dem viszeralen Nervensystem zuordnen. Noxische Reize in den Eingeweiden werden dabei als Schmerz auf die Körperoberfläche übertragen. Die Hautzonen der Übertragung sind durch das gemeinsame Rückenmarksegment der Afferenzen bestimmt. Diese Zonen werden **Head-Zonen** genannt und liegen in den meisten Fällen über den erkrankten Organen.

Synapsen und Neurotransmitter

Erregung AP in den Terminalen von primär afferenten nozizeptiven Nervenfasern setzen Glutamat und häufig gemeinsam damit auch Substanz P und andere Neuropeptide frei:

- Glutamat depolarisiert die postsynaptische Membran durch das Öffnen unspezifischer Kationenkanäle.
- Substanz P besteht aus 11 Aminosäuren; sein Rezeptor, das Protein Neurokinin-1 (NK1), ist an ein G-Protein gekoppelt und verursacht mehrere indirekte (metabotrope) Effekte an spinalen Neuronen. Dazu gehören die Bildung von IP_3 und DAG sowie eine Membrandepolarisation durch Abnahme der Kaliumleitfähigkeit.

Hemmung An spinalen nozizeptiven Neuronen gibt es, wie an den anderen Nervenzellen des ZNS, Synapsen für präsynaptische und postsynaptische Inhibition. Von besonderer Bedeutung ist dabei die Hemmung durch körpereigene Opioidpeptide (z. B. Enkephaline, Endorphin und Dynorphin) an Opioidrezeptoren. Die Gruppe der **Opioidrezeptoren** besteht aus den molekularbiologisch und pharmakologisch unterscheidbaren Untergruppen μ, δ und κ. Eine Aktivierung von Opioidrezeptoren verursacht die Öffnung von Kaliumkanälen bzw. die Blockade von Calciumkanälen. Dies führt präsynaptisch zu einer Verminderung der Transmitterfreisetzung und postsynaptisch zu einer Membranhyperpolarisation.

Plastizität Es ist sehr wahrscheinlich, dass Veränderungen in der Effizienz der synaptischen Über-

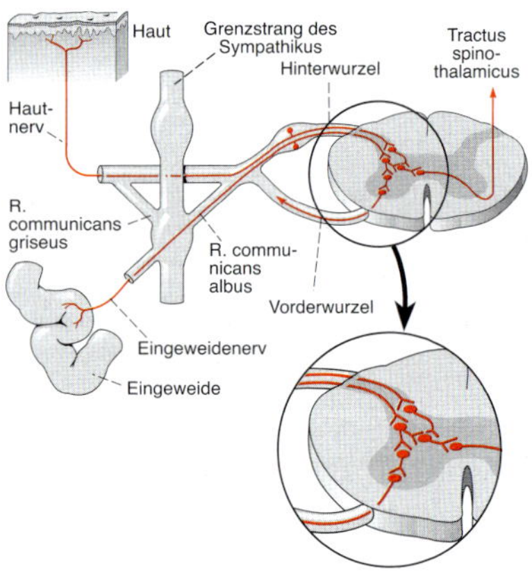

Abb. 3.14 Anatomische Grundlagen des übertragenen Schmerzes. Primär afferente Neurone aus der Haut und spinoviszerale Afferenzen aus den Eingeweiden konvergieren auf die gleichen Ursprungsneurone des Tractus spinothalamicus. Dies kann dazu führen, dass ein viszeraler Schmerz an korrespondierenden Hautarealen (Head-Zonen) empfunden wird.

tragung nicht nur im Rückenmark, sondern auch in anderen nozizeptiven Anteilen des ZNS (Thalamus, Kortex) auftreten. Zusammen könnten diese Veränderungen zu einem Schmerzgedächtnis und zu der Entwicklung von chronischen Schmerzen (Schmerzen > 1 Monat) beitragen. Bei chronischen Schmerzen ist die Schutz- und Warnfunktion weitgehend verloren gegangen, und psychologische Komponenten sind an der subjektiven Bewertung stark beteiligt.

3.2.3 Zentrale Organisation von Nozizeption und Schmerz SHK 75

Das subjektive Schmerzerlebnis hat viele Komponenten. Ein schmerzhafter Reiz wird nach Ort, Reizstärke und Reizdauer beurteilt, führt auch zu einem emotionalen Erlebnis und zieht motorische und vegetative Reaktionen nach sich.

Aufsteigende Bahnen Ausgehend vom Hinterhorn des Rückenmarks kreuzen die Axone von nozizeptiven Projektionsneuronen zur Gegenseite und erreichen mit ihren zentralen Endigungen den Thalamus (Tractus spinothalamicus lateralis), Kerngebiete des Mittelhirns (Tractus spinomesencephalicus) und die Formatio reticularis (Tractus spinoreticularis). Die Kreuzung dieser Bahnen im Rückenmark ist ein wichtiger anatomischer Unterschied zu aufsteigenden Bahnen der Mechanorezeptoren der Haut und führt zu spezifischen Änderungen der Schmerzempfindung bei Schädigungen bzw. Erkrankungen des Rückenmarks.

Schmerzverhalten Eine als spinaler Reflex ablaufende **motorische Reaktion** ist der Flucht- oder Beugereflex. Nach ipsilateraler Erregung von Nozizeptoren einer Extremität führen polysynaptische Bahnen im Rückenmark zur ipsilateralen Aktivierung der Beuge- bzw. Hemmung der Streckermuskulatur. Nozizeptive Reize verursachen auch **vegetative Reaktionen.** Die Herzfrequenz kann zunehmen, der Blutdruck ansteigen, die Atmung kann beschleunigt und die Pupillen können erweitert sein. Der Sinneseindruck Schmerz wird i. d. R. nicht nur als schwach oder stark, sondern auch als unangenehm, ängstigend oder vernichtend, d. h. mit **Gefühlseindrücken** beschrieben.

Sensorisch-diskriminative Wahrnehmung Ort, Zeit und Intensität einer schmerzhaften Reizung können wahrgenommen werden. An der Haut kann der Reiz sehr gut lokalisiert werden, weniger genau an Gelenken oder Skelettmuskulatur und nur sehr ungenau an den Eingeweiden. Die neuroanatomische Grundlage dafür sind der Tractus spinothalamicus und die vom lateralen Thalamus ausgehenden Verbindungsbahnen zum somatosensorischen Kortex. An der Wahrnehmung der Reizstärke scheinen aber auch andere Regionen der Großhirnrinde, wie z. B. der Gyrus cinguli, beteiligt zu sein. Auch der Inselkortex wird bei Erregung von somatischen und viszeralen nozizeptiven Afferenzen aktiviert.

3

Deszendierende Hemmung Schmerz kann deutlich weniger stark wahrgenommen werden, als es die noxische Reizintensität erwarten ließe (Stressanalgesie, z. B. Fußballspieler mit gebrochenem Wadenbein im Pokalfinale). Daran beteiligt sind die Ausschüttung von körpereigenen Opioiden und die Existenz von absteigenden neuronalen Systemen mit hemmender Wirkung auf die aufsteigenden nozizeptiven Bahnen (➤ Abb. **3.15**). Experimentell wurde beobachtet, dass elektrische Stimulation von Regionen des Mittelhirns (zentrales Höhlengrau) und der Medulla oblongata (Raphekerne) die Aktivität der nozizeptiven Neurone im Rückenmark deutlich vermindert. Neurone der Raphekerne sind synaptisch verbunden mit Projektionsneuronen, Interneuronen und spinalen Terminalen der primären nozizeptiven Afferenzen im Hinterhorn des Rückenmarks.

3.2.4 Schmerztherapie SHK 77

Medikamentöse Schmerztherapie

Medikamente mit schmerzlindernder Wirkung (Analgetika) beeinflussen die o. g. Abläufe (➤ Abb. **3.16**).

Nichtopioid-Analgetika Dazu gehören die Hemmstoffe der Prostaglandinsynthese. Prostaglandine sensibilisieren Nozizeptoren (➤ Abb. **3.12**) und fördern Entzündungen. Die Biosynthese von Prostaglandinen geht von der Arachidonsäure aus und wird durch Cyclooxygenase (COX) katalysiert. Hemmstoffe der Cyclooxygenase (z. B. Acetylsalicylsäure, Ibuprofen) wirken entzündungshemmend und fiebersenkend (antipyretische Analgetika).

Opioid-Analgetika Dazu gehören Opiate (Alkaloide des Opiums) und Opioide (Agonisten an Opioidrezeptoren). Opiate (z. B. Morphin) binden an Opioidrezeptoren des Nervensystems, die im Gehirn und im Rückenmark vorkommen und u. a. für die körpereigene Regulation der Schmerzempfindung verantwortlich sind. Körpereigene Peptidmoleküle mit morphinähnlicher Wirkung sind Enkephaline (Pentapeptide), Endorphine und Dynorphin. Die Aktivierung von Opioidrezeptoren hemmt spannungsabhängige Calcium- bzw. aktiviert Kaliumkanäle. Dadurch wird z. B. die präsynaptische Freisetzung von erregenden Neurotransmittern im

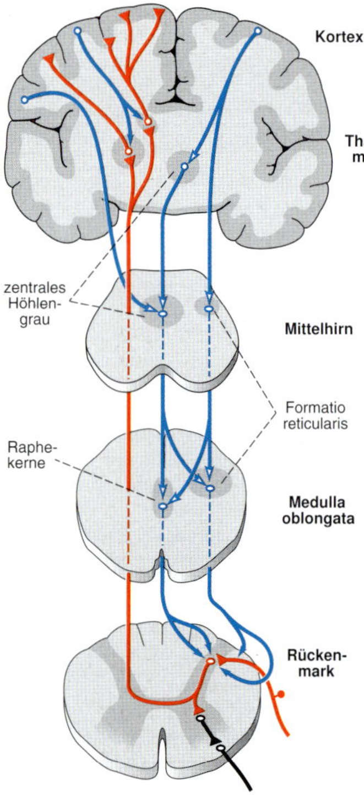

Abb. 3.15 Deszendierende Bahnsysteme mit hemmender Wirkung an einem Ursprungsneuron des Tractus spinothalamicus. Absteigende (monoaminerge Fasertrakte) erregen durch Freisetzung von z. B. Serotonin ein spinales Interneuron. Die Erregung des Interneurons führt durch Freisetzung von körpereigenen Opioiden (z. B. Enkephalin) dazu, dass die Erregung einer nozizeptiven Afferenz gehemmt wird. Dabei sind prä- und postsynaptische Mechanismen beteiligt.

Rückenmark gehemmt bzw. die Erregbarkeit der Neurone durch Hyperpolarisation der postsynaptischen Membran vermindert.

Nicht-„Analgetika" Ohne spezifische Wirkung auf nozizeptive Nervenzellen sind u. a. Corticosteroide (stark wirksam gegen Entzündungen), Antikonvulsiva und Antidepressiva (bei neuropathischen Schmerzen).

Lokalanästhetika Sie blockieren spannungsabhängige Natriumkanäle und verhindern damit die Weiterleitung (Konduktion) der nozizeptiven Information zum ZNS. Sie können zur Oberflächen- oder Infiltrationsanästhesie und zur peripheren oder spinalen Nervenblockade verwendet werden.

Nichtmedikamentöse Schmerztherapie

Ruhigstellung Sie verhindert die mechanische Aktivierung von sensibilisierten Nozizeptoren.

Gegenirritation Mit verschiedenartigen Reizen (Ohrläppchen kneifen o. Ä.) sollen die Folgen von Aktivität in nozizeptiven Afferenzen überlagert oder abgeschwächt werden.

Akupunktur Bei der Akupunktur werden 12 – 20 Akupunkturnadeln gesetzt und innerhalb von 15 – 30 min mehrfach durch Drehen, Heben und Senken manuell stimuliert.
Dabei gibt es 3 mögliche schmerzlindernde Mechanismen:

- segmentale Hemmung, d. h., die Erregung der nozizeptiven Afferenzen wird überlagert,
- Aktivierung der deszendierenden endogenen Schmerzhemmung,
- Freisetzung humoraler schmerzlindernder Substanzen.

TENS (transkutane elektrische Nervenstimulation) Periphere Nerven werden durch die Haut mit verschiedenen elektrischen Parametern stimuliert. Dadurch werden wahrscheinlich körpereigene Opioide freigesetzt.

Thermotherapie Oberflächliche **Wärme** wirkt bei Schmerzen, bei denen die Gewebedurchblutung reduziert ist. Für die Erwärmung tiefer gelegener Gewebe und Organe können hochfrequente elektromagnetische Wellen mit hoher Stromstärke eingesetzt werden (Kurzwellentherapie). Nerven- und Muskelzellen werden durch diese Art der elektrischen Stimulation nicht erregt. **Kälte** wird bei Schmerzen verwendet, die mit einer Gefäßdilatation einhergehen. Kälte vermindert die Durchblutung und führt zu einer Reduktion des Stoffwechsels. Beide Effekte verlangsamen die lokale Entzündungsreaktion und verhindern die Erregung von für Hitze sensibilisierten Nozizeptoren.

Massage Ziel ist es, die Gewebedurchblutung zu verbessern und Muskelverspannungen aufzulösen.

3.3 Visuelles System SHK 80

3.3.1 Einleitung SHK 81

Der adäquate Reiz für die Photorezeptoren sind elektromagnetische Wellen mit Längen zwischen 400 und ca. 750 nm. In der Hornhaut, im Kammerwasser und in der Linse sind Schutzmechanismen

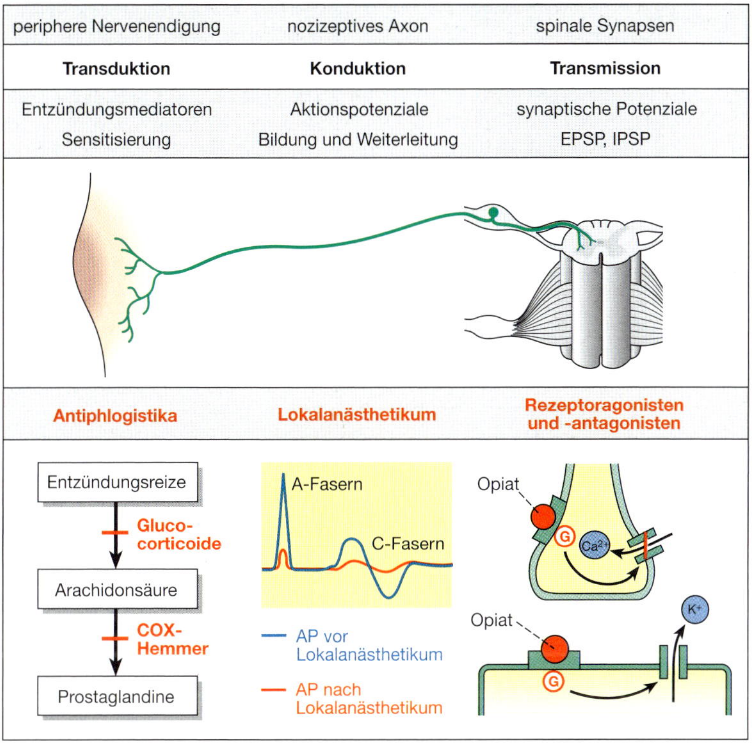

Abb. 3.16 Wirkungsmechanismen medikamentöser Schmerztherapie. An einer afferenten nozizeptiven Nervenzelle können analgetisch wirksame Substanzen von der peripheren Terminale bis zu den synaptischen Endigungen im Rückenmark angreifen. Analgetika wirken dabei, indem sie die Bildung von Noxen und Entzündungsmediatoren hemmen (links), die Fortleitung von AP unterdrücken (Mitte) oder die Erregbarkeit von spinalen nozizeptiven Nervenzellen durch Blockade des präsynaptischen Calciumeinstroms bzw. durch Hyperpolarisation der postsynaptischen Membran nach Öffnung von Kaliumkanälen hemmen (rechts).

eingebaut, die die schädigende ultraviolette Strahlung (unterhalb 400 nm) absorbieren (➤ Abb. 3.17). Die ebenfalls schädigende infrarote Strahlung (größer als 800 nm) dringt tief ein und wird teilweise durch das retinale Pigmentepithel absorbiert, einer melaninhaltigen Schicht zwischen Aderhaut und Netzhaut.

3.3.2 Geometrische Optik SHK 81

Optische Grundlagen

Das abbildende System des Wirbeltierauges besteht aus Hornhaut (Kornea) und einer Linse mit abstufbarer Brechkraft, die zusammen eine sammelnde Wirkung (positive Brechkraft) haben und eine reelle und umgekehrte Abbildung auf der Netzhaut entwerfen. Näherungsweise kann diese Anordnung als Zweilinsensystem betrachtet werden, das durch folgende **optische Parameter** beschrieben ist (➤ Abb. 3.18):

- Optische Achse: die Gerade, die durch die Krümmungszentren der optischen Oberflächen gelegt werden kann,
- Hauptebenen: Ein parallel zur optischen Achse einfallender Lichtstrahl wird beim Durchlaufen des optischen Systems zur Achse hin gebrochen. Verlängert man den ausfallenden Strahl rückwärts, kann man einen Schnittpunkt mit dem einfallenden Strahl bestimmen. Die Ebene, die durch die Schnittpunkte vieler durchlaufender Strahlen festgelegt wird, bezeichnet man als

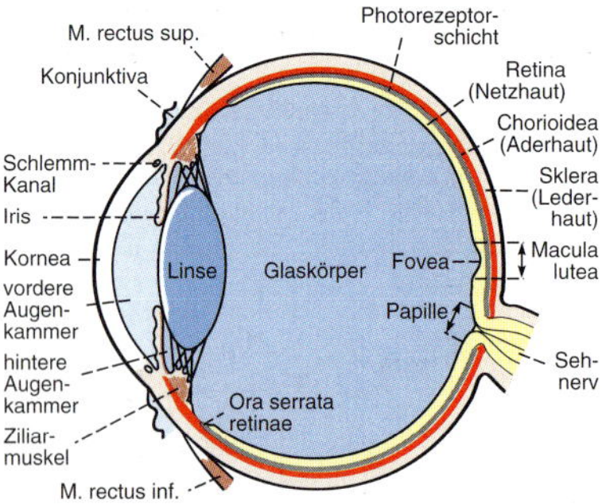

Abb. 3.17 Horizontalschnitt durch das menschliche Auge (Schema).

Hauptebene. Es gibt 2 Hauptebenen (H und H'), je nachdem, aus welcher Richtung die Strahlen durch die Linse treten (➤ Abb. **3.18**),

- Brennpunkt, Brennweite: Parallel zur optischen Achse einfallende Strahlen (die also aus dem „Unendlichen" kommen), werden zur optischen Achse hin gebrochen und schneiden diese im Brennpunkt (F_1, F_2). Den Abstand des Brennpunkts von der Hauptebene bezeichnet man als Brennweite. Die Brennweite wird konventionell in Metern angegeben. Es gibt eine vordere und eine hintere Brennweite, je nachdem, aus welcher Richtung die Strahlen durchtreten (➤ Abb. **3.18**),
- Brechungsindex (n): Materialeigenschaft, die angibt, wie stark ein Lichtstrahl gebrochen wird, wenn er aus einem Medium mit be-

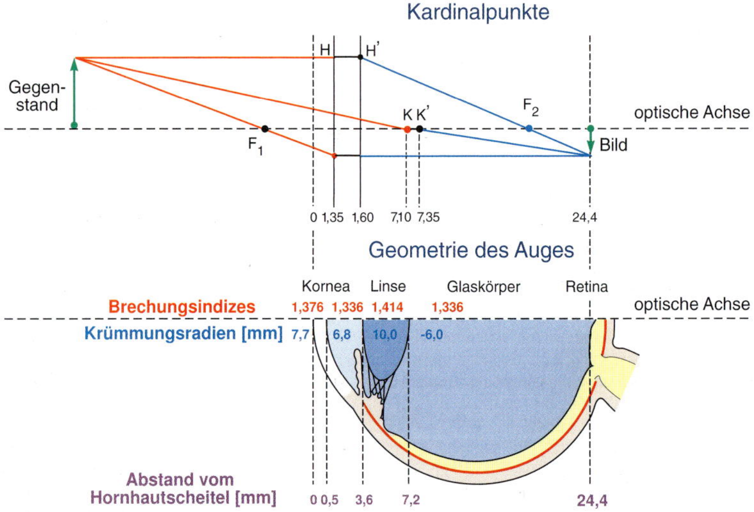

Abb. 3.18 Kardinalpunkte des Auges nach Gullstrand (1909). Unter Ausnutzung der Gauß'schen Näherung kann man für optische Systeme mit mehreren brechenden Oberflächen 6 Kardinalpunkte berechnen (vorderer [F1] und hinterer Brennpunkt [F2], vorderer [K] und hinterer Knotenpunkt [K'] und die Schnittpunktstelle der Hauptebenen [H und H'] mit der optischen Achse). Mit ihnen können Position und Größe des Bilds für achsennahe Strahlen konstruiert oder berechnet werden. Die Werte für ein durchschnittliches menschliches Auge kann man dem schematischen Auge nach Gullstrand entnehmen. Zum Beispiel lässt sich die retinale Bildvergrößerung aus dem Abstand des Knotenpunktes K' von der Netzhaut (= hintere Knotenlänge, 24,4 – 7,35 = 17,05) bestimmen: Bildgröße (mm) = tangens (Sehwinkel, in Grad) mal hintere Knotenlänge. Damit hat ein Gegenstand (z. B. Vollmond), der unter einem Sehwinkel von 1 Grad gesehen wird, eine Bildgröße auf der Netzhaut von etwa 0,29 mm. Beim menschlichen Auge liegen die beiden Hauptebenen und die beiden Knotenpunkte sehr nahe beieinander. Ein vereinfachtes Modell rechnet deshalb mit dem sog. reduzierten Auge, das die gleiche Abbildungsgröße wie ein menschliches Auge besitzt, aber nur eine brechende Oberfläche mit dem Krümmungsradius von 5,5 mm. Es ist mit Wasser (n = 1,333) gefüllt. Wie beim menschlichen Auge beträgt dann die vordere Brennweite (= hintere Knotenlänge) etwa 17 mm und die hintere Brennweite 22 mm.

kanntem Brechungsindex kommend unter bekanntem Winkel in das betrachtete Medium eintritt.

- Bildweite: Abstand des Bildes von der Hauptebene,
- Gegenstandsweite: Abstand des abgebildeten Gegenstands von der Hauptebene in Metern,
- Knotenpunkt: Jeder Punkt auf der Oberfläche eines Gegenstands findet sich in einem Punkt in der Abbildung auf der Netzhaut wieder. Verbindet man die Punkte auf der Oberfläche des Gegenstandes mit den entsprechenden Punkten im Netzhautbild, schneiden sich alle diese Geraden im hinteren Knotenpunkt, der im Glaskörperraum hinter der Linse des Auges liegt (➤ Abb. **3.18**),
- Brechkraft: Der Kehrwert der Brennweite f (in Metern) einer Linse ist die Brechkraft D, die in Dioptrien (dpt) angegeben wird.

MERKE

Die Brechkraft des Systems Luft-Kornea beträgt ca. 49 dpt, die des Systems Luft-Kornea-Kammerwasser ca. 32 dpt. Die Hauptbrechkraft des Gesamtsystems liegt in der Kornea.

Klinik

Astigmatismus Die Brechkraft der Kornea ist in vertikaler Richtung oft stärker als in horizontaler („regulärer" Astigmatismus), sodass ein Gegenstandspunkt nicht punktförmig, sondern als Strich oder elliptische Scheibe abgebildet wird (➤ Abb. **3.19**). Ursache ist wahrscheinlich der konstante Druck der Lider. Als physiologischer Astigmatismus gelten dabei Werte bis zu 0,5 dpt. Astigmatismus ist gerade bei Kleinkindern weit verbreitet und geht später zurück.

Beim regulären Astigmatismus stehen die 2 Meridiane maximaler und minimaler Brechkraft nahezu (± 10°) senkrecht aufeinander (➤ Abb. **3.19**), beim schiefen dagegen schräg. Diese beiden Formen des Astigmatismus können durch astigmatische (zylindrische) Brillengläser ausgeglichen werden. Beim irregulären Astigmatismus können die Achsen kaum definiert werden, da die Oberfläche der Kornea – meist durch Verletzungen – unregelmäßig ist. Er kann durch Kontaktlinsen oft etwas korrigiert werden. Dabei füllt der Tränenfilm die unregelmäßige Oberfläche zwischen Kontaktlinse und Kornea auf und bewirkt so wieder eine homogene optische Oberfläche.

Akkommodation

Akkommodation(sbreite) Die aktive Änderung der Brechkraft des Auges bezeichnet man als Akkommodation. Die maximal erreichbare Änderung der Brechkraft ist die Akkommodationsbreite. Sie berechnet sich als:

MERKE

Akkommodationsbreite [dpt] = 1/Nahpunkt [m] – 1/Fernpunkt [m]

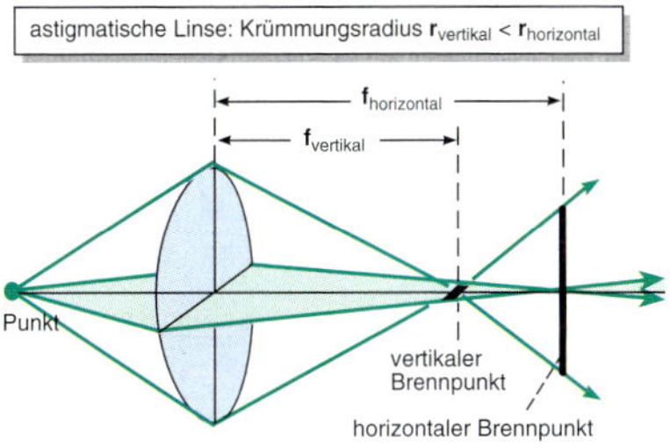

Abb. 3.19 Astigmatismus. Bei einer astigmatischen Linse ist der Krümmungsradius (r) in den 2 Meridianen unterschiedlich. Entsprechend hat die Linse 2 unterschiedliche Brennweiten, und ein Punkt wird nicht punktförmig, sondern als Strich abgebildet (horizontaler und vertikaler Brennpunkt). Auf Ebenen zwischen den beiden Brenn-„Punkten" wird der „Punkt" als Ellipse abgebildet, genau in der Mitte aber als Kreis. Beim „regulären" Astigmatismus stehen dabei die Meridiane mit der längsten und der kürzesten Brennweite senkrecht aufeinander.

Akkommodationsmechanismus Das Auge des Menschen akkommodiert, indem sich die Linse stärker krümmt, wobei hauptsächlich die Vorderseite nach vorne wandert und daher an Brechkraft zunimmt. Der Mechanismus ist in ➤ Abb. **3.20** gezeigt.

Akkommodationsruhepunkt Der Ziliarmuskel nimmt in Abwesenheit eines Akkommodationsziels einen gewissen „Ruhetonus" ein, der durch das dynamische Gleichgewicht zwischen sympathischer und parasympathischer Innervierung bestimmt wird.

Klinik

Alterssichtigkeit (Presbyopie) Die Linse wächst zeitlebens. Da sie durch die Linsenkapsel keine Zellen abstoßen kann, vergrößert und verdichtet sich der Linsenkern zunehmend. Damit ist die Linse immer weniger verformbar, und auch die anderen Strukturen (Aderhaut, Ziliarmuskel) verlieren an Elastizität. Dadurch nimmt die Akkommodationsbreite mit dem Alter ab (pro 5 Jahre ca. 0,75 dpt).

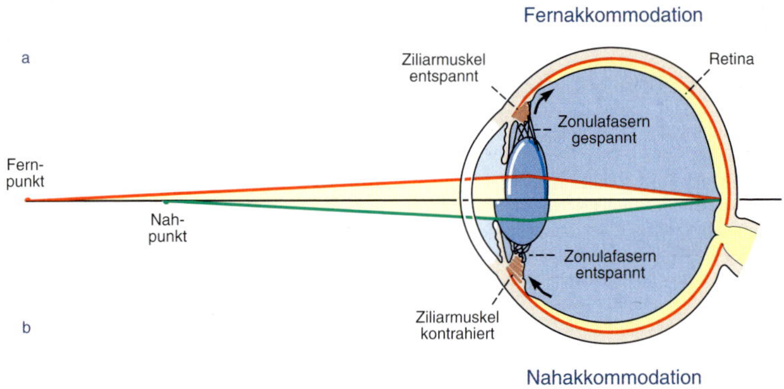

Abb. 3.20 Akkommodation. Nahpunkt ist der kürzeste, Fernpunkt der größte Abstand, bei dem ein Gegenstand unter Einsatz der verfügbaren Akkommodationsbreite gerade noch scharf abgebildet werden kann.

a Bei Fernakkommodation ist der Ziliarmuskel entspannt und die Linse über die Zonulafasern durch Zug der elastischen Strukturen der Aderhaut abgeflacht.

b Bei Nahakkommodation ist der Ziliarmuskel kontrahiert, die Zonulafasern erschlaffen, und die Linse nimmt aufgrund ihrer Eigenelastizität eine eher kugelförmige Gestalt an. Dadurch verkürzt sich ihre Brennweite, und Gegenstände können in der Nähe scharf abgebildet werden.

Kurzsichtigkeit (Myopie) Das Auge ist im Verhältnis zu seiner Brennweite zu lang (➤ Abb. 3.21, Mitte oben). Der Sehbereich, in dem durch Akkommodation fokussiert werden kann, verschiebt sich in die Nähe. Die Stärke der Myopie (in dpt) kann durch den Kehrwert des Fernpunkts bestimmt werden (➤ Abb. 3.20). Liegt der Fernpunkt bei 0,5 m, so beträgt das Ausmaß der Myopie 2 Dioptrien. Zur optischen Korrektur muss eine Streulinse mit negativer Brechkraft (– dpt) vorgesetzt werden, die die

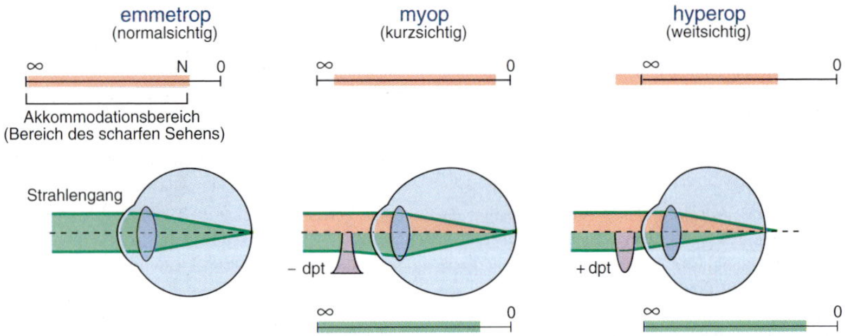

Abb. 3.21 Sphärische Refraktionsfehler. Jeweils oben ist als roter Balken der Bereich des scharfen Sehens durch Akkommodation eingezeichnet, darunter der zugehörige Strahlengang. Bei der Emmetropie (Normalsichtigkeit) sind Brennweite und Achsenlänge genau aufeinander abgestimmt; der Bereich des scharfen Sehens reicht von unendlich bis zum Nahpunkt (N). Bei der Myopie (Kurzsichtigkeit) ist das Auge zu lang. Weiter entfernte Blickziele werden vor der Netzhaut scharf abgebildet. Zur optischen Korrektur (untere Bildhälfte) muss eine Zerstreuungslinse (– dpt) vorgesetzt werden. Bei Hyperopie (Weitsichtigkeit) ist das Auge zu kurz. Die zusätzlich erforderliche Brechkraft kann durch vermehrte Akkommodation aufgebracht werden. Dabei verliert das Auge jedoch die Fähigkeit, sehr nahe befindliche Gegenstände scharf zu sehen. Ein Teil des Akkommodationsbereichs kann nicht genutzt werden, da der Fernpunkt jenseits von unendlich liegt. Zur Anpassung dient eine Sammellinse (+ dpt).

Brennweite des Gesamtsystems verlängert (➤ Abb. 3.21, Mitte unten).

Weitsichtigkeit (Hyperopie) Das Auge ist zu kurz, die Brechkraft von Hornhaut und Linse also relativ zu niedrig (➤ Abb. 3.21, rechts oben). Um das Ausmaß der Hyperopie und die Akkommodationsbreite zu bestimmen, muss zunächst eine Sammellinse vorgesetzt werden, die die „zusätzliche" Akkommodation ausschaltet und den Fernpunkt in einen messbaren Bereich bringt (➤ Abb. 3.21, rechts unten).

Ophthalmoskopie

Beim Augenspiegeln (Ophthalmoskopie) wird der Augenhintergrund sichtbar gemacht, sodass der gelbe Fleck (Macula lutea), die Venen und Arterien des Auges sowie die Papilla nervi optici gut beurteilt werden können.

3.3.3 Pupille SHK 87

Normale Pupillenfunktion

Die Weite der Pupille ändert sich je nach Lichteinfall (Pupillenlichtreaktion), aber auch bei der Akkommodation und Nahkonvergenz (Pupillennahreaktion).

Pupillenlichtreaktion Die Pupillenweite bestimmt die auf die Netzhaut einfallende Lichtmenge. Diese wiederum steuert rückwirkend die Pupillenweite. Über N. opticus, Chiasma und Corpus geniculatum laterale wird die Summe des in beide Augen einfallenden Lichts der prätektalen Region des dorsalen Mittelhirns (Area praetectalis) gemeldet (➤ Abb. 3.22). Jedes der beiden prätektalen Kerngebiete sendet Bahnen zu beiden parasympathischen Anteilen des Okulomotoriuskerns weiter rostral im Mittelhirn. Vom Okulomotoriuskern verlaufen die vegetativen, parasympathischen Fasern im III. Hirnnerv unter Umschaltung im Ganglion ciliare zum Pupillensphinkter, einem kleinen Ringmuskel, der im Pupillarbereich der Iris liegt und aus glatter Muskulatur besteht. Der sympathisch innervierte M. dilatator pupillae dient dagegen vorwiegend der Grundeinstellung der Pupillenweite, d. h., der Sympathikus hat am Auge lediglich eine tonisierende Wirkung.
Der Regelkreis der Pupillenlichtreaktion läuft über den N. opticus und N. oculomotorius und hat vielfältige kortikale und subkortikale Einflüsse. Ein nachlassender Sympathikotonus und ein gesteigerter parasympathischer Einfluss, z. B. eine nachlassende zentrale Hemmung bei Müdigkeit oder infolge bestimmter Drogen, führen zu einer Pupillenverengung.

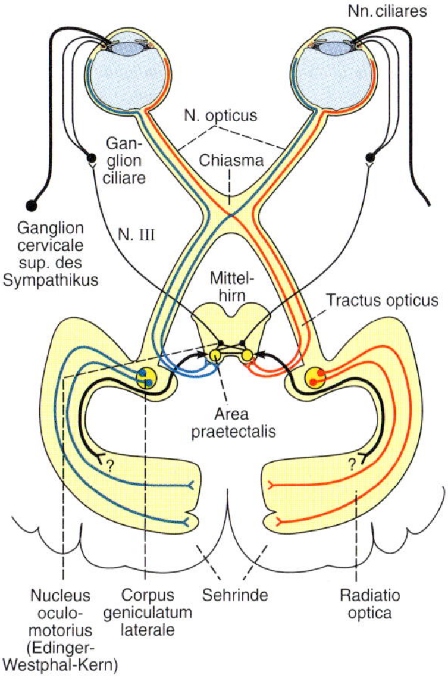

Abb. 3.22 Bahn der Pupillenlichtreaktion. Die Sehbahn stellt den afferenten Anteil dar. Sie ist über verschiedene Bahnen mit der prätektalen Region (Area praetectalis) im dorsalen Mittelhirn, der Steuerzentrale der Pupillenlichtreaktion, verbunden. Die prätektalen Kerngebiete innervieren die beiden Edinger-Westphal-Kerne, die parasympathischen Anteile des Nucleus oculomotorius, in dem der efferente Anteil der Pupillenbahn beginnt. Im Ganglion ciliare in der Orbita erfolgt eine Umschaltung. Es ist auch bekannt, dass die Sehrinde an der Pupillenlichtreaktion beteiligt ist. Der anatomische Verlauf dieser letztgenannten Verbindungen ist bislang nicht geklärt.

Nahreaktion, Konvergenzreaktion Die Pupille verengt sich auch beim Sehen in der Nähe, also bei der Akkommodation und Nahkonvergenz (Einwärtsbewegung beider Augen bei Nahfixation). Die Nahreaktionsbahn nimmt einen etwas anderen Verlauf als die Bahn der Pupillenlichtreaktion. Sie verläuft vermutlich von der Sehrinde direkt zum Okulomotoriuskern.

Physiologische Einflüsse auf die Pupille Die Wirkungen von Sympathikus und zentraler Hemmung des parasympathischen Okulomotoriuskerns sind gleichsinnig, wobei der Sympathikus eine tonisierende Wirkung, der Parasympathikus eine reflektorische Wirkung hat. Über beide Kanäle laufen alle vegetativen und psychosensorischen Pupillenreaktionen, also Pupillenerweiterung (Mydriasis) bei Schmerzreiz oder die „vor Schreck oder Freude weite Pupille". Bei erhöhtem Parasympathikotonus, etwa bei Müdigkeit, kommt es zur Pupillenverengung (Miosis). Der Einfluss auf diese Kanäle kann durchaus seitenunterschiedlich sein, sodass bei nicht wenigen Menschen die Pupillen zeitweilig oder ständig ungleich groß sind (physiologische Anisokorie).

Pupillenstörungen

Die Pupillenfunktion kann mit dem Pupillenwechselbeleuchtungstest geprüft werden. Man spricht von direkter Pupillenlichtreaktion als dem Verhalten des gerade beleuchteten Auges und von konsensueller oder indirekter Pupillenlichtreaktion des nicht beleuchteten Auges. Die Prüfung ergibt typische Befunde (➤ Abb. **3.23**), durch die afferente und efferente Pupillenstörungen unterschieden werden können.

Einflüsse auf die Pupillenmuskulatur

Medikamente Medikamente mit Einfluss auf die Pupillenmuskulatur sind in ➤ Tab. **3.4** zusammengefasst.

Lidschlagreflex Auslöser des Reflexes sind z. B. Austrocknung der Hornhaut, greller Lichteinfall (Blendreflex), rasches Annähern eines Gegenstandes an das Auge oder Berührung von Horn- oder Bindehaut. Der Lidschlag entsteht durch die Kontraktion des M. orbicularis oculi. Bei kräftigem Lidschlag verengt sich die Pupille (Westphal-Pilcz-Zeichen). Dies beruht auf Faserverbindungen zwischen den Kerngebieten des N. facialis und des N. oculomotorius.

3.3.4 Augeninnendruck SHK 91

Die feste Sklera und der Augeninnendruck von etwa 10 – 21 mmHg bewirken eine Stabilität des Auges, die den dioptrischen Apparat und die Netzhaut in einer konstanten Lage zueinander hält.

Kammerwasser Es wird in den Ziliarfortsätzen hinter der Iris gebildet, fließt zwischen Linse und Iris durch die Pupille in die vordere Augenkammer und von dort über das Trabekelwerk im Kammerwinkel durch den Schlemm-Kanal wieder ab. Die Menge des Kammerwassers bestimmt den Augeninnendruck – außerdem hat es die Aufgabe, Linse, Hornhaut und Glaskörper per Diffusion zu versorgen.

Messung des Augeninnendrucks (Tonometrie) Bei der Applanationstonometrie wird die Kraft gemessen, die benötigt wird, um die Hornhaut bis zu einem bestimmten Kreisdurchmesser abzuflachen.

Klinik

Glaukom (grüner Star) Ist der Abfluss des Kammerwassers behindert oder, seltener, seine Produktion erhöht, steigt der Augeninnendruck an (Glaukom). Medikamente, die die Pupille verengen, verbessern den Kammerwasserabfluss, pupillenerweiternde Mittel (z. B. Atropin) verschlechtern ihn und sind deshalb bei Glaukomverdacht zu meiden.

3.3.5 Signalverarbeitung in der Netzhaut SHK 92

Grundlagen

Netzhaut Die Netzhaut lässt sich als ein vorgeschobener Gehirnteil mit entsprechenden Nerven-

Tab. 3.4 Medikamente mit Einfluss auf die Pupillenmuskulatur.

Medikamente	Wirkung
Parasympathomimetika (z. B. Pilocarpin)	• stimulieren die (muskarinergen) ACh-Rezeptoren des M. sphincter pupillae und des M. ciliaris • Pupillenverengung, Erschlaffung der Zonulafasern
Parasympatholytika (z. B. Atropin und Scopolamin)	• blockieren die muskarinergen Rezeptoren des Sphinkters • Pupillenerweiterung (Mydriasis), Aufhebung der Lichtreaktion, Ausfall der Akkommodation
direkt wirkende Sympathomimetika (z. B. Adrenalin)	• Stimulation der α-Rezeptoren des Pupillendilatators • Mydriasis ohne Beeinflussung des Ziliarmuskels
indirekt wirkende Sympathomimetika (z. B. Kokain)	• Hemmung der Wiederaufnahme von Noradrenalin in die Nervenendigung oder Förderung der Freisetzung des in der Nervenendigung gespeicherten Noradrenalins • Mydriasis
α-Sympatholytika	• Pupillenverengung ohne Stimulierung des Ziliarmuskels

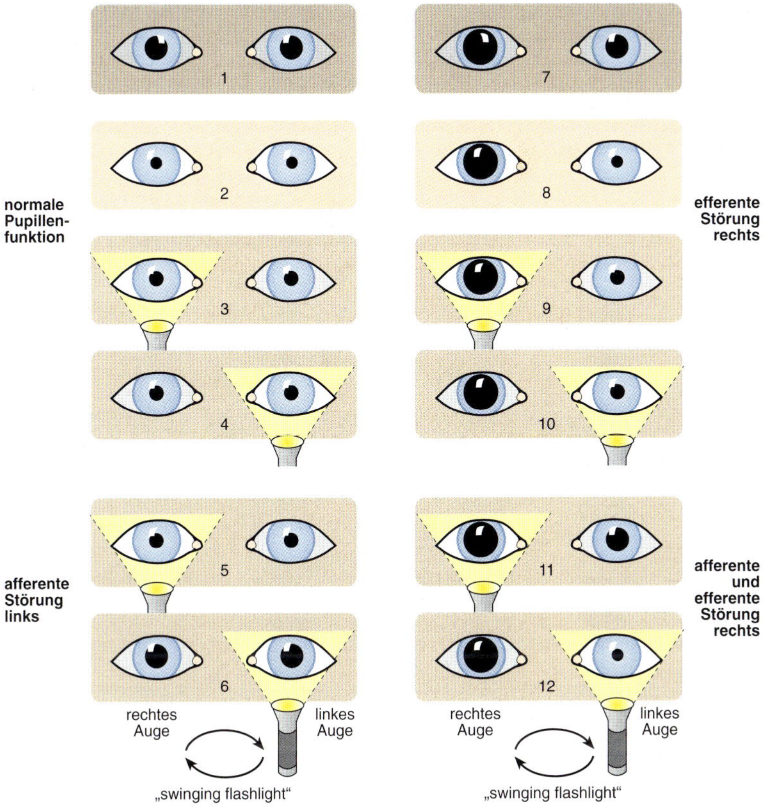

Abb. 3.23 Untersuchung der Pupillen mit dem Pupillenwechselbeleuchtungstest („Swinging-Flashlight-Test“).

1–4: Normalbefund: Die Pupillen sind im Dunkeln (1) und Hellen (2) jeweils gleich weit. Sie reagieren bei Beleuchtung des rechten (3) und linken (4) Auges gleich.

5–6: Störung der Afferenz (Sehnerv, Netzhaut) des linken Auges: Beide Pupillen reagieren besser, wenn das rechte Auge beleuchtet wird (5), im Vergleich zur Beleuchtung des linken Auges (6). Man spricht von einer relativen afferenten Pupillenstörung, in diesem Fall links. Eine solche, allerdings nach wenigen Minuten vorübergehende afferente Pupillenstörung kann man im Experiment beobachten, nachdem man mit einem Auge etwa eine Minute in helles Licht geschaut hat oder, kontralateral, wenn man ein Auge für etwa 30 min lichtdicht abklebt. Die Ursache dafür liegt in der seitenunterschiedlichen Adaptation der Netzhaut. Würden die Pupillen auf Beleuchtung des linken Auges gar nicht, bei Beleuchtung rechts aber normal reagieren, läge eine amaurotische Pupillenstarre (Amaurose = Erblindung) links vor, die Maximalausprägung einer afferenten Pupillenstörung. Die amaurotische Pupillenstarre ist ein sicherer Beweis dafür, dass ein Auge erblindet ist.

7–10: Störung der Efferenz (Pupillenreaktion) rechts: In diesem Fall ist vor allem die parasympathische Innervation gestört. Die Pupillen sind unterschiedlich weit (Anisokorie), was im Hellen, wo die rechte Pupille sich verengen müsste, noch deutlicher wird (8). Wenn sie gar nicht mehr reagiert, spricht man von einer absoluten Pupillenstarre. Die Reaktion der normal reagierenden linken Pupille ist gleich, unabhängig davon, ob sie selbst (direkte Lichtreaktion, 10) oder die rechte Pupille (indirekte oder konsensuelle Lichtreaktion, 9) beleuchtet wird.

11–12: Kombination einer efferenten und einer afferenten Pupillenstörung rechts: Die konsensuelle Lichtreaktion der linken Pupille (11) ist schwächer als die direkte Lichtreaktion. Bei diesem rechten Auge sind möglicherweise N. opticus und N. oculomotorius geschädigt.

zellen und ihren Verbindungen betrachten, der mit Lichtsinneszellen (Photorezeptoren) ausgestattet ist (➤ Abb. 3.24).

Photorezeptoren Photorezeptoren des Menschen sind Stäbchen und Zapfen (➤ Tab. 3.5, ➤ Abb. 3.24 und ➤ Abb. 3.25). Sie bestehen aus Innensegment, dünnem Zilium und Außensegment (➤ Abb. 3.25a).

Sehfarbstoff Der Sehfarbstoff (Rhodopsin) besteht aus Opsin und Retinal (➤ Abb. 3.25). Unterschiedliche Sehfarbstoffe (s. u.) unterscheiden sich durch die Aminosäuresequenz des Opsins. Der Re-

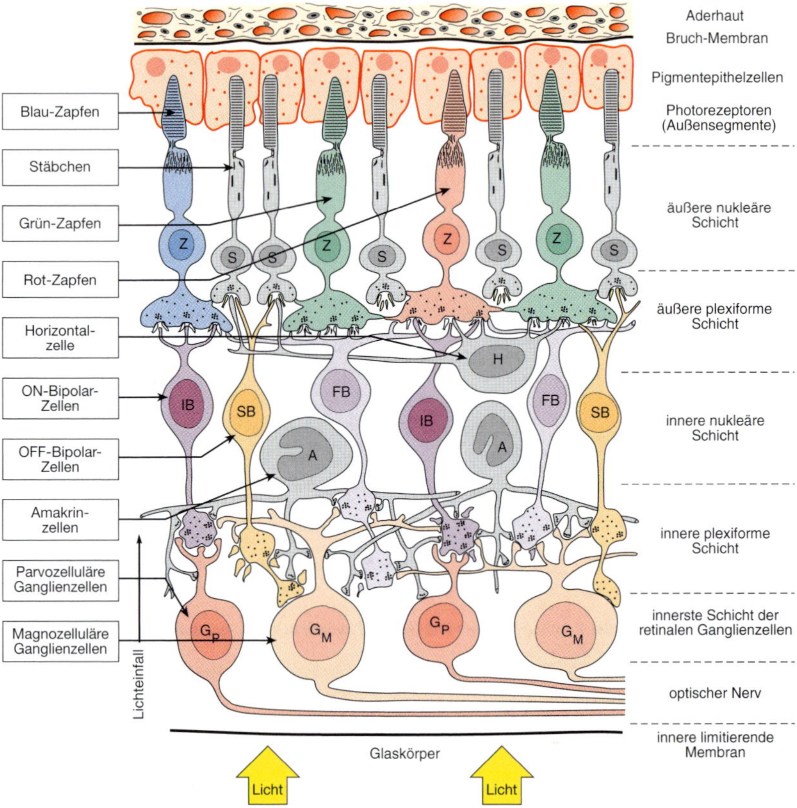

Abb. 3.24 Aufbau und neuronale Verschaltung der Netzhaut (Schema). Zapfen (Z) und Stäbchen (S) sind über verschiedene Bipolarzellen (flache Bipolarzellen, FB; invaginierende Bipolarzellen, IB; Stäbchen-Bipolarzellen, SB) als erste Neurone mit den Ganglienzellen des magnozellulären Systems (G_M, helligkeitscodierende Neurone) und des parvozellulären Systems (G_P, farbcodierende Neurone) als zweite Neurone verbunden. Die Photorezeptoren sind zusätzlich über Horizontalzellen (H) oder über Amakrinzellen (A) querverschaltet. Es kommen sowohl elektrotonische „Gap Junctions" (z. B. zwischen Zapfen und Stäbchen in der äußeren plexiformen Schicht) als auch chemische Synapsen (z. B. in der inneren plexiformen Schicht) in der Netzhaut vor. Die Kerne der Photorezeptoren bilden die äußere nukleäre Schicht, die der Bipolarzellen, Horizontalzellen, Amakrinzellen die innere nukleäre Schicht, während die Ganglienzellen, deren Axone den N. opticus bilden, die innerste Schicht der retinalen Neurone darstellen. Die Außensegmente der Photorezeptoren stehen in innigem Kontakt mit den Pigmentepithelzellen. Die äußeren Schichten der Netzhaut werden „per diffusionem" über die Aderhaut ernährt. Die inneren Schichten besitzen ein eigenes Kapillargeflecht.

tinoid-Stoffwechsel stellt sicher, dass in den Außensegmenten der Photorezeptoren stets ausreichend Rhodopsin vorhanden ist.

Klinik

Vitamin-A-Mangel Bei Vitamin-A-Mangel kommt es nach einiger Zeit insbesondere in den Stäbchen zum Mangel an Rhodopsin und damit zur Nachtblindheit (Nyktalopie).

Skotopisches Sehen Eine Rhodopsinlösung hat ein Absorptionsmaximum im sichtbaren Bereich bei etwa 500 nm und entspricht damit der Empfindlichkeit der Stäbchen. Da das Dämmerungssehen (skotopisches Sehen) durch die Stäbchen ver-

Tab. 3.5 Charakteristika von Stäbchen und Zapfen.

Kriterium	Stäbchen	Zapfen
Anzahl	120 Millionen	6 Millionen
Lichtempfindlichkeit	dämmerungsempfindlich	tageslichtempfindlich
höchste Dichte	parafoveal bei 15–20 Sehwinkelgrad	Foveola
Funktion	Dämmerungssehen	Tagessehen, Farbensehen

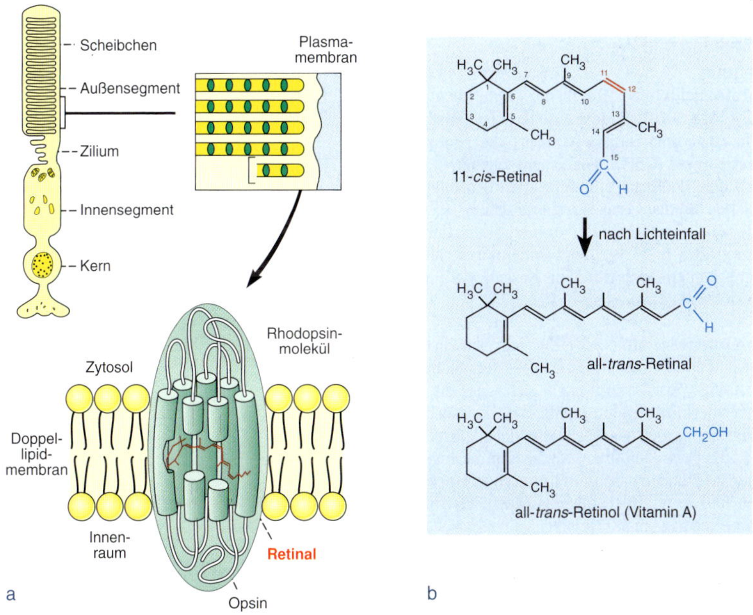

Abb. 3.25 Photorezeptoren und Retinoid-Stoffwechsel (Schema).

a Das Außensegment der Stäbchen besteht aus zahlreichen übereinandergeschichteten, geldrollenähnlichen Membranscheiben (Vergrößerung rechts oben), die täglich erneuert werden und in die das Rhodopsinmolekül eingelagert ist. Rhodopsin („Sehpurpur") besteht aus dem Opsin mit seinen in 7 α-Helizes angeordneten 348 Aminosäuren und dem darin eingeschlossenen Retinal.

b Nach Belichtung wandelt sich das 11-cis-Retinal in das all-trans-Retinal (Isomerisation) und schließlich in das all-trans-Retinol (Vitamin A) um.

mittelt wird, liegt die höchste Empfindlichkeit des dunkeladaptierten Auges im blaugrünen Spektralbereich bei 500 nm.

Photopisches Sehen Für das Sehen bei Tageslicht wurden 3 verschiedene Zapfentypen mit unterschiedlichen Sehfarbstoffen (und unterschiedlichen spektralen Empfindlichkeiten) gefunden: Zapfen mit je einem Maximum der Absorption bei 440 nm („Blauzapfen"), bei 535 nm („Grünzapfen") und bei 565 nm („Rotzapfen"). Es kommt immer nur eine Sorte Sehfarbstoff in einem bestimmten Zapfentyp vor (trichomatisches System).

MERKE

Die Existenz von Photorezeptoren mit unterschiedlichen spektralen Absorptionseigenschaften ist Voraussetzung für das Farbensehen.

Im Zentrum der Netzhaut befinden sich Rot- und Grünzapfen, seltener Blauzapfen. Ihre Häufigkeit nimmt zur Netzhautperipherie ab.

Entstehung und Weiterleitung der Erregung

Phototransduktion Durch die Phototransduktion (➤ Abb. 3.26) entsteht eine Hyperpolarisation. Diese Hyperpolarisation reduziert die Glutamatfreisetzung aus dem Innensegment und bewirkt dadurch eine Potenzialveränderung an den postsynaptischen Bipolar- und Horizontalzellen (➤ Abb. 3.24). Die Amplitude der Hyperpolarisation ist umso größer, je stärker der Lichteinfall ist, also je mehr Kationenkanäle durch die Kaskade der Phototransduktion geschlossen werden.

Rezeptorpotenziale Die elektrische Antwort von Zapfen verläuft rascher als die der Stäbchen (➤ Abb. 3.27a). Daraus ergibt sich, dass die Frequenz intermittierenden Lichts, das das Stäbchensystem aufzulösen vermag, sehr viel niedriger ist (ca. 25 Hz beim Menschen) als die **Flimmerfusionsfrequenz** (Frequenz, bei der Flimmern zu einem ruhigen Bild verschmilzt), die das Zapfensystem auflösen vermag (ca. 60 Hz).

Elektroretinogramm (ERG) Elektrische Feldpotenziale nach Belichtung lassen sich durch ein ERG (mit Kontaktlinsen-Elektroden) von der Kornea ableiten (➤ Abb. 3.27b).

Neuronale Verarbeitung in der Netzhaut Zwischen den Photorezeptoren und den Axonen der Ganglienzellen, die den optischen Nerv bilden, findet eine erhebliche neuronale Verarbeitung statt, wobei zwischen einem Zapfen- und einem Stäbchenmechanismus zu unterscheiden ist (➤ Abb. 3.28).

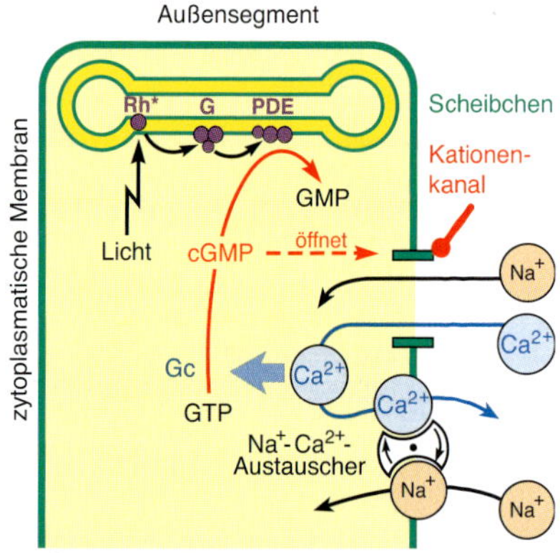

Abb. 3.26 Phototransduktion. Im Dunkeln hält cGMP die Kationenkanäle (permeabel für Na^+ und Ca^{2+}) der zytoplasmatischen Membran im Außensegment der Photorezeptoren geöffnet (Dunkelstrom). Fällt Licht ein, wird Rhodopsin (Rh*) aktiviert, das seinerseits über ein GTP-bindendes Protein (G, Transducin) eine Phosphodiesterase (PDE) aktiviert. Diese baut cGMP ab, sodass sich die Kationenkanäle als Folge der Belichtung innerhalb weniger Millisekunden schließen. Es strömt weniger Na^+ in die Zelle, und es kommt zu einer Hyperpolarisation. Da im Dunkeln aber auch Ca^{2+} durch diesen Kanal einströmt, wird nach Belichtung das intrazelluläre Ca^{2+} reduziert, da der Na^+/Ca^{2+}-Austauscher weiterarbeitet. Der nach einigen 100 ms reduzierte Ca^{2+}-Spiegel stellt ein „Anpassungssignal" dar, das über die Aktivierung einer Guanylatcyclase (Gc) wieder zur Erhöhung der cGMP-Konzentration führt. Dadurch öffnen sich konzentrationsabhängig die Kationenkanäle wieder. Das Ca^{2+}-vermittelte Signal dient also auch einem Helligkeitsanpassungsprozess der Lichtadaptation. Bei Dauerbelichtung wird dieser Mechanismus sehr stark aktiviert. Viele Kationenkanäle bleiben geschlossen, und die Photorezeptoren werden im Sinne einer Helladaptation unempfindlicher.

Verarbeitung der elektrischen Signale in der Netzhaut

Rezeptives Feld Das rezeptive Feld ist derjenige Netzhautbezirk, über den ein bestimmtes Neuron erregt oder gehemmt werden kann. Rezeptive Felder sind konzentrisch angeordnet (Zentrum und ringförmiges Umfeld), wobei innerhalb eines rezeptiven Felds Bezirke mit unterschiedlichen Antwortcharakteristika vorkommen können.

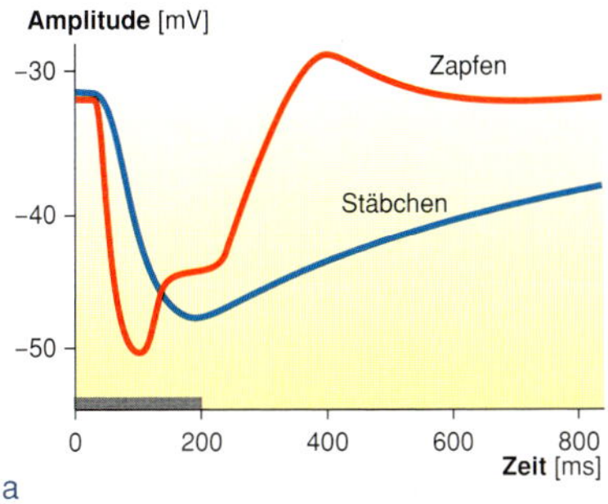

a

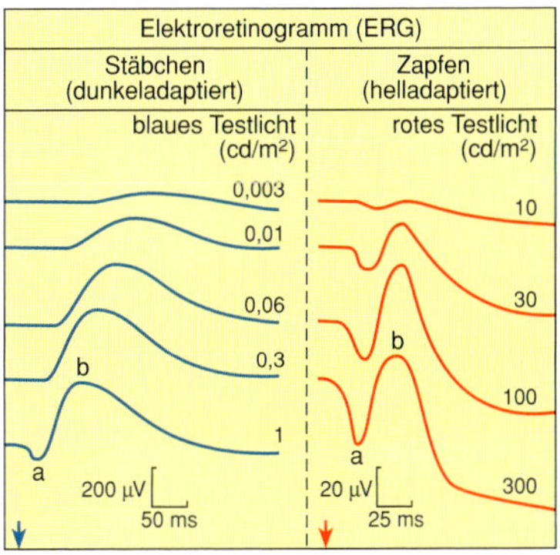

b

Abb. 3.27 Rezeptorpotenziale und Elektroretinogramm.

a Die elektrische Antwort von Zapfen und Stäbchen auf Licht (grauer Balken = Lichtzeitdauer) bei Kaltblütern. Die Prozesse laufen langsamer ab als bei Warmblütern. Zapfen reagieren mit einer initial überschießenden Hyperpolarisierung, der eine tonische Komponente während der Dauer des Lichts folgt. Nach Abschalten des Lichts folgt eine Depolarisierung. Stäbchen reagieren sehr viel langsamer, auch eine deutliche Depolarisierung beim Abschalten des Lichts fehlt.

b In dem von der Kornea abgeleiteten ERG des Menschen lassen sich nach Dunkeladaptation Stäbchenantworten (links) ableiten, nach Helladaptation Zapfenantworten (rechts). Die Amplitude wächst mit zunehmender Belichtungsstärke, die Latenz zwischen Reiz und Antwortmaximum verkürzt sich dabei; positive Potenziale = Ausschläge nach oben, negative Potenziale = Ausschläge nach unten, Moment der Lichtreizung = Pfeile [3-10].

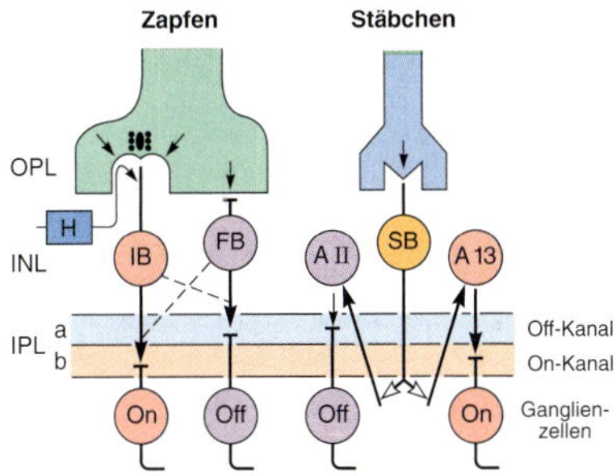

a

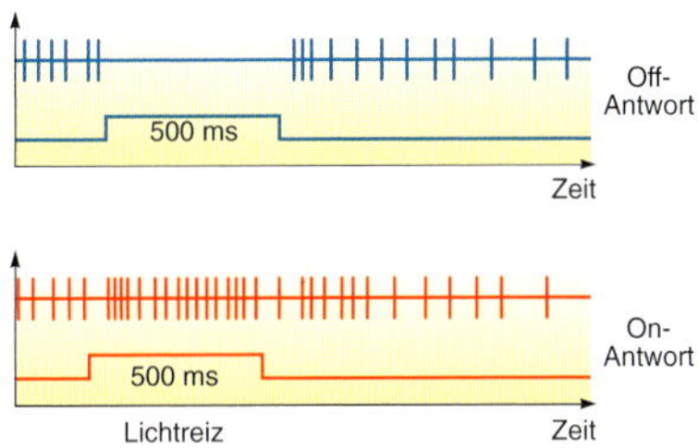

b

Abb. 3.28 Verschaltung und Antwortverhalten retinaler Ganglienzellen.

a Bei den Zapfen bohren sich invaginierende Bipolarzellen (IB) mit ihrem dendritischen Fortsatz in die Füßchen der Zapfeninnensegmente hinein, während flache Bipolarzellen (FB) nur eine flache Synapse bilden. Eine IB depolarisiert nach Belichtung der vorangeschalteten Zapfen („On-Kanal"), die nachgeschaltete Ganglienzelle erzeugt vermehrt AP (On-Ganglienzelle). Eine FB wird hingegen nach Belichtung hyperpolarisiert („Off-Kanal") und hemmt die Bildung von AP in der nachgeschalteten Ganglienzelle (Off-Ganglienzelle). Im Stäbchenmechanismus findet die Vorzeichenumkehr über 2 verschiedene Typen von Amakrinzellen statt (A II und A 13), die ihrerseits von einer einzigen Stäbchen-Bipolarzelle (SB) versorgt werden. Über Fortsätze in der invaginierenden Synapse modulieren die Horizontalzellen (H) die Weiterleitung der Lichtantwort, d.h., sie stellen den Helligkeitsbereich und die Bildung rezeptiver Felder ein; OPL = äußere plexiforme Schicht; INL = innere nukleäre Schicht; IPL = innere plexiforme Schicht, mit Synapsenschicht der Off-Neurone (IPLa) und der On-Neurone (IPLb) [3-11].

b Als einzige Zellen in der Netzhaut antworten die Ganglienzellen mit Entladungen von AP-Serien. In Off-Neuronen wird die Spontanentladung der AP durch Belichtung (hier 500 ms lang) unterdrückt, in On-Neuronen verstärkt.

Farb- und helligkeitscodierende Neurone Bei den zugehörigen Ganglienzellen, deren Aufgabe die räumliche Summierung von Erregung oder Hemmung im rezeptiven Feld ist, werden unterschieden (> Tab. 3.6):

- farbantagonistisch organisierte Ganglienzellen (farbcodierende Neurone, parvozelluläres System),
- nicht farbantagonistisch organisierte Ganglienzellen (helligkeitscodierende Neurone, magnozelluläres System).

Wenn bei einem **farbcodierenden Neuron** die Rotrezeptoren im Zentrum des rezeptiven Felds belichtet werden, wird die Ganglienzelle über erregende Interneurone erregt (Depolarisation). Grünes Licht, das auf die Grünrezeptoren des Umfelds im rezeptiven Feld auftrifft, hemmt die Ganglienzelle über andere Interneurone (Hyperpolarisation) und unterdrückt alle AP in dieser Zeit. Fällt nun gleichzeitig rotes und grünes Licht auf Zentrum und Umfeld (gelbes Mischlicht), werden Zentrum und Umfeld gleich stark gereizt. Erregung und Hemmung heben sich in der summierenden Ganglienzelle gegenseitig auf, sodass es überhaupt nicht zu einer durch Licht modulierten Antwort kommt.

In der Netzhaut sind die Rot-, Grün- und Blaurezeptoren mit verschiedenen Typen von Ganglienzellen zusammengeschaltet. Am häufigsten werden Rot- und Grünrezeptoren gegeneinander verschaltet, wobei der jeweilige Zapfentyp entweder im Zentrum oder im Umfeld vorkommen kann.

MERKE

Im Zentrum der Netzhaut wird die Farbe der Objekte durch Zellen des parvozellulären Systems unter Verzicht auf zeitliche Auflösung analysiert. In der peripheren Netzhaut werden eher schnelle Bewegungen durch Zellen des magnozellulären Systems unter Verzicht auf Farbcodierung vermittelt.

Bei **helligkeitscodierenden Neuronen** wirkt Licht verschiedener Wellenlänge auf Zentrum und Umfeld gleich. Diese Zellen dienen zur Verstärkung simultaner Helligkeitskontraste.

3.3.6 Retinale Wahrnehmungsmechanismen SHK 100

Farbensehen

Farbensehen ist auf der Ebene der Photorezeptoren trichromatisch, auf der Ebene der nachgeschalteten Netzhautneuronen hingegen farbantagonistisch.

Farbmischungen Von **additiver Farbmischung** spricht man bei spektral unterschiedlichen Lichtquellen: Die 3 Primärfarben Rot, Grün und Blau mischen sich zur Farbe Weiß. Eine Mischung von roten und grünen Farbanteilen reizt additiv den Rot- und den Grünrezeptor, es resultiert die Farbe Gelb. Dagegen gilt bei Pigmentfarben die **subtraktive Farbmischung:** Pigmentfarben absorbieren Photonen der entsprechenden Wellenlängen, und das Auge erfasst nur den reflektierten Anteil. Mischt man blaugrüne und rote Farbpigmente zusammen, wird nahezu die gesamte Lichtenergie absorbiert und nur wenig reflektiert. Es entsteht ein schmutzig graues Braun.

Klinik

Farbensinnstörungen

Farbenschwäche und Farbenblindheit Etwa 8% der männlichen Bevölkerung sind farbuntüchtig, entweder protanomal (rot-schwach), protanop (rot-„blind“), deuteranomal (grün-schwach) oder deuteranop (grün-„blind“). Da das Opsin der Blauzapfen auf einem Autosom rezessiv vererbt wird, sind die Tritanomalie („Blauschwäche“) und die Tritanopie (Blau-„Blindheit“) selten.

Tab. 3.6 Unterschiede zwischen farb- und helligkeitscodierenden Neuronen.

Kriterium	Farbcodierende Neurone, parvozelluläres System	Helligkeitscodierende Neurone, magnozelluläres System
Morphologie	sehr klein	groß
Axone	dünn	dick, schnell leitend
Lokalisation	Mitte der Netzhaut	periphere Netzhaut
Erregung	tonische Erregung, relativ langsam	phasische Erregung, schnell
Farbcodierung	ja	nein
Helligkeitskontrast	mäßig	sehr gut
Bewegungssehen	mäßig	sehr gut

Totale Farbenblindheit Bei kompletter Farbenblindheit wird das Sehen ausschließlich von Stäbchen vermittelt (Stäbchenmonochromasie). In diesem Fall können nur verschiedene Grauwerte unterschieden werden.

Erfassung von Farbensinnstörungen Dies ist relativ einfach durch die „pseudoisochromatischen“ Tafeln möglich.

Sehschärfe, Kontrast

Räumliches Auflösungsvermögen Das räumliche Auflösungsvermögen ist die Fähigkeit des visuellen Systems, 2 Punkte als getrennt wahrzunehmen. Da die Dichte der Photorezeptoren in der Foveola der Netzhaut am höchsten ist, ist dort die Auflösung am besten.

Bestimmung der Sehschärfe Die Sehschärfe (Visus) wird bestimmt, indem normierte Sehzeichen, **Landolt-Ringe** oder kontrastreiche Figuren des Alltags (Kinderbilder) in einer bestimmten Entfernung dargeboten werden. Der Visus (V) ist definiert als: $V = 1/\alpha$, wobei α das Maß für erkennungsspezifische Teile eines Sehzeichens (in Winkelminuten) ist, also etwa die Lücke im Landolt-Ring (> Abb. **3.29a**). Die Sehleistung wird meist mit **Sehprobentafeln** bestimmt (> Abb. **3.29b**). Sie wird häufig in Form eines Bruchs angegeben. Im Zähler steht dabei die Prüfentfernung (Ist-Entfernung), im Nenner diejenige Entfernung, in der die zu erkennende Optotype noch richtig hätte erkannt werden müssen (Soll-Entfernung).

Kontrastsehen Physikalisch gesehen ist „Kontrast“ der Helligkeitsunterschied zweier benachbarter Flächen (Simultankontrast) oder zweier Flächen, die zeitlich hintereinander dargeboten werden (Sukzessivkontrast). Das visuelle System kann den Kontrast verschärfen oder angleichen. So erscheint ein graues Feld auf weißer Fläche dunkler als auf schwarzem Hintergrund. Entlang der Hell-Dunkel-Kante erscheint die dunkle Fläche besonders dunkel, das helle Feld besonders hell. Diese subjektive Kontrasterhöhung ist auf laterale Hemmung zurückzuführen (vgl. > Kap. 2.5.1).

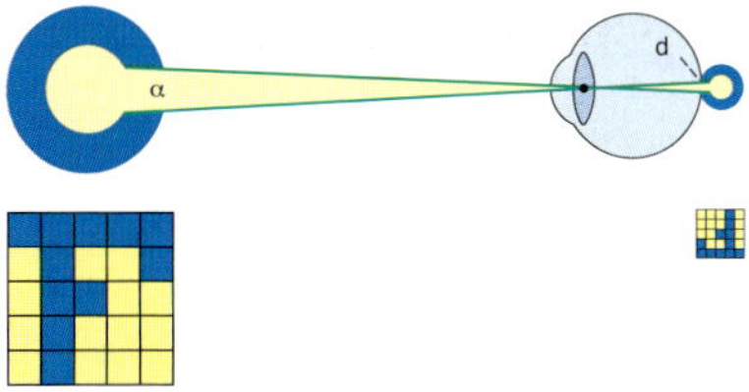

a

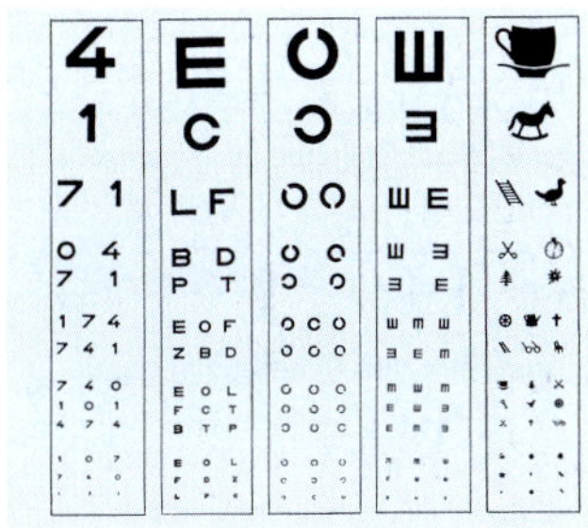

b

Abb. 3.29 Bestimmung der Sehschärfe.
a Die Sehschärfe ist als Kehrwert des Winkels α (in Winkelminuten) definiert, der notwendig ist, um die Öffnung eines Landolt-Rings (d) an der richtigen Position zu erkennen. Statt der Öffnung im Landolt-Ring können auch Sehzeichen verwendet werden, die aus Quadraten bestehen, deren Winkel ebenfalls α entspricht (z. B. Optotype F). Der Wert d entspricht der räumlichen Projektion auf die Netzhaut.
b Typische Sehprobentafel mit Zahlen, Buchstaben, Landolt-Ringen, Snellen-Haken und Bildern für die Prüfung des Sehvermögens bei Kindern. Neben jeder Optotypenreihe ist (in sehr kleiner Schrift und hier nicht sichtbar) die Soll-Entfernung angegeben, in der die Optotypen erkannt werden sollten.

Adaptation

Dunkeladaptation Bei der Anpassung an die Dunkelheit (Dunkeladaptation, > Abb. **3.30**) findet ein Übergang von Zapfensehen (Tagessehen, photopisches Sehen) auf Stäbchensehen (Nachtsehen, skotopisches Sehen) statt. Damit verschiebt sich auch die Empfindlichkeit des Auges von Grün nach Blaugrün (Purkinje-Verschiebung).
In der Fovea finden sich keine oder nur sehr wenige Stäbchen, sodass im Dunkeln ein physiologischer Fleck in der Netzhautmitte entsteht (**Zentralskotom**).

Helladaptation Bei Anpassung an Helligkeit aus der Dunkelheit heraus (Helladaptation) verläuft der

MERKE
Funktionieren die Mechanismen der neuronalen Helligkeitseinstellung nicht, ist die Sehschärfe bei sehr hellem Licht herabgesetzt. Das wird dann als Blendung empfunden.

Vorgang umgekehrt wie bei der Dunkeladaptation, d. h. vom Stäbchen- zum Zapfensehen.

Weitere Wahrnehmungseigenschaften der Netzhaut

Nachbilder Die Anpassung an die Helligkeit wird lokal in der Netzhaut geregelt. Dadurch kommt es zu Nachbildern. Fixiert man längere Zeit eine sehr helle Lichtquelle, wird der entsprechende Netzhautbezirk unempfindlicher. Blickt man unmittelbar danach auf eine helle homogene Fläche, sieht man ein dunkleres negatives Nachbild. Für farbige Flächen treten Nachbilder in der Komplementärfarbe auf (farbiger Sukzessivkontrast). Nach kurzen Lichtblitzen können auch mehrere schwankende, positive Nachbilder auftreten, die durch neuronale Verarbeitungsprozesse in der Netzhaut bedingt sind. Diese Form der Nachbilder führt ebenfalls zum Eindruck der Blendung, z. B. im Straßenverkehr.

Bewegungssehen und Scheinbewegung In der 1. Stufe der Bewegungsanalyse erhält der sog. elementare Bewegungsdetektor (vermutlich Neuronenverbände im primären visuellen Kortex) Eingangsinformationen von 2 (benachbarten) Photorezeptoren. Die Informationen aus verschiedenen Bewegungsdetektoren werden in der 2. Stufe insbesondere von Neuronen im Parietallappen zu einem einheitlichen Bewegungseindruck verschmolzen. Dabei gelingt es der Bewegungswahrnehmung, Bewegungsunschärfe bis zu Geschwindigkeiten von 4°/s zu vermeiden. Die Fähigkeit des visuellen Systems, einen natürlich wirkenden Bewegungseindruck aus einer Abfolge kurz aufeinanderfolgender unbewegter Bilder zu synthetisieren (räumlich-zeitliche Interpolation, Scheinbewegung), wird in Film und Fernsehen genutzt.

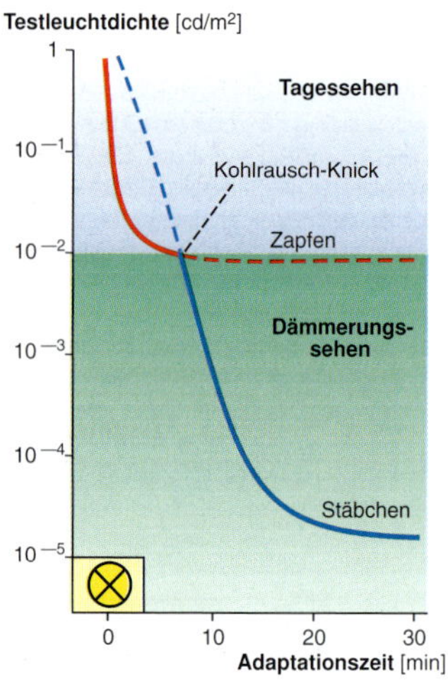

Abb. 3.30 Verlauf der Dunkeladaptation. Nachdem das Auge belichtet wurde (Lampensymbol an der Abszisse), passt es sich in 2 Stufen an die (relative) Dunkelheit an: Die 1. Phase wird vom Zapfenmechanismus gebildet (durchgezogene rote Linie), die 2. Phase vom Stäbchenmechanismus (durchgezogene blaue Linie). Am Übergang ergibt sich ein Knick (Kohlrausch-Knick). Fällt eines der beiden Systeme aus, ergibt sich eine monophasische Dunkeladaptation (gestrichelte rote oder blaue Linie).

Räumliches Sehen Die auf beiden Netzhäuten entworfenen Bilder sind wegen des Augenabstands etwas unterschiedlich **(Querdisparation).** Sie werden kortikal zu einem einzigen dreidimensionalen Eindruck vereinigt. Diese binokulare Fusion kommt dadurch zustande, dass einzelne Netzhautorte der beiden Retinae korrespondieren, also neuronal im ZNS konvergieren. Man kann sich deshalb die beiden Augen übereinander projiziert als fiktives Mittelauge (Zyklopenauge) vorstellen. Ein Gegenstand wird einfach gesehen, wenn er sich auf einem Kreis **(Horopter)** befindet, der die Knotenpunkte der beiden Augen schneidet (➤ Abb. **3.31**), er wird dagegen doppelt gesehen, wenn er sich außer- oder innerhalb dieses Kreises befindet. Der Horopter kann auch als eine gekrümmte Fläche im Gesichtsfeld betrachtet werden in derjenigen Entfernung, auf die das Auge akkommodiert.

Klinik

Strabismus, Schielamblyopie

Strabismus Wird ein fixierter Gegenstand nicht auf korrespondierenden Netzhautpunkten der Fovea abgebildet, bezeichnet man das als Schielen (Strabismus). Ändert sich der Winkel, in dem beide Augen zueinander stehen, plötzlich, z. B. durch eine Verletzung oder Lähmung, entstehen bei allen Blickrichtungen Doppelbilder, an denen der gelähmte Muskel beteiligt ist.

Schielamblyopie Bei schielenden Kindern besteht die Gefahr einer Schielamblyopie: Werden die durch das Schielen entstehenden Doppelbilder dauernd unterdrückt, unterbleibt die Ausbildung der Gestalterkennung in den Sehrindenarealen, die vom schielamblyopen Auge Eingang erhalten.

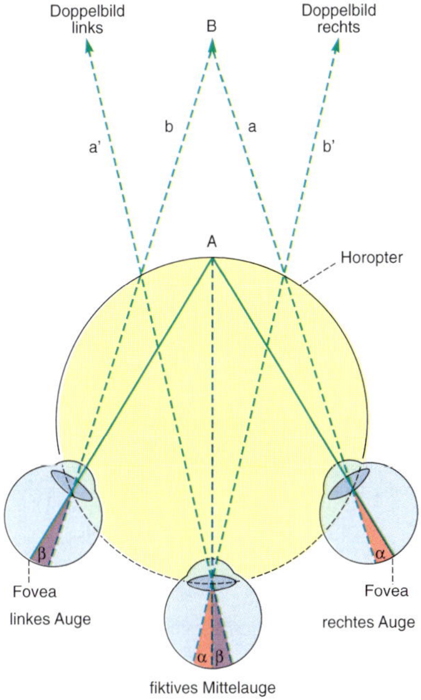

Abb. 3.31 Horopterkreis und fiktives Mittelauge. Der Gegenstand A wird auf korrespondierende Punkte der Netzhaut projiziert. Im fiktiven Mittelauge, das den beidäugigen, als ein Bild empfundenen Seheindruck wiedergibt, wird er (scheinbar) einfach und scharf gesehen, da die beiden Fixationslinien (blau gestrichelte Linie) zusammenfallen. Der Gegenstand B befindet sich außerhalb des Horopterkreises und wird links bzw. rechts der Fovea abgebildet. Projiziert man die beiden Objektlinien a und b in das fiktive Mittelauge als a' und b', entstehen ungekreuzte Doppelbilder (Objekte innerhalb des Horopters werden auf die jeweils andere Seite der Fovea projiziert und verursachen gekreuzte Doppelbilder). Die Winkel α und β ergeben zusammen die Querdisparation.

3.3.7 Neurophysiologie der zentralen Sehbahn SHK 110

Sehbahn

Verlauf Die Axone der Ganglienzellen eines Auges bilden den Sehnerv (**N. opticus**) bis zur Sehnervenkreuzung (Chiasma opticum). Dort kreuzen die Fasern, deren retinale Ursprungszellen nasal der Fovea liegen, während die Fasern aus der temporalen Hälfte der Netzhaut ungekreuzt verlaufen (➤ Abb. **3.33a**). Gekreuzte und ungekreuzte Fasern bilden gemeinsam den **Tractus opticus.** Durch die umgekehrte optische Abbildung des Gesichtsfelds auf der Netzhaut und den Verlauf der Sehbahn entsteht eine gekreuzte Projektion, wobei die rechte Gesichtsfeldhälfte aus beiden Augen in der linken Gehirnhälfte und die linke Gesichtsfeldhälfte in der rechten Hemisphäre repräsentiert wird (➤ Abb. **3.33a**). Eine Ausnahme von dieser gekreuzten Projektion bildet der innerste Bereich des zentralen Gesichtsfelds, der in beiden Gehirnhälften abgebildet wird. Im **Thalamus** werden die Sehnervenfasern direkt auf die Schaltzellen des CGL (Corpus geniculatum laterale) umgeschaltet. Die Axone dieser Zellen bilden die Sehstrahlung (Radiatio optica) und projizieren in die primäre Sehrinde.

Retinotopie Benachbarte Orte der Netzhaut werden im CGL und in der Sehrinde benachbart abgebildet (Retinotopie). Die Fovea centralis projiziert in der primären Sehrinde auf den hinteren Okzipitalpol.

Gesichtsfeld

Als monokulares Gesichtsfeld wird derjenige Ausschnitt unserer Umwelt bezeichnet, den wir mit unbewegtem Auge, Kopf und Körper wahrnehmen können.

Perimetrie Die Grenzen und Empfindlichkeitsverteilungen des monokularen Gesichtsfelds werden durch die Perimetrie beschrieben, die als kinetische (➤ Abb. **3.32c, d**) oder statische Perimetrie (➤ Abb. **3.32e**) möglich ist.

Klinik

Gesichtsfeldausfälle

Blinder Fleck Bereiche mit einem Ausfall der visuellen Wahrnehmung werden Skotome genannt. Ein physiologisches Skotom ist der blinde Fleck (Austrittsort des Sehnervs aus dem Auge) im temporalen Gesichtsfeld.

Läsionen der Sehbahn Aus der Ausdehnung, Form und Lage der jeweiligen Skotome in den Gesichtsfeldhälften beider Augen kann auf den Ort der Schädigung geschlossen werden (➤ Abb. **3.33**).

Weiterer Verlauf und Umschaltung der Sehbahn

Subkortikale Zentren Im **CGL** werden die Fasern des Tractus opticus monosynaptisch auf die nachfolgenden Projektionsneurone zur Sehrinde verschaltet (➤ Abb. **3.34**). Das magnozelluläre System (Bewegung und Kontrast) wird über 2 ventrale Schichten, das parvozelluläre System (Form und Farbe) über 4 dorsale Schichten umgeschaltet und

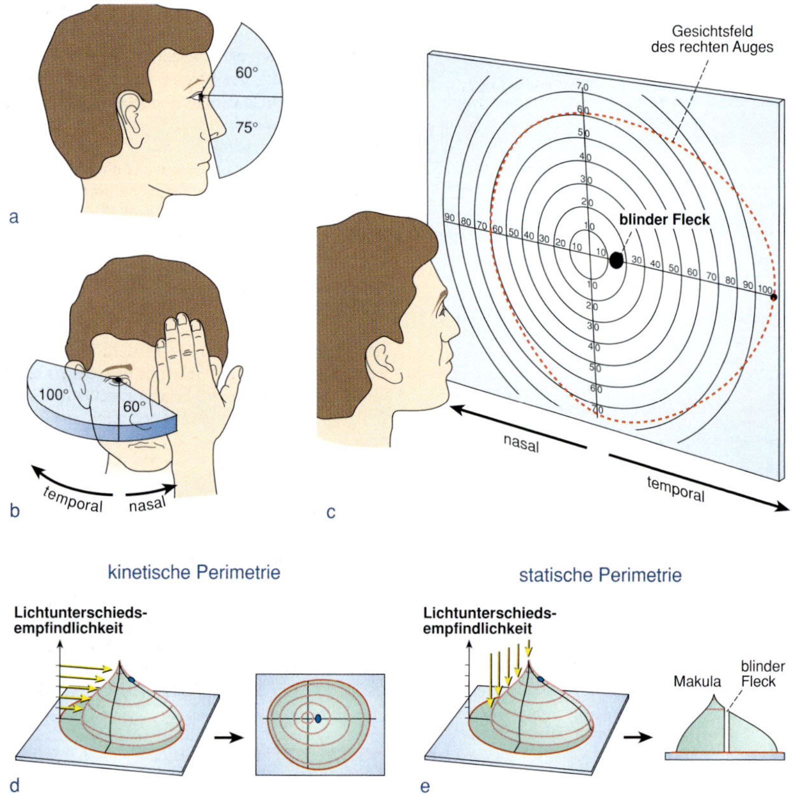

Abb. 3.32 Das Gesichtsfeld und seine Bestimmung.

a, b Das monokulare Gesichtsfeld des rechten Auges reicht 60° nach oben und 75° nach unten (a) sowie 60° nach nasal und 100° nach temporal (b).

c Bei der Perimetrie werden Grenzen gleicher Empfindungsschwellen (Isopteren) für Lichtreizmarken bestimmt. Eine Isoptere für eine große Reizmarke, die von außen entlang verschiedenen Meridianen an das Gesichtsfeld herangeführt wurde, ist als gestrichelte Linie eingezeichnet. Werden verschiedenfarbige Marken getestet, ergeben sich abweichende Gesichtsfeldgrenzen. Der horizontale und vertikale Meridian sind dargestellt. Der blinde Fleck befindet sich am horizontalen Meridian etwa 15° temporal im Gesichtsfeld. Die Lage der Dinge im Gesichtsfeld wird so interpretiert, als ob der begutachtende Arzt die Welt durch die Augen des Patienten betrachten würde.

d Bei der kinetischen Perimetrie werden Isopteren für verschieden helle, bewegte Reizmarken dargestellt. Die Außengrenze, d. h. die Basis des Empfindlichkeitsbergs (links, entsprechend der gestrichelten Linie in c), wird bestimmt, indem ein großer, heller Reiz von außen in das Gesichtsfeld hineinbewegt wird (horizontale Pfeile). Die höher gelegenen Isopteren des Empfindlichkeitswerts werden mit kleineren und/oder schwächeren Lichtreizmarken bestimmt. Die Isopterendarstellung rechts entspricht einem Blick von oben auf den Empfindlichkeitsberg.

e Bei der statischen Perimetrie werden die Isopteren an vielen verschiedenen Gesichtsfeldorten ermittelt. Hierbei werden mit unbewegten Lichtpunkten jeweils Schwellenmessungen durchgeführt (vertikale Pfeile).

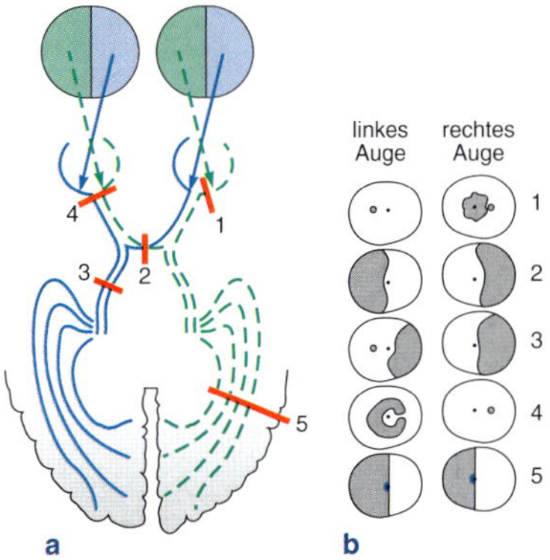

Abb. 3.33 Gesichtsfeldausfälle bei Läsionen der Sehbahn.

a Sehbahn; blau rechte Gesichtsfeldhälfte, grün linke Gesichtsfeldhälfte, jeweils mit Projektion. Die Läsionen 1–5 sind durch rote Balken dargestellt.

b Konsequenz der Läsionen in a für das Gesichtsfeld: 1 = Zentralskotom rechts infolge einer Makulablutung, 2 = bitemporale Hemianopsie infolge einer Läsion im Bereich des Chiasmas, 3 = homonymes Skotom im rechten Gesichtsfeld infolge einer Verletzung im linken Tractus opticus, 4 = parazentrales Skotom des linken Auges infolge eines den Sehnerv im papillomakulären Bündel schädigenden Glaukoms, 5 = homonyme Hemianopsie nach einem Infarkt im Bereich der rechten Sehstrahlung oder Sehrinde, manchmal mit Aussparung der Makula.

zur Sehrinde weitergeleitet. Die synaptische Übertragung kann durch Hirnstammeinflüsse gebahnt, abgeschwächt und sogar abgeschaltet werden.

Die **Colliculi superiores** im Mittelhirn erhalten Eingänge vom bewegungsempfindlichen magnozellulären System und von einer Gruppe der kleinsten neuronalen Netzhautzellen. Über die in der Tiefe liegenden Nervenzellen kann dann integriert und von hier aus direkt auf die Steuerung von Augenbewegungen eingewirkt werden (Reflexzentrum des „visuellen Greifreflexes“).

Primäre Sehrinde Die primäre Sehrinde (Area 17 oder V1) liegt im Okzipitallappen des Gehirns (➤ Abb. **5.11**). In den 6 Schichten von V1 laufen subkortikale Signale ein (4, 6), werden verarbeitet und über efferente Neurone innerhalb des Großhirns (2, 3) oder zurück in subkortikale Kerngebiete (5, 6) verschaltet. Analyseleistungen von V1 sind:

- Orientierungsspezifität: Zellen reagieren bevorzugt auf Kontraste mit bestimmter Orientierung im Raum (➤ Abb. **3.35a**),
- Richtungsspezifität: Unterscheidung von Bewegungsrichtungen (➤ Abb. **3.35b**),
- Längenspezifität: Hemmungsmechanismen („Endhemmung“), die die Antwort auf einen Reiz bestimmter Länge begrenzen (➤ Abb. **3.35c**).

Die Zellen im visuellen Kortex unterscheiden sich in der Komplexität ihrer Analyseleistungen:

- einfache Zellen („simple cells“) besitzen kleine rezeptive Felder,
- komplexe Zellen („complex cells“) reagieren demgegenüber unabhängig vom Ort der Reizung innerhalb ihrer größeren rezeptiven Felder,
- hyperkomplexe Zellen zeichnen sich durch Endhemmung aus.

In den zylindrischen, cytochromoxidasereichen Gebieten („blobs“, ➤ Abb. **3.34**) liegen Zellen ohne Orientierungs- und Richtungsspezifität, die besonders zur Verarbeitung von Farbe geeignet sind. Außerhalb dieser Cytochromoxidase-„blobs“ sind die Zellen entsprechend ihren verschiedenen Antwortspezifitäten verteilt. In Orientierungssäulen, die vertikal durch die Schichten der Hirnrinde verlaufen, sind Zellen gleicher optimaler Reizorientierung angeordnet (➤ Abb. **3.36**). Die Eingänge des gleichseitigen und gegenseitigen Auges sind in okulären Dominanzsäulen von jeweils etwa 0,5 mm Breite zusammengefasst. Ein Analysemodul, das sämtliche Orientierungen und Richtungsspezifitäten für beide Augen für einen Ort im Sehraum vereinigt, ist eine „Hyperkolumne“ (➤ Abb. **3.36**). Die Hyperkolumne hat auf der Kortexoberfläche eine Ausdehnung von etwa 1 mm^2 und erstreckt sich in die Tiefe über sämtliche kortikalen Schichten.

Von V1 wird die Information nach V2 (Area 18) weitergeleitet, wo sie streifenförmig separiert abgebildet wird (➤ Abb. **3.34**). Von hier projiziert die zum parvozellulären System zählende Information aus den schmalen Streifen (Farben- und Formsehen) in die farbspezifische Region V4 und weiter in die u. a. gesichterspezifische inferotemporale Region (IT). Dagegen wird die Information aus den zum magnozellulären System gehörenden breiten Streifen (Bewegungs- und Tiefenwahrnehmung) in die bewegungsspezifischen mediotemporalen Regionen (MT, entsprechend der Region V5) und mediosuperioren temporalen Kern (MST) weiterverschaltet.

3.3.8 Augenbewegungen SHK 114

Augenmuskeln Durch jede Orbita ziehen 6 Augenmuskeln, die als antagonistische Paare organisiert sind, am Bulbus ansetzen und die Augen horizontal und vertikal bewegen sowie rollen können (➤ Abb. **3.37**).

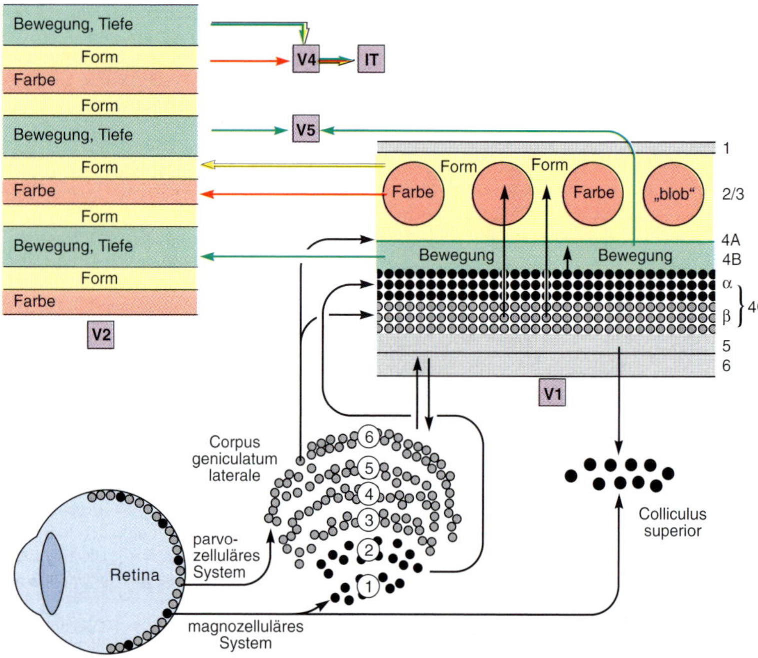

Abb. 3.34 Parallele Informationsverarbeitung im Sehsystem. Das magnozelluläre System (schwarze Zellen) und das parvozelluläre System (hellgraue Zellen) der Netzhaut projizieren über das CGL in die übereinanderliegenden Schichten 4A, 4B und 4C, α bzw. β, der primären Sehrinde (V1). Der Colliculus superior erhält Eingang sowohl vom magnozellulären System der Netzhaut als auch vom visuellen Kortex. In den oberen Schichten von V1 findet eine funktionelle Segregation der Farben- (in „blobs" [s. u.] angeordnet), der Form- („interblob"-Region) und der Bewegungswahrnehmung statt, die auf separaten Verschaltungen in die visuelle Area 2 (V2) weitergegeben wird. In V2 sind Farben-, Form-, Bewegungs- und Tiefensehen nebeneinander streifenförmig abwechselnd angeordnet. Von dort wird die Information auf getrennten Wegen zum einen über V4 (hauptsächlich Farben- und Formsehen) nach Area IT (inferotemporaler Kortex), zum anderen nach V5 (hauptsächlich Tiefen- und Bewegungswahrnehmung) weitergeleitet [3-12].

Formen Folgende Formen von Augenbewegungen gibt es:

- Fixationsperioden dauern 0,2 – 0,6 s. Hierbei fixieren die Augen fast unbewegt ein Ziel.
- Sakkaden (Blicksprünge) sind konjugierte, sprungartige, bewusst oder unbewusst ausgelöste Augenbewegungen, die üblicherweise ein Ziel in der Fovea einstellen. Sie können jedoch auch ohne Ziel und im Dunkeln spontan 2 – 3-mal/s stattfinden.
- Folgebewegungen verfolgen ein kleines, bewegtes, einmal in die Fovea eingestelltes visuelles Ziel. Die Bewegung ist konjugiert, wird bewusst ausgeführt und benötigt Aufmerksamkeit und Motivation.
- Vergenzbewegungen sind nicht konjugierte Augenbewegungen, die ein Objekt bei Annäherung (durch Konvergenz) oder Entfernung (durch Divergenz) in beiden Foveae halten können. Bei der **Naheinstellreaktion** wirken Brechkraftveränderung der Linse, Konvergenzreaktion und Pupillenreaktion sinnvoll zusammen.
- Optokinetische Bewegungen dienen der Stabilisierung bewegter Bilder auf der Netzhaut (➢ Kap. 3.5.3).
- Vestibulookuläre Reflexe stabilisieren die Augen gegenüber Kopfbewegungen (➢ Kap. 3.5.3).
- Torsionale (zyklorotatorische) Augenbewegungen stabilisieren die Abbildung auf der Netzhaut gegenüber Drehungen des Kopfs um die anteroposteriore Achse (Kopfwiegen).

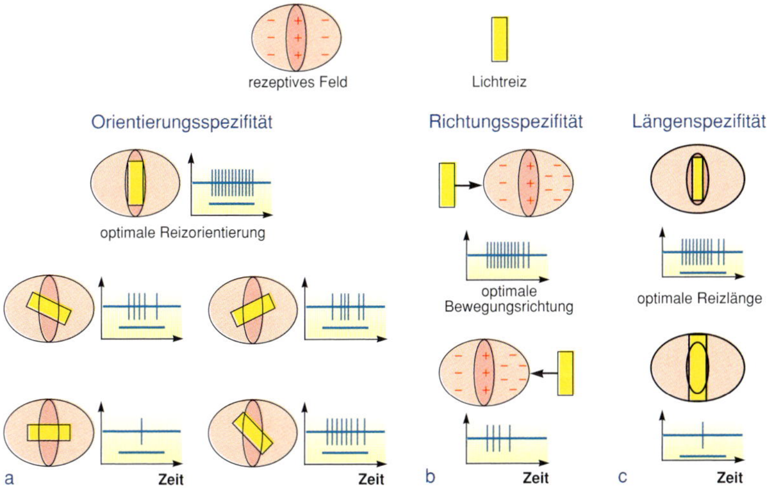

Abb. 3.35 Kortikale Antwortspezifität am Beispiel einer einfachen („simplen") Zelle. Weitere Erläuterungen s. Text. Oben: erregende (+) und hemmende (–) Feldgebiete sowie Lichtreiz.

a Orientierungsspezifität für den vertikalen Reiz ergibt sich aus der Orientierung der Längsachse des erregenden Felds.

b Richtungsspezifität für die Bewegung nach rechts ist die Folge einer stärkeren Hemmung von rechts, die die Antwort auf eine Bewegung nach links abschwächt.

c Zusätzlich hemmende Gebiete an den Enden des erregenden Felds. Diese Endhemmung bedingt eine Längenspezifität.

Abb. 3.36 Organisation der primären Sehrinde. ▶ Schema der Ein- und Ausgänge der primären Sehrinde (links, gelb markiert) und räumliche Anordnung der okulären Dominanzsäulen, der Orientierungssäulen (die bevorzugte Orientierung wird durch rote Balken angegeben) und der eingelagerten nicht orientierungsspezifischen Cytochromoxidase-„blobs" (blau) in einer Hyperkolumne (rechts, hellbraun). Die Zahlen an den Eingängen vom kontra- und ipsilateralen Auge des CGL geben die Herkunft aus den jeweiligen magno- (1, 2) und parvozellulären (3, 5 und 4, 6) Schichten an.

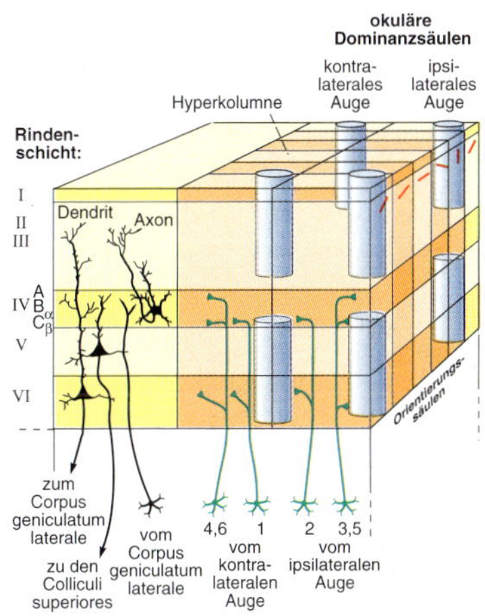

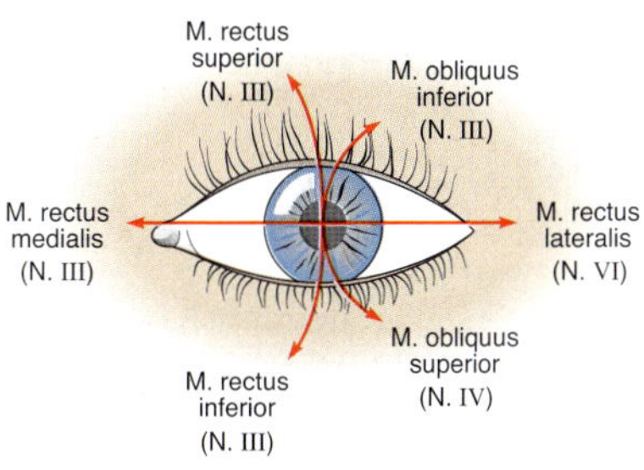

◀ **Abb. 3.37 Hauptzugrichtung und Innervation der 6 Augenmuskeln des linken Auges (rechtes Auge spiegelbildlich); N.** III = N. oculomotorius, N. IV = N. trochlearis, N. VI = N. abducens [3-13].

3.3.9 Optische Täuschungen SHK 118

3.4 Auditorisches System SHK 121

3.4.1 Physiologische Akustik SHK 122

Physik des Schalls

Schall Schall ist die Bezeichnung für Druckwellen, die sich in einem elastischen Medium, z. B. Luft, ausbreiten. Diese Druckwellen entstehen, wenn Luftmoleküle von einem vibrierenden Körper in Schwingung versetzt werden. Die Moleküle schwingen in der Ausbreitungsrichtung der Schallwelle um ihre Mittellage, ohne sich selbst jedoch fortzubewegen. Schallwellen sind also Longitudinalwellen: Jeder Ort einer Druckwelle erfährt abwechselnd Komprimierung und Verdünnung des Mediums, also zeitliche Schwankungen des Luftdrucks um den atmosphärischen Mitteldruck.

Amplitude und Frequenz Sie charakterisieren eine Schallwelle:

- Die Frequenz wird in Schwingungen pro Sekunde (s^{-1} = Hz) angegeben. Ihr entspricht der subjektive Sinneseindruck „Tonhöhe".
- Die Schallamplitude wird als Schalldruck in Pascal oder als Schalldruckpegel (in dB SPL) angegeben. Ihr subjektives Korrelat ist die empfundene Lautstärke.

Formen des Schalls

- Schall kann auftreten als (> Abb. 3.38):
- Ton: Sinusschwingung, einfachste Form des Schalls,
- Klang: mehrere Sinusschwingungen (Grundton und ein oder mehrere Obertöne, deren Frequenzen ganzzahlige Vielfache des Grundtons sind),
- Geräusch: Schall aus zahlreichen Frequenzen ohne regelhaften Bezug zueinander.

Fourier-Analyse Jedes beliebige Schallereignis ist als Summe von Sinusschwingungen unterschiedlicher Frequenz aufzufassen. Die Zerlegung einer komplexen Wellenform in seine einzelnen Sinuskomponenten wird als Fourier-Analyse bezeichnet. Nach diesem Prinzip funktioniert das Ohr.

Sinnesleistungen des Ohrs

Frequenzbereich, Hörschwelle, Dynamikbereich
Der für das menschliche Ohr wahrnehmbare Frequenzbereich erstreckt sich etwa von 16 Hz bis zu 20 kHz (< 16 Hz = Infraschall, > 20 kHz = Ultraschall). Mit zunehmendem Alter nimmt im Allgemeinen die Empfindlichkeit für hohe Frequenzen ab. Der Mindestschalldruck wird als Hörschwelle bezeichnet und ist frequenzabhängig (> Abb. 3.39).

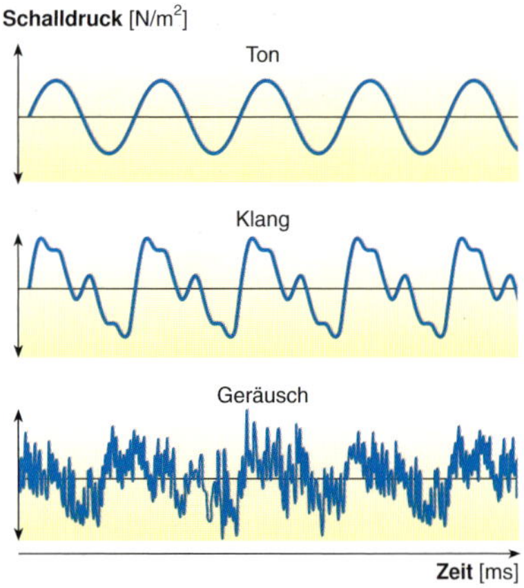

Abb. 3.38 Schallwellenformen von Tönen, Klängen und Geräuschen.

Sie ist am niedrigsten bei etwa 4 kHz (absolute Hörschwelle). Oberhalb der Hörschwelle wird der Schall über einen Bereich von mehr als 6 Größenordnungen (Dynamikbereich > 10^6) als zunehmend lauter empfunden.

Schalldruck und Lautstärke Der Schalldruckpegel (SPL, sound pressure level, > Tab. 3.7) hat die Einheit Dezibel (dB):
SPL = 20 × log (Schalldruck/Referenzschalldruck)

MERKE
Verzehnfacht sich der Schalldruck, nimmt der SPL um 20 dB zu, verdoppelt sich der Schalldruck, nimmt der SPL um 6 dB zu.

Tab. 3.7 Schalldruckpegel typischer Schallquellen.

Schalldruckpegel (dB SPL)	Schallquelle
140	Düsenjet
100	Diskothek
80	Autobahn (25 m Abstand)
60	normale Unterhaltung
40	leise Unterhaltung
20	ländliche Stille
0	absolute Stille

Die subjektiv empfundene Lautstärke ist kein direktes Abbild des physikalischen SPL (➤ Tab. 3.8). Vielmehr ist die Empfindlichkeit des Gehörs stark frequenzabhängig. Dies berücksichtigt der Lautstärkepegel (gleich laut empfundene Töne unterschiedlicher Frequenzen haben den gleichen Lautstärkepegel). Kurven, die die Töne mit gleichem Lautstärkepegel verbinden, heißen **Isophone.** Die 4-phon- und 130-phon-Isophonen begrenzen demnach den für das menschliche Gehör nutzbaren Bereich des Schalls (Hörfläche in ➤ Abb. 3.39).

3.4.2 Aufbau des Ohrs SHK 124

Das Ohr lässt sich sich in 4 anatomische Abschnitte gliedern, das äußere Ohr, das Mittelohr und das Innenohr sowie den Hörnerv. Äußeres und Mittelohr fangen den Schall auf und dienen seiner Einkopplung in das Innenohr. Die Form der Ohrmuschel hat dabei vor allem eine Funktion bei der Schalllokalisation (s. u.).

Mittelohr

Aufbau Das Mittelohr ist ein luftgefüllter Hohlraum, in dem die Kette der 3 gegeneinander beweglichen Gehörknöchelchen Hammer, Amboss und Steigbügel (Malleus, Incus, Stapes) aufgehängt ist. Über die Tuba Eustachii, die sich beim Schlucken öffnet, steht das Mittelohr mit dem Rachenraum in Verbindung (Druckausgleich zwischen Mittelohr und Außenluft).

Funktion Schall versetzt das Trommelfell in Vibration – dadurch schwingen die Gehörknöchelchen und übertragen den Schall über das ovale Fenster in das Innenohr. Der Schall wird also vom gasförmigen Außenmedium in das flüssigkeitsgefüllte Innenohr geleitet, also von einem Medium hoher zu einem Medium niedriger Kompressibilität, was normalerweise zu einer Reflexion der Schallenergie führen würde. Die erforderliche Transformation des Schalls (Impedanzanpassung) beruht vor allem auf dem Flächenverhältnis zwischen Trommelfell (90 mm^2) und ovalem Fenster (3 mm^2), durch das der Druck am ovalen Fenster um den Faktor 30 gegenüber dem Trommelfell erhöht wird (Druck = Kraft/Fläche). Zusätzlich führt eine Hebelwirkung der Gehörknöchelchen zu erhöhter Kraft und damit größerem Druck am ovalen Fenster. Letztlich ist die Impedanzanpassung so effektiv, dass die Schallreflexion von über 99% auf etwa 35% gesenkt wird, und damit 65% der vom äußeren Ohr aufgefangenen Schallenergie in die Cochlea eingespeist werden. Die Effektivität der Schallübertragung kann durch die Kontraktion der 2 Mittelohrmuskeln, die an Hammer (M. tensor tympani) und Stapes (M. stapedius) angreifen, verringert werden (Schutz des Innenohrs bei hohem SPL).

Luft- und Knochenleitung Die Schalleinkopplung über das Mittelohr wird als **Luftleitung** bezeichnet. Schall kann aber auch direkt über Schwingungen des Schädelknochens in das Innenohr eingekoppelt werden, da Knochen eine ähnliche Impedanz wie die wässrige Innenohrflüssigkeit besitzen **(Knochenleitung).** Darüber erreichen beim Sprechen vor allem die tieferen Frequenzen die eigene Cochlea.

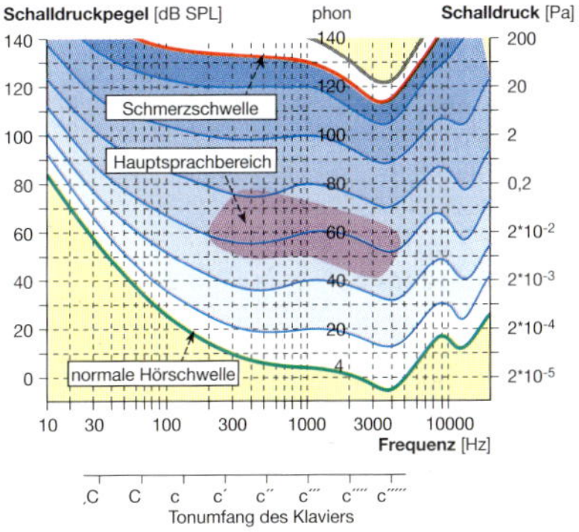

Abb. 3.39 Hörbereich des menschlichen Ohrs. Die Linien sind Isophonen (gleiche Lautstärkeempfindung). Bei unterschiedlichen Frequenzen sind unterschiedliche SPL erforderlich, um die gleiche Lautstärkeempfindung hervorzurufen! Definitionsgemäß ist der Lautstärkepegel bei 1 kHz gleich dem SPL. Die Schwellenkurve entspricht der 4-phon-Isophone. Der eingetragene Hauptsprachbereich gibt den für das Sprachverständnis besonders wichtigen Frequenz- und Schalldruckpegelbereich an.

Tab. 3.8 Schalldruck und Lautstärke. Bei 1 kHz entsprechen sich Lautstärke- und Schalldruckpegel.

	Charakteristikum	Maß	Einheit
Schalldruck	physikalische Größe	Schalldruckpegel	dB
Lautstärke	frequenzabhängige Empfindung	Lautstärkepegel	phon

3

Innenohr

Cochlea Die zentrale Achse der schneckenartig aufgebauten Cochlea bildet ein knöcherner Kanal, der **Modiolus,** über den die Cochlea mit Nerven und Blutgefäßen versorgt wird. Um den Modiolus herum ist ein flüssigkeitsgefüllter schlauchartiger Gang gewunden, der sich spiralig von der Basis der Cochlea bis zum Apex zieht (➤ Abb. **3.40a**). Dieser Schlauch besteht aus 3 parallel verlaufenden, voneinander abgegrenzten flüssigkeitsgefüllten Gängen (➤ Abb. **3.40b**):

- Die obere **Scala vestibuli** (beginnt am ovalen Fenster) und die untere **Scala tympani** (endet am runden Fenster) stehen am apikalen Ende der Cochlea über eine Öffnung, das Helicotrema, miteinander in Verbindung. Sie sind mit Perilymphe gefüllt (Zusammensetzung fast wie im EZR).
- Die zentrale **Scala media** dagegen enthält eine ungewöhnlich K^+-reiche Flüssigkeit, die Endolymphe, die von einem mehrschichtigen Transportepithel, der Stria vascularis, erzeugt wird.

Das **Sinnesepithel** sitzt der Basilarmembran auf. Es enthält 2 Typen von mechanorezeptiven Sinneszellen, die inneren und äußeren Haarzellen, die zusammen mit verschiedenen Typen von Stützzellen das hoch spezialisierte Corti-Organ bilden. Das Corti-Organ wird von einem gelartigen Segel, der Tektorialmembran überdeckt.

Haarzellen Haarzellen sind epitheliale Mechanorezeptorzellen ohne neuronale Fortsätze, also sekundäre Sinneszellen. Sie besitzen an ihrem apikalen Pol ein Haarbündel, das aus einer Gruppe von stiftartigen Zellfortsätzen, den **Stereozilien** (angeordnet wie Orgelpfeifen in wenigen Reihen), und einem einzelnen **Kinozilium** besteht. Man unterscheidet:

- Innere Haarzellen: Stereozilien sind fast gerade ausgerichtet; werden hauptsächlich durch afferente auditorische Neurone innerviert (Zellkörper in der Cochlea, Axone bilden den auditorischen Teil des N. vestibulocochlearis),
- Äußere Haarzellen: Stereozilien sind V-förmig angeordnet; werden hauptsächlich efferent von cholinergen Fasern innerviert (Zellkörper in der oberen Olive im Hirnstamm).

3.4.3 Funktionsweise der Cochlea SHK 126

Kochleäre Mechanik I: Frequenzdispersion

Schwingung der Basilarmembran Werden die Vibrationen des Steigbügels auf das ovale Fenster übertragen, bewegt sich seine Membran, und die Perilymphe der Scala vestibuli verschiebt sich entsprechend (die kochleäre Flüssigkeit ist praktisch inkompressibel). Wird das ovale Fenster dabei eingedrückt, wölbt sich das runde Fenster vor und umgekehrt (➤ Abb. **3.41a**). Dieser Wechseldruck zwischen Scala vestibuli und Scala tympani führt zu kleinsten Volumenverschiebungen zwischen beiden

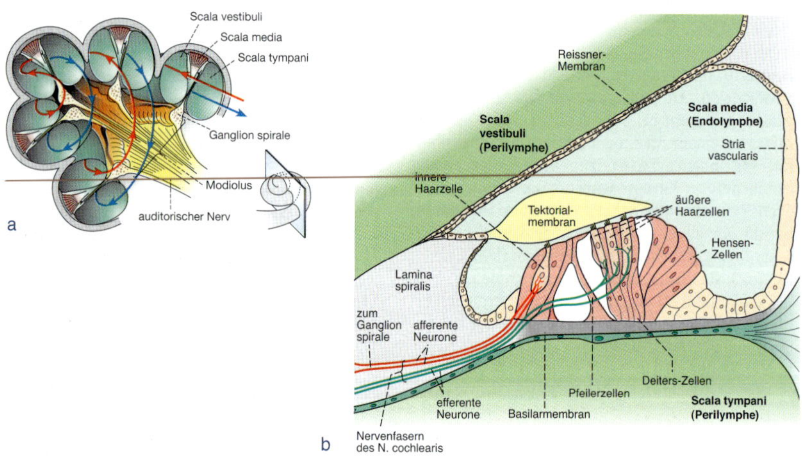

Abb. 3.40 Aufbau der Cochlea.

a Der Längsschnitt durch die Cochlea zeigt ihre schneckenförmig gewundene Anordnung. Die Pfeile verdeutlichen den kontinuierlichen Verlauf mit dem Übergang von Scala vestibuli in Scala tympani am Helicotrema.

b Histologischer Querschnitt durch die Flüssigkeitsräume und das Corti-Organ (Schema).

Skalen und damit zu einer Schwingung der kochleären Trennwand zwischen beiden. Diese Trennwand besteht – vereinfacht – aus der Basilarmembran samt aufliegendem Corti-Organ, sodass die Cochlea als 2 durch eine elastische Membran getrennte Räume beschrieben werden kann (➤ Abb. 3.41b).

Wanderwelle, Tonotopie In der Cochlea verläuft die Schallschwingung als Wanderwelle auf der kochleären Trennwand vom ovalen Fenster zum Helicotrema. Weil die Basilarmembran basal schmaler und steifer ist als apikal, bildet die Wanderwelle ein Maximum aus, dessen Lage frequenzspezifisch ist (für hohe Frequenzen basal, also näher am ovalen Fenster, für niedrige Frequenzen apikal). Verschiedene Frequenzen werden dadurch auf unterschiedliche Bereiche der Cochlea aufgetrennt (Frequenzdispersion).

Transduktion durch die Haarzellen

Adäquater Reiz Beim Auf- und Abschwingen der kochleären Trennwand bewegen sich das darauf liegende Corti-Organ und die Tektorialmembran synchron mit und verschieben sich leicht gegeneinander (➤ Abb. 3.42). Die dadurch entstehende Scherbewegung des Haarbündels ist der adäquate Reiz für die Haarzellen und führt letztlich zu einem Rezeptorpotenzial (Sensorpotenzial) in inneren wie äußeren Haarzellen (s. u.). Dabei ist das Haarbündel richtungsempfindlich: Die Auslenkung des Bündels in Richtung der größten Stereozilien depolarisiert die Zelle, Auslenkung in die Gegenrichtung hingegen hyperpolarisiert sie.

Transduktionskanäle und Tip Links Die mechanoelektrische Transduktion der Haarzellen ist extrem schnell (< 10 µs), weil die mechanisch sensitiven Ionenkanäle (**Transduktionskanäle**) am distalen Ende der Stereozilien direkt durch die auf das Haarbündel einwirkende Kraft geöffnet werden (keine Second-Messenger-Kaskade). Die Spitze eines Stereoziliums ist jeweils mit dem nächstgrößeren Stereozilium über einen extrazellulären, elastischen Faden, das sog. Tip Link, verbunden. Diese Tip Links sind sehr wahrscheinlich auf einer oder beiden Seiten direkt mit dem Transduktionskanal verbunden.

- Wird das Haarbündel in exzitatorischer Richtung ausgelenkt, werden die Tip Links weiter gedehnt, sodass Transduktionskanäle geöffnet werden. Der nun fließende **Transduktionsstrom** depolarisiert die Haarzelle.
- Die Auslenkung des Bündels in inhibitorischer Richtung lockert (entdehnt) die Tip Links, die Transduktionskanäle schließen sich und die Zelle hyperpolarisiert.

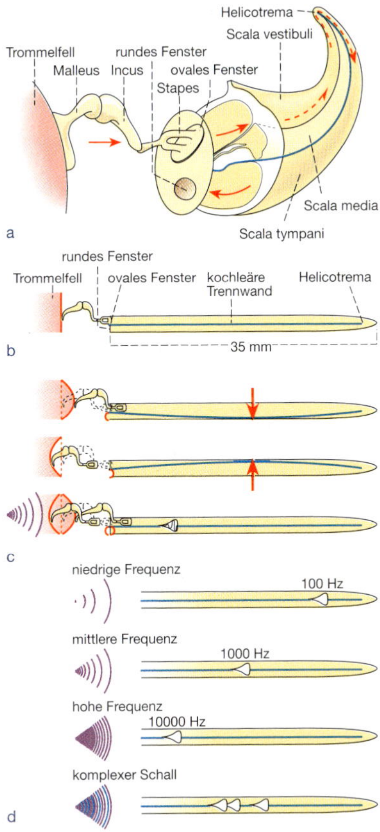

Abb. 3.41 Frequenzdispersion durch die Cochlea [3-1].

a Komponenten, die an Schallleitung und -verarbeitung beteiligt sind. Die Cochlea ist „entrollt" gezeichnet.
b Mechanisch wichtige Komponenten der Schallverarbeitung: Zwei Flüssigkeitsräume werden durch die elastische kochleäre Trennwand voneinander getrennt.
c Die kolbenartige Bewegung des Stapes auf dem ovalen Fenster führt zu Druckdifferenzen zwischen Scala vestibuli und Scala tympani und zur Auslenkung der kochleären Trennwand (oben und Mitte). Es bildet sich eine Wanderwelle, deren Amplitude ein lokales Maximum ausbildet (unten).
d Der Ort des Wanderwellenmaximums ist frequenzabhängig. Unterschiedliche Frequenzkomponenten des Schalls werden auf unterschiedliche Bereiche der Cochlea „abgebildet" und so aufgetrennt (Bewegungsamplituden der Gehörknöchelchen und der Basilarmembran sind stark übertrieben dargestellt).

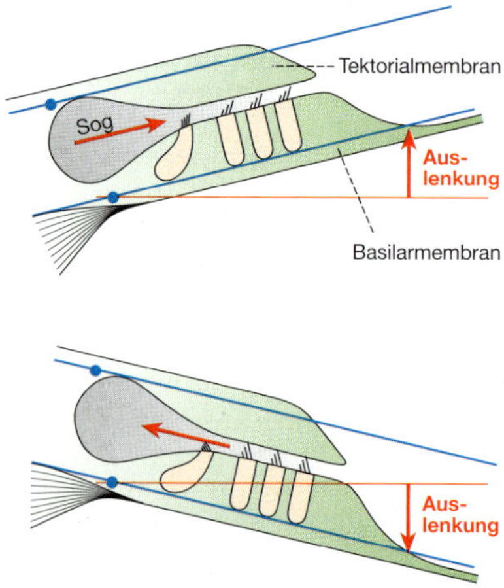

Abb. 3.42 Auslenkung der Stereozilienbündel durch die Schwingung der Basilarmembran. Die in der Tektorialmembran befestigten Stereozilien der äußeren Haarzellen werden durch eine Scherbewegung zwischen Corti-Organ und Tektorialmembran abgekippt. Deren Drehpunkte sind angedeutet. Die inneren Stereozilienbündel werden von der radialen Flüssigkeitsströmung im subtektorialen Raum bewegt (ihre Stereozilien sind nicht in der Tektorialmembran befestigt). Die Stereozilien werden alternierend nach außen und innen verkippt.

Entstehung des Rezeptorpotenzials Die apikale Membran der Haarzellen ragt in den Endolymphraum der Scala media, während die basolaterale Membran von Perilymphe umgeben ist. Die Endolymphe hat eine für extrazelluläre Flüssigkeiten einmalige ionale Zusammensetzung, die mit ihrer hohen K^+-Konzentration (ca. 150 mmol) und der niedrigen Na^+-Konzentration der Zusammensetzung des normalen IZR gleicht (➤ Abb. 3.43). Dies führt zu einer sehr ungewöhnlichen elektrochemischen Situation: Der depolarisierende Einwärtsstrom durch die für Kationen permeablen Transduktionskanäle wird von K^+-Ionen getragen! Für K^+ besteht über der apikalen Membran kein Konzentrationsgradient (intrazellulär: ca. 140 mmol K^+; Gleichgewichtspotenzial ca. 0 mV). Daher muss der K^+-Einwärtsstrom ausschließlich von einem elektrischen Potenzial angetrieben werden, das sich aus 2 Komponenten zusammensetzt:

- dem endokochleären Potenzial: positives elektrisches Potenzial der Scala media von + 80 bis + 100 mV gegenüber der Scala vestibuli und Scala tympani,
- dem Membranpotenzial der Haarzelle: normales K^+-Diffusionspotenzial (➤ Kap. 2.1.1); über der basolateralen Membran der Haarzelle entsteht aufgrund der auch im Ruhezustand geöffneten K^+-Kanäle und eines normalen Konzentrationsgradienten zwischen hoher intrazellulärer und niedriger extrazellulärer K^+-Konzentration ein Potenzial von etwa –50 mV bzw. –70 mV für innere bzw. äußere Haarzellen.

An der apikalen Membran addieren sich nun Membranpotenzial und endokochleäres Potenzial, sodass eine Potenzialdifferenz von ca. –140 mV den depolarisierenden K^+-Einwärtsstrom aus der Endolymphe in die Zelle antreibt. Das apikal in die Zelle einströmende K^+ verlässt sie wieder durch die K^+-Kanäle der basolateralen Membran und nimmt damit insgesamt einen transepithelialen Weg.

Kochleäre Mechanik II: der kochleäre Verstärker

Evozierte otoakustische Emission Die beschriebene Frequenzdispersion reicht nicht aus, um die exzellente Frequenzselektivität zu erklären. Diese Selektivität wird mit einem mechanischen Verstärkungsprozess in der Cochlea erklärt, der die Schwin-

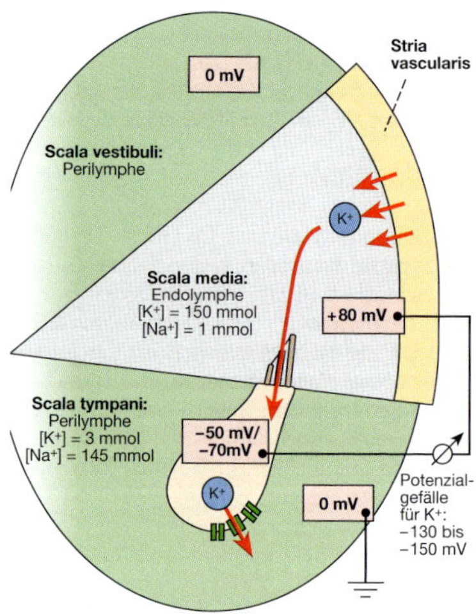

Abb. 3.43 Ionen- und Potenzialverteilung in der Cochlea. Durch aktiven K^+-Transport erzeugt die Stria vascularis die Endolymphe mit hoher K^+-Konzentration und ein positives endokochleäres Potenzial. Über der apikalen Membran der Haarzellen summieren sich das Membranpotenzial der Haarzelle und das endokochleäre Potenzial zu einer großen elektrischen Triebkraft (intrazellulär negativ) für den K^+-Einstrom durch die Transduktionskanäle.

gungseigenschaften der Basilarmembran optimiert. Diese Vermutung lässt sich experimentell bestätigen: Stimuliert man ein Ohr mit einem Klick, kann man mit einem Mikrofon im Gehörgang einige Millisekunden später einen im Innenohr erzeugten Schallpuls auffangen (evozierte otoakustische Emission).

Kochleärer Verstärker Dieser als kochleärer Verstärker bezeichnete Mechanismus:

- erhöht die Schwingungsamplitude der Basilarmembran bei niedrigen SPL und ermöglicht so die hohe Sensitivität (= niedrige Hörschwelle),
- führt zu einem sehr viel schärferen Amplitudenverlauf der kochleären Wanderwelle (➤ Abb. **3.44a**), wodurch die Schwingungsmaxima benachbarter Frequenzen nur minimal überlappen und jede Haarzelle und nachgeschaltete Hörnervenfaser äußerst selektiv von ihrer charakteristischen Frequenz stimuliert wird.

Dies erst ermöglicht das Erkennen von feinsten Frequenzunterschieden.

Elektromotilität der Haarzellen Die äußeren Haarzellen bilden den aktiven Verstärker. Der Mechanismus der Verstärkung (➤ Abb. **3.44b**) ist so extrem schnell, dass er, vom Rezeptorpotenzial der äußeren Haarzelle angetrieben, der Schwingung der Basilarmembran bei jeder hörbaren Frequenz folgen kann.

Inhibition der kochleären Verstärkung Äußere Haarzellen besitzen praktisch keine afferenten Verbindungen zum Gehirn. Sie werden hingegen von efferenten Nervenfasern innerviert, deren Aktivierung die kochleäre Verstärkung hemmt. Diese Hemmung vergrößert den dynamischen Bereich, verbessert die Wahrnehmung von Schallsignalen in einer lauten Umgebung und schützt die Cochlea vor akustischer Überstimulation.

MERKE

Die äußeren Haarzellen bilden den kochleären Verstärker, sie sind elektromotil. Die inneren Haarzellen dagegen sind die eigentlichen Rezeptorzellen der Cochlea, die afferente Information über den Hörnerv an das ZNS weitergeben. Der Verlust der äußeren Haarzellen führt daher zu Schwerhörigkeit bis maximal 60 dB, wohingegen der Verlust der inneren Haarzellen oder Hörnerven die völlige Taubheit (im betroffenen Frequenzbereich der Cochlea) nach sich zieht.

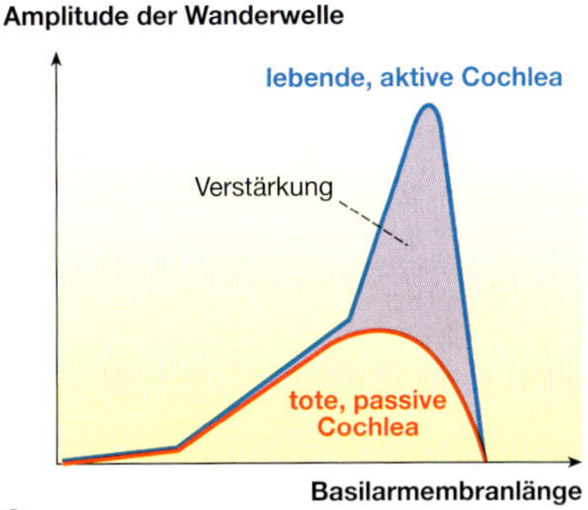

a

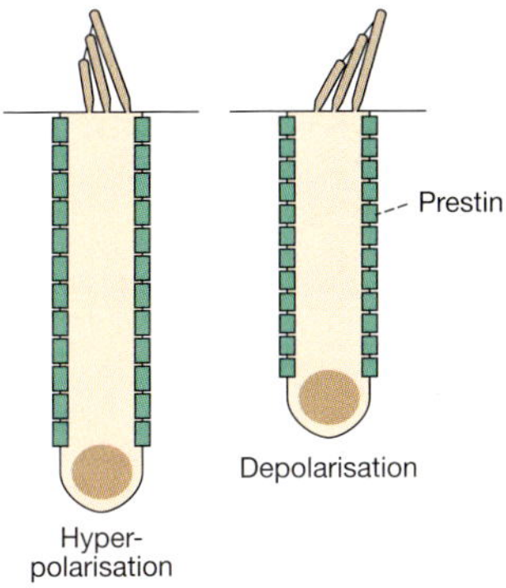

b

Abb. 3.44 Aktive kochleäre Verstärkung.

a Effekt der aktiven mechanischen Verstärkung: Vergrößerung und Verschärfung der Wanderwelle (Schema).

b Mechanismus der Verstärkung: Eine Depolarisation des Rezeptors führt zur Kontraktion des in der lateralen Membran dicht gepackt liegenden Proteins Prestin. In der Summe aller Prestinkontraktionen verkleinert sich die Membranoberfläche des säulenförmigen Zellkörpers, und die Zelle verkürzt sich. Eine Hyperpolarisation bewirkt Elongation. So entstehen schnelle Kontraktions-Elongations-Zyklen der äußeren Haarzellen (Elektromotilität), die wiederum die Basilarmembranschwingung verstärken (positive Rückkopplung).

Synaptische Transmission an der inneren Haarzelle

Primäre auditorische Neurone Jede innere Haarzelle wird von 10–20 primären auditorischen Neuronen mit jeweils einem einzelnen synaptischen Kontakt innerviert. Jedes dieser Neurone innerviert nur diese eine Haarzelle, sodass sich das Prinzip der Tonotopie auf der neuronalen Ebene fortsetzt. Das Neuron weist also dieselbe charakteristische Frequenz auf wie „seine" innere Haarzelle. Die Somata der primären auditorischen Neurone bilden das Ganglion spirale und ihre Axone (Hörnervenfaser) projizieren in den Hirnstamm.

Synaptische Transmission Der Transmitter der Haarzellsynapse ist Glutamat. Wie bei den glutamatergen Synapsen des ZNS (s. a. ➤ Kap. 2.4) öffnen sich während der depolarisierenden Phase des Rezeptorpotenzials spannungsgesteuerte L-Typ-Calciumkanäle und das einströmende Ca^{2+} bewirkt die Exozytose der synaptischen Vesikel (➤ Abb. 3.45). Freigesetztes Glutamat bindet dann an postsynaptische Glutamatrezeptoren vom AMPA-Typ, deren Öffnung schnelle EPSP im postsynaptischen Neuron generiert. Diese lösen schließlich Aktionspotenziale aus.

MERKE

In der inneren Haarzelle ist die Stimulusamplitude durch die Größe des Rezeptorpotenzials codiert, im Hörnerv über die AP-Frequenz. Der große dynamische Bereich (120 dB) wird durch Rekrutierung von Neuronen unterschiedlicher Schwelle abgedeckt.

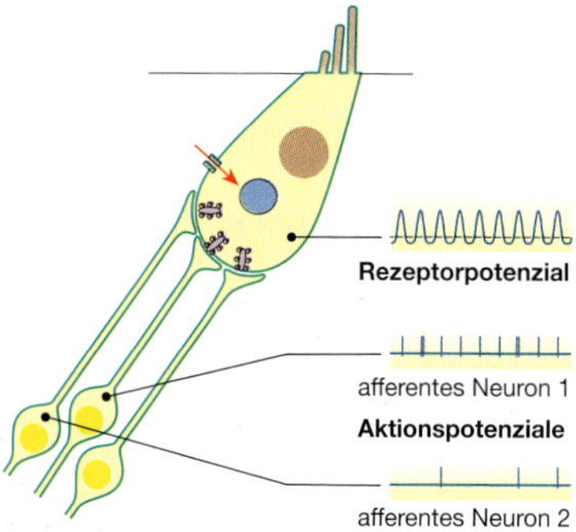

Abb. 3.45 Synaptische Transmission und Signalcodierung im Hörnerv. Die depolarisierende Phase des periodischen Rezeptorpotenzials löst an der afferenten Synapse der inneren Haarzelle über die Öffnung spannungsgesteuerter Ca^{2+}-Kanäle die Transmitterfreisetzung aus. EPSP in den afferenten Nervenendigungen (nicht dargestellt) lösen phasengekoppelte AP aus. Je größer der SPL und damit das präsynaptische Rezeptorpotenzial ist, desto höher wird die Frequenz der AP. Um den gesamten dynamischen Bereich von 120 dB abzudecken, wird jede Haarzelle zusätzlich von Neuronen mit unterschiedlicher Erregungsschwelle kontaktiert, sodass bei hohem SPL (wie abgebildet) auch Neurone mit höherer Erregungsschwelle (Neuron 2) rekrutiert werden.

Prinzipien der Schallcodierung

Amplitude Die Schallamplitude wird im Hörnerv über die AP-Frequenz und die Erregungsschwelle der zugehörigen afferenten Neuronen codiert (➤ Abb. 3.45).

Frequenz Zur Analyse der Schallfrequenz benutzt das ZNS 2 verschiedene Prinzipien:

- **Tonotopie bzw. Ortscodierung:** Da jeder Ort entlang der Basilarmembran überwiegend von einer spezifischen Frequenz mechanisch stimuliert wird (Tonotopie) und jedes Neuron besonders auf seine charakteristische Frequenz reagiert, ist die Information über die Frequenz in der Identität des erregten Neurons enthalten. Die Frequenz wird also mit einem Ortscode übermittelt.
- **Periodizitätsanalyse bzw. Phasenkopplung:** Wenn in einem Neuron AP ausgelöst werden, dann folgen diese dem Rezeptorpotenzial und damit der Schallschwingung mit einer genau definierten Verzögerung.

Reizfolgepotenziale

Weil viele Haarzellen und Hörnervenfasern gleichzeitig erregt werden, kann man die elektrische Aktivität dieser Zellen mit extrazellulären erregungsfernen Elektroden, z. B. am runden Fenster, als sog. **Elektrokochleogramm** messen. Am Beginn und Ende des Schallpulses werden viele Nervenfasern synchron erregt. Ihre Aktivität ist als **Summenaktionspotenzial** zu erkennen. Während der Dauer der Stimulation tritt das sog. **Mikrofonpotenzial** auf. Es stellt ein exaktes elektrisches Abbild des Schallreizes dar, ganz analog zur Funktionsweise eines Mikrofons. Mikrofonpotenziale resultieren aus kleinen Schwankungen des endokochleären Potenzials, die durch das Öffnen und Schließen der Transduktionskanäle, vor allem der äußeren Haarzellen, hervorgerufen werden.

3.4.4 Architektur und Funktion der Hörbahn SHK 134

Auf- und absteigende Bahnen

Aufsteigende Bahnen Prinzipien bei den aufsteigenden Bahnen (➤ Abb. 3.46) sind:

- Das neuronale Signal erreicht über 4 – 6 Verschaltungsstationen den auditorischen Kortex.
- Das Prinzip der Tonotopie bleibt erhalten.
- Die Signale eines jeden primären auditorischen Neurons werden divergent auf verschiedene Kerne des Hirnstamms verschaltet.
- Neurone aus verschiedenen Hirnstammkernen projizieren in die kontralaterale Gehirnhälfte.

Absteigende Bahnen Die absteigenden (efferenten) Bahnen enden u. a. in der Cochlea und modulieren deren Funktion.

Projektionen und Kerngebiete

Nucleus cochlearis (NC) Die Axone aller primären auditorischen Neurone eines Ohrs enden im ipsilateralen NC. Hier findet u. a. eine erste Musteranalyse statt, außerdem werden die Signale in parallele auditorische Bahnen zur Auswertung spezifischer Merkmale des Schalls weitergeleitet.

Oliva superior Der aus mehreren Kernen bestehende obere Olivenkernkomplex ist der erste auditorische Kernbereich, der binauralen Input erhält (➤ Abb. 3.46). Er nimmt eine zentrale Rolle bei der Schalllokalisierung ein:

- die mediale superiore Olive wertet Zeitunterschiede aus,
- die laterale superiore Olive wertet Intensitätsunterschiede aus.

Colliculus inferior (IC) Der IC ist eine komplexe neuronale Struktur, die aus mehreren Schichten und Nuclei zusammengesetzt ist. Praktisch alle parallelen aufsteigenden Bahnen der verschiedenen auditorischen Hirnstammkerne konvergieren hier wieder, wobei jede Schicht des IC Eingänge aus den verschiedenen Kernen erhält. IC-Neurone sind dementsprechend an der Analyse von zeitlichen oder räumlichen Mustern beteiligt.

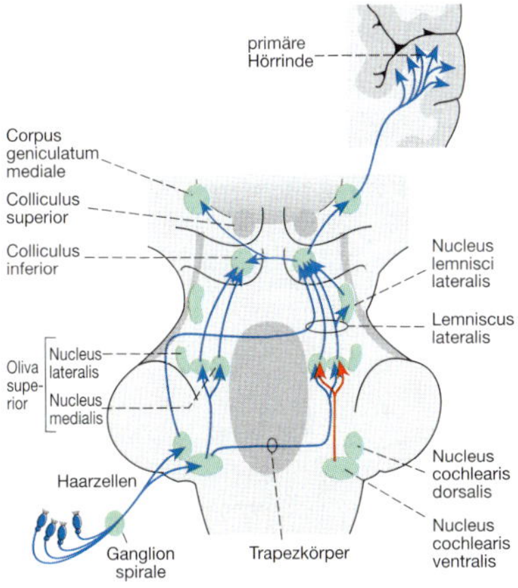

Abb. 3.46 Aufbau des zentralen auditorischen Systems. Dargestellt sind nur die wichtigsten, von der linken Cochlea ausgehenden aufsteigenden Projektionen (blau). Durch ausgiebige kontralaterale Projektionen wird ein großer Teil der Information aus der linken Cochlea in der rechten Gehirnhälfte verarbeitet. Zusätzlich sind diejenigen Projektionen aus der rechten Cochlea dargestellt (rot), die die erste binaurale Verschaltung in der superioren Olive bilden.

Kortex Vom IC aus erreichen die auditorischen Signale über den medialen Kniehöcker (Corpus geniculatum mediale) als thalamische Schaltstation den primären auditorischen Kortex in der Heschl-Querwindung im dorsalen Bereich des Temporallappens (Brodmann-Areale 41 und 42). Hier und im umliegenden sekundären auditorischen Kortex werden zunehmend komplexe Schallmuster weiter analysiert.

3.4.5 Schwerhörigkeit und audiometrische Testverfahren SHK 135

Hörschäden und Hörverlust

Klinik

Hörverlust

Schallleitungsstörung Ursache ist eine verringerte Schalleinkopplung ins Innenohr, also meist ein Funktionsstörung des Mittelohrs, z. B. beim Paukenerguss oder durch Fixierung der Stapes-Fußplatte bei Otosklerose.

Schallempfindungsstörungen Syn. sensorineuraler Hörverlust; Ursachen sind:

- Innenohrschäden: meist Schädigung oder irreversibler Verlust der Haarzellen und/oder der Hörnervenfasern, z. B. durch Lärmexposition,
- retrokochleäre Schäden (Schäden der Hörbahn): z. B. Akustikusneurinome (Kleinhirnbrückenwinkeltumor).

Presbyakusis Generell steigen mit zunehmendem Alter die Hörschwellen an. Etwa 25% der über 65-Jährigen in westlichen Industriegesellschaften leiden unter einer ausgeprägten Altersschwerhörigkeit (Presbyakusis).

Audiometrie

Audiometrische Testverfahren können den Grad des Hörverlustes quantifizieren und zwischen verschiedenen Ursachen differenzieren:

- subjektive Audiometrie: Verfahren, die auf der Wahrnehmbarkeit oder Unterscheidbarkeit auditorischer Reize durch den Patienten beruhen, z. B. Weber- und Rinne-Versuch (Rinne: positiv = gesund, negativ = Mittelohrerkrankung, Weber: krankes Ohr lauter = Mittelohrschaden, gesundes Ohr lauter = Innenohrschaden), Schwellenaudiometrie,

- objektive Audiometrie: Verwendung von elektrisch oder akustisch messbaren „Nebenprodukten" des auditorischen Systems, z. B. elektrische Reaktionsaudiometrie (ERA), Messung von otoakustischen Emissionen (OAE).

Schwellenaudiometrie Sie ist das wichtigste audiometrische Verfahren. Dem einzelnen Ohr werden über einen Kopfhörer Töne, typischerweise zwischen 125 Hz und 8 kHz, angeboten. Durch Veränderung des SPL wird der jeweilige Schwellenwert vom Patienten erfragt. Um zwischen Schallleitungs- und Schallempfindungsstörung zu unterscheiden, wird diese Prozedur für die Knochenleitung mit einem auf das Mastoid aufgesetzten speziellen Tongeber wiederholt (➤ Abb. 3.47).

ERA Es wird elektroenzephalographisch die neuronale Summenantwort auf einen auditorischen Stimulus gemessen (AEP). Klinisch wichtig ist die Hirnstammaudiometrie (BERA, ➤ Abb. 3.48).

OAE Sie entstehen durch die mechanische Aktivität der äußeren Haarzellen und können mit entsprechenden Mikrofonen im Gehörgang aufgezeichnet werden (➤ Kap. 3.4.3, kochleärer Verstärker).

3.4.6 Sprechen SHK 137

Die **motorischen Prozesse** beim Sprechvorgang sind:

- die Phonation (Stimmbildung) durch den Kehlkopf und
- die anschließende Artikulation, die Modulation der erzeugten Luftschwingungen mit dem Mund-Rachen-Raum.

Die **zentrale Kontrolle** des Sprechens wie auch das Sprachverständnis werden durch kortikale, relativ gut umgrenzte Regionen geleistet, die fast immer in der linken Hemisphäre lokalisiert sind. Die Sprachproduktion wird von der sog. Broca-Region gesteuert, die im Gyrus frontalis liegt. Läsionen in dieser Region führen zur Broca- oder motorischen Aphasie (s. a. ➤ Kap. 5.4.4).

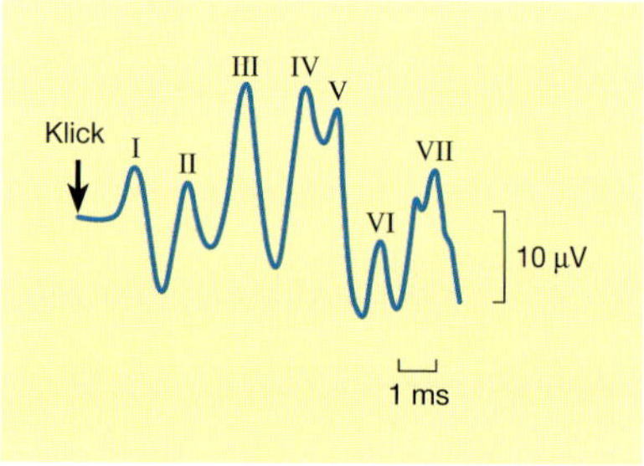

Abb. 3.48 Elektrische Reaktionsaudiometrie des Hirnstamms. Mit Elektroden auf der Kopfoberfläche können die Summenpotenziale der auditorischen Bahnen des Hirnstamms abgeleitet werden (BERA, „brainstem evoked response audiometry"). Für die Funktionsprüfung des Gehörs werden Latenzen und Amplituden der Wellenmaxima ausgewertet (etwa 7 positive Wellenmaxima, JI–JVII), die in charakteristischer Weise innerhalb von 10 ms nach einem Klick-Stimulus auftreten. Aufgrund der Signalamplituden im µV-Bereich müssen ca. 100–1000 Registrierungen gemittelt werden. Nach den Hirnstammwellen können noch spätere, hier nicht dargestellte Signale aus dem Kortex abgeleitet werden.

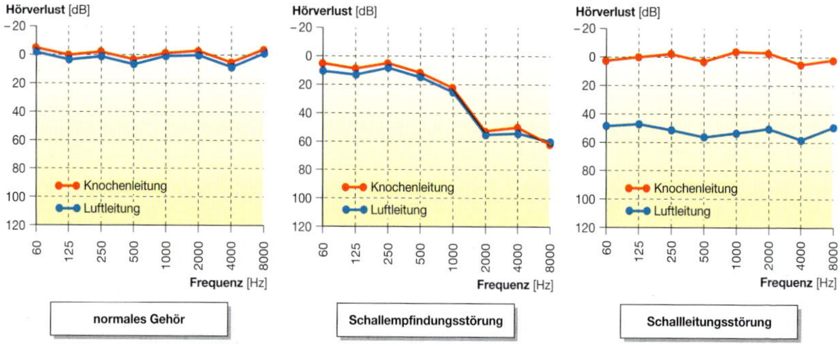

Abb. 3.47 Schwellenaudiometrie. Bei der Tonschwellenaudiometrie wird der Hörverlust, also die Abweichung der gemessenen Hörschwelle von der Normschwelle, nach unten aufgetragen. Dargestellt sind typische Audiogramme des gesunden Gehörs, bei Schallempfindungsschwerhörigkeit (z. B. Lärmschwerhörigkeit) und bei Schallleitungsschwerhörigkeit (z. B. Otosklerose). Das Audiogramm des gesunden Gehörs liegt bei 0 dB Hörverlust, da keine Abweichung von der Hörschwellenkurve (= 4-phon-Isophone) in ➤ Abb. **3.39** vorliegt.

Phonation Der Kehlkopf (Larynx) bildet den Übergang zwischen Trachea und Mund-Rachen-Raum (➤ Abb. 3.49). Er kontrolliert den Atemluftstrom und schützt die Atemwege. Der Sprachschall entsteht, wenn durch Exspiration gegen die verschlossenen Stimmlippen ein hoher subglottischer Druck aufgebaut wird, der schließlich zum repetitiven Öffnen und Schließen der Stimmritze und damit zur Schwingung von Stimmlippen und Luftsäule führt.

Artikulation Die durch Phonation erzeugte Stimme wird im sog. Ansatzrohr (Mund-, Rachen- und Nasen-Räume) moduliert (Artikulation). Erst dadurch entstehen aus der relativ unstrukturierten Grundstimme verstehbare Sprachelemente (Phoneme). **Vokale** sind dabei durch ein spezifisches Obertonspektrum charakterisiert: Jeder Vokal besitzt dominante Obertöne innerhalb eines ganz charakteristischen Frequenzbereichs, die sog. Formanten. **Konsonanten** sind Geräusche, zu deren Erzeugung der Luftstrom verengt wird (z. B. Zunge, Zähne, Lippen), sodass eine turbulente Luftströmung entsteht, die das entsprechende Frequenzspektrum generiert.

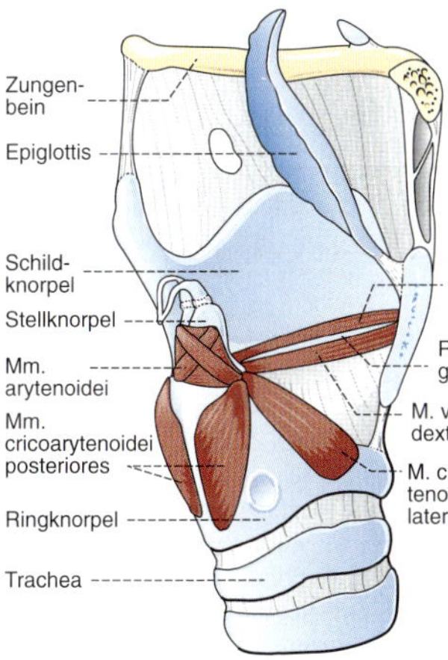

Abb. 3.49 Der Larynx (Kehlkopf) besteht aus einem äußeren Knorpelgerüst, dessen wichtigste Komponenten der Ring-, der Schild- und der Kehldeckelknorpel sind. In diesem Gerüst sind quer zum Luftstrom die paarigen Stimmlippen aufgespannt, deren Schwingung die Sprachlaute hervorbringt. Sie bestehen aus den Stimmbändern und den Stimmmuskeln und sind mit einer dünnen Schleimhaut überzogen. Nur der paarige M. cricoarytenoideus posterior (Postikus) kann die Stimmlippen (z. B. beim Atmen) auseinander ziehen.

3.4.7 Ausblick SHK 139

3.5 Vestibuläres System SHK 141

3.5.1 Aufbau des Vestibularapparats SHK 141

Knöchernes und häutiges Labyrinth Die äußere Knochenschicht bildet das knöcherne Labyrinth. Es umgibt das häutige Labyrinth, ein mit Endolymphe gefülltes epitheliales Schlauchsystem. Dieses besteht aus dem vestibulären Anteil, einem kochleären Teil (Scala media) – beide sind über den Ductus reuniens direkt verbunden – sowie dem Sacculus endolymphaticus (➤ Abb. 3.50).

Macula- und Bogengangsorgane Der Vestibularapparat besteht aus insgesamt 5 Organen:

- 2 Macula- oder Otolithenorgane: in Utriculus bzw. Sacculus gelegen, dienen der Detektion von Linearbeschleunigungen,
- 3 Bogengangsorgane: enthalten Sinnesepithel in der Ampulle mit sensorischen Haarzellen, messen Drehbeschleunigungen.

Vestibuläre Haarzellen Vestibuläre Haarbündel enthalten zusätzlich zu den mikrovillusartigen Stereozilien ein Kinozilium. Die Haarzellen bilden an ihrem basalen Ende glutamaterge Synapsen mit den afferenten Nervenfasern. Die Zellkörper der bipolaren primären vestibulären Neurone liegen im Ganglion vestibulare. Die Axone bilden den vestibulären Anteil des VIII. Hirnnervs.

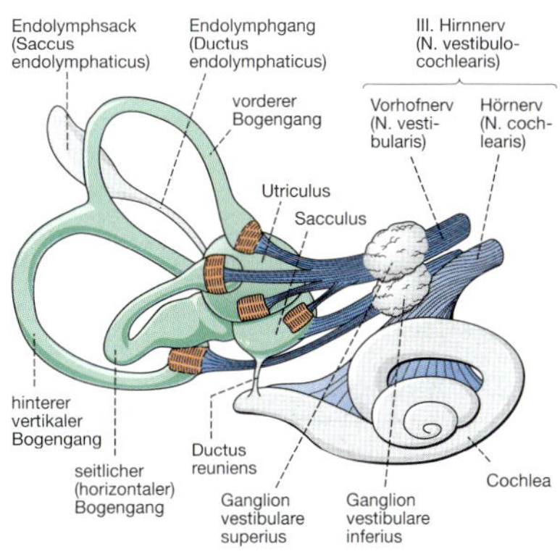

Abb. 3.50 Aufbau des häutigen Labyrinths. Endolymphraum des Vestibularapparats (grün), Sinnesepithelien (rot) und afferente Nervenbahnen (blau). Vorhofnerv und Hörnerv bilden den VIII. Hirnnerv (N. vestibulocochlearis).

3.5.2 Funktionsweise der Vestibularorgane SHK 142

Sensorische Transduktion Die mechanoelektrische Transduktion durch die vestibulären Haarzellen funktioniert wie bei den kochleären Haarzellen (➤ Kap. 3.4.3), wobei vestibuläre Nervenfasern bereits in Ruhe aktiv sind (➤ Abb. 3.51):

- Adäquater Reiz ist die Auslenkung des Haarbündels entlang einer mechanosensitiven Achse, die vom Kinozilium zum kleinsten Stereozilium weist (s. u.).
- Scherung des Haarbündels in Richtung des Kinoziliums → Transduktionskanäle öffnen sich → Entstehung eines depolarisierenden Rezeptorpotenzials → vermehrte Transmitterfreisetzung → erhöhte Frequenz der AP im afferenten Neuron.
- umgekehrter Vorgang bei Auslenkung des Haarbündels in Richtung der kürzesten Stereozilien.

Endolymphe Der vestibuläre Teil des häutigen Labyrinths ist (wie die Scala media der Cochlea) mit K^+-reicher und Na^+-armer Endolymphe gefüllt. Spezialisierte Epithelzellen übernehmen die K^+-Pump-Funktion, das Potenzial des vestibulären Endolymphraums beträgt allerdings nur wenige mV (Potenzial der Scala media = + 80 mV).

Maculaorgane In die den Haarzellen aufliegende Otolithenmembran eingebettet und auf ihrer Oberfläche befinden sich Calciumcarbonat-(Kalzit-) Kristalle (Otolithen). Sie haben eine höhere Dichte als Endolymphe und bewegen sich bei Beschleunigungen gegenüber den festliegenden Strukturen des Labyrinths. Dabei verschieben sie die gesamte Otolithenmembran gegen das darunterliegende Epithel, was die Stereozilien, die in die Otolithenmembran hineinragen, auslenkt und Rezeptorpotenziale in den Haarzellen auslöst. Dies geschieht z. B. durch die Erdbeschleunigung (➤ Abb. 3.52b) oder wenn der Kopf samt dem darin verankerten Labyrinth linear beschleunigt wird, weil dann die Otolithenmasse aufgrund ihrer Massenträgheit zurückbleibt.

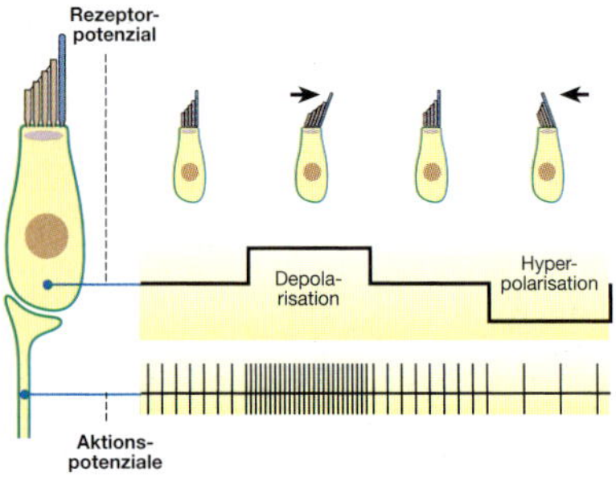

Abb. 3.51 Mechanoelektrische Transduktion und Signalcodierung im Vestibularsystem. Die Haarzellen sind morphologisch und funktionell polarisiert. Auslenkung des Haarbündels in Richtung Kinozilium (blau) führt zur Depolarisation, Auslenkung in Gegenrichtung zur Hyperpolarisation. Schon in Ruhestellung sind Transduktionskanäle geöffnet, sodass die vestibulären Nervenfasern permanent aktiv sind. Ihre Impulsrate wird über die synaptische Aktivität bei Depolarisation der Haarzelle erhöht, bei Hyperpolarisation erniedrigt [3-14].

MERKE

Die Maculaorgane haben eine **statische** Funktion zur Bestimmung der Kopfneigung und eine **dynamische** Funktion zur Registrierung von Linear-(Translations-) Beschleunigungen.

Die beiden Maculae stehen senkrecht zueinander und ihre Haarzellen sind so ausgerichtet, dass ihre mechanosensitiven Achsen in alle Richtungen weisen (➤ Abb. 3.52c). Dadurch wird bei jeder möglichen Kopfneigung und jeder möglichen Beschleunigungsrichtung ein Teil der Haarzellen erregt und ein Teil gehemmt, d. h. ein ganz spezifisches Aktivitätsmuster der vestibulären Nervenfasern an das ZNS übermittelt.

Bogengangsorgane In jeder Ampulle erstreckt sich zwischen Crista ampullaris und der Wand des Bogengangs eine gallertige Struktur, die Cupula. Die Haarbündel der etwa 7000 Haarzellen ragen in die Cupula hinein. Bei einer Drehbeschleunigung (Winkelbeschleunigung) des Kopfes um eine Achse, die senkrecht zur Bogengangsebene steht, wird die Cupula ausgelenkt, weil sich die Bogengangswand – und die daran befestigte elastische Cupula – einen Moment lang schneller bewegt als die träge Endolymphe (bei länger anhaltender Rotation gilt dieser einfache Zusammenhang nicht mehr, ➤ Abb. 3.53). Die Cupula biegt sich dabei entgegen der Beschleunigungsrichtung durch (➤ Abb. 3.52d, e). Eine Drehbeschleunigung in die eine Richtung depolarisiert alle Haarzellen gleichzeitig und die Impulsfrequenz der afferenten Nervenfasern wird gesteigert, bei einer Beschleunigung in Gegenrichtung werden alle Haarzellen hyperpolarisiert und die Nervenfasern inhibiert.

MERKE

Adäquater Reiz für die Haarzellen der Bogengangsorgane ist eine Winkelbeschleunigung, die zur Verbiegung der Cupula führt.

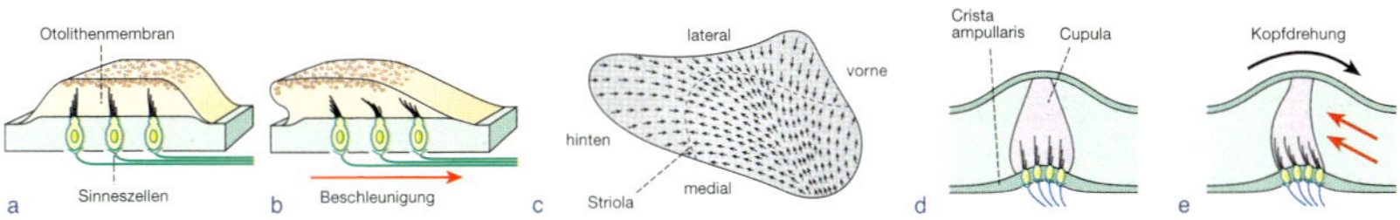

Abb. 3.52 Bau- und Funktionsweise der Maculaorgane (a, b, c) und der Bogengangsorgane (d, e).
a Maculaorgan mit aufliegender Otolithenmembran (Schema).
b Bei Verkippung des Vestibularsystems verschiebt sich die Otolithenmembran und lenkt die Haarbündel der vestibulären Haarzellen aus.
c Orientierung der polaren Haarbündel in der Macula utriculi. Die Pfeilspitzen markieren die Position des Kinoziliums. Durch die Ausrichtung der mechanosensitiven Achsen der Haarbündel sind alle Richtungen abgedeckt. In der Mitte des Epithels verläuft die als Striola bezeichnete Grenze, an der sich spiegelbildlich orientierte Haarzellen gegenüberstehen [3-15].
d Ampulle eines Bogengangs (Schema).
e Adäquater Reiz für den Bogengang ist eine Drehung, die die Cupula gegen die träge Endolymphe bewegt und dadurch verbiegt.

Die 3 Bogengänge jedes Labyrinths stehen fast senkrecht aufeinander, sodass Winkelbeschleunigungen um jede beliebige Raumachse registriert werden können. Das Erregungsmuster aller 3 bilateralen Bogengänge wird vom Gehirn ausgewertet, um die Drehbewegungen des Kopfes zu ermitteln.

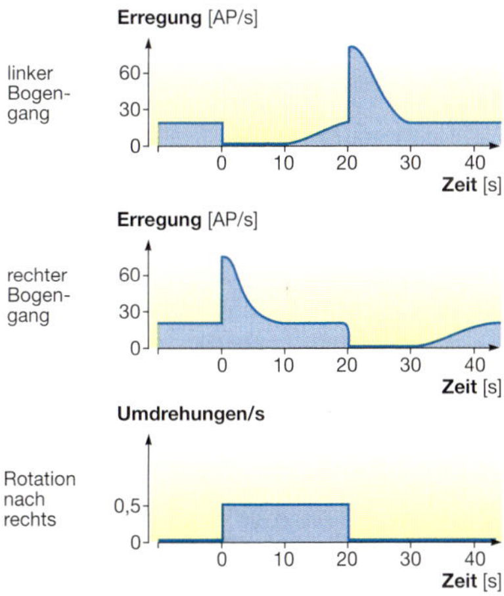

Abb. 3.53 Erregungsablauf in den Bogengangsafferenzen bei anhaltender Rotation nach rechts.
Aufgrund der Rückstellung der Cupula kommt es nur zu einer vorübergehenden Aktivitätszunahme in der rechten Bogengangsafferenz, beim Abbremsen zu einer Inhibition. Die Aktivität der beiden Bogengänge ändert sich stets gegensinnig, weil die Haarzellen im gleich ausgerichteten Bogengang des kontralateralen Ohrs spiegelbildlich angeordnet sind.

3.5.3 Architektur und Funktion der zentralen vestibulären Verschaltungen SHK 145

Vestibuläre Bahn und Vestibulariskerne

Die Axone des Vestibularnervs projizieren in die ipsilateralen Vestibulariskerne. Außerdem erhalten die Vestibulariskerne auch sensorische Eingänge aus dem visuellen und somatosensorischen System sowie aus dem Zerebellum. Sie sind also Integrationskerne für mehrere Sinnesmodalitäten. Ihre Neurone projizieren auf- oder absteigend auf verschiedene Ziele (➤ Abb. **3.54**):

- Augenmuskelkerne (Kerne von N. III, N. IV und N. VI),
- Motoneurone der Skelettmuskulatur (über Tractus vestibulospinalis und reticulospinalis zur Medulla und ins Rückenmark),
- Vestibulocerebellum (über Moosfasern),
- Kortex (über den Thalamus als Relaisstation),
- andere ipsilaterale sowie (über die vestibuläre Kommissur) kontralaterale Vestibulariskerne.

Reflexe

Vestibulookuläre Reflexe und Nystagmus Wann immer die Bogengänge eine Drehung des Kopfes registrieren, initiiert dies eine genau entgegengesetzte Rotation der Augen. Dieser **vestibulookuläre Reflex** ist unbewusst und fixiert die Position der Augen gegenüber der Umwelt. Weil der maximale Drehwinkel der Augen in der Horizontalen nur etwa 20° gegenüber der Mittellinie beträgt, müssen die Augen schnell in die Mittelposition zurückgeholt werden, wenn die Kopfdrehung länger anhält. So entsteht ein Zickzackmuster der Augenbewegungen (**Nystagmus**): langsame, kompensatorische Phasen in Gegenrichtung zur Kopfdrehung und schnelle Rückholphasen in Richtung der Kopfdrehung (➤ Abb. **3.55**).

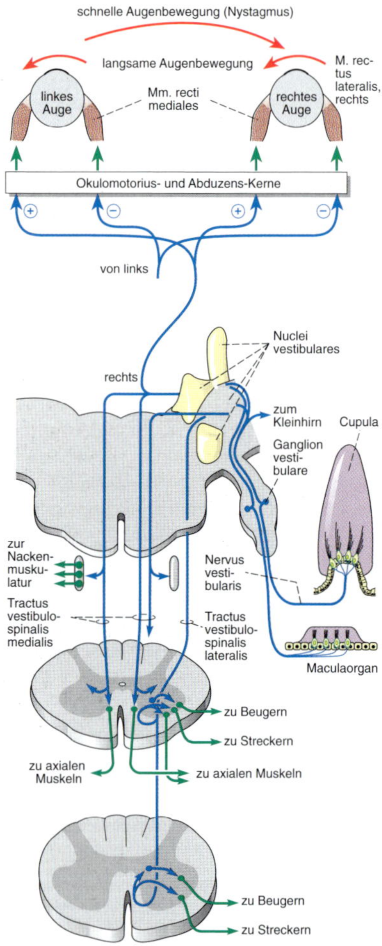

Abb. 3.54 Projektionen des vestibulären Systems. Die Auslösung und Richtung des horizontalen vestibulo-okulären Reflexes bei Rechtsdrehung des Kopfes ist schematisch dargestellt: Aktivitätserhöhung (+) im rechten horizontalen Bogengang führt zur Kontraktion der linken Mm. recti. Die Aktivitätsverminderung der linken vestibulären Afferenz (–) wirkt synergistisch. Inhibitorische Verschaltungen zu den Augenmuskeln sind der Übersichtlichkeit halber nicht dargestellt.

Wenn sich der Kopf also nach rechts dreht, erhöht sich die Impulsfrequenz des rechten Vestibularnervs, während die des linken inhibiert wird. Mit einer Verschaltung über lediglich 2 Synapsen in den Vestibularis- und Augenmuskelkernen erregt die rechte Bogengangsafferenz die linken Mm. recti beider Augen (also den M. rectus lateralis des linken und den M. rectus medialis des rechten Auges), worauf sich die Augen nach links bewegen (> Abb. 3.55).

MERKE

Als Richtung des Nystagmus wird definitionsgemäß die Richtung der schnellen Phase angegeben, die der Drehrichtung des Kopfes entspricht.

MERKE

Vestibulookuläre Reflexe werden durch eine Verschaltung der vestibulären Afferenzen auf die Motoneurone der externen Augenmuskeln vermittelt. Sie dienen der Fixierung der Augenstellung bezüglich der Umwelt und lösen bei längeren Bewegungen Nystagmen aus.

Optokinetischer Reflex Kompensatorische Augenreflexe werden auch über das langsamere visuelle System ausgelöst. Dabei stabilisiert das optokinetische System wiederum die Position des Bildes auf der Retina. Ein sich über die Netzhaut bewegendes Bild führt zu einem optokinetischen Nystagmus.

MERKE

In der normalen Situation (offene Augen, freie Bewegung im Raum) werden die okulären Reflexe über eine Kombination von vestibulären und visuellen Eingängen gesteuert.

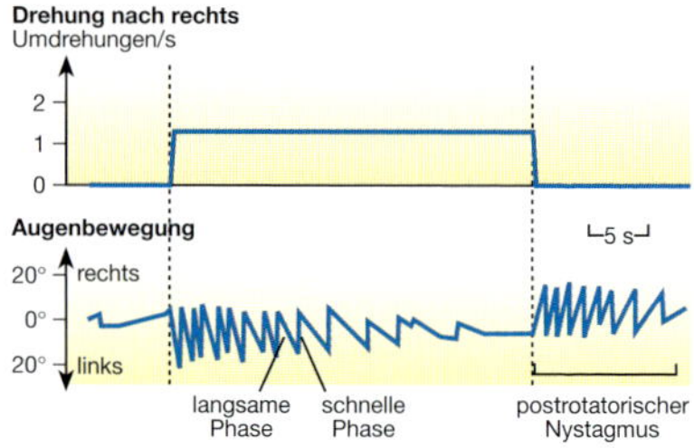

Abb. 3.55 Nystagmus bei Rotation auf einem Drehstuhl. Nach dem Andrehen kommt es erst zu kompensatorischen langsamen Augenbewegungen gegen die Drehrichtung und schnellen Augenrückholbewegungen in Drehrichtung. Bei anhaltender Rotation geht der Nystagmus aufgrund der Rückstellung der Cupula zurück. Nach dem Abbremsen tritt ein spiegelbildlicher postrotatorischer Nystagmus auf, da die Cupula in Gegenrichtung ausgelenkt wird. Dieser zeitliche Verlauf spiegelt das Erregungsverhalten der Bogengangsafferenzen wider (> Abb. **3.53**).

Vestibulospinale Reflexe Vestibulospinale Reflexe sind das zentrale Element bei der Aufrechterhaltung des Gleichgewichts. Vestibulospinale Bahnen zu Motoneuronen der Skelettmuskulatur vermitteln diese Reflexe. Komplizierter ist die Situation bei der Stand- und Gangmotorik, weil das Labyrinth gegenüber den ausführenden Muskelgruppen wechselnde Positionen einnimmt. Kippt der Körper z. B. in eine Richtung, werden je nach Kopfstellung unterschiedliche Bogengänge und Maculabereiche stimuliert und dadurch unterschiedliche afferente vestibuläre Aktivitätsmuster generiert. Für die Auslösung adäquater motorischer Antworten müssen daher propriozeptive Informationen, insbesondere aus dem Halsbereich, in die Reflexverschaltungen integriert sein. Hierin liegt die Bedeutung der somatosensorischen Projektionen auf die Vestibulariskerne.

Kortikale Projektionen: bewusste Lagewahrnehmung

Wie für andere Sinnesmodalitäten ist die kortikale Repräsentation der vestibulären Signale entscheidend für die bewusste Wahrnehmung. Die Neurone der Vestibulariskerne projizieren vor allem in die vestibulären kortikalen Areale, die sich im Parietallappen befinden. Dies sind Areae 2V und 3a im primären somatosensorischen Kortex und der parietoinsuläre vestibuläre Kortex.

3.5.4 Funktionsprüfung des vestibulären Systems SHK 149

Der Nystagmus ist das wichtigste klinische Kriterium für die Diagnose von peripheren und zentralen vestibulären Störungen (➤ Tab. 3.9).

Klinik

Nystagmus Läsionen im Hirnstamm nahe dem Nucleus praepositus hypoglossi und Läsionen in den Vestibulariskernen führen zum Spontannystagmus (nicht durch externe Reizung ausgelöster Nystagmus). Ausfälle im Flocculusbereich des Zerebellums erzeugen einen langsameren, zentripetalen Nystagmus (zur Fovea hin), da die neue Position nach Sakkaden nicht festgehalten werden kann und das Auge deshalb wiederholte Fixationssakkaden ausführt.

3.6 Gustatorisches System SHK 151

3.6.1 Geschmack – im engen Sinne SHK 151

Oro-Fazial-Sinn Im strengen physiologischen Sinn ist Geschmack nur die Empfindung, die über die gustatorischen Sinneszellen weitergeleitet wird. Beim Essen oder Trinken werden aber außer dem Geschmacks- auch der Geruchs- und der Hautsinn im Mund- und Rachenbereich stimuliert. Man spricht deshalb auch vom „Oro-Fazial-Sinn". Der „Geschmackseindruck" von Speisen und Getränken wird sogar hauptsächlich durch den Geruchssinn vermittelt.

Geschmacksqualitäten Beim Menschen sind 5 Geschmacksqualitäten belegt: süß, sauer, salzig, bitter, umami (vom japanischen „umai", wird vor allem durch die Aminosäure Glutaminsäure ausgelöst). Im Prinzip kann jede Geschmacksqualität an jedem Ort der Zunge nachgewiesen werden (➤ Abb. **3.56b**).

Tab. 3.9 Formen der Nystagmusprüfung.

Nystagmus	Reiz	Richtung des Nystagmus	Besonderheiten
kalorischer N.	Spülen des Gehörgangs mit kaltem oder warmem Wasser	bei Kälte von der gespülten Seite weg, bei Wärme zur gespülten Seite hin	selektive Stimulation einer Seite möglich
postrotatorischer N.	Stoppen der Rotation des Patienten auf einem Drehstuhl	gegen die Rotationsrichtung	Vergleich mit dem Nystagmus bei Beginn der Rotationsbewegung möglich
optokinetischer N.	Rotation einer Streifentrommel um den Patienten	gegen die Bewegungsrichtung der Trommel	vestibuläres System ausgeschaltet
Lagerungs-N.	Lageänderung	verschieden, abhängig vom Ort der Schädigung	tritt nur bei zentral- oder peripher-vestibulären Schädigungen auf (pathologischer N.)

Empfindlichkeit Man kann 2 Schwellenwerte unterscheiden:

- die unspezifische **Entdeckungsschwelle** (➤ Tab. **3.10**), bei der zwar ein Stoff geschmeckt, aber noch nicht identifiziert werden kann („es schmeckt nach irgendetwas"),
- die **Erkennungsschwelle,** die i. d. R. um den Faktor 2 – 5 höher liegt.

3.6.2 Bau der Geschmacksorgane SHK 152

Zellen, Knospen, Papillen Die Geschmackszellen (je 15 – 100 Zellen) sind in tönnchenförmigen Geschmacksknospen (➤ Abb. **3.56a**) zusammengefasst, die wiederum in Geschmackspapillen liegen:

- 7 – 15 Papillae vallatae (Wallpapillen) mit je ca. 100 – 150 Geschmacksknospen,
- 15 – 30 Papillae foliatae (Blätterpapillen) mit je 50 – 100 Geschmacksknospen,
- 150 – 400 Papillae fungiformes (Pilzpapillen) mit je nur 2 – 4 Geschmacksknospen.

Die **Geschmacksknospen** sind aus langgestreckten Zellen aufgebaut (➤ Abb. **3.56a**). Die meisten dieser Zellen sind Geschmackszellen, aber es gibt auch Stützzellen und, an der Basis der Geschmacksknospe, teilungsfähige Basalzellen. Am apikalen Pol der Geschmacksknospe entsteht unter der Epitheloberfläche eine Vertiefung, die Geschmackspore (Porus). Hier treten die im Speichel gelösten Geschmacksstoffe in Kontakt mit der Zellmembran. **Geschmackszellen** sind umgewandelte Epithelzellen und haben nur eine Lebensdauer von 7 – 10 Tagen. Jede Geschmackszelle sendet bis zu 50 feine, fingerförmige Fortsätze in den Porus, die sog. Mikrovilli. Mikrovilli tragen die Rezeptormoleküle für die Geschmacksstoffe und sind der Ort der gustatorischen Signaltransduktion. Geschmackszellen besitzen kein ableitendes Axon (= sekundäre Sinneszellen), sondern werden durch zuführende (afferente) Nervenfasern vom Aδ- oder C-Typ versorgt.

Tab. 3.10 Unspezifische Entdeckungsschwelle einzelner Geschmacksstoffe beim Menschen.

Geschmacksqualität	Substanz und Schwelle [mol/l]
süß	Saccharose 0,01, Glucose 0,08, Saccharin 0,000 023
bitter	Chininsulfat 0,000 008, Nikotin 0,000 016
salzig	NaCl 0,01, $CaCl_2$ 0,01
sauer	Salzsäure 0,0009, Zitronensäure 0,0023

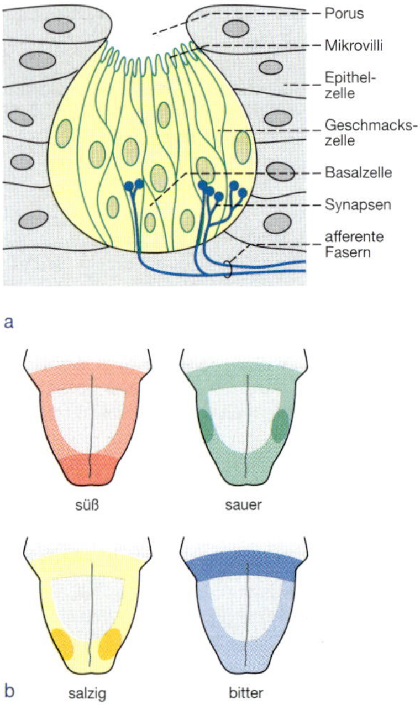

Abb. 3.56 Aufbau und Verteilung der Geschmacksknospen.

a Aufbau und Innervation einer Geschmacksknospe. Am apikalen Pol der Geschmacksknospe bildet sich ein flüssigkeitsgefüllter Porus. Die Mikrovilli der Geschmackszellen ragen in den Porus hinein. Die Geschmackszellen werden von afferenten Nervenfasern innerviert.

b Die Geschmacksqualitäten können an jedem Ort der Zunge nachgewiesen werden. Die markierten Gebiete sind lediglich Orte mit etwas erhöhter Empfindlichkeit.

Afferente Nervenfasern Bei der Versorgung der Geschmackszellen sind 3 Hirnnerven beteiligt:

- hinteres Zungendrittel mit Papillae vallatae und foliatae → N. glossopharyngeus (N. IX),
- vordere 2 Drittel der Zunge mit Papillae fungiformes → Chorda tympani (Ast des N. facialis, N. VII),
- Rachen und Kehlkopfbereich → N. vagus (N. X).

3.6.3 Funktionsweise des Geschmacksorgans SHK 153

Chemoelektrische Transduktion

Voraussetzungen Voraussetzungen sind:

- Die Geschmackszelle braucht spezifische Rezeptormoleküle.

- In der Zelle muss sich ein Rezeptorpotenzial ausbilden (das Membranpotenzial der Zelle wird positiver, sie depolarisiert).
- An der Synapse muss der Transmitter freigesetzt werden, damit die afferente Faser erregt wird.

Salzig und sauer Die Rezeptormoleküle für die Ionen Na^+ (salzig) und H^+ (sauer) sind gleichzeitig Ionenkanäle: **Kochsalz** (NaCl) dissoziiert in Wasser in Kationen (Na^+) und Anionen (Cl^-). Steigt die Na^+-Konzentration im Speichel an, strömen Na^+-Ionen durch epitheliale Natriumkanäle („ENaC", durchlässig für Na^+, aber auch K^+) in die Geschmackszelle ein (➤ Abb. 3.57a). **Säuren** setzen Protonen (H^+-Ionen) frei, die möglicherweise die Aktivität von K^+-Kanälen kontrollieren, sodass weniger Kalium aus der Zelle ausströmt, oder die Kationenkanäle aktivieren (denkbar sind säureempfindliche, HCN- oder PKD-Kanäle), sodass Natrium in die Zelle einströmt (➤ Abb. 3.57b).

Süß, bitter und umami Die Rezeptormoleküle gehören zur Klasse der G-Protein-gekoppelten Rezeptoren (2 Genfamilien: T1-Rezeptoren [3 Gene, T1R1 – R3] und T2-Rezeptoren [> 20 Gene]):

- Das Dimer T1R2/T1R3 wird von allen **süß** schmeckenden Zuckern und von künstlichen Süßstoffen aktiviert.
- Das Dimer T1R1/T1R3 wird durch die Bindung fast aller Aminosäuren aktiviert, am stärksten durch Glutaminsäure mit dem Geschmackseindruck **umami.**
- Die Rezeptormoleküle für **Bitterstoffe** werden von den T2-Rezeptoren gebildet.

Die Signaltransduktion scheint für die 3 Geschmacksqualitäten im Wesentlichen gleich zu sein (➤ Abb. 3.57c):

- Aktivierung eines G-Proteins durch Bindung des Geschmacksstoffes,
- Synthese von IP_3, das Ca^{2+} aus intrazellulären Speichern freisetzt,
- Aktivierung der TRPM5-Kanäle, dadurch Einstrom von Ca^{2+} in die Zelle.

Codierung und Adaptation

Spezialisten oder Generalisten Zumindest ein Teil der Geschmackszellen wird durch nur eine Geschmacksqualität aktiviert (Spezialisten). Geschmackszellen, die T2-Rezeptoren (bitter) besitzen, exprimieren anscheinend keine T1-Rezeptoren (süß bzw. umami). In elektrophysiologischen Ableitungen aus Geschmacksnerven findet man neben Spezialisten auch Fasern, die auf mehrere Geschmacksqualitäten reagieren (manchmal als Generalisten bezeichnet). Diese Fasern reagieren nicht alle gleich, sondern können unterschiedliche Aktivierungsprofile zeigen.

MERKE
Manche Geschmacksfasern reagieren nur auf eine Geschmacksqualität, andere zeigen ein breites Reizspektrum. Die Geschmacksqualität wird durch den Vergleich der Antworten vieler Fasern festgestellt (Across-the-Fibre-Pattern).

Adaptation Auch das gustatorische System adaptiert bei kontinuierlicher Reizung. Die Geschmacksintensität nimmt ab, die Entdeckungsschwelle wird

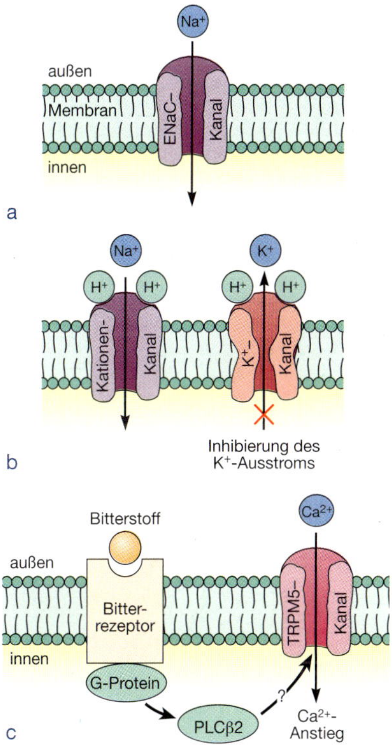

Abb. 3.57 Gustatorische Signaltransduktion.
a Salzig: Na^+-Ionen fließen durch ENaC-Kanäle in die Zelle.
b Sauer: Protonen (H^+) aktivieren Kationenkanäle oder inhibieren Kaliumkanäle.
c Bitter: Bitterstoffe aktivieren eine G-Protein-gekoppelte Enzymkaskade, an deren Ende TRPM5-Kanäle geöffnet werden, durch die Ca^{2+} in die Zelle einströmt. Für umami und süß werden andere Rezeptoren benötigt, die Enzymkaskade ist aber vermutlich gleich.

erhöht. Vermutlich erfolgt die Adaptation bereits in den Geschmackszellen (Adaptation im strengen Sinne), eventuell auch im ZNS (Habituation).

3.6.4 Zentrale Verschaltung und Regulation SHK 155

Die Geschmacksnerven verlaufen zusammen im Tractus solitarius und enden im Nucleus tractus solitarii (gelegentlich auch Nucleus solitarius genannt) im Hirnstamm. Hier werden erstens zahlreiche vegetative Funktionen, die mit der Nahrungsaufnahme (Speichelfluss, Schlucken) oder dem Brechreiz (Husten, Würgen, gustofaziale Reflexe) verbunden sind, reflektorisch verschaltet. Zweitens werden die Geschmacksnerven konvergent auf die 2. Neurone der afferenten Bahn umgeschaltet (➤ Abb. **3.58**). Deren Axone schließen sich dem Lemniscus medialis an und teilen sich weiter auf:

- über die Brücke zum Hypothalamus und zur Amygdala (Grundlage für die emotionale Komponente der Geschmackswahrnehmung),
- zu den vegetativen Vaguskernen (Verdauungsreflexe),
- zum Nucleus ventrobasalis des Thalamus (bewusste Geschmackswahrnehmung); die Axone des 3. Neurons projizieren zur Großhirnrinde und enden in den primären Geschmacksfeldern im unteren Gyrus postcentralis; sekundäre Geschmacksfelder finden sich im orbitofrontalen Kortex.

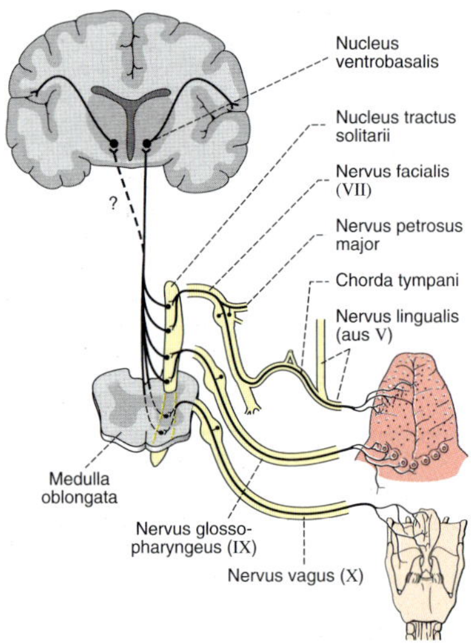

Abb. 3.58 Geschmacksbahnen des Menschen. Die Geschmacksnerven enden im Nucleus tractus solitarii. Die für den Geschmack relevanten Ganglien der 3 Hirnnerven sind rechts neben dem Nucleus tractus solitarii zu erkennen: von oben nach unten das Ganglion geniculi des N. VII, das Ganglion superius (petrosum) des N. IX und das Ganglion superius (nodosum) des N. X. Die ersten kortikalen Stationen, Gyrus postcentralis, Operculum und Insel, werden über den Nucleus ventrobasalis im Thalamus erreicht.

3.7 Olfaktorisches System SHK 157

3.7.1 Was ist Geruch? SHK 158

Geruch ist das Sinnessystem, das der Wahrnehmung von Duftstoffen – und dabei der Beurteilung von Nahrungsquellen oder Gefahr – und der Kommunikation zwischen Individuen dient.
Duftstoffe sind typischerweise kleine, leicht flüchtige Substanzen. Sie sind meist fettlöslich (und damit membrangängig) und gering wasserlöslich. Die Geruchsschwellen sind für verschiedene Duftstoffe sehr unterschiedlich, wobei die Wahrnehmungsschwelle (auch „unspezifische **Entdeckungsschwelle**", Konzentration, ab der ein Duftstoff bemerkt wird) von der **Erkennungsschwelle** (ca. 10-fach höhere Konzentration, ab der ein Duftstoff identifiziert werden kann) unterschieden werden muss.

3.7.2 Bau des Geruchsorgans SHK 158

Nasenhöhle Das Cavum nasi ist mit Schleimhaut ausgekleidet (➤ Abb. **3.59a**). Auf den beiden unteren Conchen ist dies eine respiratorische Schleimhaut. Dieses Flimmerepithel dient der Erwärmung, der Anfeuchtung und der Reinigung der Atemluft. Auf der oberen Conche, auf der Nasenkuppel und auf den oberen Teilen des Septums findet man die Riechschleimhaut (s. u.), die nur durch die dünne Siebbeinplatte (Lamina cribriformis) vom Gehirn getrennt ist.

Riechschleimhaut Die Riechschleimhaut ist ein Epithel, das 3 Zelltypen enthält (➤ Abb. **3.59b**):

- Stützzellen,
- Basalzellen: teilen sich während des gesamten Lebens und entwickeln sich zu reifen Geruchszellen, ihre Lebensdauer beträgt einen bis wenige Monate,
- Geruchszellen (olfaktorische sensorische Neurone): bipolar aufgebaute, primäre Sinneszellen.

Die Geruchszellen bilden am apikalen Pol einen einzelnen Dendriten aus, der zur Oberfläche des Epithels zieht. An seinem Ende findet sich ein verdicktes Riechknöpfchen, aus dem 5 – 20 dünne, 30 – 60 µm lange Zilien herausragen. Sie bilden auf der Oberfläche des Epithels eine verfilzte Schicht, die mit Riechschleim (Mucus) bedeckt ist. Im Mucus gibt es Proteine, die Duftstoffe binden und vermutlich den Transport der Duftstoffe zu den olfaktorischen Zilien erleichtern. An ihren basalen Enden bilden die Geruchszellen dünne Axone aus, die gebündelt als N. olfactorius (I. Hirnnerv, Riechnerv) durch die Löcher der Siebbeinplatte direkt zum Gehirn ziehen.

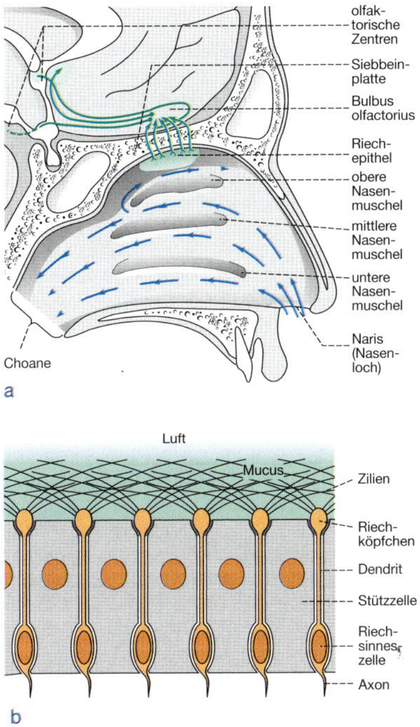

Abb. 3.59 Nasenhöhle und Riechschleimhaut.

a Längsschnitt durch die menschliche Nase mit Blick auf die Seitenwand der Nasenhöhle. Drei Conchae ragen aus der Seitenwand in die Höhle. Zwischen den angeschnittenen Stirn- (rechts) und Keilbeinhöhlen (links) liegen das Riechepithel und darüber die Siebbeinplatte und der Bulbus olfactorius. Von dort führt der Tractus olfactorius zu den primären olfaktorischen Zentren. Die kortikale Geruchsprojektion liegt oberhalb der Augenhöhle im Stirnhirn, praktisch unmittelbar über den Bulbi [3-16].

b Aufbau der Riechschleimhaut. Zur Vereinfachung wurde nur eine Zelllage des mehrschichtigen Epithels gezeichnet.

3.7.3 Funktionsweise des Geruchsorgans SHK 159

Rezeptoren Die Duftstoffrezeptoren gehören zur großen Genfamilie der G-Protein-gekoppelten Rezeptoren.

Chemoelektrische Transduktion Duftstoffe binden an Rezeptormoleküle und lösen eine Kette biochemischer Reaktionen in den Zilien aus (Enzymkaskade), die zur Öffnung von Ionenkanälen führt (➤ Abb. **3.60**). Wenn positiv geladene Ionen (Na^+- und Ca^{2+}-Ionen) aus dem Mucus durch die geöffneten CNG-Kanäle in die Zelle fließen, verändert sich das RMP (normal ca. –65 mV) der Geruchszellen und ein Rezeptorpotenzial entsteht (Depolarisation). Nachdem eine bestimmte Schwelle der Membranspannung erreicht wurde, werden AP ausgelöst. Die AP werden über das Axon zum Bulbus olfactorius (Riechkolben) weitergeleitet.

Adaptation Die durch den Duftstoffreiz erhöhte Ca^{2+}-Konzentration löst mehrere Rückkopplungsreaktionen aus (➤ Abb. **3.60**), die die elektrische Erregung beenden und die sehr effektive Adaptation einleiten. Adaptive Vorgänge finden auch auf der Ebene der ZNS-Verarbeitung olfaktorischer Reize statt (Habituation).

3.7.4 Zentrale Verschaltung SHK 160

Bahnenverlauf Die Fila olfactoria (mit zu Bündeln zusammengefassten Axonen der Geruchszellen) verlaufen im N. olfactorius durch die Siebbeinplatte und enden in dem unmittelbar angrenzenden Bulbus olfactorius (➤ Abb. **3.61**).
Die Mitralzellen und die Büschelzellen (➤ Abb. **3.61**) sind die Projektionsneurone des Bulbus. Ihre Axone ziehen in 5 wesentliche Zielgebiete:

- Nucleus olfactorius anterior (Projektion über die vordere Kommissur zum kontralateralen Bulbus),
- entorhinaler Kortex (Weiterleitung der Information zum Hippocampus),
- piriformer Kortex (Duftdiskriminierung),
- Kortexgebiete über der Amygdala und von dort zum Hypothalamus und dem Tegmentum (emotionale Komponente des Riechens),
- Tuberculum olfactorium (Weiterleitung zum Nucleus medialis dorsalis des Thalamus und von dort zum orbitofrontalen Kortex).

Mechanismen der Duftstofferkennung Jeder Rezeptortyp kann verschiedene Duftstoffe binden, die vermutlich gemeinsame Strukturmerkmale, z. B. eine alkoholische Gruppe, tragen. Da ein Duftstoff mehrere Strukturmerkmale besitzt, kann er andererseits an unterschiedliche Rezeptortypen binden.

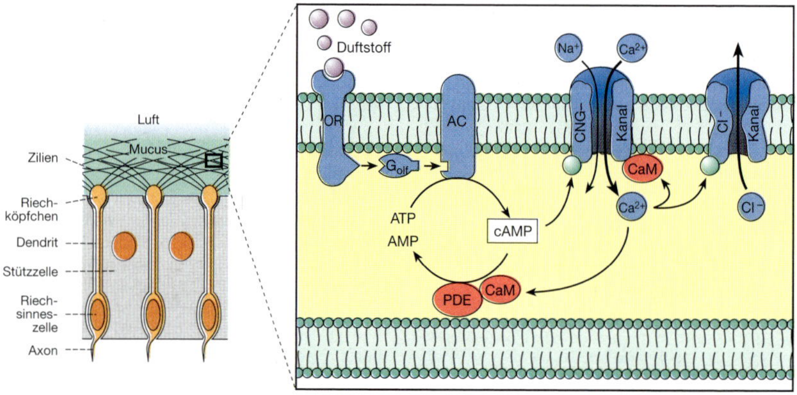

Abb. 3.60 Olfaktorische Signaltransduktion. Duftstoffe binden an einen Duftstoffrezeptor (OR) und aktivieren ihn. Der aktivierte Duftstoffrezeptor interagiert mit einem G-Protein (G_{olf}). Das aktivierte G_{olf} wiederum stimuliert eine Adenylatcyclase (AC), die aus ATP den intrazellulären Botenstoff cAMP synthetisiert. cAMP bindet an die geschlossenen Ionenkanäle in der Zilienmembran (cAMP-gesteuerte Ionenkanäle = CNG-Kanäle), öffnet sie und führt damit zu einem Na^+- und Ca^{2+}-Einstrom. Ca^{2+} aktiviert Cl^--Kanäle, was durch den Ausstrom von Cl^- die Depolarisation verstärkt. Ca^{2+} bildet aber auch mit Calmodulin (CaM) einen Komplex, der die cAMP-Empfindlichkeit der CNG-Kanäle vermindert und eine Phosphodiesterase (PDE) aktiviert, die cAMP zu AMP abbaut. Die Ca^{2+}-vermittelten Mechanismen (rot) führen also zum Abschalten der Kaskade und zur Adaptation.

Die Identität des Duftstoffes wird also nicht durch die Aktivität einer einzelnen Geruchszelle, sondern durch die gleichzeitige Aktivität bestimmter Ensembles von Geruchszellen und damit bestimmter Ensembles von Glomeruli im Bulbus olfactorius codiert. Durch die Verschaltung innerhalb des Bulbus kommt es dabei zu synchronisierter Erregung der Mitral- und Büschelzellen in den beteiligten Glomeruli. Innerhalb des Bulbus gibt es zudem ausgeprägte laterale Verschaltungen (periglomeruläre

Tab. 3.11 Vergleich zwischen olfaktorischem und gustatorischem System.

Kriterium	Olfaktorisches System	Gustatorisches System
Sinneszellen	primäre Sinneszellen mit Zilien im Riechepithel des oberen Nasenraums (auch freie Endigungen des N. trigeminus)	sekundäre Sinneszellen mit Mikrovilli, in Geschmacksknospen, vorwiegend auf Papillen der Zunge
Hirnnerven	I (V)	VII, IX, X
erste zentralnervöse Umschaltung	Bulbus olfactorius	Nucleus tractus solitarii (Hirnstamm)
kortikale Repräsentation	piriformer Kortex, orbitofrontaler Kortex	Gyrus postcentralis, Insel, orbitofrontaler Kortex
Repertoire adäquater Reize	groß; einige tausend; vorwiegend organische und leicht flüchtige Stoffe	klein; nur 5 Grundqualitäten; organische oder anorganische, wasserlösliche, nicht flüchtige Stoffe
Empfindlichkeit	für einige Substanzen sehr hoch	für Bitterstoffe hoch, sonst relativ gering
biologische Funktion	Fern- und Nahsinn, Nahrungskontrolle, Verdauungsreflexe, Kommunikation zwischen Individuen, Fortpflanzung	Nahsinn, Nahrungskontrolle, Steuerung der Nahrungsaufnahme, Verdauungsreflexe

Zellen, Körnerzellen, ➤ Abb. 3.61), die der Kontrastverschärfung, also der besseren Trennung von Duftstoffsignalen, dient.
In ➤ Tab. 3.11 sind die wesentlichen Charakteristika des olfaktorischen Systems im Vergleich zum gustatorischen System zusammengefasst.

3.7.5 Weitere „olfaktorische" Systeme

SHK 162

Nasal-trigeminales System In der Nasenschleimhaut gibt es freie Nervenendigungen des N. trigeminus. Sie dienen der Nozizeption, reagieren aber auch – meist erst bei hohen Konzentrationen – auf stechende und beißende Gerüche, wie z. B. Chlor oder Ammoniak. Einige Duftstoffe, z. B. Eukalyptus-Öl, reizen das trigeminale und das olfaktorische System bei ähnlichen Konzentrationen. Trigeminale Fasern haben aber eine längere Latenzzeit und adaptieren kaum.

MERKE

Es gibt neben den reinen Duftstoffen, die nur durch den N. olfactorius vermittelt werden (z. B. Vanille, Zimt), und den Duftstoffen mit trigeminaler Komponente (z. B. Eukalyptus, Buttersäure) auch Duftstoffe, die Geschmacksempfindungen auslösen (z. B. Chloroform, Pyridin). Diese Substanzpalette kann differenzialdiagnostisch genutzt werden.

Jacobson-Organ Das Jacobson-Organ (Organum vomeronasale) dient bei Tieren der Pheromondetektion. Ob es beim Menschen eine Rolle spielt, ist unklar.

Körpereigengeruch Der Eigengeruch des Körpers spielt eine wichtige biologische Funktion bei der Identifizierung anderer Individuen, möglicherweise auch bei der Fortpflanzung.

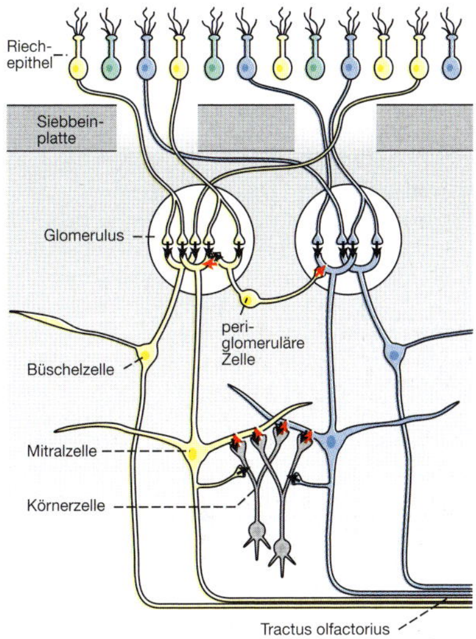

Abb. 3.61 Bulbus olfactorius (Schema). Bis zu 1000 Geruchszellen, die den gleichen Duftstoffrezeptortyp exprimieren, konvergieren in einem Glomerulus (50 – 200 µm Durchmesser) auf eine postsynaptische Mitralzelle. Axone der Geruchszellen bilden aber auch Synapsen mit den Büschel- oder Pinselzellen (engl. „tufted cells"). Die Axone der Mitralzellen und Büschelzellen bilden den Tractus olfactorius. Periglomeruläre Zellen und Körnerzellen bilden laterale inhibitorische Verschaltungen aus (Kontrastverstärkung). Schwarze Pfeile symbolisieren erregenden, rote Pfeile hemmenden synaptischen Eingang. Nicht eingezeichnet sind efferente Nervenfasern aus anderen Bereichen des Gehirns, die vorwiegend an periglomerulären Zellen und Körnerzellen enden und die Aktivität im Bulbus modulieren [3-17].

4 Motorisches System

4.1 Knochen SHK 166

4.1.1 Funktion und Bauprinzip SHK 166

Knochenaufgaben Das Skelettsystem:

- ermöglicht den Muskeln (z. B. über die Hebelwirkung), ihre volle Wirksamkeit zu entfalten,
- hat formgebende und -stabilisierende Funktionen, die Voraussetzung für die Entwicklung massereicher Lebewesen sind,
- schützt verletzliche Organe in Schädel, Brustkorb und Becken.

Knochenbau Knochen enthalten viele Hohlräume und Knochenbälkchen (Trabekel) und sind durch diese Leichtbauweise sehr stabil. Dazu trägt auch die extrazelluläre Knochensubstanz bei, die verschiedenen Belastungsformen angepasst ist und deren Zusammensetzung an Verbundwerkstoffe (z. B. Stahlbeton) erinnert. Zwei Drittel der extrazellulären Matrix (Interzellularsubstanz) bestehen aus Calciumhydroxylapatit ($Ca_5[PO_4]_3OH$) und anderen **Calciumphosphaten.** Ein Drittel der Matrix besteht aus **organischen Substanzen,** die sich zu 90% aus Typ-I-Kollagen und zu 10% aus verschiedenen Proteinen (z. B. Proteoglykane und knochenspezifische Proteine wie Osteocalcin, Osteonectin, Osteopontin) zusammensetzen.

4.1.2 Osteoblasten und Osteozyten SHK 167

Osteoblasten Osteoblasten sind sehr stoffwechselaktiv, enthalten viele Mitochondrien und ein ausgeprägtes raues ER. Sie bedecken die Oberflächen der von ihnen gebildeten, zunächst noch unverkalkten extrazellulären Matrix (Osteoid). Osteoblasten synthetisieren und sezernieren:

- unter erheblichem Verbrauch von Sauerstoff Typ-I-Kollagen – wofür sie Vitamin C benötigen – und viele weitere Matrixsubstanzen, die z. B. für die Mineralisierung oder für das Anheften von Osteoklasten wichtig sind,
- Botenstoffe, die die Vermehrung, Differenzierung und Funktion der Knochenzellen stimulieren (z. B. Prostaglandine, Interleukine, TGF-β_{1-5}, BMP_{1-12}, Somatomedine [IGF I und II]).

Die Grundsubstanz wird nach etwa 2 Tagen mineralisiert, indem sich Apatitkristalle an das Typ-I-Kollagen anlagern. 5–10% der Osteoblasten werden eingemauert und zu Osteozyten, während die übrigen Osteoblasten absterben.

Osteozyten Die Osteozyten haben im Vergleich zu den Osteoblasten weniger Mitochondrien und weniger endoplasmatisches Retikulum. Ihre Syntheseleistungen sind daher klein. Dennoch haben diese Zellen wichtige Aufgaben: Sie können Calcium aus der Knochenmatrix mobilisieren und zur Regelung der Calciumkonzentration im Organismus beitragen. Darüber verfügen sie über ausgedehnte Zellfortsätze, die dem Signal- und Stofftransport zwischen den Osteozyten dienen (➤ Abb. 4.1) und wahrscheinlich die hohe Dehnungsempfindlichkeit des Knochens bedingen.

MERKE

Die Osteoblasten bilden Matrixproteine und kontrollieren deren Mineralisierung. Osteozyten sind in der Matrix eingemauerte Zellen mit geringer Syntheseleistung, die aber über ihre langen Fortsätze ein Zellnetz für Stoff- und Signaltransporte bilden.

4.1.3 Humorale Kontrolle der Knochenbildung SHK 168

Die Osteoblasten reifen unter der Einwirkung von Parathormon und Calcitriol (1,25-Dihydroxycholecalciferol, Vitamin D_3). Sie verfügen auch über Rezeptoren für Glucocorticoide. Deren Bindung hemmt die Synthese von Kollagen und anderen Matrixproteinen sowie die Proliferation von Vorläuferzellen. Progesteron bindet vermutlich an dieselben Rezeptoren wie die Glucocorticoide, ohne jedoch deren Wirkung zu induzieren. Progesteron stimuliert zusammen mit Östrogenen die Knochenneubildung. Östrogenwirkungen beruhen auf verschiedenen Mechanismen. Schließlich stimulieren auch Wachstumshormone, die außerhalb des Knochens gebildet werden (STH, IGF), und Schilddrüsenhormone die Proliferation, Differenzierung und Syntheseleistungen von Knochenzellen.

Sekretionsvorgänge von Knochenzellen werden z. B. ausgelöst (➤ Abb. 4.1), indem:

- osteotrope Hormone wie Parathormon oder Botenstoffe an Membranrezeptoren binden,
- Dehnungsreize (unabhängig von der Verformungsrichtung) auf die Zelle einwirken.

Calciumsignale sind Folge von Signalkaskaden, an deren Beginn entweder Phospholipasen (PLC, PLA) oder Adenylatcyclasen aktiviert wurden. Sie können aber auch direkt über die Aktivierung von dehnungsempfindlichen Calciumkanälen in den Zellmembranen entstehen (➤ Abb. 4.1).

Steigt Ca^{2+} intrazellulär kritisch an, werden calciumabhängige Kaliumkanäle geöffnet. Die dadurch entstehenden wenige Millisekunden dauernden Hyperpolarisationen treten oft in Serien auf und spiegeln Oszillationen intrazellulärer Calciumkonzentrationen wider. Außerdem können AP auftreten, die vor allem Folge transmembranöser Calciumströme sind.

4.1.4 Stoff- und Signaltransport im Knochen SHK 170

Konvektiver Transport im Knochen Die Aufgaben von Knochenzellen erfordern einen intensiven Stoffwechsel: Sauerstoff, Substrate und Metaboliten sowie Hormone müssen in zum Teil beträchtlichem Umfang transportiert werden. Durch Röhrenknochen fließen etwa 4 – 12 ml Blut/(100 g × min) und das ca. 7 kg schwere menschliche Skelettsystem wird mit mehreren hundert Milliliter Blut pro Minute versorgt. Etwa 80% der **Durchblutung** entfällt auf die zellreichen Periost- und Endostschichten, die die äußeren und inneren Knochenoberflächen bekleiden. Etwa 20% fließen über Gefäße, die in der Kompakta von Röhrenknochen quer zur Längsachse des Knochens in Volkmann- und in den längs orientierten Havers-Kanälen verlaufen. Die Knochendurchblutung wird nerval, humoral und durch lokale Faktoren kontrolliert.
Obwohl der Knochen gut durchblutet wird, beträgt der venöse **Sauerstoffpartialdruck** ca. 40 mmHg, was dem durchschnittlichen venösen Po_2 entspricht. Daraus ergibt sich, dass auch die eingemauerten Osteozyten stoffwechselaktive Zellen sind.

Stofftransport im Knochenzellverband Trotz ihrer Einmauerung (s. o.) behalten Osteozyten über Zellfortsätze und Gap Junctions Kontakt zu benachbarten Osteozyten und zu neu gebildeten Osteoblasten (➤ Abb. **4.1**). Über die Gap Junctions der Knochenzellen findet ein intra- und interzellulärer Stofftransport statt.

Signalleitung Über Gap Junctions werden auch bioelektrische und Second-Messenger-Signale geleitet (s. o.; ➤ Abb. **4.1**).

4.1.5 Osteoklasten SHK 171

Bedeutung Die Knochenresorption durch die Osteoklasten ist wichtig:

- für den dauernden Knochenumbau (➤ Abb. **4.2**),
- für die Einstellung einer adäquaten extrazellulären Calciumkonzentration.

Morphologie Osteoklasten stammen von Monozytenvorläuferzellen ab. Sie sind leicht an Resorptionslakunen **(Howship-Lakunen)** zu erkennen, die sie an der Knochenoberfläche geschaffen haben (➤ Abb. **4.2**). Die Zellen sind i. d. R. auffallend groß, vielkernig und reich an Mitochondrien und enthalten außerdem viele Vakuolen und Lysosomen. Auf der dem Knochen zugewandten Resorptionsseite ist die Zellmembran der aktiven Osteoklasten aufgefaltet **(Ruffled Border),** wodurch die sezernierende und resorbierende Oberfläche erheblich vergrößert wird. Der Resorptionsbereich wird gegenüber dem übrigen Extrazellulärraum durch einen ringförmigen Zellmembranabschnitt abgedichtet **(Klebezone).** In diesem Bereich geht der Osteoklast über Membranrezeptoren (Integrine) besonders enge Bindungen mit spezifischen Aminosäuresequenzen (-Arg-Gly-Asp-) von Matrixproteinen (Osteopontin, Fibronectin) ein, die durch Osteoblasten gebildet wurden.

Knochenabbau Für den Knochenabbau müssen die Mineralkristalle zunächst im **sauren Milieu** (< pH 4) aufgelöst werden (➤ Abb. **4.2**). Die hierzu benötigten H^+-Ionen werden durch die Dissoziation von Kohlensäure gewonnen. Bei diesem Prozess spielt Carboanhydratase eine wichtige Rolle. Die entstandenen Protonen werden durch aktive Pumpen der gefalteten Membran in die Resorptionslakune transportiert. Die gebildeten Bicarbonationen verlassen die gegenüberliegende Membran im Austausch gegen Cl^--Ionen und werden vom Blutstrom abtransportiert.
Osteoklasten synthetisieren auch **lysosomale Enzyme.** Zu ihnen zählen Phosphatasen (z. B. saure Phosphatase) und Proteasen (Kathepsine), die durch Exozytose in die Resorptionslakune gelangen. Nach Auflösung der Mineralphase werden die nun demaskierten Matrixproteine durch die sezernierten Enzyme gespalten. Die Abbauprodukte der Proteine werden anschließend durch Endozytose von den Osteoklasten aufgenommen und in sekundären Lysosomen weiter zerlegt.

Calciumtransport Der Knochenabbau steigert die Ca^{2+}-Konzentration in der Lakune und führt dazu, dass mehr Ca^{2+} in das Zytosol der Osteoklasten einströmt (➤ Abb. **4.2**). Auf der Seite, die der gefalteten Resorptionsmembran gegenüberliegt, wird Ca^{2+} wahrscheinlich im Austausch gegen Na^+ ins Interstitium und in den Blutstrom transportiert.

Humorale Kontrolle Über die Aktivierung von G-Proteinen kontrolliert **Calcitonin** die Osteoklasten:

- die Phospholipase C wird aktiviert und IP_3 gebildet (wodurch mehr Ca^{2+} aus den intrazellulären Speichern freigesetzt wird),

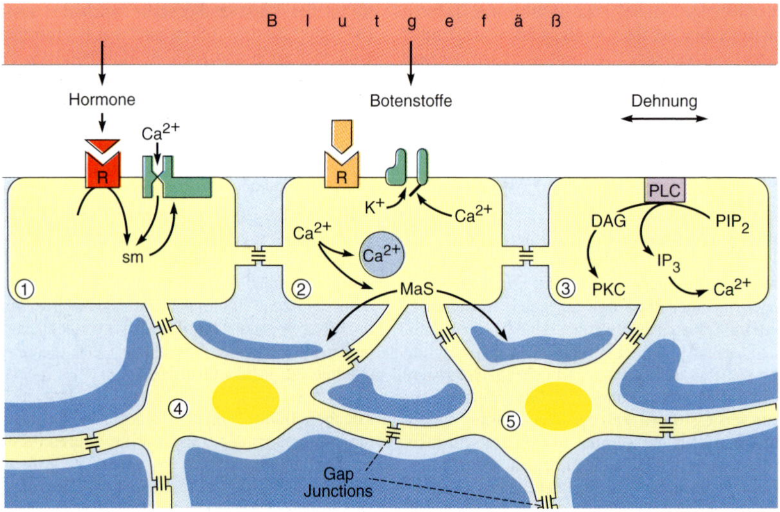

Abb. 4.1 Signalfluss zwischen Osteoblasten und Osteozyten. Die Osteozyten (Zellen 4–5) haben sich nach Mineralisierung (dunkelblau) der von Osteoblasten (Zellen 1–3) gebildeten Matrixsubstanz (MaS, hellblau) eingemauert. Bindung von Hormonen und lokalen Botenstoffen an Rezeptoren (R) führt zur Bildung von Second Messengern (sm). Diese kontrollieren die Syntheseleistung und die Leitfähigkeit von z. B. Calciumkanälen (Zelle 1) oder calciumabhängigen Kaliumkanälen (Zelle 2). Über Gap Junctions gelangen bioelektrische Signale (Ionenströme), Second Messenger und Metaboliten in die gekoppelten Zellen. Die Dehnung von Zelle 3 aktiviert die Phospholipase C (PLC), die Phosphatidylinositoldiphosphat (PIP_2) zu Inositoltrisphosphat (IP_3) und Diacylglycerin abbaut. IP_3 setzt aus intrazellulären Speichern Calcium frei und steigert damit die Ca^{2+}-Konzentration. DAG aktiviert die Proteinkinase C (PKC). Aktivierungen dieser und weiterer Kaskaden führen zur vermehrten Synthese von extrazellulärer Knochensubstanz. Damit wird der Knochen dort belastbarer, wo er besonders beansprucht wurde.

- die Adenylatcyclase wird aktiviert, was die cAMP-Konzentration erhöht und darüber die zelluläre Motilität vermindert.

Insgesamt hemmt das Hormon innerhalb weniger Minuten die Osteoklastenaktivität und senkt damit die extrazelluläre Calciumkonzentration.

Osteoblasten sezernieren **Botenstoffe** (die die Osteoklastenzahl und -aktivität erhöhen), z. B. nach Bindung von Parathormon, das die Nebenschilddrüsen bei Absinken des Blutcalciumspiegels ausschütten. Durch die Wirkung auf die Osteoklasten wird Calcium aus dem Knochen mobilisiert und so seine Konzentration im extrazellulären Raum und im Blut erhöht.

Auch **Calcitriol** stimuliert die Osteoklastentätigkeit.

4.1.6 Anpassung an mechanische Belastungen SHK 172

Knochen bricht, wenn sich die Länge belasteter Abschnitte um 1% verändert. Werden Knochenzellen um nur 0,1% verformt, löst diese geringe Dehnung bereits eine vermehrte Knochenbildung aus. Die mechanische Festigkeit des Knochens wird dadurch so weit gesteigert, dass er weiteren mechanischen Belastungen besser standhält. Umgekehrt sind Verformungen, die immer unter 0,5‰ bleiben, ein Signal, dass der Knochen „unnötig" stabil ist. Daraufhin wird Knochen abgebaut. Dehnungsempfindliche unspezifische Kationenkanäle in der Zellmembran scheinen wesentlich an der Mechanosensibilität beteiligt zu sein.

Die Mechanosensitivität der Knochenzellen nimmt im Alter ab. Daran ist bei Frauen der nach dem Klimakterium niedrige Östrogenspiegel beteiligt. Bei Männern werden analoge altersabhängige Veränderungen beobachtet. Das bedeutet, dass das Ausmaß der Verformungen im Alter zunehmen muss, um eine Inaktivitätsosteoporose des Knochens zu vermeiden.

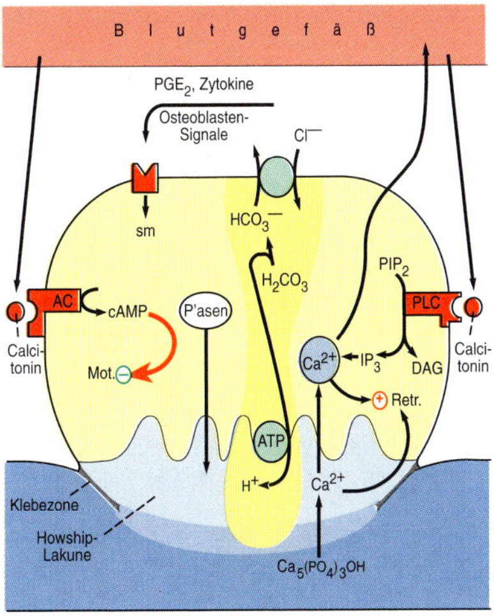

Abb. 4.2 Knochenresorption durch Osteoklasten. Nach aktiver Sekretion von H^+ sowie lysosomalen Proteasen und Phosphatasen (P'asen) werden die Mineralphase (dunkelblau) und die nicht mineralisierten Matrixsubstanzen (hellblau) aufgelöst. Der vermehrte Einstrom von Calcium in die Osteoklasten fördert die Retraktion (Retr.) von Osteoklastenfortsätzen. Calcitonin hemmt über Aktivierung der Phospholipase C (PLC) Inositoltrisphosphat (IP_3) und Calcium sowie über die Aktivierung der Adenylatcyclase (AC) cAMP und eine verminderte Motilität der Zellfortsätze (Mot.) die Resorption. Prostaglandin E_2 (PGE_2), Zytokine u. a., die von Osteoblasten nach Parathormonstimulation ausgeschüttet werden, fördern den Knochenabbau.

4.2 Muskulatur SHK 174

4.2.1 Einteilung SHK 174

Hinsichtlich der Funktion unterscheidet man 3 Muskeltypen (➤ Tab. **4.1**).

Skelett- und Herzmuskulatur Beide Typen sind quergestreift (➤ Kap. 4.2.2). Für die Herzmuskulatur typisch sind die starke elektrische Kopplung der Zellen untereinander und die Fähigkeit, einen eigenen Rhythmus von Erregungen zu generieren. Die Kontraktionen der Skelettmuskulatur unterliegen dem ZNS, die der Herzmuskulatur nicht.

Glatte Muskulatur In glatten Muskelzellen (➤ Kap. 4.2.3) sind die kontraktilen Filamente ohne erkennbare Ordnung verteilt, die Muskelzellen kontrahieren wesentlich langsamer und unterliegen nicht der bewussten Kontrolle.

4.2.2 Quergestreifte Muskulatur SHK 174

Aufbau

Muskelfaser Die Skelettmuskelzelle als funktionelle Einheit des Muskels ist eine Faser, die bis zu 20 cm lang werden kann (M. sartorius) und von einer Axonverzweigung einer motorischen Vorderhornzelle direkt erregt wird.

Motorische Einheit Das Vorderhornneuron und alle von ihm innervierten Skelettmuskelfasern sind als motorische Einheit definiert. Jedes AP im Motoaxon der Vorderhornzelle löst eine Zuckung in allen Muskelfasern der motorischen Einheit aus.

Myofibrillen und -filamente Die Muskelfaser enthält zahlreiche Myofibrillen (➤ Abb. **4.3**) mit einer regelmäßigen Anordnung kontraktiler Myofilamente:

- **Myofibrillen:** Sie bestehen aus den kontraktilen Proteinen Aktin und Myosin, den Regulatorproteinen Troponin und Tropomyosin und einer Reihe von Struktur- und Zytoskelettproteinen (z. B. α-Aktinin, Titin, Dystrophin). Myosin bildet das sog. dicke, Aktin und die Regulatorproteine das dünne und Titin das sog. 3. Filament.
- **Myofilamente:** Die dunklen **A-Bande** enthalten Myosin-, die hellen **I-Bande** die Aktinfilamente

Tab. 4.1 Charakteristika von Skelett-, Herz- und glatter Muskulatur.

Charakteristikum	Skelettmuskelfaser	Herzmuskelfaser	Glatte Muskelfaser
Dicke	40–100 µm	10–20 µm	5–10 µm
Länge	bis 20 cm	100–150 µm	30–200 µm
Kern	viele Kerne, membranständig	ein Kern, zentral	ein Kern, zentral
Anordnung der kontraktilen Elemente	parallel, Bildung von Sarkomeren	parallel, Bildung von Sarkomeren	gitterartiges Netzwerk, keine Sarkomeren
nervale Versorgung	somatisches Nervensystem	vegetatives Nervensystem	vegetatives Nervensystem
Erregungsübertragung von Zelle zu Zelle	nein	über Gap Junctions	über Gap Junctions

(A ≅ anisotrop ≅ doppelbrechend im polarisierten Licht, I ≅ isotrop ≅ einfach brechend). In der Mitte der A-Banden liegt der **M-Streifen,** in der Mitte der I-Banden der **Z-Streifen.** Der zwischen 2 Z-Streifen liegende Bereich wird **Sarkomer** genannt. Es ist im entspannten Zustand 2,2 µm lang und die kleinste kontraktile Einheit der Muskelfaser.

Aktin, Tropomyosin und Troponin (dünnes Filament) Das **Aktinfilament** setzt sich aus 2 fadenartigen Strängen (F-Aktin) zusammen, die ihrerseits aus etwa 200 globulären Aktinmonomeren (G-Aktin) bestehen. Jedes G-Monomer besitzt eine Bindungsstelle für einen Myosinkopf. Die an den Enden einer Myofibrille liegenden Aktinfilamente sind über Dystrophin an der Innenseite der Zellmembran befestigt, sodass die erzeugte Kontraktionskraft über die Membran nach außen auf bindegewebige Strukturen übertragen werden kann (➤ Abb. **4.6**).

Tropomyosin (stabförmig) und **Troponin** (kugelförmig) sind regulatorische Proteine. Tropomyosin liegt an den Furchungskanten des Aktinfilaments, während Troponin in regelmäßigen Abständen an den Aktinfilamenten angelagert ist und aus 3 Untereinheiten besteht:

- Troponin T (TnT) stellt die Verbindung zum Tropomyosin her,
- Troponin I (TnI) inhibiert die Bindung von Myosin an Aktin („Schalter" im Kontraktionsprozess),
- Troponin C (TnC) bindet Calciumionen („Calciumsensor").

Myosin (dickes Filament) Jedes Myosinmolekül besteht aus 6 nichtkovalent miteinander verbundenen Untereinheiten (2 identische schwere, 4 leichte Ketten). Die identischen **schweren Ketten** bilden:

- einen globulären Kopf (verantwortlich für die Bindung mit Aktin und mit ATPase-Aktivität ausgestattet), an dem je 2 unterschiedliche leichte Ketten assoziiert sind (s. u.)
- einen stabförmigen Teil (beide zusammen bilden den Schwanz des Myosinmoleküls und sind verantwortlich für die Bindung der Myosinmoleküle untereinander).

Die Myosinmoleküle sind zu Bündeln zusammengelagert und bilden das Myosinfilament. Myosin besitzt ATPase-Aktivität, d. h., ATP wird im Myosinköpfchen in ADP und P (Phosphat) gespalten. Diese Aktivität ist ohne Aktin minimal, steigt nach Zusatz von Aktinfilamenten jedoch 200-fach an, sodass jedes Myosinmolekül 5 – 10 ATP-Moleküle pro Sekunde hydrolysiert.

Strukturproteine Sie stabilisieren die Myofibrillen und tragen zur Elastizität bei (➤ Tab. **4.2**).

L-System, T-System, Triaden Jede Myofibrille ist manschettenartig von longitudinal verlaufenden, abgeschlossenen Röhrchensystemen umgeben (**L-System,** ➤ Abb. **4.3**). Jedes L-System besitzt 2 quer zur Myofibrille verlaufende Terminalzisternen, die Ca^{2+}-Ionen speichern. Das L-System ist eine besondere Differenzierungsform des glatten ER und wird als sarkoplasmatisches Retikulum (SR) bezeichnet. Die T-Röhrchen des ebenfalls spezifischen transversalen Röhrchensystems (**T-System**) sind Einstülpungen des Sarkolemms, ziehen also von der Faseroberfläche in die Tiefe der Muskelfaser. Sie stehen mit dem EZR in Verbindung. Die T-Tubuli liegen dabei zwischen den Terminalzisternen der beiden benachbarten L-Systeme – diese Anordnung von 3 Hohlstrukturen wird **Triade** genannt.

Kontraktion der quergestreiften Muskulatur

Mechanismus der Kontraktion Die Muskelverkürzung beruht darauf, dass Aktin- und Myosinfilamente innerhalb eines Sarkomers aneinander vorbeigleiten (**„Filament-Gleit-Theorie"** von Huxley). Kontrahiert sich ein Muskel, verschmälern sich I-

Tab. 4.2 Strukturproteine im Skelettmuskel [4-2].

Protein	Funktion
Titin	sehr großes Protein, das die dicken Filamente mit den Z-Streifen verbindet (sog. 3. Filament) und für die passive Steifigkeit verantwortlich ist
Nebulin	langgestrecktes, nicht dehnbares Protein, das an die Z-Streifen angeheftet und parallel zu den Aktinfilamenten angeordnet ist
α-Aktinin	verbindet Aktinfilamente miteinander in der Region der Z-Streifen
Myomesin	verbindet in der M-Linie dicke Filamente
C-Protein	bindet in der M-Linie Myosin in Streifenform
Dystrophin	stabilisiert die Muskelzellmembran, verbindet Proteine der Muskelzellmembran mit Aktinfilamenten

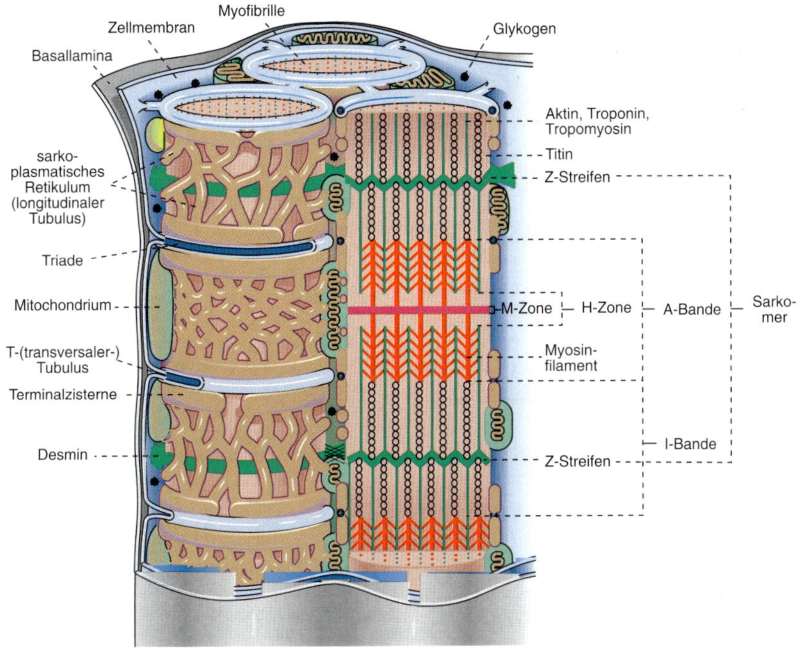

Abb. 4.3 Kontraktiler Apparat einer Skelettmuskelfaser. Räumliches Schema von Myofibrillen in einer Skelettmuskelfaser, links Außenansicht einer Myofibrille, rechts Längsschnitt mit Anordnung der kontraktilen Proteine und Strukturproteine in einem Sarkomer [4-1].

Banden und H-Zonen der Muskelzellen, nicht aber die A-Banden, und auch die Länge der einzelnen Myosin- und Aktinfilamente bleibt bei Kontraktion und Relaxation konstant. Die Kontraktionskraft hängt von der Zahl der aktiven Querbrücken und daher von der Überlappung zwischen Aktin- und Myosinfilamenten ab (> Abb. 4.4).

MERKE

Die Kraft erzeugenden Elemente sind die Myosin-Aktin-Querbrücken.

Kontraktionszyklus Zunächst bindet ATP an den Myosinkopf und wird dort zu ADP und Phosphat (P_i) hydrolysiert, wobei die Hydrolyseprodukte am Myosin gebunden bleiben. Steigt die zytosolische Ca^{2+}-Konzentration, bindet der Myosinkopf an das benachbarte Aktinfilament und setzt gleichzeitig P_i frei. Anschließend kippt der Myosinkopf von 90° auf 45° um und bewegt dadurch Aktin um ca. 10 nm weiter, wodurch eine Kontraktion entsteht. Gleichzeitig wird ADP freigesetzt. Das Ergebnis dieses Schrittes ist ein sog. Rigor-Komplex mit einer festen Aktin-Myosin-Bindung. Eine erneute Bindung von ATP am Myosinkopf vermindert die Affinität zum Aktin, wodurch sich der Myosinkopf vom Aktinfilament löst.

Klinik

Rigor und Totenstarre Wenn in einem Muskel der Vorrat an energiereichen Phosphaten (ATP und Creatinphosphat) erschöpft ist, wird er steif und kann nicht mehr gedehnt werden (Rigor). Auch die Totenstarre beruht auf einem Mangel an ATP bei gleichzeitig hoher zytosolischer freier Ca^{2+}-Konzentration.

Elektromechanische Kopplung (EMK)

MERKE

Unter EMK fasst man alle Prozesse zusammen, die daran beteiligt sind, die elektrische Membranerregung in eine Kontraktion umzusetzen.

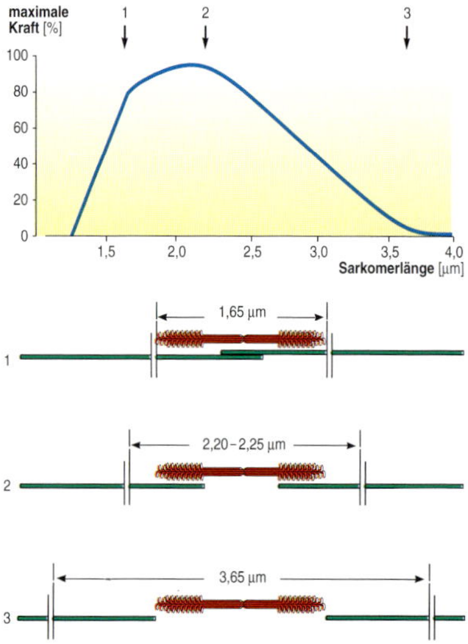

Abb. 4.4 Sarkomerlänge und Kraftentwicklung. Beziehung zwischen aktiv entwickelter isometrischer Kraft (s. Abschnitt Muskelmechanik) einer einzelnen Muskelfaser und deren Sarkomerlänge. Die Muskelkraft sinkt unterhalb von 1,65 µm ab, u. a., weil die Myosinfilamente an die Z-Streifen anstoßen und sich die Aktinfilamente überlappen. Oberhalb von 2,25 µm nimmt sie ab, weil immer weniger Myosinköpfe mit Aktin interagieren. Die Ziffern im unteren Teil entsprechen den durch Pfeile markierten Zuständen im oberen Teil [4-3].

Calcium als Messenger der EMK Um eine Kontraktion auszulösen, muss die zytosolische Ca^{2+}-Konzentration geregelt ansteigen. Ca^{2+} ist der „Messenger" der EMK: Ein Aktionspotenzial (s. u.) wird in die Tiefe des T-Systems weitergeleitet und ändert dort die Konfiguration spannungsempfindlicher Ca^{2+}-Kanalproteine, der DHP-Rezeptoren (➤ Abb. 4.5). Die Konfigurationsänderung wiederum aktiviert Ryanodinrezeptoren im SR (durch direkte Protein-Protein-Interaktion) und öffnet damit Kanäle, die Ca^{2+}-Ionen entsprechend ihrem Konzentrationsgradienten aus dem SR ins Zytosol freisetzen. Die Ca^{2+}-Konzentration im Zytosol steigt von ca. 10^{-7} auf 10^{-5} mol/l.

MERKE

Der Protein-Protein-Interaktion des Skelettmuskels steht die Ca^{2+}-induzierte Ca^{2+}-Freisetzung des Herzmuskels gegenüber (➤ Kap. 8.2).

Kontraktion Sind alle Ca^{2+}-Bindungsstellen von Troponin C (TnC) besetzt, bewegt sich TnI von seiner inhibitorischen Position auf dem Aktinfilament weg, was über TnT an Tropomyosin weitergeleitet wird. Dieses wird daraufhin verlagert, und die Myosinköpfe können an die Aktinmonomere binden: Die Myosin-ATPase-Aktivität wird aktiviert und eine Kontraktion ausgelöst – innerhalb von etwa 10 ms nach der Muskelstimulation.

Relaxation Nimmt die zytosolische Ca^{2+}-Konzentration ab, relaxiert der Muskel wieder (➤ Tab. 4.3). Die Ca^{2+}-Konzentration wird reduziert, indem Ca^{2+} durch Ca^{2+}-Pumpen (➤ Abb. 4.5):
- im SR aus dem Zytosol in das Lumen des SR und
- im Sarkolemm aus dem Zytosol in die extrazelluläre Flüssigkeit

transportiert wird.

Elektrophysiologie des Skelettmuskels

Motorische Endplatte Kurz vor Erreichen eines Skelettmuskels zweigt sich das innervierende Axon auf und versorgt jede Muskelfaser mit einer motorischen Endplatte. Sie besteht aus präsynaptischem Endkolben, synaptischem Spalt und postsynaptischer Membran (➤ Abb. 4.6).

Transmitterfreisetzung Bei Depolarisation des Motoaxons der Vorderhornzelle werden potenzial-

Tab. 4.3 Geschwindigkeitsfaktoren für die Kontraktion und Relaxation quergestreifter Muskulatur.

Kontraktion	Relaxation
Kopplung zwischen T-System und sarkoplasmatischem Retikulum	Ca^{2+}-Wiederaufnahme ins sarkoplasmatische Retikulum
Ca^{2+}-Freisetzung aus dem sarkoplasmatischen Retikulum	Lösen der Ca^{2+}-Bindung von Troponin C
Ca^{2+}-Diffusion zu den Myofilamenten	Lösen der Querbrücken
Ca^{2+}-Bindung an Troponin C	Ca^{2+}-Transport über das Sarkolemm
Querbrückenmechanismus	

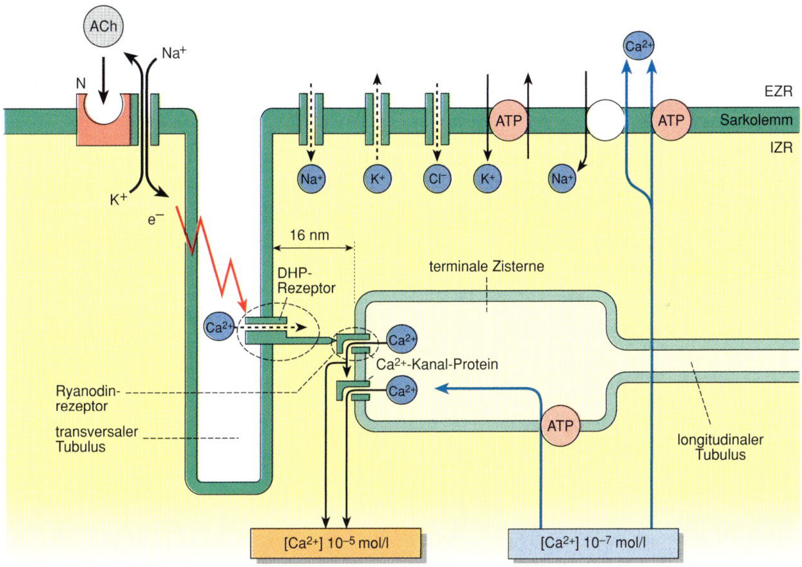

Abb. 4.5 Elektromechanische Kopplung im quergestreiften Muskel (Schema). Gezeigt ist die Beziehung zwischen T-System und terminaler Zisterne des L-Systems. Ein spannungsempfindliches Ca^{2+}-Kanal-Protein der T-Tubulus-Membran interagiert mit Ca^{2+}-Kanal-Proteinen des SR und bewirkt, dass sich bei Depolarisation die Ca^{2+}-Kanäle der terminalen Zisterne öffnen. Das Sarkolemm enthält außer der Na^+-K^+-ATPase spannungsgesteuerte Na^+- und K^+-Kanäle. Kontrahierende Mechanismen sind orange dargestellt, relaxierende blau; DHP = Dihydropyridin, IZR = Intrazellulärraum, EZR = Extrazellulärraum, N = nikotinischer ACh-Rezeptor.

gesteuerte Ca^{2+}-Kanäle geöffnet, über die Ca^{2+} in die präsynaptische Endigung strömt. Die synaptischen Vesikel (mit jeweils etwa 10 000 Molekülen ACh) verschmelzen mit der präsynaptischen Membran der aktiven Zone (spezialisierte Membran zur Transmitterfreisetzung), und ACh wird in den synaptischen Spalt freigesetzt (➤ Kap. 2.4.2). Jede aktive Zone liegt einer postsynaptischen Falte gegenüber. Am Rande dieser Falten befinden sich die **nikotinischen ACh-Rezeptoren** (10 000 Rezeptoren pro μm^2). Die ACh-Konzentration im synaptischen Spalt wird durch 2 Mechanismen rasch gesenkt:

- ACh wird durch eine Acetylcholinesterase, die in der Basalmembran lokalisiert ist, hydrolytisch in Cholin und Acetat gespalten,
- ACh diffundiert aus dem synaptischen Spalt.

Endplattenpotenzial (EPP) ACh bindet postsynaptisch an den nikotinischen ACh-Rezeptor, wodurch sich der (intrinsische) Ionenkanal im Rezeptor-Protein-Komplex öffnet und verschiedene Kationen passieren lässt. Es bildet sich eine depolarisierende Membranpotenzialänderung, das EPP (➤ Abb. 4.7, s. a. ➤ Tab. 4.4).

Direkt an der Endplatte kommt es in der unerregten Muskelfaser unregelmäßig zu kurz dauernden Depolarisationen mit kleiner Amplitude (1 – 2 mV, ➤ Abb. 4.7). Diese Miniaturendplattenpotenziale (mEPP) beruhen auf der spontanen Freisetzung einer kleinen Menge von ACh.

Muskelaktionspotenzial (MAP) Das elektrotonisch fortgeleitete EPP aktiviert spannungsgesteuerte Na^+- und K^+-Kanäle, die sich in der gesamten Muskelmembran außerhalb der Endplattenregion befinden. Dadurch wird ein MAP generiert (➤ Abb. 4.7, ➤ Tab. 4.4), dessen Amplitude erheblich größer ist (ca. 130 mV) als die des EPP. Es dauert ca. 10 ms und ist somit länger als das des peripheren Nervs (ca. 1 ms) und kürzer als das des Herzens (ca. 200 ms). Das MAP wird kontinuierlich über das gesamte Sarkolemm und das T-System fortgeleitet und aktiviert die spannungsgesteuerten DHP-Rezeptoren (s. o.).

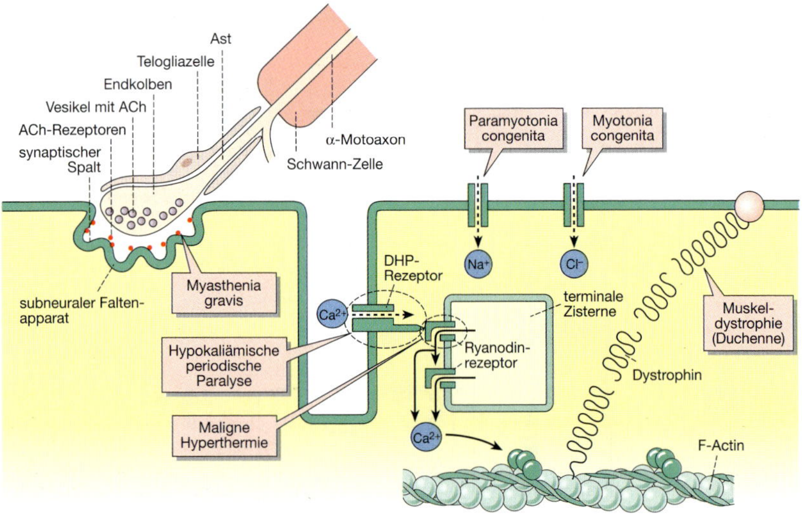

Abb. 4.6 Motorische Endplatte und Pathophysiologie des muskulären Systems. Eine krankhafte Muskelfunktion kann auf Störungen der Erregungsprozesse, des kontraktilen Apparats bzw. der Muskelzelle zurückgeführt werden. Bei der Myasthenia gravis werden Antikörper gegen den ACh-Rezeptor gebildet; Störungen der Ionenkanäle rufen die Paramyotonia congenita (Na^+-Kanäle des Sarkolemms), Myotonia congenita (Cl^--Kanäle), hypokaliämische Paralyse (DHP-Rezeptoren) bzw. die maligne Hyperthermie (Ryanodinrezeptoren) hervor. Die Muskeldystrophie geht auf einen Mangel des Dystrophinproteins zurück.

Tab. 4.4 Vergleich zwischen Endplatten- und Muskelaktionspotenzial.

Kriterium	Endplattenpotenzial	Muskelaktionspotenzial
Auslösung	unspezifischer Kationenkanal des ACh-Rezeptors	EPP aktiviert spannungsgesteuerte Na^+- und K^+-Kanäle
Amplitude	50 mV	130 mV
Dauer	5–20 ms	10 ms
Ausbreitung	elektrotonisch	Fortleitung über das Sarkolemm und das T-System

Elektromyographie (EMG) Bei der EMG werden elektrische Potenziale aus der Muskulatur registriert. Die Potenziale können durch Elektroden registriert werden, die auf der Hautoberfläche angebracht werden. Sie erlauben jedoch keine exakte Untersuchung einzelner motorischer Einheiten, keine Differenzierung zwischen eng benachbarten Muskeln und keine Ableitung aus tiefer gelegenen Muskeln. **Oberflächenelektroden** benutzt man daher vor allem zur Untersuchung der Leitungsgeschwindigkeit von AP, bei Reflexstudien und bei der Aufzeichnung der Erregungsmuster mehrerer Muskeln während gezielter Bewegungsabläufe, um die intermuskuläre Koordination einzuschätzen (kinesiologische Untersuchungen). Für genauere Untersuchungen werden konzentrische **Nadelelektroden** verwendet – die Spitze der eingestochenen Elektrode liegt dabei extrazellulär zu den Muskelfasern (> **Abb. 4.7c**).

Muskelfasertypen

Es werden unterschieden (> **Abb. 4.8**):

- Typ-S-Fasern („slow"), Gruppe-I-Einheiten, geringe Kontraktionskraft, langsamer Kraftanstieg, aerober Stoffwechsel, lang anhaltende Kontraktion möglich,
- Typ-FR-Fasern („fast, fatigue-resistant"), Gruppe-IIA-Fasern, mittlere Kontraktionskraft,

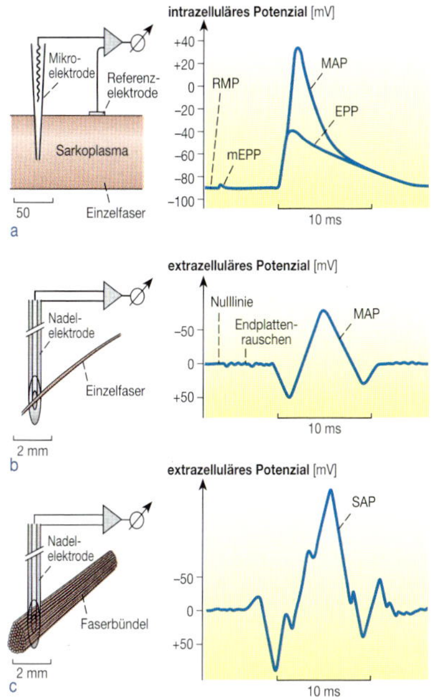

Abb. 4.7 Muskelaktionspotenziale und Ableittechniken. Im Gegensatz zur intrazellulären Technik wird bei der extrazellulären Methode mit einer Nadelelektrode i.d.R. die Aktivität mehrerer Muskelfasern gemessen.

a Intrazelluläre Ableittechnik mit Glasmikroelektrode an einer einzelnen Muskelfaser.

b Extrazelluläre Ableittechnik mit Nadelelektrode an einer einzelnen Muskelfaser.

c Extrazelluläre Registrierung mit Nadelelektrode aus mehreren Muskelfasern. Im Ableitbereich der Nadelelektrode liegen i.d.R. 15–20 Muskelfasern einer motorischen Einheit. Gleichzeitig können 5–10 verschiedene motorische Einheiten erfasst werden. Daher stellen die abgeleiteten MAP i.d.R. Summenaktionspotenziale dar.

schneller Kraftanstieg, aerober und anaerober Stoffwechsel, lang anhaltende Kontraktion möglich,

- Typ-FF-Fasern („fast, fast-fatigable"), Gruppe-IIB-Fasern, hohe Kontraktionskraft, schneller Kraftanstieg, rasche Ermüdung.

Muskelmechanik

Kontraktionsformen Bei einem überschwelligen Reiz verkürzt sich die quergestreifte Muskulatur oder entwickelt eine Spannung, wenn sie an der Verkürzung gehindert wird. Dieser Vorgang wird als **Muskelzuckung** bezeichnet.

Fünf verschiedene Arten von Muskelzuckungen können unterschieden werden (➤ Abb. **4.9**):

- isotonische Muskelzuckung: Verkürzung bei unveränderter Spannung, z.B. Belastung durch ein frei zu hebendes Gewicht,
- isometrische Muskelzuckung: Entwicklung von Spannung bei unveränderter Länge,
- auxotonische Muskelzuckung: gleichzeitige Änderung von Länge und Spannung,
- Unterstützungszuckung: zunächst isometrische Kontraktion, anschließend isotonische Verkürzung, z.B. Herzkammermuskulatur: die Verkürzung beginnt erst, wenn die Spannung groß genug ist, um den diastolischen Druck in der Aorta bzw. in der A. pulmonalis zu überwinden und das Blut auszuwerfen,
- Anschlagszuckung: zunächst isotonische Verkürzung, dann isometrische Kontraktion, z.B. Heben eines hängenden Gewichts bis zu einem Anschlag, dann Halten des Gewichts.

Kontraktionskraft und Muskellänge Wird ein isolierter Muskel, ausgehend von einer Basislänge L_0, mit Gewichten belastet, d.h. gedehnt, nimmt seine Länge erst schneller, dann langsamer zu (**Ruhedehnungskurve**). Die Ruhedehnungskurve gibt damit die passive Dehnbarkeit des ruhenden Muskels wieder: Für eine weitere Dehnung muss immer größere Kraft aufgewendet werden. Der Dehnungswiderstand des Gesamtmuskels ist überwiegend durch elastische Elemente bedingt (Titin, Sarkolemm und Bindegewebe). Die Elastizität des Muskels folgt also nicht dem Hooke-Gesetz (Spannung und Dehnung hängen bei elastischer Beanspruchung linear voneinander ab), sondern der Elastizitätsmodul steigt mit zunehmender Dehnung an.

Von jedem Punkt der Ruhedehnungskurve aus kann man den Muskel eine isometrische bzw. isotonische Einzelzuckung ausführen lassen (➤ Abb. **4.9**). Die dabei erreichten Maximalkontraktionen ergeben die Kurven der **isotonischen** bzw. der **isometrischen Maxima.** Bei der **Unterstützungszuckung** kontrahiert der Muskel zunächst isometrisch, bis er ein bestimmtes Gewicht (z.B. Punkt U_1) zu heben vermag, und verkürzt sich dann isotonisch weiter bis zum Punkt U_2. Bei der **Anschlagszuckung** verkürzt sich der Muskel zunächst (z.B. bis zum Punkt A_1) bis zu einem Anschlag, dann spannt sich der Muskel isometrisch weiter bis zum Punkt A_2. Für jeden Punkt der Ruhedehnungskurve ergeben sich auf diese Weise Kurven der Unterstützungs- und der Anschlagszuckungen, je nachdem, wie groß man das Unterstützungsgewicht wählt

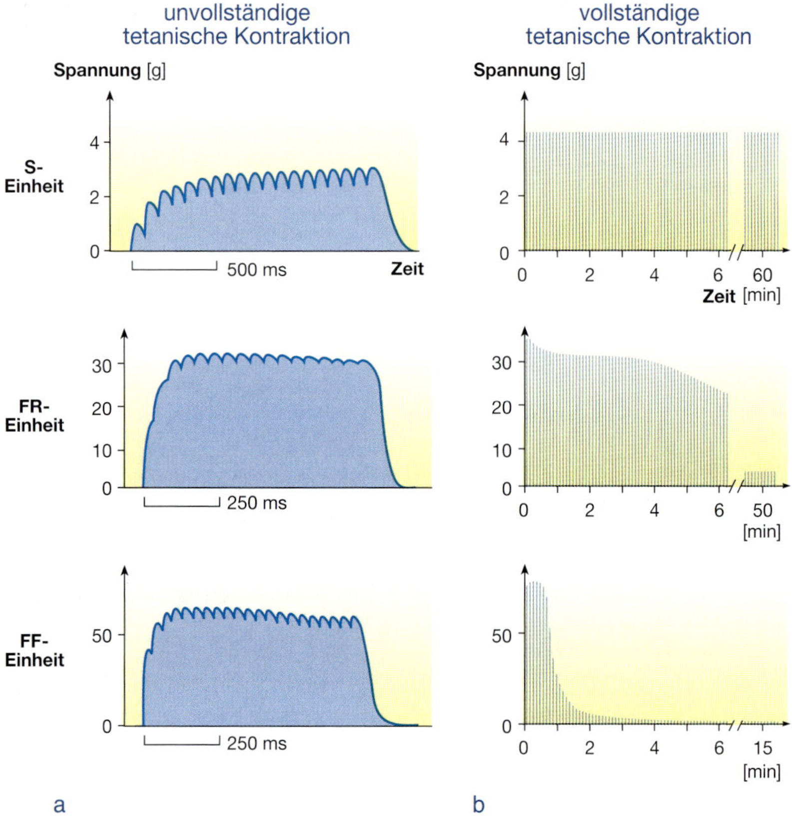

Abb. 4.8 Charakteristika von Muskelfasertypen bezüglich Kontraktion. Originalregistrierungen isometrischer Kontraktionen einer Typ-S-Faser (oben), einer Typ-FR-Faser (Mitte) und einer Typ-FF-Faser (unten) eines M. triceps surae (Katze). Die Kontraktionen mit Auslösung einer unvollständigen tetanischen Kontraktion wurden durch elektrische Reizung der jeweiligen Motoneurone ausgelöst.

a Auslösung einer unvollständigen tetanischen Kontraktion bei schneller Zeitschreibung.

b Auslösung von vollständigen tetanischen Kontraktionen mit einer Dauer von jeweils 330 ms über sehr lange Zeit. Im Typ S bleibt die Kontraktionskraft über 60 min hinaus unverändert (keine Ermüdung), im Typ FR ermüdet die Kontraktionskraft mit einem langsamen Zeitgang, und im Typ FF ermüdet die Kontraktionskraft bereits nach 4 min [4-4].

bzw. wie weit man die Verkürzung bis zum Anschlag erlaubt.

Die **Gesamtkraft** eines Muskels ist proportional zu seiner Größe und wird am besten ausgedrückt als Kraft pro Muskelquerschnittsfläche. Bei der Basislänge L_0 entwickelt ein Muskel ein Maximum an aktiver Kraft.

Die **Calciumsensitivität** nimmt mit der Muskeldehnung zu. Dies ist ein wesentliches Element des Frank-Starling-Mechanismus am Herzmuskel (➤ Kap. 8.1).

Kontraktionskraft und Erregungsfrequenz Folgt auf einen einzelnen überschwelligen Reiz vor dem Ende der Muskelrelaxation ein 2. Reiz, setzt sich die nächste Kontraktion auf die vorangegangene auf und erreicht einen höheren Gipfel, d. h. eine noch stärkere Muskelverkürzung: Es kommt zur **Super-**

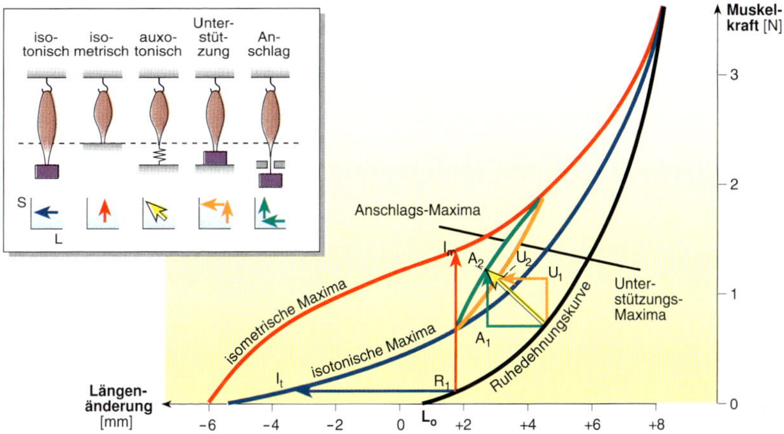

Abb. 4.9 Muskelmechanik.

Oben: Verschiedene mögliche Arbeitsbedingungen des Muskels (Schema); gestrichelte Linie = Länge des ruhenden, unbelasteten Muskels, S = Spannung, L = Länge [4-5].

Unten: Kraft-Länge-Diagramm eines isolierten Skelettmuskels des Frosches; weitere Erläuterungen s. Text [4-6].

position oder Summation der Zuckungen (> Abb. 4.10).

Durch Superposition von Einzelzuckungen entsteht eine (unvollständige) tetanische Kontraktion. Wird die Reizfrequenz weiter erhöht, sind schließlich keine Einzelzuckungen mehr erkennbar (vollständige tetanische Kontraktion). Diejenige Reizfrequenz, die gerade eine vollständige tetanische Kontraktion auslöst, nennt man **Fusionsfrequenz.** Ihre Höhe hängt vom Skelettmuskeltyp ab.

Wirkungsgrad Ein Muskel arbeitet dann mit dem größten mechanischen Wirkungsgrad, wenn er optimal belastet wird. Die Leistung oder die Arbeit pro

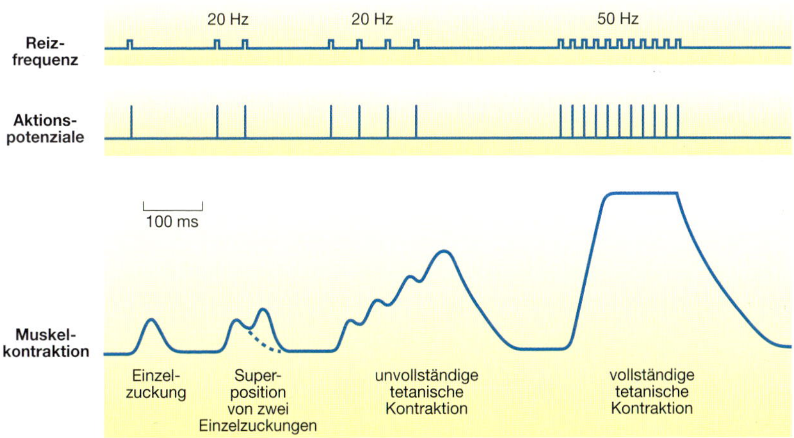

Abb. 4.10 Einzelzuckung und tetanische Kontraktion bei einer einzelnen Skelettmuskelfaser.

Zeit ist das Produkt aus Kraft und Geschwindigkeit. Die maximale Leistung ist bei einer Last von ca. 0,3 F_{max} möglich.

MERKE

Bei isometrischer Kontraktion kann Arbeit im physikalischen Sinne nicht bestimmt werden (das Produkt Kraft mal Weg ist null).

4

Bei der Tätigkeit des Muskels im Organismus wird ein mechanischer Wirkungsgrad von ca. 30% erreicht. Der größte Teil der bei körperlicher Arbeit verbrauchten Energie wird somit in Form von Wärme freigesetzt (➤ Abb. **14.3** und ➤ Kap. 14.2.2).

Regulierung der Kontraktionskraft Im Skelettmuskel wird die Kontraktionskraft durch 3 Mechanismen variiert:

- **Rekrutierung:** Eine unterschiedliche Zahl motorischer Einheiten innerhalb eines Muskels wird gleichzeitig erregt. Jede Einheit hat dabei ihre eigene Rekrutierungsschwelle. Bei Kontraktionen, die nur eine geringe Kraft erfordern (z. B. Stehen), werden nur die Typ-S-Fasern (und einige Typ-FR-Fasern) aktiviert. Für höhere Kontraktionskräfte (z. B. Gehen, Laufen) werden mehr FR-Fasern, bei Bewegungen mit hoher Kontraktionskraft zusätzlich FF-Fasern mobilisiert. Die Kontraktionskraft kann dabei immer nur als Vielfaches von motorischen Einheiten abgestuft werden, ist dafür aber um das 5- bis 10-Fache steigerbar (häufig bei Muskeln mit großem Innervationsverhältnis, z. B. extremitätennahe Rumpfmuskulatur).
- **Frequenzcodierung:** Die Erregungsfrequenz der einzelnen motorischen Einheiten wird variiert. Bei tetanischer Erregung steigt die Kontraktionskraft auf mehr als das Doppelte der Kraftentwicklung bei Einzelerregung (➤ Abb. **4.10**), wodurch eine feine Abstufung der Kontraktionskraft gegeben ist (häufig bei Muskeln mit kleinem Innervationsverhältnis, z. B. Finger).
- Die Kraft ändert sich entsprechend der **Kraft-Länge-Beziehung** (➤ Abb. **4.9**).

Energiehaushalt

ATP Im ruhenden Muskel wird ATP für die Funktion der verschiedenen Ionenpumpen und für Syntheseleistungen benötigt. Der ATP-Verbrauch bei Kontraktion ist viel höher und wird von der Last, die am Muskel angreift, und vom Typ des Myosin-Isoenzyms bestimmt (s. a. ➤ Kap. 18.2.1). Die ATP-Bildung ist möglich durch:

- direkte Phosphorylierung von ADP mithilfe von Creatinphosphat (extrem schnell, aber nur für wenige Kontraktionen ausreichend),
- anaerobe Glykolyse (schnell, bei inadäquater O_2-Versorgung, produziert Lactat),
- oxidative Phosphorylierung von Fettsäuren und von Glucose aus Glykogen (langsam).

Wärmeproduktion bei Muskelarbeit Im Muskel werden ca. 70% der verbrauchten chemischen Energie in Wärme umgewandelt. Dabei sind die folgenden Wärmearten zu unterscheiden:

- Aktivierungswärme (durch die Wechselwirkung zwischen Aktin und Myosin zu Beginn),
- Erhaltungswärme (durch den Querbrückenmechanismus mit ATP-Verbrauch),
- Erholungswärme (durch chemische Prozesse, die dafür sorgen, dass Energiespeicher wieder aufgefüllt werden).

Milchsäurefreisetzung Im arbeitenden Muskel wird Milchsäure produziert, wenn der O_2-Bedarf den O_2-Antransport infolge inadäquater Durchblutung überschreitet. Dadurch kann der arterielle pH auf ca. 7,0 sinken.

Muskelveränderungen

Der Skelettmuskel wird dicker, wenn er belastet wird und sich dann der Querschnitt der einzelnen Muskelfasern vergrößert (Hypertrophie). Die Anzahl der Muskelfasern vergrößert sich dabei nur sehr selten (Hyperplasie).

Klinik

„Muskelkater" Muskelkater kann entstehen, wenn die Belastungsgrenze überschritten wird. Dann zerreißen (schmerzlos!) die Z-Scheiben der Sarkomere. Wenn die zerstörten Strukturen abgebaut werden, Flüssigkeit in das Interstitium einströmt und z. B. Histamin und Prostaglandine freigesetzt werden, werden Nozizeptoren im Skelettmuskel gereizt.

4.2.3 Glatte Muskulatur SHK 195

Aufbau

Muskelzelle Glatte Muskelzellen sind ca. 20-mal kleiner als Skelettmuskelzellen und in Form und Größe sehr unterschiedlich. Meist verjüngen sie sich an beiden Enden und sind mehrfach mechanisch mit Nachbarzellen verbunden. Ihre Bindegewebsmatrix enthält Elastin-, nicht Kollagenfasern.

Kontraktiler Apparat In der glatten Muskulatur gibt es keine reguläre Myofibrillenstruktur und keine Z-Streifen – Aktin- und Myosinfilamente bilden keine typischen Sarkomere wie im Herz- und Skelettmuskel. Das funktionelle Äquivalent der Z-Streifen sind zentral und an der Zellmembran gelegene dichte Körper (**Dense Bodies,** ➤ Abb. **4.11**) und Areale (**Dense Areas).** Glatte Muskelzellen enthalten etwa gleich viel Aktin pro Zellvolumen wie Herz- und Skelettmuskel, aber nur ein Fünftel des Myosins. Statt des Troponin C enthalten sie **Calmodulin,** ein kleines zytoplasmatisches Protein, das 4 Ca^{2+}-Ionen bindet.

Intermediäre Filamente Sie bestehen aus Desmin, Vimentin und Filamin und verbinden die dichten Körper und Areale zu einem Netzwerk des Zytoskeletts. Das Zytoskelett bildet Fixpunkte zur Anheftung der Aktinfilamente und ermöglicht die Kraftübertragung auf das Sarkolemm (➤ Abb. **4.11**).

SR, Caveoli Das SR (bis 7% des Zellvolumens) besteht aus einem Netz von Röhren und speichert wie im Herz- und Skelettmuskel Ca^{2+}. Einstülpungen der Zellmembran, die Caveoli, sind die T-Tubuli der glatten Muskulatur.

Zellverbindungen und Muskeltypen Eine direkte Zell-Zell-Kommunikation ist über Gap Junctions möglich. Anhand der elektrischen Kopplung lassen sich 2 Typen von glatter Muskulatur unterscheiden:

- **Multi-Unit-Muscles:** starke vegetative Innervierung, schwache elektrische Kopplung; z. B. glatte Muskeln der Iris, des Ductus deferens und einiger Arterien,
- **Single-Unit-Muscles:** gute elektrische Kopplung (Single-Unit-Zellverband kontrahiert sich bei Erregung praktisch gleichzeitig); z. B. in der Wand der viszeralen Organe und in vielen Blutgefäßen.

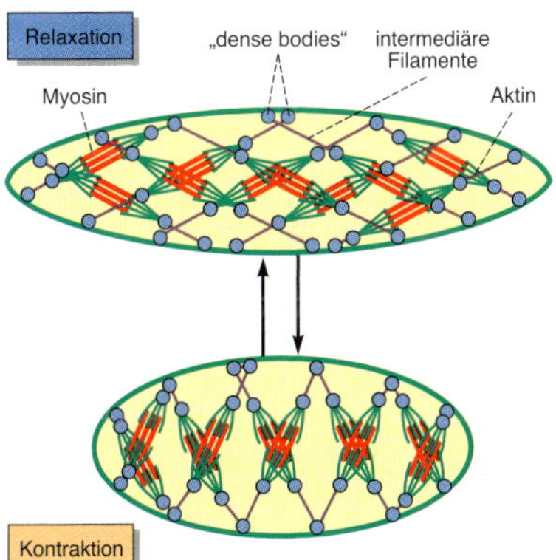

Abb. 4.11 Kontraktiler Apparat einer glatten Muskelzelle (Modell) mit Aktin, Myosinfilamenten, dichten Körpern (Dense Bodies) und intermediären Filamenten bei Kontraktion und Relaxation.

Kontraktion und Muskelmechanik

Mechanismus und Kontraktionsformen Die Kontraktion der glatten Muskulatur beruht wie in der Skelettmuskulatur auf dem Filament-Gleit-Mechanismus. Auch der glatte Muskel kann isometrisch, isotonisch, auxotonisch und mit einer Unterstützungskontraktion kontrahieren.

Kraft-Geschwindigkeits-Beziehung und Energetik der Kontraktion Glatte Muskulatur kontrahiert sich sehr viel langsamer als Skelettmuskulatur. Ein Grund hierfür ist die niedrigere ATPase-Aktivität. Die Kraft kann jedoch sehr ökonomisch aufrechterhalten werden. Bei einer tonischen Dauerkontraktion (die in der glatten Muskulatur häufig vorkommt, z. B. bei Gefäßmuskeln und Sphinkteren) kann die glatte Muskulatur ihren Energieumsatz senken (vermutlich, weil die Querbrücken länger im kraftgenerierenden Schritt angeheftet, d. h. quasi verankert sind [„latch"-Zustand]).

Kontraktionskraft und Muskellänge Die Länge der Faser wird im relaxierten Muskel durch die Bindegewebsmatrix bestimmt. Bei der Basislänge L_0 ist wie im Skelettmuskel die maximale Kraftentwicklung möglich, und die Kraft-Längen-Kurve verläuft ähnlich der für Skelettmuskeln. Glatte Muskeln können sich, bezogen auf ihre Ausgangslänge, sehr viel stärker verkürzen als Skelettmuskeln. Bezogen auf den Muskelquerschnitt, entwickelt der glatte Muskel etwa ebenso viel Kraft wie der Skelettmuskel.

Kontraktionskraft und Erregungsfrequenz Multi-Unit-Muskeln variieren die Kontraktionskraft analog zum Skelettmuskel (neurogener Tonus, ➤ Abb. **4.12**). In Single-Unit-Muskeln wird die Kraft der Kontraktion dagegen geregelt, indem:

- die Frequenz des AP variiert wird,
- sich die Länge der glatten Muskelzellen ändert, z. B. bei Änderung des Volumens von Hohlorganen.

Eine Dehnung kann die Frequenz der AP und damit den Tonus erhöhen. Darauf beruht im Wesentlichen die Autoregulation in Blutgefäßen (myogener Tonus, sog. Bayliss-Effekt, ➤ Kap. 8.3.3).

Regulation der Kontraktion und Relaxation

Die Kontraktionskraft der glatten Muskulatur kann sehr fein abgestuft werden. Selten ist die glatte Mus-

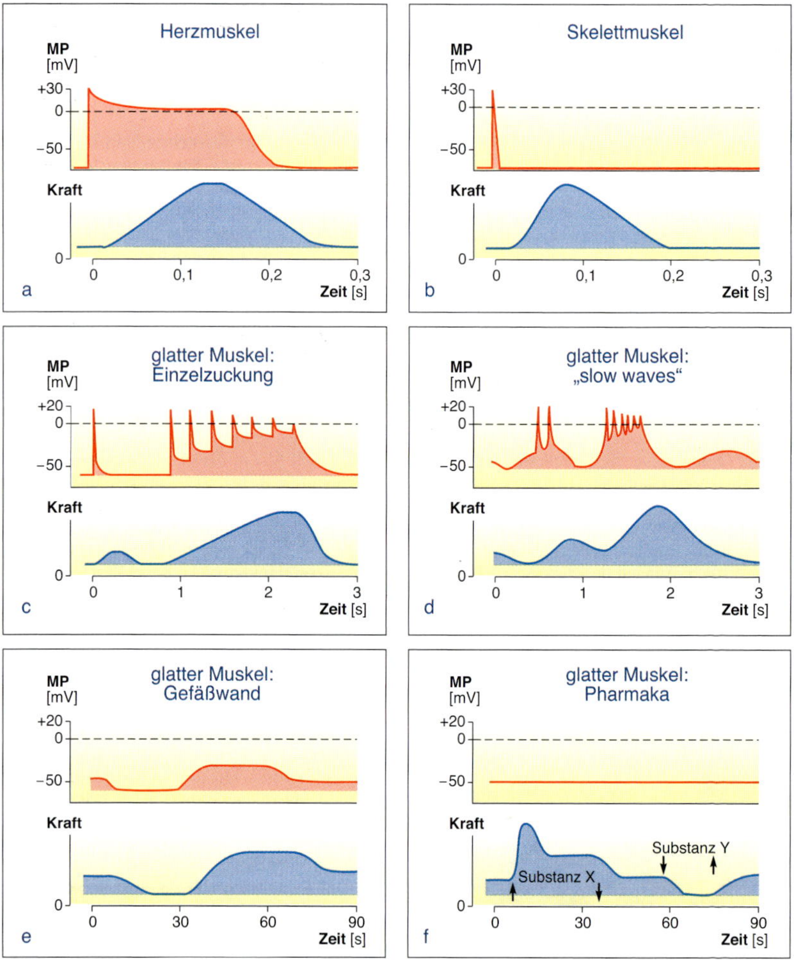

Abb. 4.12 Membranpotenzial und Kraftentwicklung.

a Herzventrikelfaser.

b Skelettmuskelfaser.

c–f Verschiedene Typen von glatten Muskeln.

c Ein einzelnes AP kann eine Einzelzuckung auslösen; die Summation führt zu einer kräftigeren Kontraktion.

d Slow Waves beruhen auf der myogenen Aktivität von Schrittmacher-(Pacemaker-)Zellen (Single-Unit-Muscle).

e Eine Kontraktion der Gefäßmuskulatur (Multi-Unit-Muscle) wird oft durch Änderungen des Membranpotenzials ausgelöst, ohne dass ein AP entsteht.

f Änderungen der Kontraktionskraft können auch durch Hormone und Pharmaka verursacht werden (pharmakomechanische Kopplung), ohne dass sich dabei das Membranpotenzial ändert [4-7].

kulatur im Organismus völlig relaxiert oder maximal kontrahiert. Vielmehr wird der Tonus ausgehend von einem mittleren Aktivierungsniveau entweder gesteigert oder erniedrigt. Die Kontraktion wird daher nicht allein durch einen Calciumschalter ausgelöst, sondern weil aktivierende Signalkaskaden gegenüber relaxierenden überwiegen (was umgekehrt auch für die Relaxation gilt).

Calciumabhängige Regulation der Kontraktion
Die Depolarisation der Membran erhöht die intrazelluläre freie Ca^{2+}-Konzentration, die dann die Kontraktion auslöst. Eine Abnahme von Ca^{2+} führt zur Relaxation (**elektromechanische Kopplung,** ➤ Abb. **4.13**). Hormone und Neurotransmitter aktivieren spezifische Rezeptoren in der Zellmembran, setzen dadurch Ca^{2+} aus intrazellulären Spei-

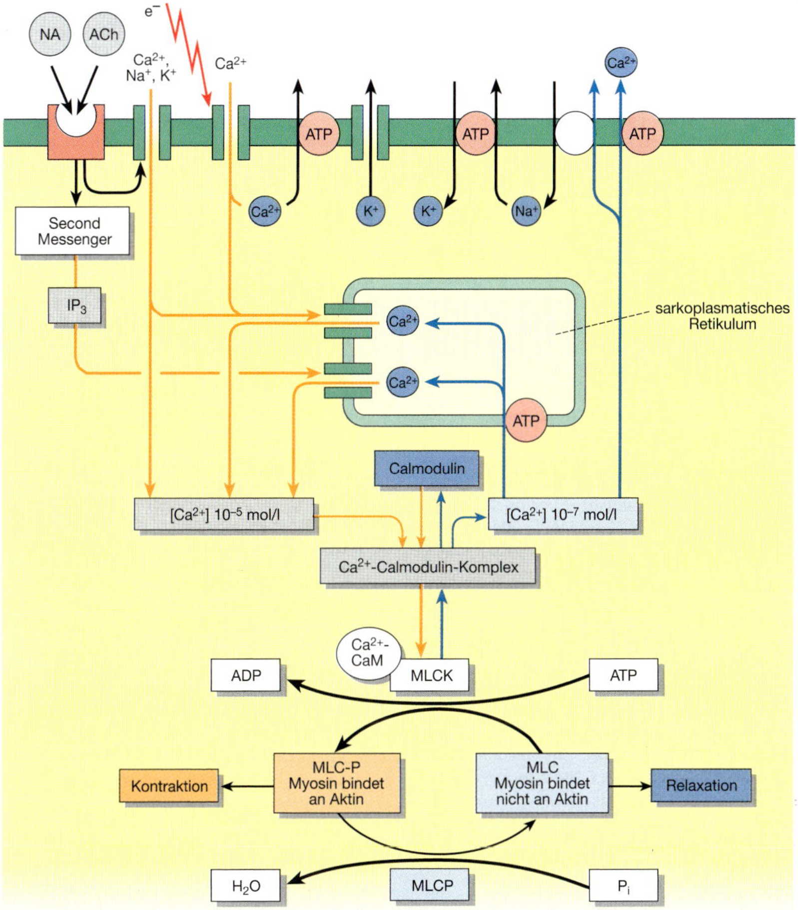

Abb. 4.13 Elektromechanische Kopplung im glatten Muskel. Kontrahierende Mechanismen sind orange dargestellt, relaxierende blau; MLC = regulatorische leichte Ketten des Myosins, MLC-P = phosphorylierte MLC, MLCP = Myosin-leichte-Ketten-Phosphorylase, MLCK = Myosin-leichte-Ketten-Kinase.
Oben: Sarkolemm, sarkoplasmatisches Retikulum, Rezeptoren, Pumpen, Austauscher und Ionenströme (Schema).
Unten: Calcium-Calmodulin-Regulation der Kontraktion und Relaxation im glatten Muskel.

chern frei und lösen so ein Membranpotenzial aus (**pharmakomechanische Kopplung**).

Die **intrazelluläre Ca^{2+}-Konzentration** wird durch verschiedene Mechanismen geregelt:

- Ca^{2+} kann durch spannungsgesteuerte Ca^{2+}-Kanäle einströmen; ausgehend von einem RMP von – 40 bis – 70 mV entstehen dadurch AP (➤ Abb. **4.13**).
- ACh, Noradrenalin, Histamin, Serotonin, ATP u. a. öffnen rezeptorgesteuerte unspezifische Kationenkanäle der Zellmembran, durch die Ca^{2+} (und K^+ und Na^+) in die glatte Muskelzelle einströmt.
- Dehnungsabhängige Kationenkanäle lassen ebenfalls K^+, Na^+ und Ca^{2+} passieren.
- Ca^{2+} wird aus dem SR freigesetzt. Dafür werden 2 unterschiedliche Ca^{2+}-permeable Kanäle aktiviert, der eine durch IP_3, der andere durch den Ca^{2+}-Einstrom selbst (Ca^{2+}-induzierte Ca^{2+}-Freisetzung durch Stimulation des Ryanodinrezeptors des SR).
- Ca^{2+} wird durch Ca^{2+}-ATPasen des sarkoplasmatischen Retikulums und in der Plasmamembran aktiv aus dem Zytoplasma entfernt. In der Plasmamembran befindet sich auch der Na^+/Ca^{2+}-Austauscher, der Ca^{2+} sekundär aktiv in den Extrazellulärraum transportiert (und Na^+ im Gegenzug nach intrazellulär).

Das freigesetzte Ca^{2+} bindet an Calmodulin (CaM) unter Bildung des Ca^{2+}-CaM-Komplexes. Dieser aktiviert die Myosin-leichte-Ketten-Kinase **(MLCK)**, die Phosphat von ATP auf die regulatorischen leichten Ketten (MLC) der Myosinköpfe überträgt (➤ Abb. **4.13**). Dadurch wird die Kontraktion ermöglicht. Der entgegengesetzte Mechanismus ist die Dephosphorylierung der MLC durch eine spezifische Phosphatase **(MLCP)**. Überwiegt die Aktivität der MLCK, steigt der Tonus, überwiegt die Aktivität der MLCP, fällt der Tonus, d. h., die glatte Muskulatur relaxiert (➤ Abb. **4.13**).

Calciumunabhängige Regulation der Kontraktion und Relaxation Die Enzyme MLCK und MLCP werden durch eine Reihe von aktivierenden und inhibitorischen Signalkaskaden Ca^{2+}-unabhängig reguliert. Die Regulation der MLCK durch cAMP ist dabei vermutlich relativ unwichtig, die der MLCP dagegen wichtig (➤ Abb. **4.14**).

4.3 Motorik – Bewegung und Haltung SHK 203

4.3.1 Zielmotorik SHK 203

Am Beginn jeder Willkürbewegung steht der Handlungsantrieb. Er löst eine Kette ineinandergreifender neuronaler Prozesse aus (➤ Abb. **4.15**):

- **Entschluss:** Der Handlungsantrieb geht auf die Aktivität in kortikalen und subkortikalen Arealen zurück, wobei die limbischen Kortizes besonders wichtig sind.
- **Programmierung:** Das Programm ist die neuronale Repräsentation einer Bewegung, d. h. eine zeitlich und räumlich organisierte Abfolge spezifischer neuronaler Kommandos.
- **Bewegungsdurchführung:** Die spezifizierten Neuronensysteme werden in der programmierten Abfolge und Stärke aktiviert (Selektion). Dies geschieht über die großen Trakte des Nervensystems, die die Bewegungssignale aus dem Kortex auf die nachgeschalteten Neurone übertragen. Die Signale spezifizieren die Muskelgruppen, die in Aktion gebracht werden, und stellen die Stärke und die zeitliche Abfolge der Kontraktionen ein.

4.3.2 Sensorische Afferenz SHK 205

Bewegungen erreichen ihr Ziel nur dann, wenn das Gehirn über die Umwelt, die momentane Situation des Körpers und den Ablauf der Bewegung informiert wird (Pfeile in ➤ Abb. **4.15d**). Vier Funktionen werden dabei erfüllt:

- **Information:** Das ZNS wird über die Umwelt und die Position des Körpers im Raum informiert.
- **Anpassung:** Bei der Bewegungsdurchführung wird das ursprüngliche Kommandosignal verändert und an die Situation des sich bewegenden Körpers und des sich vielleicht auch bewegenden Ziels angepasst.
- **Reafferenz:** Die Bewegung einer Extremität aktiviert Rezeptoren – jede Bewegung schafft Afferenz.
- **Bewegungskorrektur:** Die Reafferenz wird benutzt, um die Durchführung einer Bewegung zu korrigieren.

4.4 Zerebraler Kortex SHK 206

4.4.1 Primärer motorischer Kortex SHK 206

Der primäre motorische Kortex ist im Gyrus praecentralis lokalisiert und umfasst die Area 4 (➤ Abb. **4.16**). Er wird auch als M1 oder MS-1 bezeichnet.

Somatotopischer Aufbau

Kontra- und bilaterale Repräsentation Die Motorik einer Extremität ist im kontralateralen Kortex repräsentiert. In der kortikalen Repräsentation wird die topographisch korrekte Anordnung der Körperteile eingehalten (Somatotopie; ➤ Abb. **4.17**).

Homunkulus Der Homunkulus in ➤ Abb. **4.17** zeigt, dass die motorische Repräsentation quantita-

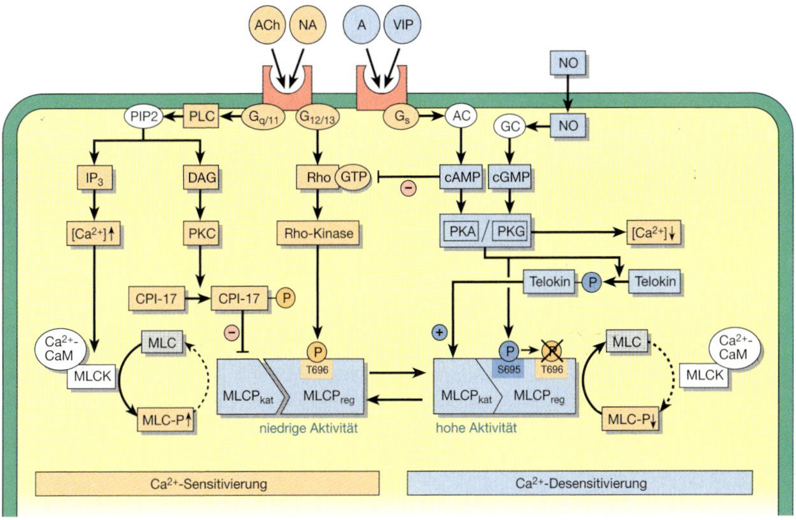

Abb. 4.14 Regulierung der Myosin-leichte-Ketten-Phosphatase (MLCP). Kontrahierende Signalkaskaden sind orange dargestellt, relaxierende blau. Die Aktivität der MLCP hängt davon ab, welche Aminosäurereste der regulatorischen Untereinheit ($MLCP_{reg}$) phosphoryliert vorliegen. CPI-17 und Telokin sind zytoplasmatische Peptide, die, wenn sie phosphoryliert sind, die MLCP hemmen (CPI-17) bzw. aktivieren (Telokin).

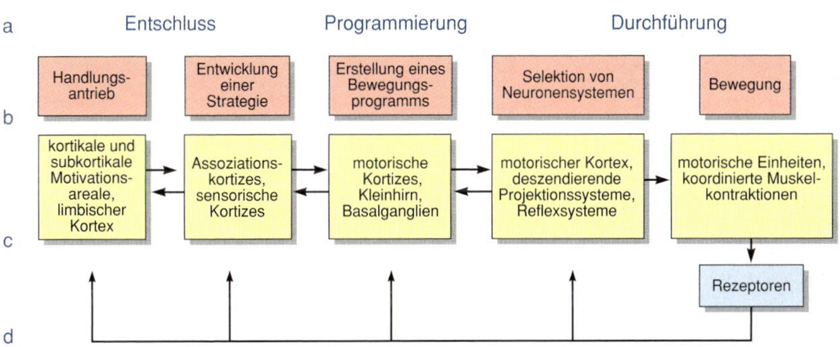

Abb. 4.15 Entstehung von Bewegung. Das ZNS generiert „Bewegung" in einer Folge komplexer Verarbeitungsschritte, die in verschiedenen neuronalen Systemen sequenziell und parallel ablaufen.

- **a** Aufgliederung der Zielmotorik in verschiedene Phasen, die sich vom Entschluss über die Programmierung bis zur Durchführung aneinander anschließen.
- **b** Funktionen, die vom ZNS in diesen Phasen realisiert werden.
- **c** Neuronale Gebiete und Systeme, die an der Ausarbeitung dieser Funktionen beteiligt sind. Es sind nur die hauptsächlichen Gebiete genannt. Die Pfeile symbolisieren neuronale Verbindungen zwischen den jeweiligen Systemen. Die reziproke Verschaltung zeigt, dass eine „Funktion" aus der Interaktion mehrerer neuronaler Systeme entsteht.
- **d** Durch die Bewegung werden Rezeptorsysteme aktiviert, deren Erregung nach zentral zurückgemeldet wird. Diese Reafferenz informiert das Gehirn über den Verlauf der Bewegung.

tiv verzerrt ist. Der Gesichts- und Handbereich ist im Vergleich zum Fuß- und Rumpfbereich überproportional groß, was auf eine besonders große Anzahl von Neuronen hinweist, die die Gesichts- und Handmotorik organisieren.

Projektionen

Drei **Projektionssysteme** verlassen die motorischen Kortexareale:

- Kommissurale Systeme kreuzen durch den Balken auf das somatotopisch entsprechende Gebiet des kontralateralen Kortex.
- Assoziationssysteme verbinden innerhalb einer Hemisphäre die entsprechenden Kortexareale.
- Efferente Systeme projizieren in subkortikale Kerngebiete und in das Rückenmark.

Die Pyramidenzellen der kortikalen Zellschichten III und V sind die Zellkörper der efferenten Systeme. In einem mächtigen Faserbündel ziehen die Axone aus der kortikalen weißen Substanz in die nachgeschalteten Kerngebiete (➤ Abb. **4.18**).

Zwei **Projektionsmechanismen** werden benutzt:

- Ein Axon erreicht mit Kollateralen mehrere Kerngebiete (z. B. Kollateralen eines kortikospinalen Axons in die Pons, die Hinterstrangkerne und in zervikale und lumbale Rückenmarksegmente).
- Ein Axon baut „private“ Verbindungen auf (z. B. kortikostriatales Axon, das ohne Kollateralen nur in das angegebene Zielgebiet projiziert).

Kollaterale Projektionen sind die Regel, „private“ Projektionen sind selten.

Kortikale Efferenzen

Pyramidenbahn Kortikospinale und kortikobulbäre Bahnen verlaufen in einer somatotopischen Anordnung durch die Capsula interna in die Pons, wo sie sich in getrennt liegende Bündel gruppieren. Im ventralen Teil der Medulla bilden sie die medullären Pyramiden. Am Übergang von Medulla zum Rückenmark kreuzen die meisten kortikospinalen Fasern und bilden den lateralen kortikospinalen Trakt. Während und nach dieser Kreuzung verlässt die Projektion zu den Hinterstrangkernen das Traktsystem. Die ipsilateral verbleibenden Axone verlaufen als ventraler kortikospinaler Trakt ins Rückenmark und kreuzen dort auf spinaler Ebene (➤ Abb. **4.18**). Der **kortikospinale Trakt** projiziert durch das gesamte Rückenmark, von den zervikalen bis in die oberen sakralen Segmente. Der Trakt endet in 3 verschiedenen Gebieten der grauen Substanz:

- Das phylogenetisch älteste Endigungsgebiet ist im Hinterhorn, wo die kortikospinalen Axone

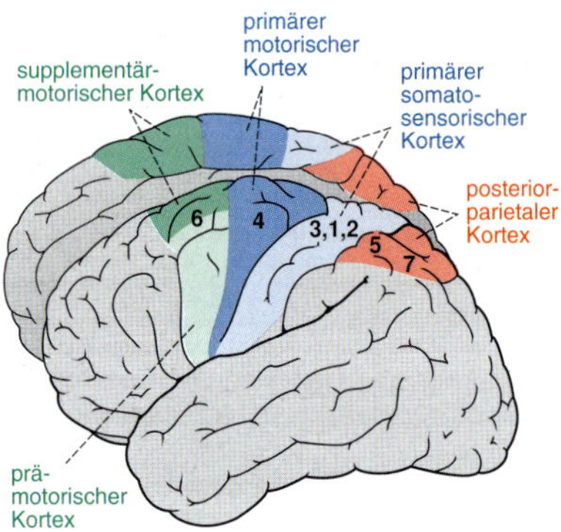

Abb. 4.16 Motorische Gebiete des zerebralen Kortex. Die Areale liegen in der Nähe des Gyrus praecentralis. Primärer motorischer Kortex: Area 4; supplementär-motorischer Kortex: Area 6, medial; prämotorischer Kortex: Area 6, lateral; primärer somatosensorischer Kortex: Areae 1, 2, 3; posterior-parietaler Kortex: Areae 5, 7 (Angaben der Kortexgebiete nach Brodmann) [4-8].

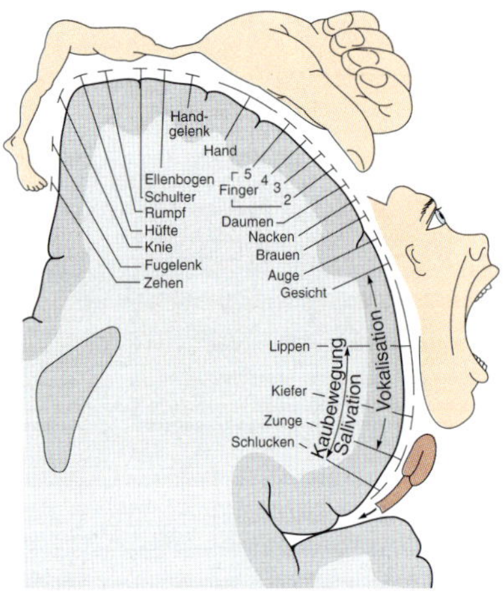

Abb. 4.17 Somatotopische Repräsentation der Motorik auf dem Kortex. Querschnitt durch den primären motorischen Kortex einer Hemisphäre (die Mittellinie ist im Bild links gelegen) mit schematisierter Darstellung der somatotopischen Repräsentation auf dem Gyrus praecentralis (Homunkulus). Reizung an den bezeichneten Kortexstellen führt zu Muskelkontraktionen in den entsprechenden Gebieten. Die einzelnen Körperbereiche gehen ineinander über [3-6].

auf die Interneurone in den Übertragungskanälen der sensorischen Afferenzen projizieren.
- Das umfassendste Endigungsgebiet ist der intermediäre Bereich zwischen Zentralkanal und lateralem Funikulus, wo die Axone auf die Interneurone der spinalen Reflexwege projizieren.
- Das dritte Projektionsgebiet ist im Vorderhorn, in dem die Axone an den Motoneuronen zur Skelettmuskulatur enden.

Der **kortikobulbäre Trakt** endet in den sensorischen und motorischen Kerngebieten der Hirnnerven. Sowohl die Projektion zum motorischen Trigeminuskern als auch die zum Fazialiskern sind bilateral.

Projektionen auf spinale Motoneurone Der größte Anteil der kortikospinalen Axone endet in

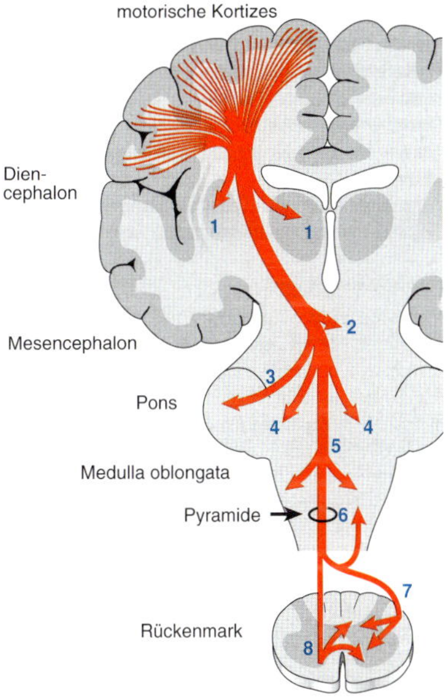

Abb. 4.18 Projektion der efferenten Systeme. Die kortikalen Efferenzen projizieren als mächtiges Traktsystem in subkortikale und spinale Kerngebiete. Aus der abnehmenden Dicke der Projektion wird deutlich, dass die kortikale Efferenz zu einem großen Teil in den supraspinalen Gebieten terminiert, nur ein kleiner Teil erreicht das Rückenmark. 1 = kortikostriatale und kortikothalamische Trakte, 2 = kortikorubrale Trakte, 3 = kortikopontine Trakte, 4 = kortikoretikuläre und kortikobulbäre Trakte, 5 = kortikoliväre Trakte, 6 = Tractus corticocuneatus und corticogracilis, 7 = Tractus corticospinalis lateralis, 8 = Tractus corticospinalis ventralis [4-9].

der Pars intermedia an Interneuronen (polysynaptische Projektionen). Über eine ergänzende monosynaptische Projektion können Motoneurone unabhängig von den auf sie konvergierenden Reflexwegen aktiviert werden.

Aktivierung kortikaler Neurone

Zeitpunkt Die Mehrzahl der Neurone des kortikospinalen Trakts wird **vor** einer Bewegung aktiviert.

MERKE

Je stärker die Pyramidenbahnneurone aktiviert werden, desto größer ist die Kraft, die von den entsprechenden Muskeln erzeugt wird.

Sensorische Reafferenz Die Neurone im motorischen Kortex werden von ausgedehnten propriozeptiven und kutanen rezeptiven Feldern im Bereich der Zielmuskeln über das Ergebnis der von ihnen initiierten Bewegung informiert.

4.4.2 Motorische Areale außerhalb des primären motorischen Kortex SHK 210

Der Entschluss zu einer Bewegung sowie das Bewegungsprogramm selbst werden von 3 miteinander verschalteten kortikalen Gebieten entwickelt (➤ Abb. **4.16**):
- dem supplementär-motorischen Kortex,
- dem prämotorischen Kortex und
- dem posterior-parietalen Kortex.

Supplementär-motorischer Kortex Der supplementär-motorische Kortex (supplementär-motorische Area, SMA) ist wichtig für die Programmierung von Bewegungen mit komplexen Abläufen. Die motorischen Antworten bei elektrischer Reizung der SMA sind vielfältig. Sie beinhalten differenzierte Bewegungsmuster wie Orientierungsreaktionen des Körpers im Raum oder Öffnen und Schließen der Hände (➤ Abb. **4.19**).

Prämotorischer Kortex Dieses große kortikale Gebiet ist in die Organisation vieler motorischer Funktionen involviert – es organisiert vor allem die initiale Phase einer Bewegung, vornehmlich die Orientierung des Körpers zum Ziel und die Körperhaltung. Auch ist der prämotorische Kortex an der Kontrolle von Bewegungen beteiligt, die von taktilen und propriozeptiven Reizen gesteuert werden.

Posterior-parietaler Kortex Der posterior-parietale Kortex (Area 5, 7) ist für die Verarbeitung komplexer sensorischer Informationen wesentlich, die beim Ergreifen eines Objektes zur Entwicklung von

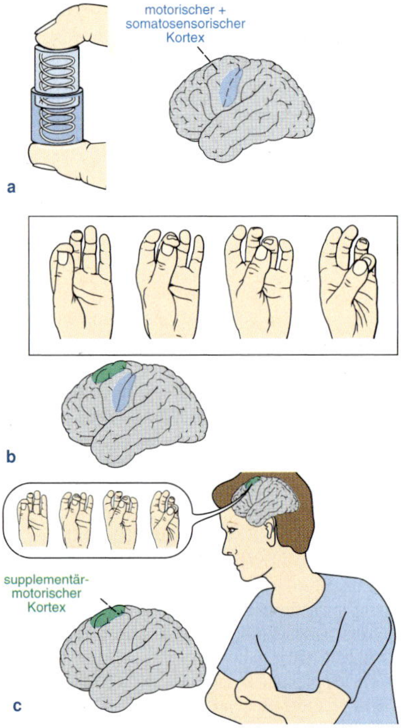

Abb. 4.19 Beteiligung der SMA an komplexen Bewegungen. Die verschiedenen kortikalen Areale organisieren unterschiedliche Komponenten einer Bewegung [4-10].

a Eine Versuchsperson drückt eine Feder mit einer einfachen Fingerbeugung wiederholt zusammen. Dabei ist die zerebrale Durchblutung im Handareal der primär motorischen und somatosensorischen Kortizes erhöht (blau).

b Die gleiche Versuchsperson führt ein komplexes motorisches Programm mit einer sequenziellen Abfolge von Fingerbewegungen aus (Daumen wird in schneller Abfolge nacheinander auf die Kuppe aller Finger gelegt). Die Durchblutung ist zusätzlich im supplementär-motorischen Kortex erhöht (grün).

c Die Versuchsperson stellt sich die Bewegungssequenz von b) vor, ohne sie aktiv durchzuführen. Die Durchblutung ist nur im supplementär-motorischen Kortex erhöht.

Bewegungsstrategien und Bewegungsprogrammen benutzt werden. Dabei bereitet er sensorische Informationen so auf, dass sie die Richtung und den Verlauf einer Bewegung festlegen.

4.5 Rückenmark SHK 212

4.5.1 Reflexe als zielgerichtetes motorisches Verhalten SHK 213

Reflexantworten

MERKE

Ein Reflex ist die Antwort der Effektoren des Körpers (hier der quergestreiften Muskulatur) auf eine Erregung von Rezeptoren.

Die Reflexantworten sind in ihrer qualitativen und quantitativen **Ausprägung** (Latenz, Intensität, Muster) sehr eng an die Erregung der Rezeptoren gekoppelt. Mit zunehmender Aktivierung der Rezeptoren nimmt die Amplitude der Reflexantworten zu und es können qualitativ neue Komponenten des Verhaltens auftreten (z. B. die verschiedenen Formen des Fluchtverhaltens bei zunehmender Erregung von Nozizeptoren).

Der **Reflexweg** ist das neuronale Substrat der Reflexantwort. Er besteht aus:

- einer Gruppe von Rezeptoren,
- einem im ZNS gelegenen Verarbeitungssystem,
- den Motoneuronen zu den Effektoren,
- Interneuronen als integrierende Zentren

Muskelrezeptoren

Rezeptoren sind Informationslieferanten für Reflexsysteme. Sie nehmen Informationen auf aus der Umwelt, aus der Einwirkung der Umwelt auf den Körper und aus dem Körper selbst. Diese Informationen haben Auswirkungen auf die Strategie, die das ZNS entwickelt, auf den Aufbau des Bewegungsprogramms und die Steuerung seiner Durchführung. Diese Zusammenhänge sind an den Muskelrezeptoren erabeitet worden (➤ Abb. **4.20**):

- den Längenrezeptoren in den Muskelspindeln und
- den Spannungsrezeptoren in den Sehnen (Golgi-Sehnenorgane).

Längenrezeptoren Sie sind in histologisch sichtbaren, spindelförmigen Strukturen, den sog. Muskelspindeln (MSP; ➤ Abb. **4.20a**), lokalisiert. MSP gibt es in jedem quergestreiften Muskel des Bewegungsapparats (abhängig von der Größe des Muskels zwischen 20 und 600 MSP), wobei die Spindeldichte (Zahl/g Muskelgewicht) in der Nackenmuskulatur am größten ist, gefolgt von den Muskeln zu den distalen Extremitäten. Eine MSP fasst 3 – 12 Längenrezeptoren zusammen. Diese sind spezialisierte, oft mehrere Millimeter lange Muskelfasern (sog. intrafusale Muskelfasern im Gegensatz zu den extrafusalen Muskelfasern der Arbeitsmuskulatur) und parallel zur Arbeitsmuskulatur angeordnet. Sie haben einen sehr leicht dehnbaren mittleren Bereich (Äquator, etwa 0,5 mm lang), an den Polen der Rezeptoren ist die spezialisierte Muskulatur lokalisiert. Die MSP sind bindegewebig mit den extrafusalen Muskelfasern verwachsen, sodass die Rezeptoren den Längenänderungen der Arbeitsmuskulatur folgen.

Die Längenrezeptoren werden anhand der Lokalisation der Zellkerne unterteilt in (➤ Abb. **4.21a**):

- Kernsackfasern (Nuclear-Bag-Faser), differenzielle Messeigenschaften,
- Kernkettenfasern (Nuclear-Chain-Faser), proportionale Messeigenschaften.

Die Längenrezeptoren verwenden 2 **afferente Axone,** um das ZNS über die Situation an den Rezeptoren zu informieren (➤ Abb. **4.21a**):

- Axone der Gruppe I bilden in der Spindel Kollateralen, von denen jeweils eine sich spiralig um den Äquatorialbereich der Längenrezeptoren windet, mit dem es verwachsen ist.
- Axone der Gruppe II innervieren die Rezeptoren am Übergang vom Äquatorialbereich zu den Polen.

Die Längenrezeptoren werden von γ-Motoneuronen **innerviert,** die mit neuromuskulären Synapsen am Polbereich der Rezeptoren ansetzen. Eine Aktivierung der γ-Motoneurone löst eine Kontraktion der dort befindlichen kontraktilen Elemente aus. Die Verkürzung läuft langsam ab, hat keinen „Zuckungs"charakter und erzeugt keine Kontraktionskraft. Die Kontraktion im Polbereich dehnt die Äquatorialzone des Rezeptors, was die rezeptiven Terminalen der afferenten Axone zerrt und die dortigen mechanosensitiven Ionenkanäle aktiviert. Die Gesamtlänge des Rezeptors bleibt bei einer solchen

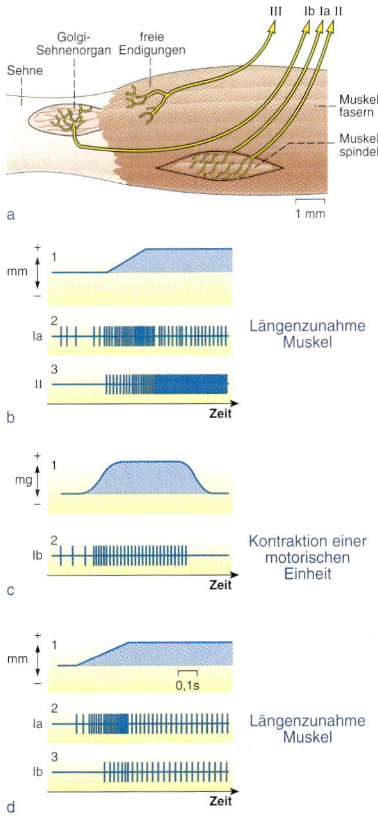

Abb. 4.20 Längen- und Spannungsrezeptoren der quergestreiften Skelettmuskulatur mit Lokalisation und funktionellem Verhalten.

a Die Längenrezeptoren sind in einer Muskelspindel lokalisiert und parallel zur Arbeitsmuskulatur angeordnet. Sie werden von afferenten Axonen der Gruppe I (Ia; der Buchstabe „a" weist darauf hin, dass das Axon von den Muskelspindeln kommt) und II innerviert. Die Spannungsrezeptoren, die Golgi-Sehnenorgane, sind am Übergang von den Muskelfasern zur Sehne in Serie angeordnet. Sie werden von afferenten Axonen der Gruppe I (Ib) innerviert. In Muskeln gibt es noch andere für die Motorik wichtige Rezeptoren, u.a. freie Nervenendigungen der Gruppe III.

b Aktivierung der Längenrezeptoren (Spur 2: Ia-Axon; Spur 3: II-Axon) durch eine Längenzunahme des Muskels (Spur 1). Das Entladungsmuster der Axone zeigt, dass die primäre Afferenz (Ia-Axon) vorwiegend die Geschwindigkeit der Längenänderung erfasst (differenzielle Komponente), die sekundäre Afferenz (II-Axon) vorwiegend die Amplitude der Längenzunahme (proportionale Komponente, schlechte differenzielle Empfindlichkeit).

c Aktivierung der Spannungsrezeptoren (Spur 2: Ib-Afferenz) durch eine Kontraktion des Muskels (Spur 1: Kontraktionskraft). Die Ib-Afferenz zeigt ein proportional-differenzielles Rezeptorverhalten.

d Die Längenzunahme der Muskulatur (Spur 1: Muskellänge) aktiviert die Längenrezeptoren (Spur 2: Ia-Afferenz) und Spannungsrezeptoren (Spur 3: Ib-Afferenz) parallel.

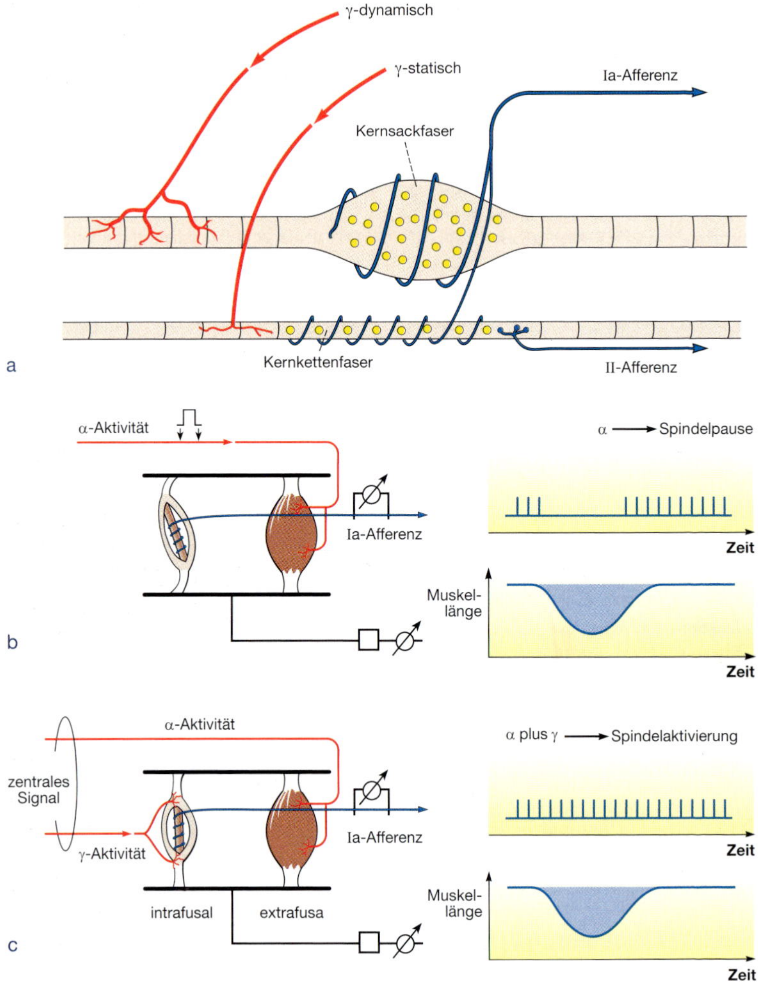

Abb. 4.21 Afferente und efferente Innervation der Längenrezeptoren des Muskels.

a In der Muskelspindel sind die Längenrezeptoren lokalisiert, mindestens 2 Kernsackfasern und mehrere Kernkettenfasern. Die Rezeptoren einer Muskelspindel werden von einer Ia-Afferenz innerviert, deren Kollateralen mit den Äquatorialbereichen der verschiedenen Rezeptoren verwachsen sind. Die Kollateralen der sekundären Afferenzen (II) sind mit der Membran am Übergang der Äquatorialregion zu den Polbereichen verwachsen. Die Axone der γ-Motoneurone innervieren die intrafusale Muskulatur im Polbereich. Die Innervation der Kernsackfasern verstellt die dynamische, differenzielle Empfindlichkeit des Systems, die Innervation der Kernkettenfasern die statische, proportionale Empfindlichkeit.

b Bei einer Verkürzung der Arbeitsmuskulatur durch isolierte elektrische Reizung der α-Motoaxone falten sich die Längenrezeptoren auf und fallen als Messfühler der Muskellänge aus: „Spindelpause" während der Verkürzung des Muskels (in der rechten Registrierung).

c Bei einer Koaktivierung der α- und γ-Motoneurone durch ein zentrales Bewegungssignal verkürzen sich intrafusale und extrafusale Muskulatur parallel. Die Rezeptoren messen während der Verkürzung (keine Spindelpause).

Kontraktion unverändert (Fixierung der MSP an die Arbeitsmuskulatur).
Dynamische γ-Motoneuronen innervieren bevorzugt die Kernsackrezeptoren, statische die Kernkettenrezeptoren.
Die Verlängerung der Arbeitsmuskulatur ist der **adäquate Reiz** zur Aktivierung der Rezeptoren. Als Folge der parallelen Anordnung der intrafusalen und extrafusalen Muskulatur sollten sich die Längenrezeptoren während der Kontraktion eines Muskels (Verkürzung der Muskellänge) eigentlich auffalten. Dies wird im normalen Verhalten dadurch verhindert, dass die γ-Motoneurone die intrafusalen Muskelfasern parallel zu den α-Motoneuronen innervieren, wodurch sich intra- und extrafusale Fasern gleichermaßen verkürzen (α-γ-Koaktivierung).

Golgi-Sehnenorgane Spannungsänderungen im Muskel, z. B. bei Kontraktion seiner extrafusalen Muskelfasern, werden durch Rezeptoren in den Sehnen der Muskeln (Sehnenorgane, ➤ Abb. **4.20a**) gemessen. Diese Sehnenorgane erfassen besonders solche Spannungsänderungen, die bei Kontraktion einzelner motorischer Einheiten auftreten. Sie werden als Golgi-Sehnenorgane bezeichnet (GOT). Die GOT sind Bindegewebskapseln von etwa 1 mm Länge und 0,1 mm Durchmesser, von denen aus jeweils eine afferente Nervenfaser der Gruppe Ib zum ZNS projiziert (der Buchstabe „b" weist darauf hin, dass das Axon von den GOT kommt).
Die GOT liegen in Serie zu den extrafusalen Muskelfasern (➤ Abb. **4.20a**), ihr **adäquater Reiz** ist deswegen ein aktiv oder passiv erzeugter Anstieg der Muskelspannung (Spur 1 in ➤ Abb. **4.20c**). Bei Kontraktionen der motorischen Einheiten komprimieren die kollagenen Faserbündel die rezeptiven Bereiche der Ib-Axone, was die dort befindlichen mechanosensiblen Ionenkanäle öffnet, ein Rezeptorpotenzial generiert und AP nach zentral schickt (Spur 2 in ➤ Abb. **4.20c**). Das GOT hat eine proportional-differenzielle Messcharakteristik.

MERKE

Die Kontraktion von Muskeln wirkt auf Gelenkwinkel. Abgesehen von den Ausnahmen der isometrischen und isotonen Kontraktionen ändern sich dabei die Muskellänge und Muskelspannung immer gleichzeitig, sodass auch die Längen- und die Spannungsrezeptoren gleichzeitig erregt werden (➤ Abb. **4.20d**).

Zentrales Verarbeitungssystem

Das spinale Reflexgeschehen wird von den zentralen motorischen Gebieten über absteigende Bahnen kontrolliert. Diese Bahnen konvergieren auf die Interneurone der Verarbeitungssysteme und sind:

- monosynaptische Projektionen: beim kortikospinalen Trakt der Primaten,
- polysynaptische Projektionen (wesentlich häufiger und mit größerer Stärke): die Interneurone sind „intelligente" Verarbeitungszentren, die das absteigende Signal je nach lokaler Situation fördern oder durch ein hemmendes Interneuron kontrollieren können (s. u.).

MERKE

Supraspinale motorische Areale projizieren auf die Interneurone von Reflexwegen und passen damit die Übertragung in den Reflexsystemen an die Planungen der Willkürmotorik an. Sie koordinieren die Reflexwege untereinander und gewichten die erwartete bewegungsinduzierte Afferenz, um diese Information zur weiteren Steuerung der Bewegung zu nutzen.

Interneurone der Reflexwege

Die Mehrzahl der für die Motorik wichtigen Interneurone ist im intermediären Gebiet der grauen Substanz des Rückenmarks lokalisiert (Laminae V bis VII nach Rexed). Sie fassen die auf sie konvergierenden Afferenzen zu einem neuen Signal zusammen, das sie an die Zielneurone weiterleiten (Interneurone erreichen über Kollateralen immer viele Zielneurone). Die Erarbeitung dieses neuen Signals erfolgt nach den Grundprinzipien der zeitlichen und räumlichen Summation (➤ Kap. 2.4.4, ➤ Abb. **2.14**).

Klinik

Reflexe in der klinisch-neurologischen Diagnostik

Polysynaptischer – monosynaptischer Reflex Die reflexverarbeitenden Systeme sind i. d. R. aus vielen Interneuronen aufgebaut, die meisten Reflexwege sind polysynaptisch. In solchen polysynaptischen Wegen ist das Reflexverhalten stark von den auf die Interneurone konvergierenden Systemen abhängig. Damit sind diese Reflexe in Schwelle, Ausprägung und Erscheinungsbild sehr variabel, was bei ihrer klinischen Untersuchung eine sorgfältige Reflextestung voraussetzt. Verglichen zur Häufigkeit der polysynaptischen Reflexe sind monosynaptische Reflexe sehr selten. Ein Beispiel ist der **Muskeldehnungsreflex**, ein monosynaptischer Reflex des Rückenmarks. Bei ihm projizieren die Rezeptoren direkt (= monosynaptisch) auf die Motoneurone. Auch in diesem Reflexweg wird die Übertragung von anderen Systemen kontrolliert (z. B. präsynaptische Hemmung der Afferenzen; ➤ Kap. 2.4.4), aber insgesamt ist das Reflexverhalten weniger stark von supraspinalen Systemen abhängig.

Eigenreflex – Fremdreflex Diese Bezeichnung greift die räumliche Beziehung zwischen Rezeptoren und Effektoren auf. Beim Eigenreflex sind Rezeptor und Effektor im gleichen Organ lokalisiert: z. B. führt die Erregung des Längenrezeptors eines Muskels zur Kontraktion dieses Muskels. Beim Fremdreflex sind Rezeptor und Effektor in verschiedenen Organen lokalisiert: z. B. führt die Erregung der Schmerzrezeptoren der Haut zur Kontraktion mehrerer Muskeln.

Babinski-Reflex Streicht man bei einem neurologisch gesunden Erwachsenen mit einem spitzeren Gegenstand fest über den lateralen Rand der Fußsohle, dann werden die Zehen nach palmar gekrümmt (Babinski-negativ). Bei einem neugeborenen Säugling werden im Gegensatz dazu die Zehen fächerartig gespreizt und die Großzehe nach dorsal flektiert (Babinski-positiv). Liegt beim Erwachsenen ein positiver Babinski-Reflex vor, dann ist die deszendierende Kontrolle der Interneurone gestört (häufig bei einer Schädigung der Pyramidenbahn).

Bauchdecken- und Kremasterreflexe Erregt man durch leichtes Bestreichen der Bauchhaut bzw. der Oberschenkelinnenseite die niederschwelligen Hautrezeptoren, dann kontrahiert sich die Bauchmuskulatur auf der betroffenen Seite und der Hoden wird nach oben gezogen. Dies sind typische Fremdreflexe, die durch ein kompliziertes interneuronales Verschaltungssystem mit einer ausgeprägten deszendierenden Steuerung realisiert werden.

4.5.2 Reflexsystem der Muskelspindelafferenzen SHK 220

Die Projektion der Afferenzen auf die α-Motoneurone ist Grundlage des Muskeldehnungsreflexes. Die Erregung der Rezeptoren betrifft hauptsächlich die Motoneurone, die den eigenen Muskel innervieren – homonyme Motoneurone. Zusätzlich wird die Aktivität anderer synergistischer und antagonistischer Muskeln (heteronym) beeinflusst.

Funktionell hält dieses Reflexsystem die Muskellänge konstant. Damit ist es wichtig für das Stehen (Extension der Gelenke gegen die Schwerkraft) und das Gehen (in der Standphase wird das belastete Bein gegen die Schwerkraft extendiert). Die reziproke Hemmung (Hemmung der antagonistischen Muskeln) ermöglicht die alternierenden Bewegungen von Scharniergelenken (z. B. die Flexion/Extension des Knies beim Laufen).

Neuroanatomisches Substrat

Am Reflexsystem beteiligt sind (> Abb. 4.22):

- Längenrezeptoren in Muskelspindeln (> Kap. 4.5.1),
- Ia-Afferenzen im Äquatorialbereich der Längenrezeptoren, die aus einem Muskel auf praktisch alle homonymen und heteronymen Motoneurone projizieren. Die Antagonisten am gleichen Gelenk werden gehemmt.
- II-Afferenzen am Übergang vom Äquatorialbereich zu den Polen, die polysynaptisch mit den Motoneuronen verschaltet sind, wobei die motorischen Kerne zu praktisch allen Muskeln der Extremität erfasst werden.
- γ-Motoneurone zu den polaren Zonen der Längenrezeptoren (> Abb. 4.21a).

Muskeldehnungsreflex zur Stabilisierung der Muskellänge

Definition Wenn ein Extensor durch die Beugung des Gelenks gedehnt wird, aktiviert dies die Muskelspindelafferenzen und erregt dadurch die homonymen und heteronymen Motoneurone. Dies führt

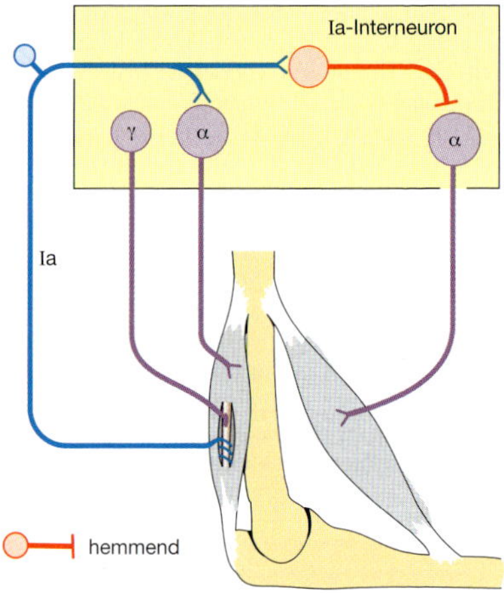

Abb. 4.22 Verschaltung des Muskeldehnungsreflexes. Die primären Muskelspindelafferenzen (Ia, blau) erregen die Motoneurone zum rezeptortragenden Muskel und hemmen über Interneurone (Ia-IN) die α-Motoneurone zu den antagonistischen Muskeln (reziproke Hemmung). Die skizzierten Neuronenpopulationen gehören im Rahmen einer „funktionellen Einheit" zueinander (gelber Rahmen), da sie die Aktivierung und Hemmung der auf ein gemeinsames Gelenk wirkenden Agonisten und Antagonisten koordinieren und steuern.

reflektorisch zur Kontraktion des Muskels, was der weiteren Längenzunahme entgegenwirkt.

Reflexeigenschaften Eine Längenzunahme des Muskels wird in dem Reflex mit einer phasischen (erste, kurze, aber starke Reaktion) und einer tonischen (weniger starke, aber länger anhaltende Reaktion) Komponente beantwortet. Der Reflex geht im Wesentlichen auf die monosynaptische Verschaltung der Ia-Afferenzen zurück und aktiviert i. d. R. nur die homonymen Motoneurone. Er unterstützt als **Antischwerkraftreflex** die Aufrechterhaltung des Körpers gegen die Schwerkraft und stabilisiert dabei die Muskellänge, weil er kleinsten Auslenkungen der Gelenke unter dem Einfluss der Schwerkraft entgegenwirkt.

Einstellung der Rezeptorempfindlichkeit Das System des Muskeldehnungsreflexes stabilisiert die Länge der Arbeitsmuskulatur auf einen Soll-Wert – die Rezeptoren im Äquatorialbereich messen den jeweiligen Ist-Wert. Jede Differenz zwischen Ist- und Soll-Wert wird an die α-Motoneurone gemeldet. Die γ-Innervation führt dabei zur Kontraktion der polaren Zonen und darüber zur Dehnung des Äquatorialbereichs, d. h., die γ-Innervation stellt die Empfindlichkeit ein, mit der die Rezeptoren eine Längenänderung messen. Diese Einstellung ist getrennt sowohl nach absolutem Ausmaß (proportionale Messempfindlichkeit bei Aktivierung der statischen γ-Motoneurone) als auch nach zeitlichem Aspekt der Längenänderung (differenzielle Empfindlichkeit bei Aktivierung der dynamischen γ-Motoneurone) möglich (➤ Abb. **4.23**).

Sicherung der Rezeptorfunktion

α-γ-Kopplung Während einer Kontraktion werden α- und γ-Motoneurone durch das Kommandosignal synchron aktiviert. Dadurch verkürzen sich extra- und intrafusale Muskulatur gleichzeitig, die intrafusale Muskulatur etwas stärker. Dies erzeugt ein **Differenzsignal**, das an das Rückenmark zu-

4

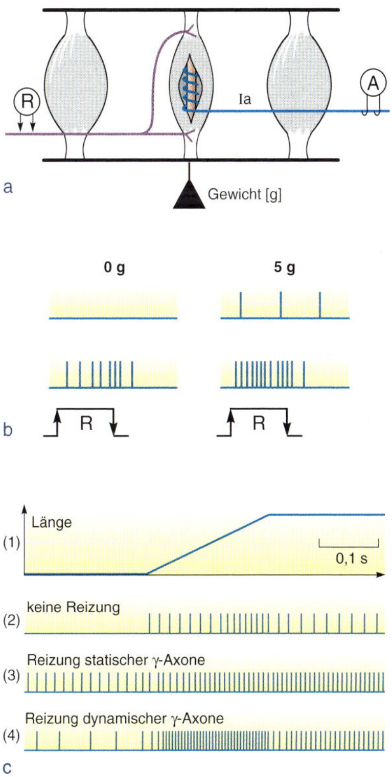

Abb. 4.23 Steuerung der Empfindlichkeit von Längenrezeptoren des Muskels über γ-Motoneurone.

a Die γ-Motoneurone (purpur) innervieren die intrafusale Muskulatur. Die Wirkung dieser Innervation auf die Rezeptorempfindlichkeit wird mit elektrischer Reizung der γ-Axone (Reizelektrode R) und Messung der Frequenzänderung in den Ia-Afferenzen (blau, Ableitungselektrode A) untersucht.

b Die beiden oberen Spuren zeigen die Ableitung von Ia-Axonen ohne gleichzeitige Reizung der γ-Neurone. Links hat der Muskel seine Ruhelänge: Das Muskelspindelsystem ist nicht aktiviert. Rechts wird die Länge des Muskels mit einem Gewicht von 5 g verlängert und damit das Muskelspindelsystem aktiviert. Die beiden unteren Spuren zeigen die gleiche Situation bei Reizung der γ-Axone (Dauer der Reizung durch Rechteck R wiedergegeben). In Ruhelänge (links) werden dadurch in den Ia-Afferenzen Aktionspotenziale generiert (Herabsetzung der Schwelle), im verlängerten Zustand des Muskels (rechts) wird die gleiche Muskellänge mit einer erhöhten Aktionspotenzialfrequenz nach zentral gemeldet (Erhöhung der Empfindlichkeit) [4-11].

c Der Muskel wird auf eine Ziellänge geführt (1). Die Ableitung einer Ia-Afferenz (2) zeigt, dass der Rezeptor differenzielle und proportionale Messeigenschaften besitzt. Werden die statischen (3) bzw. die dynamischen (4) γ-Axone erregt, ändert der Rezeptor selektiv seine proportionale bzw. differenzielle Messempfindlichkeit. Damit optimiert das ZNS die Erfassung der entsprechenden Komponenten einer Längenänderung [4-12].

rückgemeldet wird und die Bewegung unterstützt. Die α-γ-Koaktivierung basiert auf einer parallelen Verschaltung der afferenten und deszendierenden Systeme mit den α- und γ-Motoneuronen (➤ Abb. 4.24). Fast alle Willkürbewegungen sind durch α-γ-Koaktivierungen charakterisiert.

4

MERKE

Die Ko-Kontraktion der intra- und extrafusalen Muskulatur verhindert, dass sich die Muskelspindeln während einer Bewegung auffalten und als Messfühler der Muskellänge ausfallen. Sie sichert damit die Rezeptorfunktion der Muskelspindeln und die Information des ZNS über den Ablauf der Bewegung.

β-Motoneurone α-Motoneurone innervieren die extrafusale und γ-Motoneurone die intrafusale Muskulatur. Eine zusätzliche Population von Motoneuronen projiziert auf extra- und intrafusale Muskelfasern. Diese β-Motoneurone ähneln in Größe, Leitungsgeschwindigkeit und Membraneigenschaften den α-Motoneuronen. Amphibien, die auch Muskelspindeln haben, besitzen interessanterweise nur β-Motoneurone. Die β-Motoneurone sichern eine strikte und rigide Kopplung der intrafusalen und extrafusalen Muskellänge während einer Bewegung.

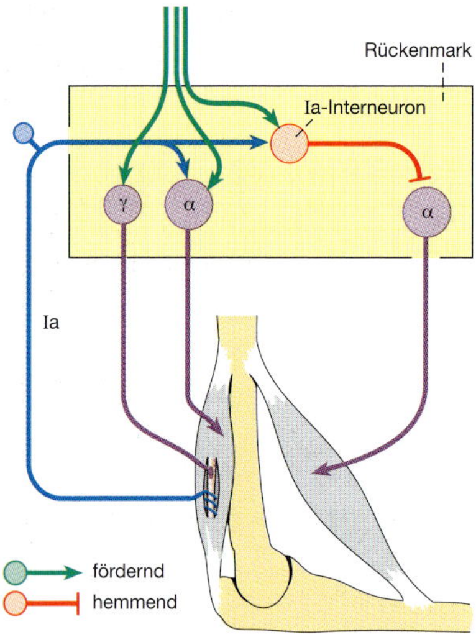

Abb. 4.24 Parallele Projektion deszendierender und segmentaler Systeme auf α- und γ-Motoneurone sowie korrespondierende Ia-inhibitorische Interneurone als Grundlage der α-γ-Koaktivierung. Das Diagramm baut auf ➤ Abb. **4.22** auf, in das die Konvergenz von supraspinal deszendierenden Systemen (grün) eingefügt ist. „Zueinander gehörende" α- und γ-Motoneurone (gelber Kasten) und hemmende Ia-Interneuronen (Ia-IN, rot) zu den Antagonisten (korrespondierende Ia-Interneurone) werden gekoppelt aktiviert. Dies sichert bei Bewegungen eine parallele Veränderung der intra- und extrafusalen Muskellänge und die Ankopplung der reziproken Inhibition.

Fokussierung des afferenten Signalstroms während einer Bewegung

Während einer Bewegung steuert die Hemmung der Ia-Afferenzen über präsynaptische Mechanismen (➤ Kap. 2.4.4) die Übertragung des Längensignals. Bei Willkürbewegungen wird die präsynaptische Hemmung auf die Ia-Afferenzen zu den Motoneuronen der kontrahierenden Muskeln abgeschaltet. Das Längensignal aus den kontrahierenden Muskeln erreicht somit die homonymen und synergistischen Kerne und kann das deszendierende Bewegungssignal kontrollieren. Gleichzeitig wird bei der Bewegung die präsynaptische Hemmung auf die Ia-Afferenzen aus den Muskeln verstärkt, die *nicht* an der Kontraktion beteiligt sind. Dies verhindert, dass die geplante Bewegung durch „falsche" Kontraktionen im Ablauf gestört wird.

Reziproke Hemmung

An Gelenken mit nur einem Freiheitsgrad wird die eine Muskelgruppe bei Bewegungen aktiviert und die andere gehemmt. Diese Koordination der Antagonisten ist im Reflexsystem der reziproken Hemmung organisiert. Die Rezeptoren dieser Reflexwege sind die Längenrezeptoren in den Muskelspindeln. Kollateralen ihrer Ia-Afferenzen erregen Interneurone (Ia-Interneurone), die ihrerseits die antagonistischen Motornuklei hemmen (➤ Abb. 4.24). Das **Renshaw-System** kontrolliert die Tiefe der reziproken Hemmung. Rekurrente Axonkollateralen der α-Motoneurone erregen hemmende Interneurone, die nach ihrem Erstbeschreiber Renshaw-Zellen genannt werden. Sie projizieren auf die Motoneurone des motorischen Kerns, von dem aus sie erregt werden, sowie auf die korrespondierenden Ia-Interneurone (➤ Abb. 4.25). Die rekurrente Hemmung der Motoneurone (**Rückwärtshemmung**) erhöht den Kontrast zwischen rekrutierten und nicht rekrutierten Neuronen.

4.5.3 Neuronale Wege von Golgi-Sehnenorganen (GOT) SHK 227

Golgi-Sehnenorgane Die GOT messen die Muskelspannung (➤ Abb. 4.20). Sie können durch die Kontraktion einer einzigen motorischen Einheit er-

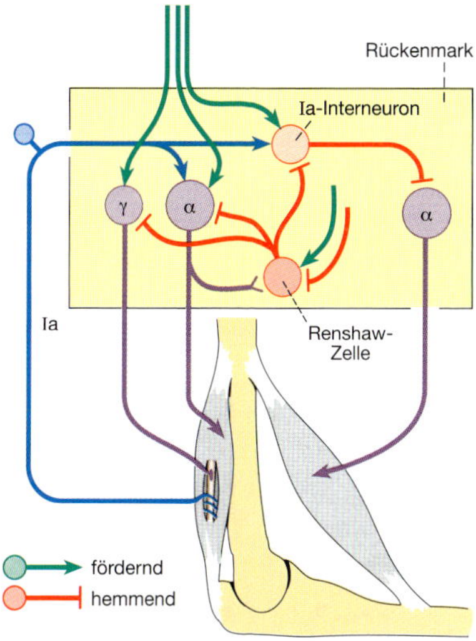

Abb. 4.25 Rekurrentes Renshaw-System mit Hemmung sowohl der homonymen α- und γ-Motoneurone als auch der korrespondierenden Ia-inhibitorischen Interneurone. Das Diagramm baut auf ➤ Abb. **4.24** auf, in das die Verschaltung der Renshaw-Zellen eingefügt ist. Diese werden von rekurrenten Axonkollateralen der α-Motoneurone erregt (purpur) und hemmen ihrerseits die „zueinander gehörenden" α- und γ-Motoneurone mit ihren korrespondierenden Ia-Interneuronen (Ia-IN). Die Renshaw-Zellen sind damit ein Teil der „funktionellen Einheit" (gelber Kasten), die die Aktivierung und Hemmung der auf ein gemeinsames Gelenk wirkenden Agonisten und Antagonisten steuert. In dieser Einheit steuern sie das Ausmaß der Erregung der Neurone aus dem Muskelspindelsystem. Die Aktivität der Renshaw-Zellen wird wiederum von supraspinal über fördernde und hemmende Konvergenzen in den Verhaltenskontext eingepasst.

regt werden und informieren das ZNS kontinuierlich über die Spannungsentwicklung im Muskel. Zusätzlich bauen sie ein **Rückkopplungssystem** auf, das die Spannung des Muskels konstant hält: Nimmt die Muskelspannung zu, werden die homonymen Motoneurone gehemmt, nimmt sie ab, werden sie gefördert.

MERKE

Golgi-Sehnenorgane besitzen keine efferente Innervation vom ZNS.

Ib-Afferenzen Die GOT projizieren über Axone der Gruppe Ib nach zentral, wobei 2 große Verschaltungssysteme unterschieden werden können (➤ Abb. **4.26a**):

- ein **inhibitorisches System,** das auf die Motoneurone des rezeptortragenden Muskels und auf seine Synergisten projiziert,
- ein **exzitatorisches System,** das auf die Motoneurone der antagonistischen Muskeln sowie deren Synergisten projiziert.
- Die Inhibition der homonymen Motoneurone wird auch als **autogene Hemmung** bezeichnet.

MERKE

Im Gegensatz zur Situation bei den Ia-Afferenzen erreicht die Projektion der Ib-Afferenzen von einem Muskel praktisch die Motornuklei zu allen Muskeln der Extremität.

Ib-Weg als multisensorischer Reflexweg

Die Interneurone der Ib-Wege erhalten eine ausgeprägte Konvergenz. ➤ Abb. **4.26b** zeigt die bisher bekannte Projektion von deszendierenden Trakten und afferenten Systemen. Die meisten der konvergierenden Systeme wirken exzitatorisch und inhibitorisch.

4.5.4 Beugereflex SHK 229

Dieser Reflex wird durch Erregung von Afferenzen der Gruppen II, III und IV ausgelöst (➤ Tab. **2.2**, ➤ Abb. **4.27**). Sie stammen vornehmlich von Schmerz-, hochschwelligen Druck- und Thermorezeptoren.

Ipsilateraler Beugereflex In der einfachsten Form führt der Reflex zu einer Beugung der Extremität, in der die erregten Rezeptoren lokalisiert sind, dem ipsilateralen Beugereflex.

Gekreuzter Streckreflex Gewöhnlich, besonders bei starken Reizen, wird die kontralaterale Extremität gleichzeitig gestreckt, man spricht dann vom gekreuzten Streckreflex.

4.5.5 Reflexmuster nach Rückenmarkdurchtrennung SHK 229

Klinik

Querschnittsyndrom

Querschnittsareflexie Unmittelbar nach der Durchtrennung sind alle motorischen und vegetativen Reflexe erloschen. Diese Querschnittsareflexie (spinaler Schock) geht auf eine Hyperpolarisation der Motoneurone zurück. Sie ist durch den Verlust eines tonischen Erregungszustroms aus den supraspinalen Gebieten verursacht. Nach einiger Zeit verschwindet sie, und langsam entwickeln sich von dis-

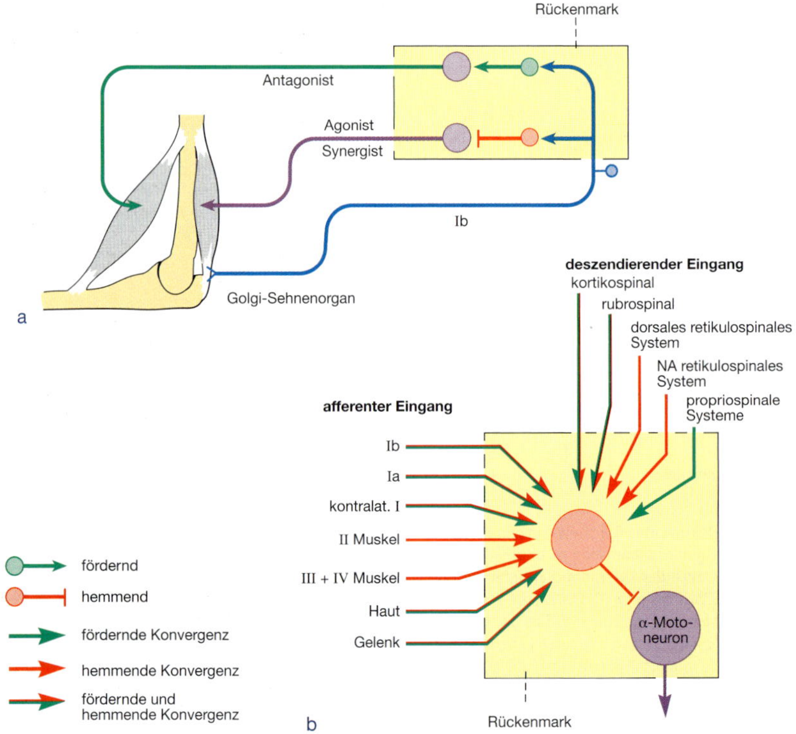

Abb. 4.26 Verschaltungsprinzipien des Ib-Systems [4-13].

a Golgi-Sehnenorgane projizieren di-/trisynaptisch über Ib-Interneurone auf α-Motoneurone. Die agonistischen und synergistischen motorischen Kerne werden gehemmt (autogene Hemmung), die antagonistischen motorischen Kerne werden gefördert.

b Konvergenz von afferenten segmentalen und deszendierenden Systemen auf die Interneurone der autogenen Hemmung. I–IV bezeichnet die Afferenzen aus den unterschiedlichen Fasergruppen. Die Gesamtpopulation der Ib-Interneurone zerfällt in Untergruppen mit spezifischem, eingeschränktem Konvergenzmuster; NA = noradrenerg.

tal nach proximal spinale Reflexmuster (Beuge- und gekreuzte Streckreflexe). Die Schwelle zur Reflexauslösung sinkt kontinuierlich.

Querschnittshyperreflexie Monate nach dem Querschnitt tritt eine Querschnittshyperreflexie auf. Bereits leichte Berührungsreize reichen jetzt aus, um massive und lang anhaltende Beugereflexe auszulösen.

4.5.6 Spezifische Reflexantworten von Afferenzen der Gruppen II, III und IV

SHK 230

4.6 Kontrolle der Haltung SHK 230

4.6.1 Begriffsdefinitionen SHK 231

Zur Sicherung der Haltung haben sich spezielle Programme und Reflexe entwickelt. Ihre Verhaltenskomponenten werden als „posturale Reaktionen" oder „posturale Synergien" bezeichnet. Um die Haltung an die Bewegungen anzupassen, benutzen die posturalen Programme die integrierenden zentralen Systeme (besonders im Hirnstamm und Zerebellum) und verknüpfen die zielmotorischen und haltungsmotorischen Programmteile.

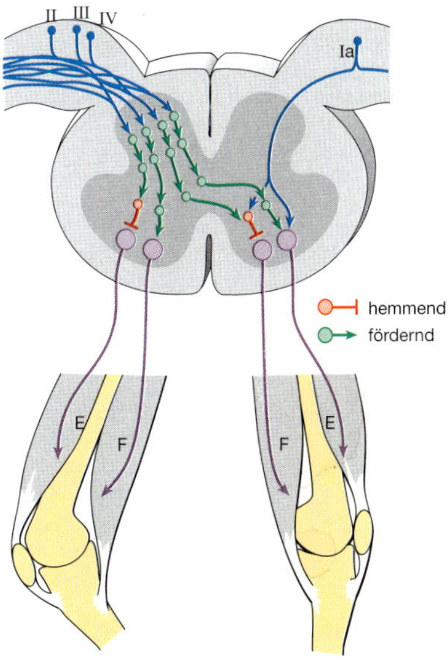

Abb. 4.27 Polysynaptische Organisation des Beugereflexes unter Erfassung aller Muskeln der ipsi- und kontralateralen Extremität. Afferenzen (blau) der Gruppen II, III und IV aktivieren im intermediären Gebiet der grauen Substanz große Gruppen von Interneuronen. Diese fördern auf der ipsilateralen Seite die motorischen Kerne zu den Flexoren und hemmen die zu den Extensoren. Auf der kontralateralen Seite werden die Extensoren gefördert und die Flexoren gehemmt. Zur Hemmung der Flexormotoneurone benutzt der Beugereflex das System der reziproken Hemmung; E = Extensor, F = Flexor.

4.6.2 Aufbau posturaler Reaktionen SHK 231

Standkorrektur

Das Stehen ist integraler Bestandteil jeder aufrechten Körperhaltung. Es beginnt an der Unterstützungsfläche des Fußes mit der muskulären Einstellung der Sprunggelenke durch eine abgestimmte Kontraktion der auf sie wirkenden Muskeln. Anschließend werden die Knie- und Hüftgelenke eingestellt. Posturale Programme, die von distal nach proximal gerichtet sind und von zentralen Mechanismen reguliert werden, koordinieren die Muskelgruppen untereinander.

Subprogramme

Die Regulation der Körperhaltung ist ein Beispiel dafür, wie das ZNS einzelne Reflexe zu einem zielgerichteten Verhalten zusammensetzt. Dabei unterscheidet man Haltereflexe, die der Tonusverteilung der Muskulatur dienen, und Stellreflexe, die den Körper in die Normalstellung (d.h. gegen die Schwerkraft) aufrichten.

Stellreflexe Der Kopf wird von der Nackenmuskulatur mit einer Serie von Stellreflexen aufgerichtet. Rezeptorgebiete dieser Reflexe sind hauptsächlich der Vestibularapparat, die Rezeptoren der Nackenmuskulatur (Muskelspindeln) und das optische System. Diese Reaktionen werden als Kopfstellreflex (Aufrichtung des Kopfes gegen die Schwerkraft) auf den Körper bezeichnet.

Auge-Kopf-Koordination Die Richtung des Blicks wird unabhängig von der Kopfstellung konstant gehalten. Die Blickkonstanz entsteht durch die Summe von Augen- und Kopfbewegung. Rezeptorgebiete sind die semizirkulären Kanäle des Labyrinths (vestibulookulärer Reflex), die Rezeptoren des optischen Systems (optokinetischer Reflex) sowie die Rezeptoren der Nackenmuskulatur (zervikookulärer Reflex).

Statische posturale Reaktionen Haltungsreaktionen, die von den Nackenrezeptoren ausgehen und nachgeschaltete Systeme steuern, werden als tonische Nackenreflexe bezeichnet.

Stützreaktionen Stützreaktionen sind wesentlicher Bestandteil des aufrechten Standes und basieren auf einer Gruppe von Dehnungsreflexen.

4.6.3 Organisation posturaler Programme SHK 232

Die posturalen Reaktionen werden auf allen Stufen des ZNS aufgebaut.

Hauptrezeptorgebiete Eine herausragende Rolle für posturale Reaktionen spielt der Hirnstamm. Das betrifft einmal die Projektion der Vestibularisafferenzen auf die Kerngebiete der Formatio reticularis, in denen die vestibulären Informationen verarbeitet und mit den somatosensorischen Informationen aus dem Nackenbereich abgestimmt werden. Beide sensorischen Systeme sind die Hauptrezeptorgebiete für jede Form der posturalen Reaktion.

Trakte zum Rückenmark Aus dem Hirnstamm projizieren mehrere mächtige Trakte in das Rückenmark (z.B. vestibulospinale und retikulospinale Trakte). Sie üben eine tonische Aktivität auf den segmentalen Reflexapparat und die Motoneurone aus und bringen diese Mechanismen für die Haltungsregulation gezielt in Aktion.

4

Kontrolle durch den Kortex Die meisten der beschriebenen posturalen Programme werden vom Kortex kontrolliert, der eine tonische Inhibition ausübt.

4.7 Basalganglien SHK 234

4.7.1 Neuroanatomische Substrate SHK 234

Kerngebiete Die Basalganglien liegen bilateral in der Tiefe des Großhirns (➤ Abb. **4.28**). Der **Nucleus caudatus** und das **Putamen** sind morphologisch getrennt, bilden funktionell aber ein einheitliches Zellsystem, das **Striatum.** Medial schließt sich der **Globus pallidus** an, der sich in ein inneres (Pars interna) und ein äußeres (Pars externa) Segment teilt. Weiter zählen die **Substantia nigra** (mit Pars reticularis und Pars compacta) und der **Nucleus subthalamicus** zu den Basalganglien.

Ein- und Ausgänge, Projektionen Das Striatum erhält 3 Eingänge (➤ Abb. **4.28a**), das Basalgangliensystem hat 2 Ausgänge (➤ Abb. **4.28c**), die beide in die ventroanterioren und ventrolateralen Thalamuskerne projizieren. Von den thalamischen Schaltkernen aus erreicht die Projektion den zerebralen Kortex, sodass sich eine große Projektionsschleife bildet: Kortex, Basalganglien, Thalamus, Kortex. Dem großen kortikalen Ursprungsgebiet der ➤ Abb. **4.28a** steht mit den präfrontalen und prämotorischen Kortizes ein relativ begrenztes Zielgebiet gegenüber. Innerhalb dieser globalen Verschaltung werden 4 anatomisch beschreibbare Funktionsschleifen unterschieden:

- eine **skelettomotorische Schleife** zum prämotorischen und supplementär-motorischen Kortex,
- eine **okulomotorische Schleife** zu den frontalen und supplementär-motorischen Augenfeldern,
- eine **limbische Schleife** zum Gyrus cingularis anterior und zum medialen orbitofrontalen Kortex sowie
- eine **präfrontale Schleife** zum dorsolateralen präfrontalen und lateralen orbitofrontalen Kor-

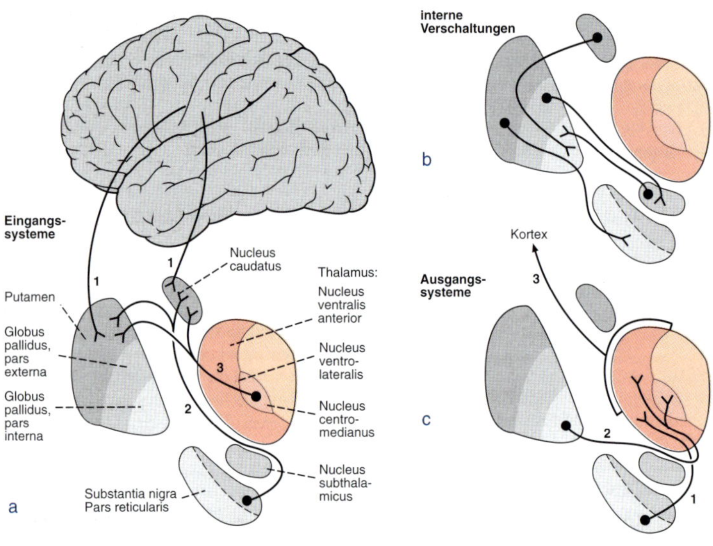

Abb. 4.28 Basalganglien mit grundlegenden Verschaltungen.

a Eingangsstation in die Basalganglien ist das Corpus striatum (dunkelgrau), das seine Afferenzen aus weiten Gebieten des zerebralen Kortex (1), der Substantia nigra, Pars compacta (2) und den intralaminären Thalamuskernen (3) erhält.

b Die internen Verschaltungen bestehen aus topographisch organisierten Verbindungen zwischen allen Kernen.

c Die Ausgangsstationen der Basalganglien (hellgrau) sind die Substantia nigra, Pars reticularis (1) und der Globus pallidus, Pars interna (2). Hauptsächliches Zielgebiet der efferenten Projektion sind die ventroanterioren und -lateralen Thalamuskerne sowie der Colliculus superior. Von den Thalamuskernen aus erreicht die Projektion umschriebene kortikale Gebiete (3). Zu den verschiedenen kortikalen Gebieten s. ➤ Abb. **4.16** [4-8].

tex. Über dieses 4. System sind die Basalganglien an kognitiven Funktionen beteiligt.

Verschaltung der Kerne untereinander Das Striatum ist mit den Ausgangskernen über einen direkten und einen indirekten Weg verschaltet (➤ Abb. **4.28**, ➤ Abb. **4.29**). Der **direkte Weg** ist die monosynaptische Projektion auf die Neurone des Globus pallidus, Pars interna und der Substantia nigra, Pars reticularis. Der **indirekte Weg** verläuft über den Globus pallidus, Pars externa. Von dort projizieren die Neurone in den Nucleus subthalamicus, der seinerseits die beiden Ausgangskerne erreicht. Ergänzt wird diese Verschaltung der Kerne durch eine **interne Schleife** aus dem Striatum auf die Substantia nigra, Pars compacta, die ihrerseits wieder in das Striatum zurückprojiziert.

4.7.2 Transmittersysteme der Basalganglien SHK 236

In der Regel handelt es sich dabei um:

- primäre, klassische Transmitter, meist eine Aminosäure (Glutamat = exzitatorisch, GABA = inhibitorisch, Dopamin = exzitatorisch und inhibitorisch),
- einen oder mehrere Kotransmitter, meist Neuropeptide (z. B. Enkephalin, Substanz P).

Die Transmitter ergänzen sich in ihrer Wirkung. Die verschiedenen Projektionswege der Basalganglien besitzen spezifische Transmitterkombinationen, was entscheidend für ihre Funktion ist (➤ Abb. **4.29**).

MERKE

Kotransmitter steuern die synaptische Übertragung.

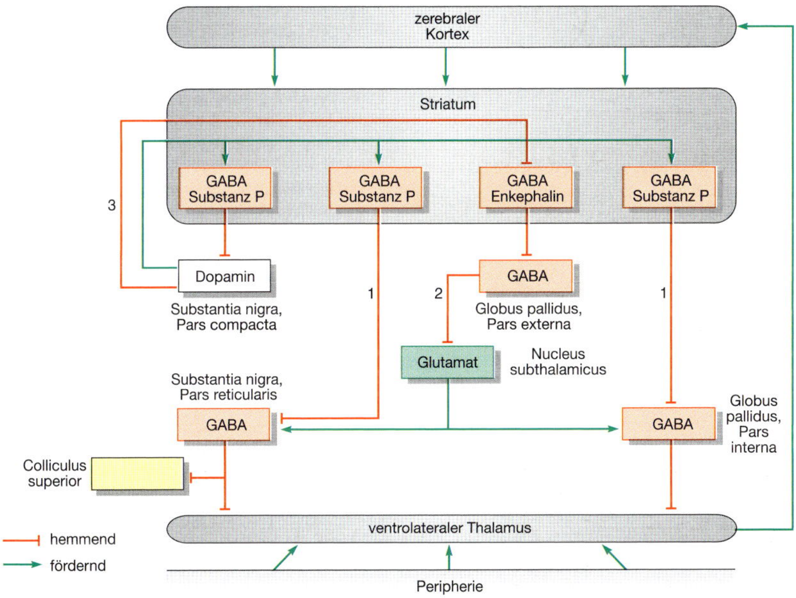

Abb. 4.29 Projektionswege des Corpus striatum. Die „direkten" und „indirekten" Projektionswege des Corpus striatum auf die Ausgangskerne der Basalganglien unterscheiden sich durch die Transmittersysteme. Die Neurone des direkten Wegs (1) benutzen GABA als primären Transmitter und Substanz P als Kotransmitter, die Neurone des indirekten Weges (2) die primären Transmitter GABA und Glutamat. Die striatalen Projektionsneurone des indirekten Wegs haben Enkephalin als Kotransmitter. Der Transmitter der Neurone der internen Schleife (3) von der Substantia nigra, Pars compacta, zu den Neuronen des Striatums ist Dopamin. Dieses aktiviert diejenigen striatalen Neurone, die Substanz P als Kotransmitter besitzen, und hemmt die striatalen Neurone mit Enkephalin als Kotransmitter. Die Neurone des Striatums werden von weiten Gebieten des Kortex aktiviert. Die Ausgangskerne der Basalganglien hemmen die thalamischen Zielzellen und die Zellen des Colliculus superior. Die thalamischen Neurone werden aus der Peripherie erregt und selektieren über ihre erregende Projektion kortikale Neurone; rot = hemmende Verbindungen, grün = erregende Verbindungen [4-14].

4.7.3 Steuerung des Thalamus durch Disinhibition SHK 237

Im motorischen Ruhezustand haben die Ausgangskerne der Basalganglien eine hohe Aktivität (etwa 100 AP/s), weshalb sie auf die Zielzellen im Thalamus (und in den anderen Kernen, z. B. Colliculus superior) eine starke tonische Inhibition ausüben. Auf dem **direkten Weg** werden die Neurone der Ausgangskerne gehemmt und damit die thalamischen Zielzellen disinhibiert (➤ Abb. **4.29**, vgl. ➤ Kap. 2.5), also gefördert. Bei Aktivierung des **indirekten Wegs** werden die thalamischen Zielzellen dagegen gehemmt.

MERKE

Die Aktivität der Ausgangskerne hängt also vom Verhältnis der direkten Hemmung zur indirekten Erregung ab.

Das dopaminerge System der Substantia nigra, Pars compacta,

- fördert die GABA/Substanz-P-Neurone und
- hemmt die GABA/Enkephalin-Neurone (➤ Abb. **4.29**).

MERKE

Die Funktion der Basalganglien liegt also weniger darin, eigene Information auf den Kortex zu übertragen, als vielmehr die Übertragungscharakteristik der thalamischen Schaltkerne zu steuern.

4.7.4 Pathophysiologie der Basalganglien SHK 238

Im Vordergrund des klinischen Bildes stehen die Bewegungsstörungen:

- hyperkinetische Bewegungsstörungen,
- hypokinetische Bewegungsstörungen,
- Dystonien.

Hyperkinetische Bewegungsstörungen

Nucleus subthalamicus Die abnormen Bewegungen der hyperkinetischen Störungen entstehen durch eine direkte oder indirekte Beeinträchtigung der Funktion des Nucleus subthalamicus.

MERKE

Beim Ballismus ist der Nucleus subthalamicus zerstört, bei der Chorea ist er funktionell gehemmt.

Disinhibition des Thalamus Den hyperkinetischen Krankheitsbildern ist eine Disinhibition des Thalamus gemeinsam, womit die Kontrolle der Übertragung in den thalamokortikalen Wegen entfällt. Die Folge davon ist ein verstärkter und ungeordneter Zustrom neuronaler Information zum Kortex mit unerwünschter Aktivierung und falscher Selektion von vollständigen und/oder unvollständigen Bewegungsprogrammen. Diese schießen unkoordiniert in den normalen Bewegungsfluss ein und führen zur charakteristischen überschießenden Bewegungssymptomatik dieser Krankheit.

Hypokinetische Bewegungsstörungen

Überaktivität der Ausgangskerne Die Ausgangskerne der Basalganglien sind hyperaktiv. Die Folge davon ist eine verstärkte Hemmung der Übertragung entsprechender Projektionswege im Thalamus. Das charakteristische Krankheitsbild dieser Gruppe ist der Morbus Parkinson.

Degeneration der dopaminergen Projektionsneurone Sie verändert die Aktivierung der beiden striatalen Projektionssysteme (➤ Abb. **4.30**):

- Sie disinhibiert die GABA/Enkephalin-haltigen Neurone. Dadurch verstärkt sich die Hemmung auf den Globus pallidus, Pars externa, was zur Disinhibition des Nucleus subthalamicus führt. Die sich dadurch ergebende Aktivierung der beiden Ausgangskerne verstärkt die Hemmung auf den Thalamus. Parallel nimmt die Übertragung in den direkten Projektionssystemen ab.
- Dadurch entsteht eine tonische Inhibition der thalamischen Schaltkerne, wodurch die Übertragung auf die kortikalen Projektionsgebiete vermindert und zeitlich verzögert wird. Man muss annehmen, dass dadurch die Bewegungsprogramme nicht mehr in ihrer optimalen zeitlichen Sequenz ablaufen, was zur **Akinesie** und **Bradykinesie** der am Morbus Parkinson erkrankten Patienten führen könnte.

Klinik

Hypokinetische Bewegungsstörungen

Charakteristika Kennzeichnend sind eine Akinesie (verzögerter Bewegungsbeginn), Bradykinesie (verlangsamte Bewegungsdurchführung), Rigidität (erhöhter Muskeltonus, gesteigerte tonische Dehnungsreflexe) und ein Ruhetremor.

Therapiekonzepte Im Falle des Morbus Parkinson wird eine Vorstufe des Transmitters Dopamin appliziert (L-Dopa, Dopamin ist nicht liquorgängig). Außerdem wird versucht, transmitterproduzierende Zellen in die geschädigten Areale einzusetzen. Der therapeutische Erfolg dieser Ansätze ist derzeit noch umstritten.

4.8 Zerebellum SHK 242

4.8.1 Neuroanatomisches Substrat SHK 242

Das Kleinhirn unterteilt sich in den Kortex (s. u.) und die weiße Substanz, in der die Kleinhirnkerne liegen (Nucleus dentatus, Nucleus emboliformis, Nucleus globosus und Nucleus fastigii; Nucleus emboliformis und Nucleus globosus sind funktionell sehr ähnlich und werden deswegen auch als Nucleus interpositus zusammengefasst).

Eingangssysteme Die beiden Eingangssysteme in das Zerebellum,

- das Moosfasersystem (geht von Neuronen in pontinen, retikulären und spinalen Moosfaserkernen aus) und
- das Kletterfasersystem (projiziert aus dem Kern der unteren Olive auf die Purkinje-Zellen; diese werden von afferenten Systemen aus spinalen, retikulären und zerebralen Gebieten aktiviert),

aktivieren die nachgeschalteten Zellen. Sie projizieren beide mit Kollateralen auch in die Kleinhirnkerne (➤ Abb. **4.31**).

Ausgangssysteme Über die Kleinhirnkerne und den Nucleus vestibularis lateralis wird das Signal

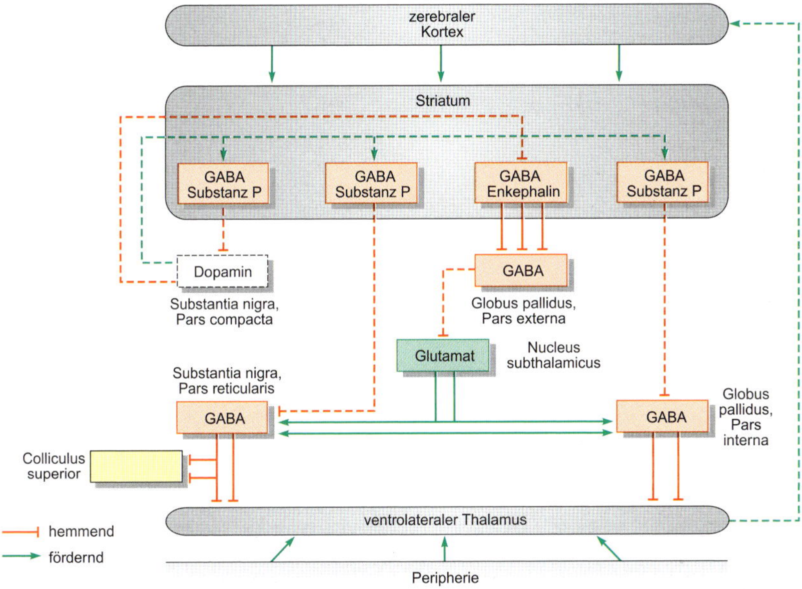

Abb. 4.30 Dysfunktion der Basalganglien beim Morbus Parkinson (pathophysiologisches Modell). Die Degeneration der dopaminhaltigen Neurone der Substantia nigra, Pars compacta, ist durch eine unterbrochene Einrahmung dieses Kerns angezeigt (vgl. ➤ Abb. **4.29**). Die fortschreitende Degeneration führt dazu, dass die striatalen GABA/Enkephalin-haltigen Neurone weniger stark gehemmt werden (unterbrochene rote Verbindung) und die striatalen GABA/Substanz-P-haltigen Neurone weniger stark gefördert werden (unterbrochene grüne Verbindung). Beide Effekte ergänzen sich und resultieren in einer verstärkten Aktivierung der Ausgangskerne. Im direkten Weg reduziert die fehlende Förderung durch die striatalen Substanz-P-Neurone die Hemmung auf die Ausgangskerne (unterbrochene rote Verbindung). Dadurch erhöht sich deren Aktivität, und die Hemmung auf die thalamischen Zielzellen wird stärker (Verdoppelung der roten Verbindung). Im indirekten Projektionsweg führt die fehlende Hemmung der striatalen GABA/Enkephalin-haltigen Neurone zu einer massiven Hemmung der Neurone des Globus pallidus, Pars interna (Verdreifachung der roten Verbindung). Dadurch nimmt die Hemmung der Nucleus-subthalamicus-Neurone ab, was die Aktivierung der Ausgangsneurone verstärkt (Verdoppelung der grünen Verbindung). Dies wiederum erhöht die Hemmung der thalamischen Zielneurone (Verdoppelung der roten Verbindung). Im Ergebnis wird durch beide Mechanismen die thalamische Aktivität gehemmt, wodurch die Aktivierung der kortikalen Neurone reduziert wird (unterbrochene grüne Verbindung) [4-14].

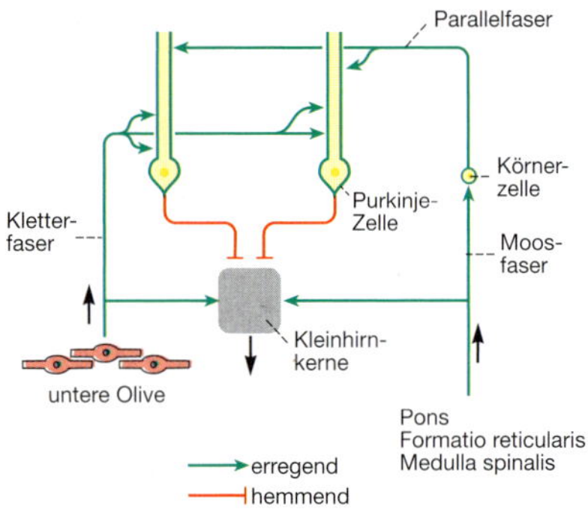

Abb. 4.31 Eingangssysteme des Kleinhirns. Verschaltung der zerebellären Afferenzen und der Purkinje-Zellen (Schema). Das Moosfaser- und das Kletterfasersystem aktivieren die Kleinhirnkerne und die Purkinje-Zellen. Erregende Projektionen sind grün dargestellt, hemmende rot.

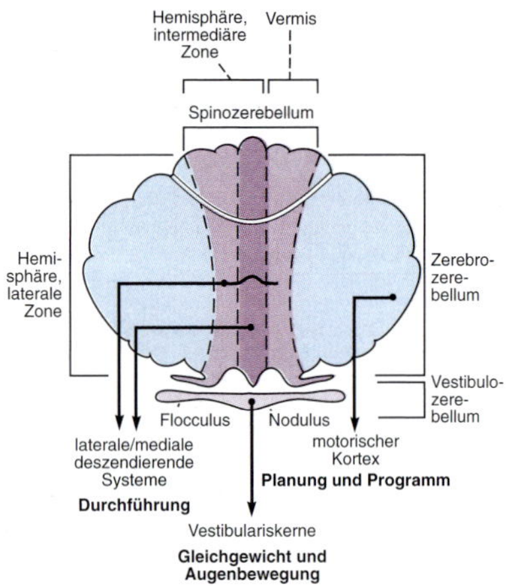

Abb. 4.32 Funktionelle Einteilung des Kleinhirns nach den Verschaltungen in Vestibulozerebellum, Spinozerebellum und Zerebrozerebellum. Die efferenten Projektionen aus diesen Gebieten (Pfeile) werden den großen motorischen Systemen und den entsprechenden Funktionsabläufen zugeordnet. Vestibulozerebellum: Projektion zu den Vestibulariskernen → Gleichgewicht und Augenbewegung. Spinozerebellum: Projektion zu den lateralen und medialen deszendierenden Systemen → Durchführung von Bewegungen; Zerebrozerebellum: Projektion zum prämotorischen und primären motorischen Kortex → Planung und Programmierung der Bewegung [4-15].

der Purkinje-Zellen in die verschiedenen Gebiete des ZNS übertragen. Die Axone der **Purkinje-Zellen** hemmen die Neurone der Kleinhirnkerne. Der Transmitter ist GABA. Die Verschaltung ist topographisch aufgebaut. Die einzelnen **Kleinhirnkerne** haben unterschiedliche und spezifische Projektionsziele und bauen damit im Kleinhirnkortex funktionelle Kompartimente auf (Vestibulo-, Spino-, Zerebrozerebellum, ➤ Abb. **4.32**). Die motorischen Funktionen sind den entsprechenden Projektionssystemen zugeordnet.

4.8.2 Verarbeitung neuronaler Information im Zerebellum SHK 244

MERKE

Die Kleinhirnkerne werden vom Eingangssignal in das Kleinhirn aktiviert und vom im Kleinhirnkortex erarbeiteten Signal gehemmt. Sie projizieren also ein Differenzsignal auf die Zielsysteme.

Im Kleinhirnkortex gibt es 3 verschiedene Typen von Interneuronen. Sie werden nach anatomischen Kriterien beschrieben als Stern-, Korb- und Golgi-Zellen. Stern- und Korbzellen hemmen Purkinje-Zellen und schaffen dabei räumliche Muster im zerebellären Kortex. Die Golgi-Zellen hemmen die Körnerzellen und schaffen dabei ein zeitliches Muster im zerebellären Kortex.

4.8.3 Kompartimente des Kleinhirns SHK 245

Vestibulozerebellum

Hauptanteil ist der Lobus flocculonodularis (ältester Teil des Zerebellums, Archizerebellum, ➤ Abb. **4.33a**). Die wesentlichen Eingänge sind die primären Vestibularisafferenzen aus den Macula- und Cupulaorganen sowie sekundäre Afferenzen aus den Vestibulariskernen. Weiter erhält es visuelle Informationen vom Corpus geniculatum laterale und vom visuellen Kortex der Area 17. Das Vestibulozerebellum kontrolliert die Stammmuskulatur, die den Körper im Gleichgewicht hält. Gleichzeitig reguliert es die Koordination zwischen Kopf- und Augenbewegungen und steuert die Okulomotorik.

Spinozerebellum

Die Haupteingangssysteme sind die verschiedenen spinozerebellären Trakte. Sie übertragen somatosensorische Informationen und signalisieren den Zustand in den spinalen interneuronalen Verarbeitungssystemen. Das Spinozerebellum (Palaeocerebellum) erhält außerdem Informationen aus den sensorischen und motorischen Kortizes und aus den akustischen, visuellen und vestibulären Systemen. Die Ausgangskerne sind der Nucleus fastigii und der Nucleus interpositus (➤ Abb. **4.33b**).

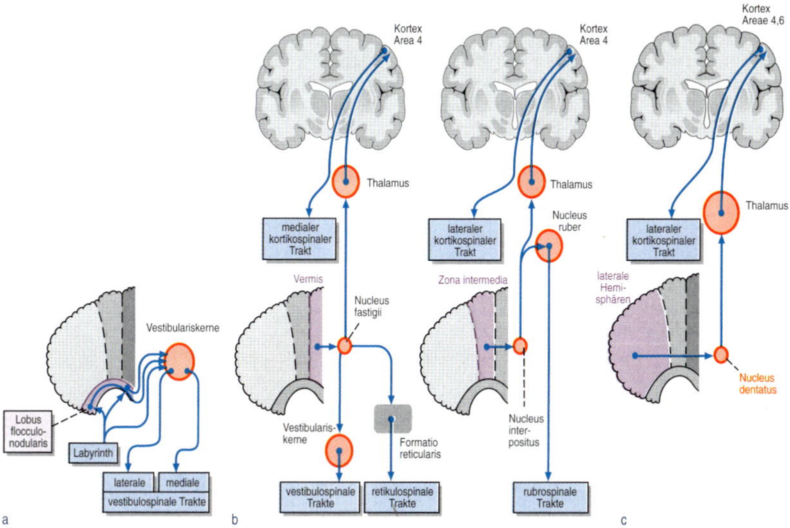

Abb. 4.33 Wesentliche efferente Projektionen aus Vestibulozerebellum, Spinozerebellum und Zerebrozerebellum.

a Projektionen des Vestibulozerebellums. Das Labyrinth projiziert parallel zum Vestibulozerebellum und in die Vestibulariskerne.

b Projektionen des Spinozerebellums. Die Projektion aus dem Vermis (links) beeinflusst über den Nucleus fastigii die Muskulatur zum Stamm und den proximalen Teilen der Extremitäten. Die Projektion aus der Zona intermedia der Hemisphären (rechts) beeinflusst über den Nucleus interpositus die Muskulatur zu den distalen Extremitäten.

c Projektionen des Zerebrozerebellums.

MERKE

Das Spinozerebellum vergleicht den Fortgang der Bewegung mit dem ursprünglichen Bewegungsziel (Efferenzkopie). Es erarbeitet aus diesem Vergleich Korrektursignale, die auf den Kortex und die großen motorischen Systeme projiziert werden.

Zerebrozerebellum

Phylogenetisch ist es der jüngste Kleinhirnanteil (Neozerebellum). Die dominierenden Konvergenzen sind die Projektionen aus den sensorischen und motorischen Kortizes sowie des posterior-parietalen Kortex. Zusätzliche Eingangsgebiete sind die visuellen und limbischen Kortizes. Ausgangskern ist der Nucleus dentatus (➤ Abb. 4.33c). Über die ventrolateralen Thalamuskerne projiziert das Zerebrozerebellum auf den primären motorischen Kortex (Area 4).

MERKE

Das Zerebrozerebellum ist an der primären Programmierung der Bewegung beteiligt.

4.8.4 Zerebellum und motorisches Lernen SHK 248

Dem Kletterfasereingang kommt beim motorischen Lernen wahrscheinlich eine entscheidende Rolle zu. Es gibt Hinweise, dass er als Fehlererkennungssystem die Übertragung der Parallelfaser-Purkinje-Zell-Synapse modifiziert. Der Kletterfasereingang erkennt also die Fehler bei der Durchführung einer motorischen Aufgabe und modifiziert die Antwort der Purkinje-Zellen auf einen Moosfasereingang und stellt ihn langfristig ein.

4.9 Ortsveränderung des Körpers im Raum – Lokomotion SHK 249

4.9.1 Lokomotionsgenerator SHK 249

Definition Spinale Mechanismen sind für die Organisation der Lokomotion wesentlich. So kann das isolierte Rückenmark ein fast vollständiges Lokomotionsmuster generieren (spinaler Lokomotionsgenerator).

Steuerung Dem spinalen Generator fehlen aber wesentliche Faktoren, die für die natürliche Lokomotion unerlässlich sind: Er kann weder Muskeltonus noch Körpergleichgewicht kontrollieren, seine Lokomotion nicht an Störungen anpassen und keine willkürliche Kontrolle zur Erreichung eines Ziels ausüben. Diese Funktionen werden von peripheren Rezeptorsystemen und absteigenden Bahnen übernommen, die den spinalen Lokomotionsgenerator kontrollieren (> Abb. 4.34).

Die Funktion der deszendierenden Trakte kann man vereinfachend in 2 Gruppen einteilen (> Abb. 4.34):

- **Aktivierende Systeme:** Sie kommen aus mehreren Ursprungsgebieten in der mesenzephalen und pontinen Formatio reticularis und projizieren durch die ventrolateralen Funiculi nach spinal. Sie erzeugen den Lokomotionsrhythmus nicht selbst, sondern depolarisieren den spinalen Lokomotionsgenerator. Als Folge dieser Aktivierung kann dann der Rhythmus im spinalen Lokomotionsgenerator entstehen.
- **Adaptierende Systeme:** Dazu gehören die großen motorischen Bahnen wie die retikulo-, vestibulo- und kortikospinalen Trakte. Sie passen das spinale Lokomotionssystem und seine Verarbeitungsmechanismen an den Verhaltenskontext an.

Korrekturmöglichkeiten Lokomotion muss auf Störungen reagieren können. Die Korrekturmechanismen laufen auf spinaler Ebene ab (> Abb. 4.34). Die Störungen werden von den peripheren Rezeptorsystemen erfasst, wobei den Rezeptoren aus den großen Gelenken der Extremitäten (z. B. Hüftgelenk) eine besondere Rolle zukommt. Durch direkte Rückmeldung auf die Motornuklei und die mit ihnen verschalteten Reflexwege wird eine schnelle und effektive Kontrolle eines Kerns im Sinne eines Reflexes realisiert.

4.9.2 Rückenmarkquerschnitt: Ist Lokomotion erlernbar? SHK 251

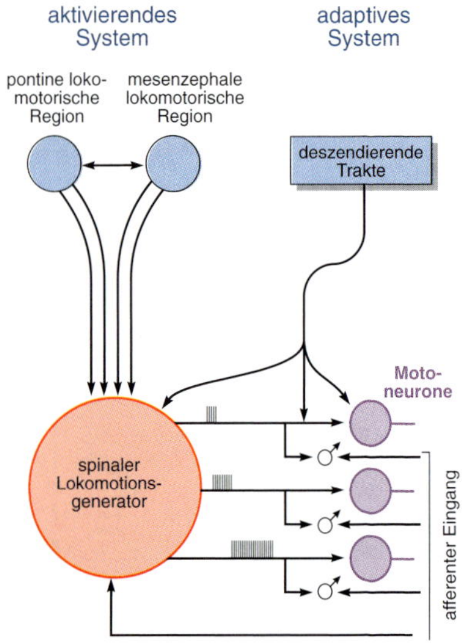

Abb. 4.34 Aktivierung des spinalen Lokomotionsgenerators durch deszendierende und afferente Systeme mit Anpassung seiner Aktivität an das Verhalten. Der spinale Lokomotionsgenerator aktiviert über Interneuronenketten Motoneurone und Interneurone spinaler Reflexwege in einem rhythmisch alternierenden Flexions-Extensions-Muster. Diese spinale Aktivität wird von pontinen und mesenzephalen lokomotorischen Regionen angestoßen und unterhalten. Ein adaptives System, das viele deszendierende Trakte umfasst, passt das Aktivitätsmuster an das Bewegungsziel an. Afferente Eingänge aus der Peripherie greifen auf verschiedenen Stufen in den Aufbau des rhythmischen Aktivitätsmusters ein.

5 Integrative Funktionen des Nervensystems

5.1 Hirnfunktionen im Spiegel des EEG

SHK 253

5.1.1 Elektroenzephalogramm (EEG)

SHK 254

Entstehung von Feldpotenzialen und Magnetfeldern

Feldpotenziale und Magnetfelder im ZNS entstehen in 3 Schritten (➤ Abb. 5.1).

Entstehung einzelner Feldpotenziale in der Hirnrinde Wenn eine afferente Faser (➤ Abb. 5.2) am Pyramidenneuron der Hirnrinde exzitatorische Synapsen bildet und elektrisch gereizt wird, entstehen EPSP sowie extra- und intrazelluläre Ionenströme. Für Synapsen am tiefen Ende des Neurons kehren extra- und intrazelluläre Ionenströme in Bezug auf die Ableitungselektroden ihre Richtung um. IPSP entstehen, wenn negative Ionen einströmen oder positive Ionen ausströmen (vgl. ➤ Kap. 2.4.3). Dementsprechend führt die Aktivierung einer inhibitorischen Synapse in der Tiefe zu einem grundsätzlich ähnlichen Stromfluss wie die Aktivierung einer exzitatorischen Synapse im oberflächennahen Bereich.

MERKE

Das oberflächennahe Feldpotenzial im Modellversuch der ➤ Abb. **5.2** ist negativ, wenn eine oberflächennahe exzitatorische (wie abgebildet) oder eine tiefe inhibitorische Synapse aktiviert wird. Es ist dagegen positiv, wenn eine oberflächennahe inhibitorische oder eine tiefe exzitatorische Synapse aktiviert wird.

Entstehung wellenförmiger Feldpotenziale in der Hirnrinde (EEG) Durch die exzitatorische synaptische Aktivität (vgl. ➤ Abb. 5.2) entstehen extrazelluläre Stromflüsse, die wiederholt negative Feldpotenzialschwankungen an der Hirnoberfläche auslösen. Folgen afferente Impulsgruppen periodisch aufeinander, entstehen sinusförmige Potenzialschwankungen, die aus technischen Gründen i. d. R. mit Wechselspannungsverstärkern (AC-Verstärkern; AC = alternating current) registriert und als **EEG** bezeichnet werden. AC-Verstärker bedingen durch ihre Filtereigenschaften, dass langsame Potenzialschwankungen nicht registriert werden. Verwendet man zur Registrierung Gleichspannungsverstärker (DC-Verstärker; DC = direct current), erfasst man neben den rascheren EEG-Wellen auch zusätzlich langsamere Potenzialkomponenten.

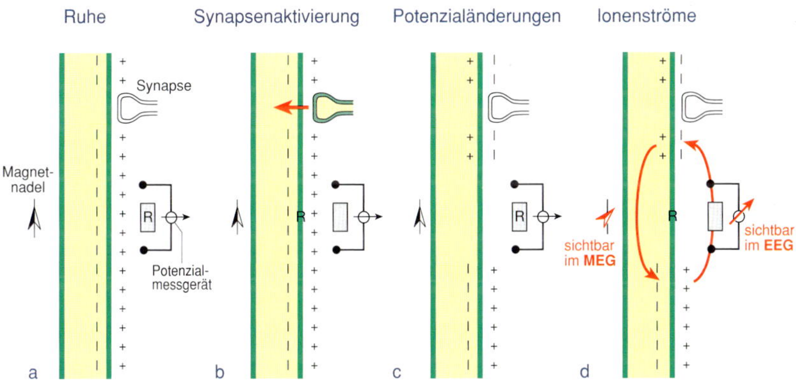

Abb. 5.1 Potenzial- und Magnetfeldentstehung im ZNS.

a Zustand in Ruhe.

b Synapsenaktivierung: Ein langgestreckter neuronaler Fortsatz, z. B. ein Dendrit, wird durch die Aktivierung einer exzitatorischen Synapse lokal begrenzt depolarisiert. Es entstehen primäre transmembranöse Ionenströme (Pfeil).

c Potenzialänderungen: Durch die Ionenströme entstehen lokale Membranpotenzialänderungen und Potenzialgradienten entlang der Membran.

d Sekundäre intrazelluläre Ionenströme erzeugen Magnetfelder, sichtbar im MEG (Magnetenzephalogramm); der extrazelluläre Ionenstrom erzeugt Potenziale am Widerstand des Extrazellulärraums (R), sichtbar im EEG.

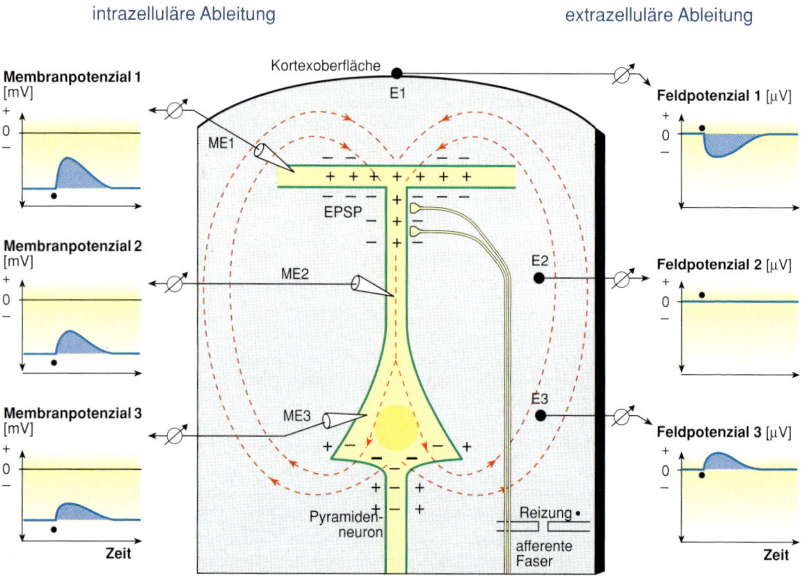

Abb. 5.2 Entstehungsmechanismen von einzelnen Feldpotenzialen in der Hirnrinde. Die afferente Faser (rechts im mittleren Bild) bildet am Pyramidenneuron der Hirnrinde exzitatorische Synapsen und wird elektrisch gereizt. Am Neuron werden mit den intrazellulären Mikroelektroden ME1, 2, 3 Membranpotenziale (MP) und in seinem Umfeld mit den extrazellulären Elektroden E1, 2, 3 Feldpotenziale (FP) registriert. Vor der synaptischen Aktivierung liegt das MP beim Ruhewert, also bei etwa –70 mV und das FP bei 0 μV. Es wird nur eine einzelne Potenzialschwankung ausgelöst, die dadurch verursachten Potenzialänderungen sind durch Plus- und Minuszeichen, intra- wie extrazelluläre Ströme durch unterbrochene Pfeile gekennzeichnet. Der Reizzeitpunkt ist in den Ableitungen durch einen Punkt markiert.
MP1: Wird durch elektrische Stimulation in der afferenten Faser ein AP ausgelöst, strömen an den Synapsen positiv geladene Ionen ein. Dadurch entsteht im Bereich der ME1 ein EPSP (vgl. ➤ Kap. 2.4.3). Das EPSP bewirkt eine Potenzialdifferenz zu den übrigen Membranabschnitten (Verteilung der Plus- und Minuszeichen). Damit entstehen intra- und extrazelluläre elektrotonische Ionenströme (vgl. ➤ Kap. 2.3.1).
MP2/3: Durch den Zufluss positiver Ladungen finden im Bereich der ME2/3 (ebenso wie an der ME1) Depolarisationen statt, die mit zunehmender Entfernung von den Synapsen eine geringere Steilheit und Amplitude aufweisen.
FP1: An der extrazellulären Elektrode 1, die in der Nähe der oberflächennahen Synapsen lokalisiert ist, induziert der Abstrom von positiven Ionen aus dem Extrazellulärraum in das Neuron ein negatives Feldpotenzial.
FP2/3: Auf die extrazelluläre Elektrode 3 strömen – bildlich gesprochen – positive Ladungen zu, sodass hier ein positives FP entsteht. Im Bereich zwischen den extrazellulären Elektroden 1 und 3 wird die Polung der FP umgekehrt. Am Umkehrpunkt (Elektrode 2) selbst entsteht kein FP.

DC-Potenziale umfassen also sowohl langsame als auch schnelle Feldpotenzialänderungen.

Ableitung des EEG beim Menschen

Elektroden Bei der Ableitung des EEG (➤ Abb. 5.3a) unterscheidet man Kontakte, die unmittelbar oberhalb der Hirnrinde und damit in enger Nähe zum Entstehungsort kortikaler Feldpotenziale liegen (differente Elektroden), von solchen, an denen Potenzialschwankungen auftreten, die weniger von der Hirntätigkeit abhängig sind (Bezugs-/Referenzelektroden, indifferente Elektroden). Für die Ableitung kann man einerseits 2 differente Elektroden mit dem Eingang eines elektronischen Verstärkers verbinden (bipolare Ableitung), andererseits eine differente Elektrode gegen eine Referenzelektrode schalten (unipolare Ableitung).

Frequenzbänder des EEG beim Menschen Entsprechend dem afferenten Impulszufluss zu den oberen Kortexschichten entstehen EEG-Wellen unterschiedlicher Frequenz und Amplitude (➤ Abb. **5.3b**, ➤ Tab. **5.1**).

Die Frequenz der EEG-Wellen hängt ab vom:

- Reifungsgrad des Gehirns: im Säuglings- und Kleinkindalter vor allem ϑ- und δ-Wellen, mit zunehmendem Alter α- und β-Wellen,
- Aktivitätsniveau des Gehirns (➤ Tab. **5.1**, s. a. ➤ Kap. 5.2.1).

Klinik

EEG-Veränderungen Zahlreiche Funktionsstörungen des Gehirns gehen mit typischen Veränderungen der EEG-Wellen einher. Daher hat das EEG in der medizinischen Diagnostik eine besondere Bedeutung erlangt:

- Spitze-Welle-Komplexe (➤ Abb. **5.3c**), z. B. bei einem epileptischen Anfall,

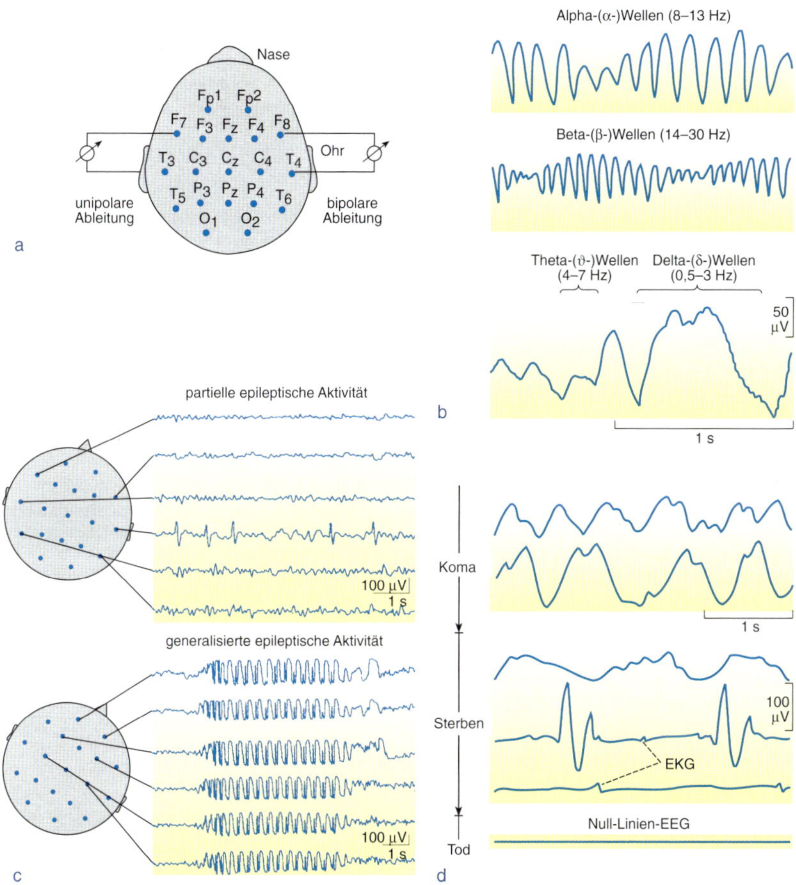

Abb. 5.3 Elektroenzephalogramm (EEG) des Menschen.

a Ableitungsschema mit den internationalen Bezeichnungen der Elektroden. Schematische Darstellung von unipolarer (Referenzelektrode Ohrläppchen) und bipolarer Ableitung.

b Frequenzbänder des EEG [5-1].

c EEG bei epileptischer Aktivität, oben = scharfe Wellen, unten = Spitze-Welle-Komplexe (Spikes and Waves) [5-2].

d Erlöschen der EEG-Tätigkeit beim Sterben.

Tab. 5.1 Frequenzbänder des EEG beim Menschen.

Wellen	Frequenz	Bezug zum Reifungsgrad	Bezug zum Aktivitätsniveau
α-Wellen	8–13/s	Jugendliche und Erwachsene	inaktiver Wachzustand bei geschlossenen Augen
β-Wellen	14–30/s		Wachzustand bei geöffneten Augen
ϑ-Wellen	4–7/s	Säuglings- und Kleinkindalter	Übergang vom Wachzustand zum Schlaf beim Erwachsenen
δ-Wellen	0,5–3/s		Tiefschlaf

- Spreading Depression (SD): Dabei erlischt das EEG in einem eng umschriebenen Bereich für bis zu 2 min. Es entsteht eine negative DC-Potenzialschwankung hoher Amplitude. Die SD wandert mit einer Geschwindigkeit von wenigen mm pro Minute über die Kortexoberfläche und kann im visuellen System z. B. wandernde Skotome verursachen. Möglicherweise spielen die SD auch eine Rolle bei der Ausbildung von Symptomen der Migräne.
- allgemeine EEG-Verlangsamung, z. B. bei degenerativen Veränderungen im Gehirn,
- Null-Linien-EEG beim Hirntod (➤ Abb. **5.3d**).

Evozierte Potenziale Die o. g. EEG-Wellen laufen kontinuierlich und spontan ab. Wird aber ein Sinneskanal gereizt, löst die Signalafferenz zum Neokortex zusätzlich EEG-Wellen aus, die als evozierte Potenziale bezeichnet werden. Sie sind in Abhängigkeit vom Ort der sensorischen Reizung durch charakteristische Latenzen, Formen und Amplituden gekennzeichnet (➤ Abb. **5.4**).

Langsame ereignisbezogene Potenziale Evozierte Potenziale können bis mehrere Sekunden andauern. Die Ausprägung ihrer frühen Komponenten (bis ca. 100 ms nach Reizung) hängt vor allem von Intensität und Dauer der Reize ab (exogene oder reizkorrelierte Potenziale; ➤ Abb. **5.5a**). Spätere Komponenten werden als endogene oder ereigniskorrelierte Potenziale bezeichnet (➤ Abb. **5.5a**) und kognitiven Prozessen zugeordnet. Die bekannteste dieser späten Komponenten hat an der Schädeloberfläche eine positive Polarität und erscheint etwa 300 ms nach Reizung (sog. **P 300**).
Die endogenen „Verarbeitungsprozesse" in der Hirnrinde werden besonders deutlich im **Erwartungspotenzial** (contingent negative variation, CNV, ➤ Abb. **5.5b**). Die Erwartung des 2. Reizes führt zu einem negativen DC-Potenzial, dessen Amplitude mit dem Erwartungswert des 2. Reizes zunimmt. Fast eine Sekunde vor Beginn einer Bewegung startet eine langsame negative Potenzialschwankung (**Bereitschaftspotenzial;** ➤ Abb. **5.5c,** s. a. ➤ Kap. 4.3.1).

5.1.2 Ergänzende Untersuchungsmethoden SHK 260

- Magnetenzephalogramm (MEG): Registrierung von Magnetfeldern, die durch die Ausgleichströme (s. o.) entstehen; im Vergleich zum EEG bessere räumliche Auflösung von Erregungsprozessen in subkortikalen Strukturen,
- Magnetresonanztomographie (MRT) und funktionelle Magnetresonanzbildgebung (Imaging; fMRI): präzise Zuordnung von Hirnstrukturen und Hirnfunktionen ohne Röntgenstrahlung,
- Positronenemissionstomogramm (PET): Mit-

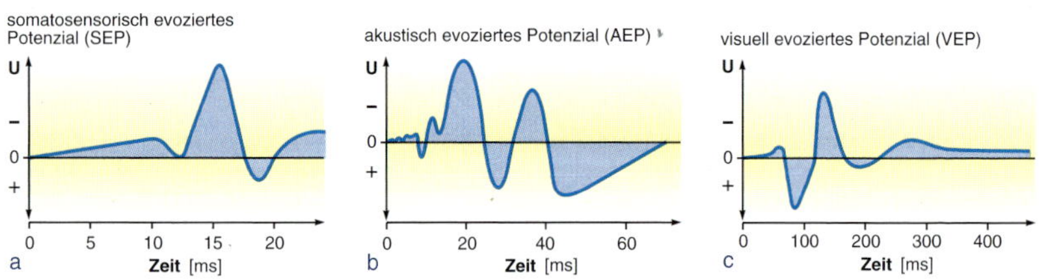

Abb. 5.4 Evozierte Potenziale.
a SEP nach Stimulierung eines peripheren Nervs (N. medianus).
b AEP nach Aktivierung des auditorischen Systems.
c VEP nach Stimulierung des visuellen Systems.

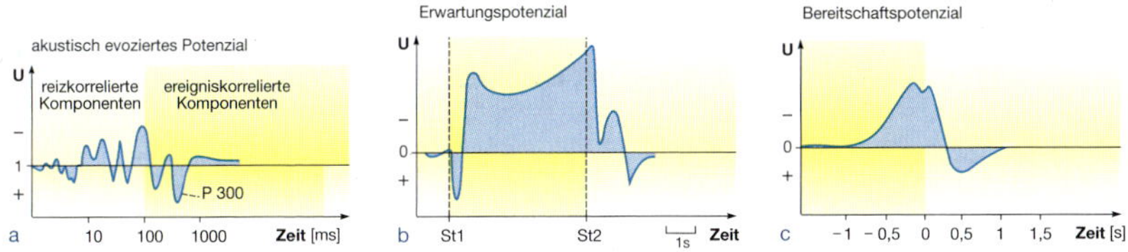

Abb. 5.5 Langsame, ereignisbezogene Potenziale.
a AEP mit frühen, „reizkorrelierten" sowie mit späten, „ereigniskorrelierten" Komponenten [5-3].
b Erwartungspotenzial (contingent negative variation, CNV) zwischen St1 (ankündigender Stimulus) und St2 (erwarteter Stimulus).
c Bereitschaftspotenzial der Hirnrinde vor einer Willkürbewegung, die zum Zeitpunkt 0 s (Abszisse) einsetzt.

hilfe von Tracern lassen sich u. a. der Hirnstoffwechsel und die Dichte von Rezeptoren für Transmitter darstellen.

5.2 Schlaf-Wach-Rhythmus SHK 262

5.2.1 Phänomenologie des Schlafs SHK 263

Charakteristika Charakteristika des Schlafs sind:

- verringerte Aufnahmebereitschaft, Schlüsselreize werden jedoch wahrgenommen,
- sinkender Muskeltonus,
- Dominanz des Parasympathikus mit Pupillenengstellung (Schlafmiosis), Abnahme der mittleren Herzschlagfrequenz, Sinken des Gefäßtonus und des mittleren arteriellen Blutdrucks,
- langsame Atmung.

Schlafstadien und Schlafphasen Mit zunehmender Schlaftiefe ändert sich die neuronale Aktivität und damit das EEG (➤ Kap. 5.1.1), anhand dessen sich 4 Schlafstadien unterscheiden lassen (➤ Abb. 5.6, ➤ Tab. 5.2).

Je nach mittlerer EEG-Frequenz sind 2 Arten von Schlafphasen zu unterscheiden (➤ Tab. 5.3):

- orthodoxer Schlaf, „slow wave-sleep", NREM-Schlaf: die EEG-Frequenz nimmt mit zunehmender Schlaftiefe ab, die Hirndurchblutung sinkt,
- paradoxer Schlaf, „fast wave-sleep", REM-Schlaf: frequente Potenzialschwankungen geringer Amplitude, ähnlich wie beim wachen Menschen, bei gleichzeitig besonders tiefem Schlaf.

Die Bezeichnung REM-Schlaf (rapid eye movements) entstand, weil der Muskeltonus über weite Strecken zwar völlig erloschen ist (abgesehen von kurzen Zuckungen insbesondere der Gesichtsmuskulatur), es jedoch zu Sekunden dauernden, richtungslosen raschen Augenbewegungen kommt.
Während des paradoxen Schlafs verändern sich zahlreiche vegetative Funktionen (➤ Tab. 5.3). So steigen die Herzschlagfrequenz und der Blutdruck an. Die Atmung ist beschleunigt, und Peniserektionen treten auf. Schlafwandeln und Angstträume von Kleinkindern (Pavor nocturnus) werden im Rahmen des NREM-Tiefschlafs beobachtet. Daraus

Tab. 5.2 Schlafstadien anhand des EEG.

Stadium	Schlaftiefe	EEG-Kennzeichen
1	Übergangsphase	• β-Wellen geringer Amplitude • ϑ-Wellen
2	leichter Schlaf	• Schlafspindeln: rasche Potenzialschwankungen, deren Amplituden spindelförmig an- und abschwellen • K-Komplexe: bi- oder polyphasische Komplexe, die wie Schlafspindeln etwa 1 s dauern und hohe Amplituden aufweisen; sie sind Ausdruck synchroner neuronaler Aktivität, z. B. nach akustischen Reizen
3	mittlere Schlaftiefe	• K-Komplexe • ϑ-Wellen • δ-Wellen (in 10–50 % der Zeit)
4	Tiefschlaf	• δ-Wellen hoher Amplitude

Tab. 5.3 Charakteristika von REM- und NREM-Schlaf.

Kriterium	REM-Schlaf	NREM-Schlaf
vegetative Funktionen	beschleunigt	niedrig
Hirndurchblutung	nach NREM-Schlaf Wiederanstieg auf das Ausgangsniveau	Absinken um 10%
Berichte über Träume	häufig	selten
Sprechen im Schlaf	sehr selten	häufig

ergibt sich insgesamt, dass das Gehirn offensichtlich auch im Schlaf tätig ist.

MERKE

Schlaf ist nicht als unspezifische Reduktion neuronaler Aktivität aufzufassen und nicht mit dem Zustand der Bewusstlosigkeit während einer Narkose zu vergleichen.

Kernschlaf und Füllschlaf Während eines „gesunden" Schlafs werden Stadien des orthodoxen Schlafs i. d. R. 3- bis 5-mal durchlaufen, wobei ein solcher Zyklus i. d. R. 90 – 100 min dauert (➤ Abb. 5.6). Die ersten beiden Schlafzyklen sind für die Erholung des Organismus besonders wichtig (**Kernschlaf**). Die maximale Schlaftiefe, die während der folgenden Zyklen erreicht wird, nimmt mit zunehmender Schlafdauer ab. Gleichzeitig werden die REM-Phasen zum Schlafende länger. Meist erwacht der Schläfer aus dem REM-Schlaf. Der Schlaf, der dem Kernschlaf folgt (**Füllschlaf**), kann über Wochen systematisch verhindert werden, ohne dass wesentliche Funktionsstörungen auftreten.

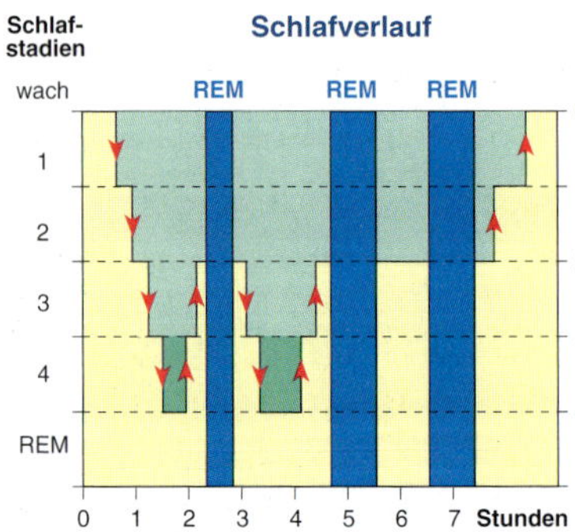

Abb. 5.6 Schlafverlauf.
Die Schlafstadien 1 – 4 werden mehrfach durchlaufen. Paradoxe Schlafphasen mit Rapid Eye Movements (REM-Phasen) unterbrechen die orthodoxen Schlafphasen etwa alle 90 min.

5.2.2 Schlafentstehung SHK 265

Verschiedene Strukturen des ZNS sind an der Generierung des orthodoxen und des paradoxen Schlafs beteiligt:

- Raphekerne des Hirnstamms setzen Serotonin im Schlaf-Wach-Rhythmus frei; wird dies unterbunden, bleiben orthodoxe und paradoxe Schlafphasen aus,
- Neurone des Nucleus tractus solitarius sind an der Entstehung von orthodoxem Schlaf beteiligt, indem sie das ARAS hemmen und damit das Wachniveau senken,
- Weitere für den Schlaf wichtige Kerngebiete finden sich im basalen Vorderhirn und im Hypothalamus.
- REM-Schlaf-Phasen lassen sich durch eine doppelseitige Läsion pontiner Kerngebiete blockieren. Hier liegen **cholinerge Neurone**, die für die Induktion von REM-Phasen bedeutsam sind und über die Formatio reticularis spinale Motoneurone hemmen. Daraus erklärt sich die Muskelatonie während der REM-Phasen. Neben diesen cholinergen „On-Neuronen" des REM-Schlafs wurden **noradrenerge Neurone** im Locus coeruleus gefunden, deren Aktivität REM-Phasen beenden.
- Eine besondere Bedeutung für den Schlaf-Wach-Rhythmus haben die paarig über dem Chiasma opticum angelegten **suprachiasmatischen Nuklei** (SCN). Zerstörung dieser Kerne – z. B. durch Tumoren – führt zum Verfall der physiologischen Schlaf-Wach-Periodik. Darüber hinaus bestehen polysynaptische Beziehungen zwischen dem SCN und der Zirbeldrüse, die bei Dunkelheit Melatonin ausschüttet, das wiederum auf die SCN-Rhythmik und auf andere Oszillatoren rückwirkt. Melatonin dämpft im ZNS die Erregbarkeit und senkt die Körpertemperatur.

5.2.3 Zirkadiane Rhythmik SHK 266

Alle Lebewesen sind periodischen Umweltänderungen ausgesetzt, die sich aus der Rotation der Erde um die eigene Achse (Tag-Nacht-Folge) und um die Sonne (Jahreszeitenfolge) ergeben.

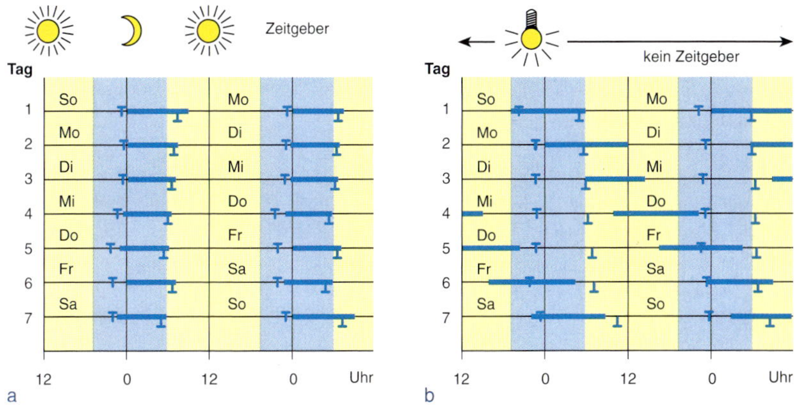

Abb. 5.7 Zirkadiane Schlaf-Wach-Periodik (Schlafphasen: blaue Balken) sowie Maxima (⊤) und Minima (⊥) der Körpertemperaturen im Verlauf einer Woche (Ordinate), wie sie der Beobachter des Experiments erlebt. Um Zeitverschiebungen im Verlauf einer Woche deutlich zu machen, sind in jeder Zeile jeweils 2 aufeinanderfolgende Tage abgebildet. Der 2. Tag wird in der nachfolgenden Zeile jeweils zum 1. Tag.

a Bei Kontakt der Versuchsperson mit der Umwelt und ihren Zeitgebern beträgt die Dauer beider Perioden 24 h. Beginn und Ende der Schlafphasen sowie die Maxima und Minima der Temperatur verschieben sich während der Zeit von Sonntag bis Sonntag nicht.

b Nach Ausschaltung der externen Zeitgeber und bei künstlicher Beleuchtung treten die Schlafphasen täglich 6 h später ein, während sich die Periodik der Körpertemperatur kaum verändert [5-4].

Im Verlauf der Evolution hat insbesondere die Tag-Nacht-Periodik den Stoffwechsel vieler Zellen so geprägt, dass sie auch nach Ausschaltung von Helligkeits- und Temperaturschwankungen sowie anderen möglichen „Zeitgebern" der Umwelt ihre Funktionen weiter in einem annähernd 24 h dauernden Rhythmus ändern.

Endogene Oszillatoren Im menschlichen Organismus arbeiten zahlreiche endogene Oszillatoren nebeneinander, die auch außerhalb des Organismus, z. B. in Zellkulturen, ihre Rhythmik beibehalten, wenn externe Zeitgeber ausgeschaltet sind.

Zeitgeber Ein Zeitgeber kann die Frequenz einiger zirkadianer Oszillatoren geringfügig (< 10%) verstellen und sie damit synchronisieren. So sind z. B. die täglichen Aktivitätsphasen der Menschen eng mit Ess- und Trinkrhythmen verknüpft.
Die Umwelt beeinflusst die endogenen Rhythmen in verschiedenem Umfang. So werden die Schlaf-Wach-Zyklen stärker durch externe Zeitgeber moduliert als zirkadiane Schwankungen der Körpertemperatur oder der Natriumausscheidung.

Biorhythmen Die unterschiedlichen Oszillatoren sind untereinander und mit Erfolgsorganen (Effektoren; z. B. endokrine Drüsen) verbunden, die ihrerseits auf die Rhythmusgeneratoren zurückwirken. So können komplexe Biorhythmen entstehen, die sich nur schwierig analysieren lassen, und so ist es auch möglich, dass eine erzwungene motorische Aktivität den Schlaf-Wach-Rhythmus der zentralen Oszillatoren verschieben kann.

Schlaf-Wach-Rhythmus Zeitgeber, die den Schlaf-Wach-Rhythmus beeinflussen, sind:

- periodische Helligkeitsschwankungen aufgrund der Tag-Nacht-Folge,
- Kenntnis der Uhrzeit.

Sind die Versuchspersonen solchen Zeitgebern ausgesetzt, schlafen sie zu der „üblichen" Nachtzeit, und ihr Tag dauert 24 h (➤ Abb. 5.7a). Schaltet man die Zeitgeber aus, indem man die Versuchspersonen isoliert, verlängert sich der erlebte Tag der meisten Versuchspersonen auf etwa 26 h (bei einigen auch auf ca. 30 h). Damit verschob sich ihre Einschlafzeit im isolierten Raum von Tag zu Tag um mehr als 6 h (➤ Abb. 5.7b), ohne dass die Versuchspersonen diese Zeitverschiebungen bemerkt hatten.

Klinik

Jetlag, Nachtarbeit

Jetlag Sind die Signale der Zeitgeber, z. B. nach einem Transatlantikflug, zeitlich verschoben, können erhebliche Schlafprobleme, Vigilanzstörungen, Unwohlsein und andere Symptome des „Jetlags" auftreten.

Nachtarbeit Schwerwiegende Probleme sind bei Nachtarbeit möglich: Wenn sich die sozialen Zeitgeber der Nachtarbeiter vor allem aus dem Lebensrhythmus der Familie ergeben, können sie kaum eine Übereinstimmung ihrer „inneren Uhr" und ihres Schlaf-Wach-Rhythmus erreichen.

5.2.4 Schlafentzug SHK 268

Kompletter Schlafentzug Menschen können vollständigen Schlafentzug über mehrere Tage ertragen. Sie werden müde, aber ihre Leistungsfähigkeit ist in den ersten 2–3 Tagen kaum verändert.

Entzug des REM-Schlafs Bei Versuchspersonen, die zwar einschlafen dürfen, aber über mehrere Tage immer dann geweckt werden, sobald sie den REM-Schlaf erreicht haben, versucht der Organismus in den folgenden Schlafperioden einerseits die REM-Phasen schneller zu erreichen und andererseits die REM-Schlaf-Dauer erheblich zu verlängern.

5.3 Lernen und Gedächtnis SHK 270

5.3.1 Lernen SHK 270

Ein wesentlicher Anteil unserer Handlungen und unserer Gedanken sind – im Gegensatz zu „ungelernten", sog. unbedingten Reflexen – formbar und von Erfahrungen abhängig, die in Neuronenverbänden des ZNS gespeichert sind. Neuronale Netzwerke haben ein Gedächtnis für Informationen und können neue Wege der Erregungsausbreitung bilden. Somit ermöglichen sie, unser Verhalten an die Umwelt anzupassen, z. B. erfolgreiche Handlungen gezielt zu wiederholen und damit zu lernen.

Klassische Konditionierung Im Experiment von Pawlow wird einem Hund Futter angeboten, worauf der Hund mit Speichelsekretion reagiert (unbedingter Reflex, unkonditionierte Reaktion). Dieser unkonditionierte Reiz wird mit einem Tonimpuls (200–500 ms vor dem Futter) kombiniert, der am Anfang des Experiments keinen Einfluss auf die Sekretion des Speichels (neutraler Stimulus) hat. Erklingt der Ton mehrmals vor dem unkonditionierten Reiz, führt die Paarung von Ton und Futter schließlich dazu, dass auch der zunächst unwirksame Schallreiz eine Speichelsekretion auslösen kann, ohne dass Futter angeboten wird. Während der Trainingsphase hat sich durch klassische Konditionierung ein „bedingter" Reflex gebildet.

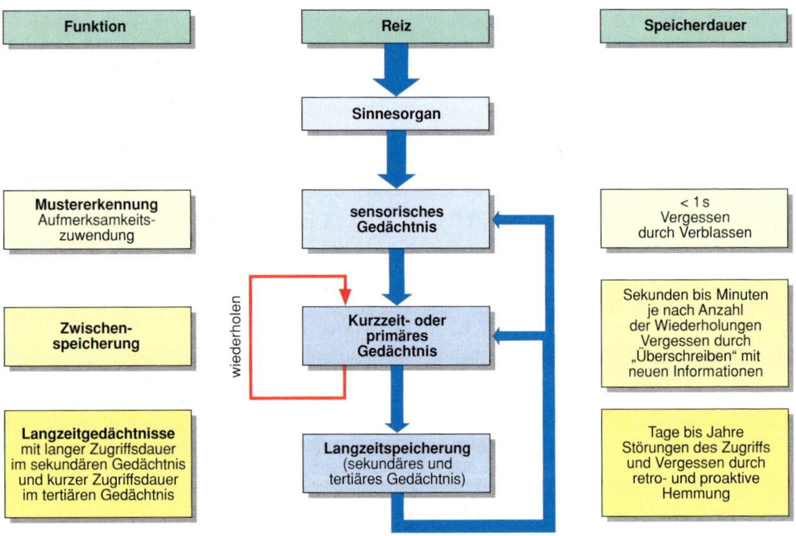

Abb. 5.8 Modellvorstellungen über die Organisation von Informationsspeichern im ZNS [5-5].

Operante (instrumentelle) Konditionierung Die Rolle, die der bedingte Reiz für die Ausbildung neuer Verknüpfungen spielt, kann durch Reize ersetzt werden, die als sog. **Verstärker** die Wahrscheinlichkeit erhöhen, dass ein bereits vorausgegangenes Verhalten erneut auftritt. Wird ein Versuchstier, das zufällig einen Hebel betätigt, sofort mit Futter belohnt, wird es sein spontanes Verhalten ändern und gezielt versuchen, diesen Hebel erneut zu betätigen. Die Verstärkung eines Verhaltens ist also durch die „Operation" in Form einer Belohnung und eine daraus folgende Motivationsänderung bedingt. Umgekehrt führt die **Bestrafung** einer Reaktion dazu, dass das entsprechende Verhalten vermieden wird. Wird ein Reiz wiederholt ohne „Verstärker" angeboten, fällt die ausgelöste Reaktion zunehmend schwächer aus, bis sie vollständig erlischt **(Habituation).**

Weitere Lernformen Neben dem klassischen und operanten Konditionieren sind für den Menschen vor allem das Lernen am Modell und Lernen auf der Basis kognitiver Leistungen relevant.

5.3.2 Gedächtnis SHK 272

Gedächtnisformen

Die Konditionierungen wären nicht möglich, wenn die durch Reize ausgelöste „flüchtige" bioelektrische Aktivität nicht im ZNS gespeichert und zu lange anhaltenden „Spuren" im neuronalen Netzwerk führen würde, die wir als **Engramme** bezeichnen.

Sensorisches Gedächtnis Zunächst leiten die Sinnesorgane ihre flüchtigen Informationen zu einem sensorischen Speicher (➤ Abb. 5.8) des visuellen Bereichs (dem ikonischen Gedächtnis), des auditorischen Bereichs (dem echoischen Gedächtnis) und der übrigen Sinnesorgane. Hier werden wesentliche Funktionen für die weitere Signalverarbeitung erfüllt: Die zwischengespeicherten Informationen werden mit bereits gespeicherten Daten der anderen nachgeschalteten Gedächtnisstufen verglichen (**Mustererkennung**) und unbewusst auf ihre **globale Bedeutung** hin untersucht (neu oder bekannt – gefährlich, wichtig oder unwesentlich).

Kurzzeitgedächtnis Die sensorischen Gedächtnisse leiten ihre Signale an das Kurzzeitgedächtnis (primäres Gedächtnis) weiter. Seine Speicherdauer ist im Vergleich zum sensorischen Gedächtnis länger. Da wir oft gleichzeitig Informationen aus verschiedenen Sinneskanälen kurzfristig speichern und verarbeiten müssen, kann es nicht nur einen Kurzzeitspeicher geben. Daher wurde der Begriff des **Arbeitsgedächtnisses** eingeführt, zu dem (nach Baddeley 2001) gehören:

- ein phonologischer Speicher, der sprachbezogene Informationen aus dem auditorischen oder visuellen System aufnimmt,
- eine artikulatorische Kontrolle, die auf innerem Sprechen basiert,
- ein visuell-räumlicher „Notizblock", der z. B. für die Bildung räumlicher Vorstellungen verantwortlich sein soll.

Langzeitgedächtnis Durch das Wiederholen und das damit verknüpfte Zirkulieren von Informationen wird nicht nur die Speicherdauer im Kurzzeitgedächtnis verlängert, sondern auch die Übernahme in das Langzeitgedächtnis gefördert.
Das Langzeitgedächtnis kann große Datenmengen wie z. B. den Wortschatz von Sprachen über Monate bis zu Jahrzehnte speichern. Daten des Langzeitgedächtnisses können durch zuvor (proaktive Hemmung) oder anschließend aufgenommene Informationen verdrängt (retroaktive Hemmung) und somit vergessen werden. Nicht mehr vergessen werden (solange die Speicher intakt sind) dagegen Daten, die fast täglich abgerufen werden und eine sehr kurze Zugriffszeit haben. Dieses Langzeitgedächtnis wird vom sekundären Gedächtnis abgegrenzt und als tertiäres Gedächtnis bezeichnet.
Aufgrund psychologischer Untersuchungen lassen sich die Eigenschaften des Langzeitgedächtnisses weiterhin nach Speicherinhalt und Funktion unterscheiden:

- **Priming:** Erlaubt das Wiedererkennen von Sinneseindrücken und Reizen und funktioniert auch dann, wenn die neuen Sinneseindrücke voraufgegangenen nur ähnlich sind.
- **Prozedurales Gedächtnis:** Speichert nicht verbalisierte Informationen darüber, wie etwas geschieht.
- **Semantisches Gedächtnis:** Speichert Bedeutungen von Begriffen, Zeichen und Symbolen (Rom ist die Hauptstadt von Italien).
- **Episodisches Gedächtnis:** Speichert persönlich erlebte, durch Ort und Zeit definierbare Erfahrungen, wie z. B. Erinnerungen an eine schöne Reise.

Hirnstrukturen für die Speicherung

Unser Gedächtnis ist vor allem eine Leistung der Hirnrinde. Sensorische Speicher und die Speicher für das Priming finden sich wahrscheinlich im Bereich der primären sensorischen Projektionsfelder. Das deklarative Langzeitgedächtnis wird in damit verbundenen Assoziationsfeldern des Neokortex vermutet. Nur das prozedurale Gedächtnis scheint eine Leistung der Kleinhirnrinde (➤ Kap. 4.8) und der Basalganglien (➤ Kap. 4.7) zu sein, die wohl auch für das Abspeichern und Abrufen prozeduraler Informationen verantwortlich sind. Das deklarative Gedächtnis ruft seine semantischen Informationen vor allem über den linken temporofrontalen Kortex ab, während der rechte temporofrontale Kortex i. d. R. für den Abruf episodischer Informationen zuständig ist.

Klinik

Gedächtnis- und Sprachstörungen

Der Hippocampus, der Mandelkern und weitere Strukturen des limbischen Systems sind daran beteiligt, zu speichernde Inhalte zu sortieren, sie miteinander zu verbinden, emotional zu tönen und aus dem Kurzzeitgedächtnis in das deklarative Langzeitgedächtnis zu überführen. Bei diesen komplexen Aufgaben spielen räumlich eng begrenzte Strukturen eine Schlüsselrolle.

Anterograde Amnesie Der Ausfall dieser Strukturen („Speicherungsunvermögen") führt daher zu schweren Störungen (anterograde Amnesie).

Retrograde Amnesie Bei diesem Gedächtnisverlust gehen Erinnerungen an Zeitabschnitte verloren, die vor einer Störung der Hirnfunktion liegen.

Mechanismen der Informationsspeicherung im ZNS

Bioelektrische Phänomene Während Informationen im Langzeitgedächtnis in molekularer Form gespeichert sind, beruhen Prozesse im Kurzzeitgedächtnis auf transienten bioelektrischen Phänomenen in Form **kreisender Erregungen.** Hierdurch ist das Kurzzeitgedächtnis sehr störanfällig (➤ Abb. 5.9).

Die periodisch-rezirkulierenden Aktivitätsänderungen der Neurone können ihrerseits die **Übertragungseffizienz von Synapsen** verändern, die sich in den Wegen der Erregungsausbreitung befinden. Diese Übertragungseffizienz hängt von der vorausgegangenen bioelektrischen Aktivität der betroffenen Neurone ab: Sind die Neurone stimuliert, ist die synaptische Übertragungseffizienz gesteigert und bleibt dies auch über Stunden und Tage (Langzeitpotenzierung, Long-Term-Potentiation, LTP). Umgekehrt ist auch eine Langzeitdepression (Long-Term-Depression, LTD) möglich. LTP und LTD sind nicht nur im Hippocampus, sondern auch im Neokortex und in anderen ZNS-Strukturen – wenn auch i. d. R. weniger ausgeprägt – beobachtet und immer wieder mit Gedächtnisbildung in Verbindung gebracht worden.

Biochemische Phänomene Eine lange anhaltende Steigerung der synaptischen Übertragungseffizienz lässt sich auf **prä- und postsynaptische Prozesse** zurückführen (➤ Abb. 5.10); insgesamt ist eine Erhöhung der intrazellulären Ca^{2+}-Konzentration wesentlich für die Ausbildung von LTP (➤ Abb. 5.10). Ursachen sind u. a.:

- Ca^{2+} strömt nach einer Depolarisation über spannungsgesteuerte Ca^{2+}-Kanäle ein,
- Ca^{2+} kann aber auch durch rezeptorgesteuerte Kanäle in die Zelle einströmen.

Es gibt Hinweise, dass durch eine erhöhte Ca^{2+}-Konzentration in der Zelle Proteasen aktiviert werden, die Rezeptorbindungsstellen für Transmitter freilegen und damit die mögliche Zahl der Transmitter-Rezeptor-Komplexe unter den Synapsen erhöhen.

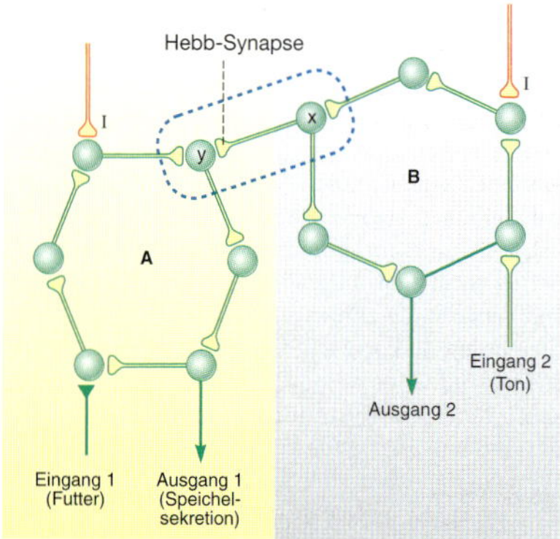

Abb. 5.9 Dynamische Erregungsspeicherung in 2 rückgekoppelten Neuronenverbänden. Der Verband A erhält über den Eingang 1 z. B. Informationen über einen visuellen Reiz (Futter), der Verband B über den Eingang 2 z. B. Informationen über einen akustischen Reiz (Ton). Die beiden Informationen kreisen in den Neuronenketten, bis sie durch neue Informationen überschrieben oder durch inhibitorische Synapsen (I, rot) gelöscht werden. Über die Neurone x und y sind die beiden rückgekoppelten Ketten verbunden (Hebb-Synapse).

MERKE

Signifikante Änderungen der bioelektrischen Aktivität können in Neuronenverbänden zu Langzeitpotenzierung und Langzeitdepression führen. Diese Veränderungen der synaptischen Übertragungseffizienz, die auf prä- und postsynaptischen Prozessen beruhen können, verlöschen innerhalb von etwa 1 Stunde, wenn sie nicht durch strukturelle Änderungen konsolidiert und damit ins Langzeitgedächtnis überführt werden.

Informationen werden im ZNS also durch Modifikationen und Neubildungen von Synapsen langfristig gespeichert. Damit werden möglicherweise spezifische Neuronenpopulationen so eng miteinander verknüpft, dass sie sich als funktionelle Speichereinheiten betrachten lassen. In unserem Gehirn kann eine nicht mehr zu überschauende Anzahl von solchen durch Lernen geprägten Populationen verstärkt kooperierender Neurone nebeneinander bestehen und mit einer großen Anzahl weiterer Speichereinheiten interagieren.

Abruf von Gedächtnisinhalten

Um bewusste Erinnerungen zu wecken, müssen wahrscheinlich laterale Abschnitte des Temporalpols und des Frontalhirns miteinander kooperie-

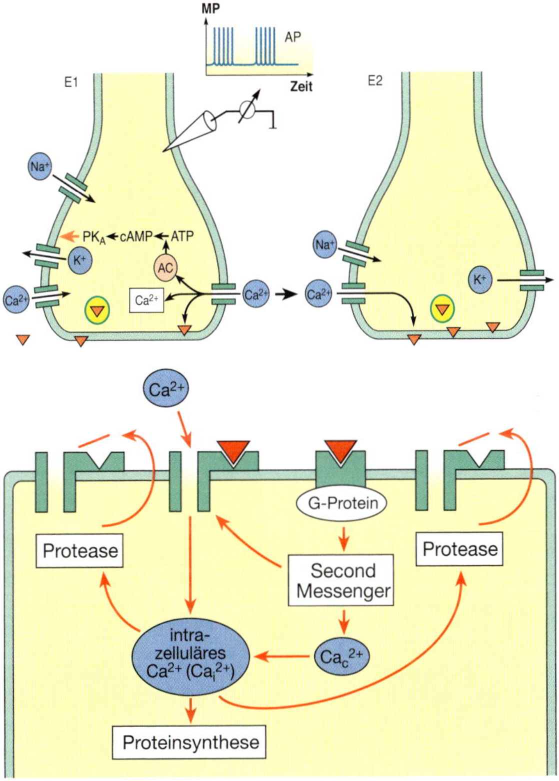

Abb. 5.10 Prä- und postsynaptische Mechanismen, die zur Langzeitpotenzierung beitragen.
Präsynaptische Mechanismen: Eine hochfrequente Entladung der präsynaptischen afferenten Faser E1 erhöht den Ca^{2+}-Einstrom in den synaptischen Endknopf. Die erhöhte intrazelluläre Ca^{2+}-Konzentration aktiviert u. a. die Adenylatcyclase (AC), die cAMP bildet, das seinerseits Proteinkinasen (PK) aktiviert. Die Proteinkinasen vermindern durch Phosphorylierung die Permeabilität eines K^{+}-Kanal-Proteins, sodass die Aktionspotenziale (AP) länger werden. Das führt zu einem zusätzlichen Ca^{2+}-Einstrom und zu vermehrter Freisetzung von Transmittern.
Postsynaptische Mechanismen: Vermehrte Bindung von Transmittern erhöht den Ca^{2+}-Einstrom und die intrazelluläre Ca^{2+}-Konzentration. Das aktiviert eine Protease, die zusätzliche Rezeptorbindungsstellen freilegt. Durch Aktivierung membranständiger Enzymsysteme entstehen Second Messenger (SM), die Calcium aus Calcisomen (Ca_C^{2+}) freisetzen, den Ca^{2+}-Einstrom aus dem extrazellulären Raum vergrößern und damit auch die Proteaseaktivität steigern, die die Rezeptordichte der subsynaptischen Membran des Eingangs E2 erhöht. Durch Eiweißsynthese werden die synaptischen Veränderungen konsolidiert.

ren. Diese Strukturen sind über starke Faserbündel (Fasciculus uncinatus) miteinander verbunden, deren Durchtrennung zur retrograden Amnesie führen, während der Abruf prozeduraler Informationen weiterhin möglich ist. Diese Beobachtung und Stoffwechseluntersuchungen in der Hirnrinde beim Abruf gespeicherter Daten deuten darauf hin, dass nicht einzelne Neurone, sondern ausgedehnte neuronale Netze am Abruf von Gedächtnisinhalten beteiligt sind.

5.4 Integrative Funktionen des Kortex SHK 281

5.4.1 Gliederung des Kortex SHK 281

Der Kortex wird aufgrund seiner histologischen Struktur, Entwicklungsgeschichte oder Funktion in unterschiedliche Regionen unterteilt (➤ Abb. **5.11**, ➤ Tab. **5.4**). Der Neokortex (= Isokortex) ist die phylogenetisch jüngste Entwicklung des Gehirns und kennzeichnet die Säugetiere. Der ältere Archikortex (vor allem Hippocampusformation) und der Paläokortex (Rhinencephalon, kortikale Regionen des Riechhirns) bilden gemeinsam den Allokortex (= „anderen" Kortex).

Strukturelle Gliederung des Kortex Durch die Auffaltelung des Neokortex können 4 Lappen unterschieden werden: Frontal-, Parietal-, Temporal- und Okzipitallappen. Brodmann unterschied nach zytoarchitektonischen Gesichtspunkten 52 Areale (➤ Abb. **5.11b**).
Kortikale Areale, die über spezifische Thalamuskerne (Corpus geniculatum laterale, ventrobasaler Komplex, Corpus geniculatum mediale) Signale direkt von den sensorischen Rezeptoren erhalten, werden als primäre Rindenfelder (primärer visueller, somatosensorischer bzw. auditorischer Kortex) bezeichnet. In diesen primären Kortexarealen (Area 17 = V1; Areae 1, 2, 3a, 3b = S1; Area 41 = A1) ist der eigene Körper oder die Umwelt topographisch repräsentiert:

- Im primären somatosensorischen Kortex im Gyrus postcentralis ist die gesamte Körperoberfläche topographisch – mit unterschiedlicher

Tab. 5.4 Funktion und Lokalisation der wichtigsten kortikalen Areale.

Kortikales Areal	Brodmann-Areal	Funktion
primärer somatosensorischer Kortex (S1)	1, 3a, 3b, Teile von 2	Proprio-, Mechano-, Nozi-, Thermozeption
sekundärer somatosensorischer Kortex (S2)	Teile von 2	
posteriorer parietaler Assoziationskortex	5, 7	somatosensorisch, visuell
primärer visueller Kortex (V1, Area striata)	17	Form-, Farben-, Bewegungs-, Tiefensehen
sekundärer visueller Kortex (V2)	18	
tertiärer visueller Kortex (V3)	Teile von 19	hauptsächlich Formsehen
V4	Teile von 19	hauptsächlich Farbensehen
mediotemporaler Kortex (V5, MT)	Teile von 19	hauptsächlich Bewegungssehen
inferior-temporaler Assoziationskortex	20, 21	visuell
primärer auditorischer Kortex (A1)	41	Tonfrequenzen
sekundärer auditorischer Kortex (A2)	42	Geräusche, Melodien, Worte, Sätze
Wernicke-Sprachzentrum (meist links)	22	Sprachverständnis
Broca-Sprachzentrum (meist links)	44, 45	Sprachproduktion
parieto-temporo-okzipitaler Assoziationskortex	39, 40 (19, 21, 22, 37)	Sprache, höhere sensorische Funktionen
primärer motorischer Kortex (M1)	4	Ausführung motorisches Programm
prämotorischer Kortex	6, 8	Abruf und Koordination motorisches Programm
präfrontaler Assoziationskortex	rostral zu 6, 8	Bewegungsplanung, kognitives Verhalten
limbischer Assoziationskortex	23, 24, 38, 28, 11	Gefühle und Gedächtnis

Gewichtung der einzelnen Körperregionen – repräsentiert (Somatotopie, ➤ Abb. 3.9). Im primären somatosensorischen Kortex existieren 4 nahezu vollständige Karten mit unterschiedlichen Funktionen in den Arealen 1 (sensorische Information aus der Haut), 2 (Muskel- und Gelenkinformation), 3a (Propriozeption der Gliedmaßen) und 3b (Tastsinn).

- Eine nahezu spiegelbildliche topographische Organisation findet man im primären motorischen Kortex (Area 4 = M1) im Gyrus praecentralis (motorischer Homunkulus, ➤ Abb. 4.17).
- Weitere geordnete Repräsentationen des personalen Raums findet man im primären visuellen Kortex (Retinotopie) und primären auditorischen Kortex (Tonotopie).

Funktionelle Gliederung des Kortex Die primären Rindenfelder (V1, S1 und A1 in ➤ Abb. 5.11a) stellen die ersten neokortikalen Verarbeitungsstufen der afferenten sensorischen Information von den Sinnesorganen dar. Die sensorische Information wird von den spezifischen Thalamuskernen über die thalamokortikale Projektion zunächst in die Schicht IV des jeweiligen primären Rindenfeldes geleitet (1 in ➤ Abb. 5.12a). Die bereits im Thalamus realisierte topographische Organisation des Körpers oder der Umwelt wird dabei durch eine Eins-zu-eins-Verschaltung fortgesetzt. Diese bildet die anatomische Basis für den modularen Aufbau des Neokortex. Beispielsweise weist die Schicht IV im primären visuellen Kortex die sog. okulären Dominanzsäulen auf, die ausschließlich Afferenzen von einem Auge erhalten (➤ Abb. 3.36).

Innerhalb eines primären kortikalen Areals wird von Schicht IV ausgehend die Information vertikal über interlaminäre Verbindungen und horizontal über intralaminäre Projektionen weiterverarbeitet und gewinnt dadurch zunehmend an Spezifität. Der intrakortikale „Informationsfluss" innerhalb einer derartigen **kortikalen Säule** (Kolumne) wird durch die folgende Sequenz beschrieben: Schicht IV →

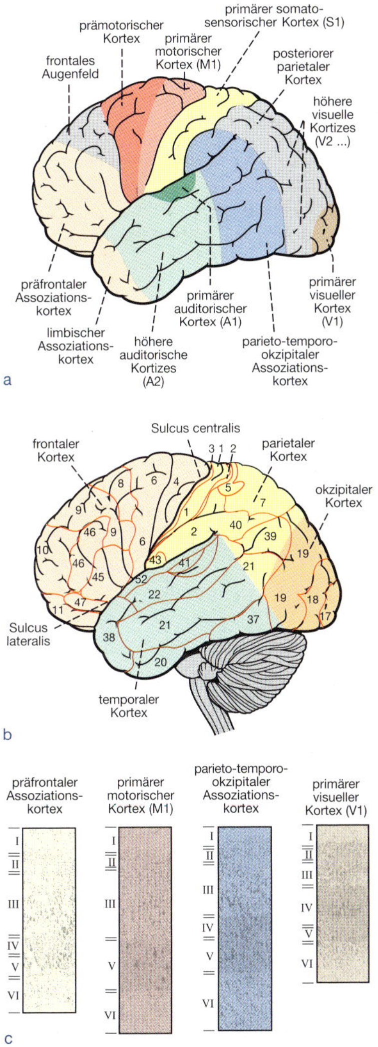

Abb. 5.11 Gliederung des linken menschlichen Neokortex und laminärer Aufbau verschiedener neokortikaler Areale.

a Lage unterschiedlicher sensorischer, motorischer und assoziativer Rindenfelder. Der primäre auditorische Kortex liegt auf der Heschl-Querwindung des Temporallappens innerhalb des Sulcus lateralis und ist nur teilweise sichtbar.

b Lateralansicht mit farblicher Markierung des Okzipital-, Parietal-, Frontal- und Temporallappens. Gliederung der menschlichen Hirnrinde nach Brodmann (1909) aufgrund zytoarchitektonischer Merkmale in 52 Felder.

c Zytoarchitektonische Gliederung des zerebralen Kortex. Mit Ausnahme des motorischen Kortex („agranulärer Kortex") weist der Neokortex eine charakteristische sechsschichtige Struktur auf; I = Lamina molecularis, II = Lamina granularis externa, III = Lamina pyramidalis externa, IV = Lamina granularis interna, V = Lamina pyramidalis interna, VI = Lamina multiformis [5-6].

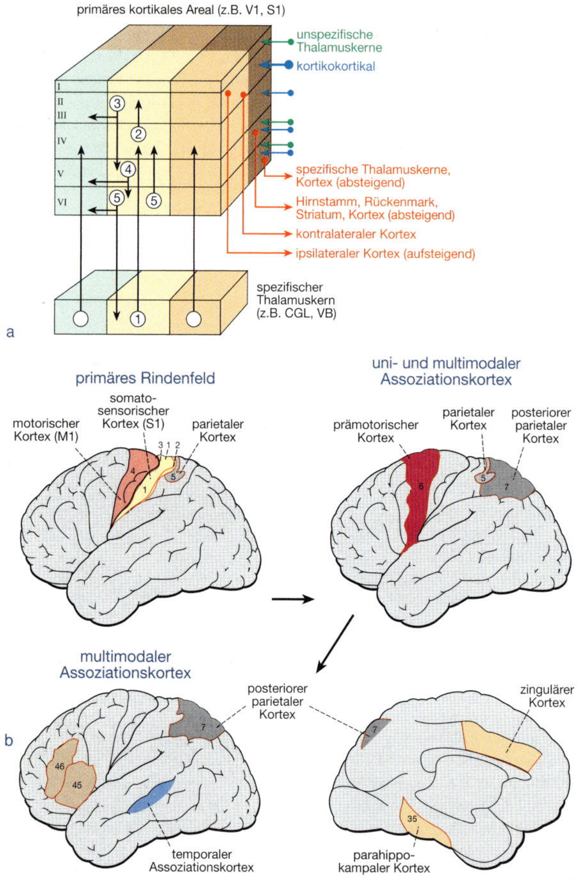

Abb. 5.12 Kolumnäre Organisation und Informationsverarbeitung im zerebralen Kortex.

a Schichtenspezifische afferente und efferente (rot) Verbindungen des Neokortex (Schema). Während Pyramidenzellen in den supragranulären Schichten II/III in höhere kortikale Areale projizieren (z. B. V1 nach V2), weisen infragranuläre Pyramidenzellen „absteigende" axonale Verbindungen auf (z. B. V2 nach V1). Sensorische Eingänge gelangen über den jeweiligen spezifischen Thalamuskern (z. B. Corpus geniculatum laterale, ventrobasaler Komplex) topographisch geordnet in die Schicht IV des entsprechenden primären kortikalen Areals (z. B. primärer visueller bzw. somatosensorischer Kortex). Von dort wird die Information sequenziell über die supragranulären Schichten II/III an Schicht V und schließlich Schicht VI weitergegeben. Schicht VI projiziert wiederum in Schicht IV und zurück in den Thalamus. Neben dieser intrakortikalen Informationsverarbeitung innerhalb einer funktionellen Kolumne existieren Wechselwirkungen zwischen benachbarten Kolumnen über horizontale Verbindungen. Weiterhin erhält der Kortex schichtenspezifisch kortikokortikale Eingänge aus anderen kortikalen Arealen (blau) und modulierende synaptische Eingänge aus den unspezifischen Thalamuskernen (grün).

b Weitergehende kortikale Verarbeitung der sensorischen Information am Beispiel des somatosensorischen Systems. Die eingetragenen Zahlen geben die Brodmann-Felder an. Die kortikale Informationsverarbeitung beginnt in einem primären kortikalen Areal und wird über unimodale Assoziationskortizes an multimodale Assoziationskortizes im temporalen, parahippokampalen und zingulären Kortex weitergeleitet, wo sie u. a. auch emotional bewertet werden; CGL = Corpus geniculatum laterale, VB = ventrobasaler Komplex.

Schicht II/III → Schicht V → Schicht VI → Schicht IV (➤ Abb. 5.12a). Innerhalb einer kortikalen Säule von wenigen hundert Mikrometer Durchmesser reagieren die Neurone in allen 6 Schichten auf die Erregung eines Sinnesrezeptortyps. Die in Säulen angeordneten Nervenzellen bilden ein elementares strukturelles und funktionelles Modul und stellen ein grundlegendes Prinzip der Informationsverarbeitung im Neokortex dar.

5.4.2 Informationsverarbeitung im Kortex SHK 285

Verarbeitung sensorischer Information Nach den intrakortikalen Verarbeitungsschritten in einem primären Kortexareal wird die Information über diverse Faserbahnen in andere Hirnregionen weitergeleitet (➤ Abb. 5.12a):

- über die kortikothalamische Projektion der Schicht-VI-Pyramidenzellen wird eine Rückmeldung zum Thalamus gegeben,
- Schicht-V/VI-Pyramidenzellen projizieren in subkortikale Regionen,
- Pyramidenzellen der Schicht II/III projizieren ipsilateral über aufsteigende Assoziationsfasern in „höhere" (z. B. sekundäre, tertiäre) Kortexareale und über Kommissurenbahnen (Corpus callosum und Commissura anterior) in den kontralateralen Kortex.

Das somatosensorische (multimodale) Assoziationsareal (Area 7) liegt im posterior-parietalen Kortex. Somatosensorische Informationen erreichen dieses Gebiet über den primären somatosensorischen Kortex, gleichzeitig erreichen auch Fasern des visuellen und auditorischen Systems die Area 7. Hier werden die verschiedenen sensorischen Informationen zu einer integrierten Vorstellung über den Körper und der Umwelt in einer Repräsentation des peripersonalen Raums („grasping space") zusammengesetzt. Area 7 projiziert wiederum zum parahippokampalen und zingulären Kortex und zum temporalen Assoziationskortex, wo ebenfalls Informationen verschiedener Sinnessysteme zusammenfließen (multimodal).

Die rasche und hochselektive Verarbeitung sensorischer Information wird durch die Verarbeitung in parallelen Bahnen gewährleistet. Durch die anschließende Zusammenführung dieser parallelen Bahnen in uni- und multimodalen Kortexarealen wird die Information integriert. Neurone in multimodalen Assoziationskortizes erhalten nicht nur Informationen von verschiedenen Sinnessystemen, sondern auch Eingänge von limbischen Assoziationsarealen (z. B. zingulärer Kortex), sodass die interne Repräsentation eines sensorischen Reizes auch einer emotionalen Bewertung unterliegt.

MERKE
Aus den verschiedenen Empfindungen wird die Wahrnehmung durch assoziative Prozesse konstruiert.

Verarbeitung motorischer Information Im motorischen System wird die Information umgekehrt wie im sensorischen System verarbeitet und weitergeleitet.

Die Planung der motorischen Handlung beginnt im multimodalen präfrontalen Assoziationskortex und im posterioren parietalen Kortex. Von dort wird der Handlungsentwurf über den prämotorischen Kortex (Area 6 und 8, Abruf und Koordination eines motorischen Programms) schließlich an den primären motorischen Kortex (Area 4, Ausführung des motorischen Programms) weitergeleitet. Die stark myelinisierten Axone der Betz-Riesenpyramidenzellen der Schicht V bilden zum überwiegenden Teil den Tractus corticospinalis. Der primäre motorische Kortex weist ähnlich wie die primären sensorischen Kortizes eine kolumnäre Organisation auf, und mehrere Säulen wirken häufig synergistisch zusammen, um die Aktivität zur Kontraktion eines Muskels oder einer Muskelgruppe hervorzubringen.

5.4.3 Kortikale Plastizität SHK 288

Die Gliederung des zerebralen Kortex in mehr als 50 Areale ist nicht nur interindividuell sehr unterschiedlich, sondern Lage und Größe kortikaler Repräsentationen sind auch individuell durch Nichtgebrauch oder intensiven Gebrauch modifizierbar:

- Bei Primaten verschwindet nach dem Verlust des Mittelfingers die entsprechende kortikale Repräsentation von D3, und die benachbarten Finger- (D2 und D4) und Palmabereiche (P3) nehmen diesen Platz ein (➤ Abb. 5.13a – d).
- Eine intensive Aktivierung von einzelnen Fingern durch Training oder Stimulation führt zu einer Expansion der entsprechenden kortikalen Repräsentation in benachbarte Bereiche und Areale (➤ Abb. 5.13e).

5.4.4 Sprache, Hemisphärendominanz und Lateralisation SHK 290

Die beiden Hemisphären unterscheiden sich beim Menschen nicht nur hinsichtlich ihrer Funktion – Sprache und Gesichtererkennung sind z. B. nur in kortikalen Arealen einer Hemisphäre lokalisiert (➤ Abb. 5.14) –, sondern auch in ihrer Struktur.

Die nichtsprachliche rechte Hemisphäre ist bei räumlichen Wahrnehmungsprozessen und räumlich-gestalthaften Aufgaben der linken Hirnhälfte überlegen. Auch bei raschen zielgeleiteten Bewegungen, visueller Daueraufmerksamkeit (Vigilanz)

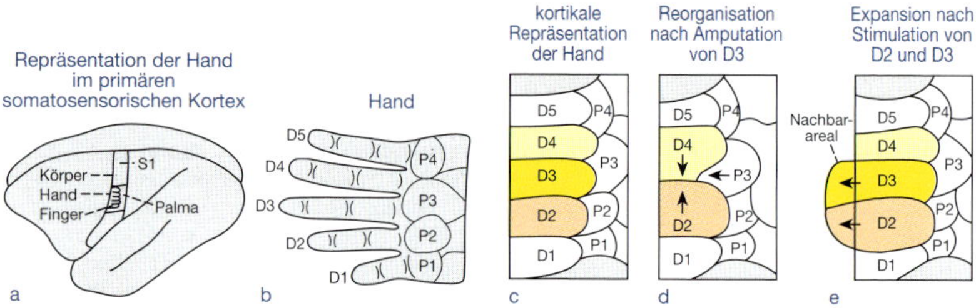

Abb. 5.13 Aktivitätsabhängige Reorganisation der Handrepräsentation im somatosensorischen Kortex (a–e [5-7]).

a, b Kortikale Repräsentation der Hand in der S1-Region eines Primaten (D1–D5: Daumen – kleiner Finger; P = Palmaregionen).

c Kortikale Repräsentation der Hand unter normalen Bedingungen.

d Amputation des Mittelfingers führt zum Verlust der D3-Repräsentation und zur Expansion von D2, D4 und P3 in die deafferentierte Kortexregion.

e Eine erhöhte taktile Stimulation des Zeige- und Mittelfingers über einen Zeitraum von wenigen Wochen induziert eine Expansion der D2- und D3-Repräsentation in das benachbarte Kortexareal.

Tab. 5.5 Aphasien und ihre jeweiligen Läsionsorte und Sprachdefizite.

Aphasiesyndrom	Läsionsorte (linkshemisphärisch)	Sprachstörungen
Broca-Aphasie (motorische Aphasie)	vorderes Mediastromgebiet, inferofrontal	gestörte Sprachproduktion und Wortfindung, Agrammatismus, undeutliche Artikulation
Wernicke-Aphasie (sensorische Aphasie)	hinteres Mediastromgebiet, Gyrus temporalis superior	gestörtes Sprachverständnis, Neologismen, Paragrammatismus, „Leersprache"
globale Aphasie	große Läsionen im Mediastromgebiet, fronto-parieto-temporal einschließlich subkortikal	Sprachverständnis und -produktion gestört, Neologismen, Agrammatismus, Sprachautomatismen
Leitungsaphasie (Nachsprechaphasie)	Fasciculus arcuatus, Inselregion	Störung des Nachsprechens, Paraphasie und -graphie
amnestische Aphasie	parietotemporal, inferofrontal	Wortfindungsstörungen
transkortikale motorische Aphasie	mesialer und prämotorischer Frontallappen	Sprachantriebshemmung, Nachsprechen und Sprachverständnis gut erhalten
transkortikale sensorische Aphasie	parieto-temporo-okzipitales Grenzgebiet	gestörtes Sprachverständnis, Wortfindungsstörungen

und im Erkennen und Äußern von (Sprach-)Melodie ist die rechte Hirnhälfte leistungsfähiger. Hingegen ist die linke Hemisphäre in allen Aufgaben mit zeitlich sequenziellem Charakter und zeitlich fein abgestuften Bewegungen der rechten überlegen.

5.5 Emotionen SHK 295

Definitionsversuch „Eine Emotion ist ein qualitativ näher beschreibbarer Zustand, der mit Veränderungen auf einer oder mehreren der folgenden Ebenen einhergeht: Gefühl, körperlicher Zustand und Ausdruck" (Schmidt-Atzert, 1996). Der Begriff Gefühl bezeichnet somit den subjektiven Inhalt der Emotion (z. B. Freude). Stimmungen und Launen dauern im Gegensatz zu Emotionen länger an. Im Gegensatz zu Emotionen, bei denen der auslösende Stimulus oft bekannt ist, sind die Auslöser bei Stimmungen oft unbemerkt.

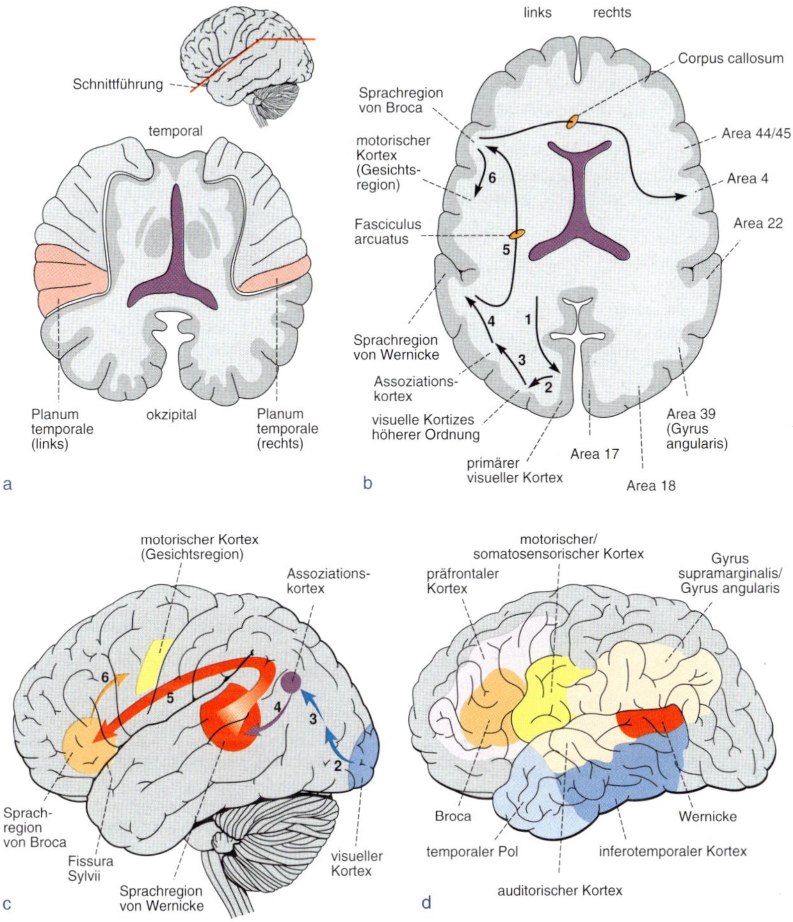

Abb. 5.14 Spezialisierung der linken Hemisphäre für Sprachleistungen.

a Asymmetrie des Temporallappens bei Schnittführung in der Ebene der Fissura Sylvii. Meist ist das linke Planum temporale größer als das rechte. Diese strukturelle Asymmetrie stellt die Grundlage der linkshemisphärischen Sprachdominanz dar.

b Schematischer horizontaler Schnitt durch das menschliche Gehirn auf der Höhe des Corpus callosum. Verarbeitungsschritte (1–6) für das Erkennen und Benennen eines gesehenen Gegenstands nach dem Wernicke-Geschwind-Sprachverarbeitungsmodell.

c Entsprechende Stationen wie b, auf die Oberfläche der linken Hemisphäre projiziert.

d Modernes Modell der sprachrelevanten Kortexareale in der linken Hemisphäre [5-8].

5.5.1 Charakteristika von Emotionen

SHK 296

Begleitreaktionen Subjektiv werden Emotionen als **Gefühle** erlebt und sind andererseits auch von charakteristischen expressiven Phänomenen (Gestik, Mimik, Sprachmelodie usw.) begleitet. Diese Phänomene sind oft so eindeutig, dass andere Menschen auf die Emotionen desjenigen schließen können, dem „der Schreck ins Gesicht geschrieben ist" (➤ Abb. 5.15).

5

Primäremotionen Glück, Trauer, Furcht, Wut, Überraschung und Ekel sind primäre Emotionen. Als primäre Emotionen umstritten sind „Interesse-Erregung", Gequältheit, Verachtung und Scham.

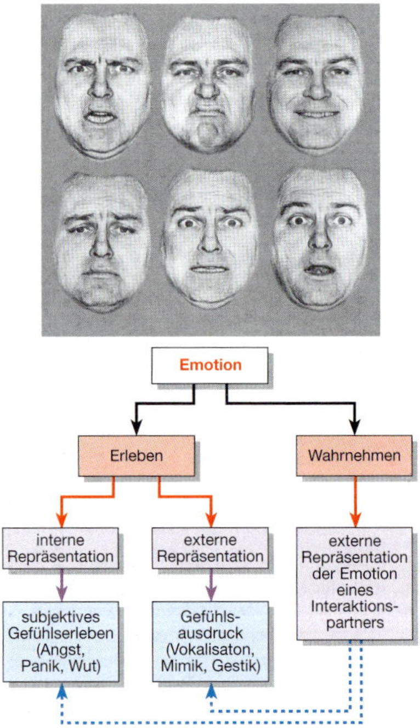

Abb. 5.15 Erleben, Ausdrücken und Wahrnehmen von Emotionen. Emotionen gehen mit subjektiv empfundenen Gefühlen einher, aber auch mit objektiv messbaren physiologischen Veränderungen. Wir können die Gefühlslage anderer durch die Wahrnehmung ihrer Gefühlsäußerungen (Gestik, Mimik, Sprachmelodie) erschließen. Gesichtsfotos, obere Reihe: typische Mimik bei Wut, Ekel, Freude, untere Reihe: Trauer, Furcht, Überraschung.

Gefühlsdimensionen Gefühle und emotionserzeugende Reize lassen sich entlang dreier Dimensionen einteilen:

- **Valenz:** beschreibt, ob der Reiz eher positiv oder eher negativ erlebt wird,
- **Erregung (Arousal):** erfasst, ob (gleichermaßen, also z. B. positiv bewertete) Reize erregungsmindernd oder -steigernd wirken,
- **Motivation, Handlungsdisposition:** beschreibt, inwieweit eine emotionale Reaktion den Körper darauf vorbereitet, bestimmte Handlungen (z. B. Angriff, Flucht) auszuführen.

Manchmal werden auch die **Qualität**, d. h. der Erlebnisinhalt von Gefühlen (z. B. Freude, Trauer, Wut, Neid), und die **Bewusstheit** (In welchem Maße sind Ursachen und Erscheinungsformen des Gefühls bewusst?) als weitere Unterscheidungsmerkmale benutzt.

5.5.2 Mit Emotionen einhergehende Reaktionen SHK 297

Emotionen und peripheres Nervensystem

Es gibt eine Reihe peripher-physiologischer Reaktionen, die gemessen werden können, um Rückschlüsse auf den emotionalen Zustand einer Person zu ziehen.

Mimik Sie gehört zu den offensichtlichsten Anzeichen von Emotionen. Eine Reihe von Gesichtsausdrücken ist dabei über alle Kulturen hinweg konstant. So kommt es bei unangenehmen Reizen regelmäßig zu Augenrunzeln (M. corrugator supercilii). Andererseits führt ein positiver Affekt zum Lächeln (M. zygomaticus und M. orbicularis oculi).

Herzfrequenz Bei Exposition gegenüber emotionalen Reizen beider Valenzen nimmt die Herzfrequenz erst ab und dann zu, wobei die maximale Herzfrequenz bei positiven Stimuli höher ist.

Hautleitwert Schweißdrüsen der Haut sind lediglich durch das sympathische Nervensystem innerviert. Emotionale Aktivierung erhöht die Schweißproduktion. Dies bedingt einen Anstieg des Hautleitwerts bzw. einen Abfall des Hautwiderstands, unabhängig von der emotionalen Valenz.

Neurohumorale Reaktionen Zusätzlich zur Ansteuerung spezifischer Effektoren führt die Aktivierung des sympathischen Nervensystems durch emotionale Prozesse auch zur Ausschüttung der Catecholamine Adrenalin und Noradrenalin im Nebennierenmark, wiederum unabhängig von der emotionalen Valenz. Diese Reaktion dauert länger an als die direkte Stimulation von Effektororganen.

Schließlich kommt es über die Ausschüttung von ACTH zu einer Erhöhung des Cortisolspiegels.

Emotionen und zentrales Nervensystem

Amygdala Die Amygdala (Mandelkern) ist eine Ansammlung von Kernen in der Tiefe des anterioren Temporallappens. Mit Ausnahme einer direkten Afferenz vom Bulbus olfactorius werden Sinnesinformationen nur nach vorheriger Umschaltung zur Amygdala projiziert. Hierbei ist eine schnelle Verbindung vom Thalamus beschrieben worden, über die automatisch die autonomen, endokrinen und motorischen Furchtantworten ausgelöst werden können, bevor der Neokortex in der Lage ist, eine kohärente Repräsentation des furchterregenden Stimulus aufzubauen. Die langsamere kortikoamygdaloide Verbindung hingegen liefert sehr viel genauere Informationen über den Stimulus und ermöglicht so die Diskrimination zwischen ähnlichen Reizen unterschiedlicher emotionaler Bedeutung (z. B. eines aufgerollten Springseils und einer Giftschlange). Der Mandelkern projiziert zum Hippocampus, zu den Basalganglien, zum basalen Vorderhirn und zum Hypothalamus (➤ Abb. 5.16). Die Amygdala kann als zentrale Schaltstelle für die Verknüpfung eines aversiven Reizes mit seiner biologischen und psychologischen Bedeutung aufgefasst werden und ist für die Auslösung der Kaskade emotionaler Verhaltensreaktionen zuständig (➤ Abb. 5.16).

Mesolimbisches System (MLS) Das MLS besteht aus dem ventralen tegmentalen Areal (VTA), dem lateralen Hypothalamus, dem Nucleus accumbens und den angrenzenden Teilen des ventralen Striatums (Putamen und Caudatum) sowie Pallidum. Dieses System steht ähnlich wie die Amygdala in enger Beziehung zum präfrontalen, orbitofrontalen und zingulären Kortex und ist durch den Neuromodulator Dopamin, aber auch durch das Vorhandensein von Opiatrezeptoren charakterisiert.
Das MLS fungiert in gewisser Weise als „Gegenspie-

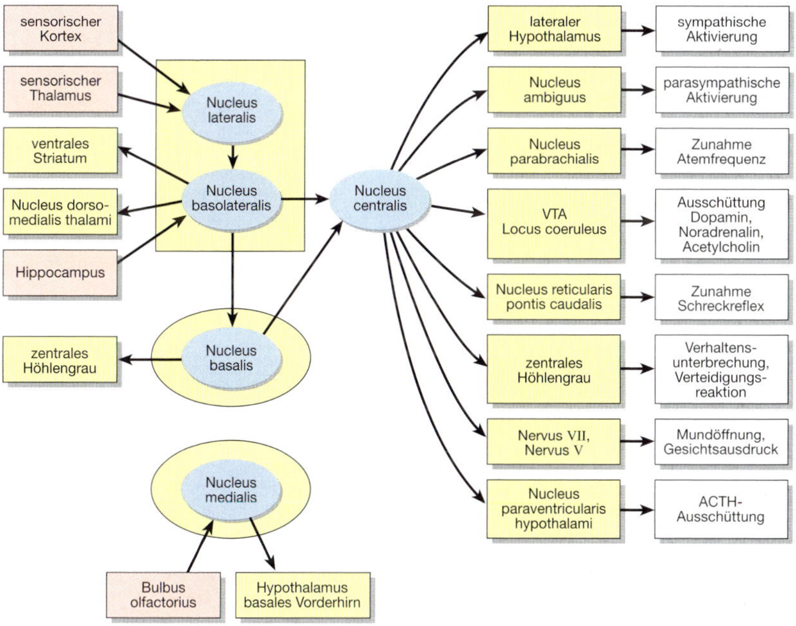

Abb. 5.16 Aufbau der Amygdala und über den Nucleus centralis koordinierte physiologische Effekte. Vereinfachte Darstellung des anatomischen Aufbaus der Amygdala und ihrer Verbindungen. Der Nucleus lateralis erhält schnelle, unpräzise Informationen aus dem Thalamus sowie langsamere, aber genauere Informationen aus dem Assoziationskortex. Zentrale Koordinationsinstanz für die Auslösung der physiologischen Reaktionen bei Furcht und Bedrohung ist schließlich der Nucleus centralis, dessen Verbindungen und wichtigste physiologische Effekte dargestellt sind.

ler" der Amygdala und registriert und verarbeitet natürliche Belohnungsreize.

Weitere emotionsverarbeitende Hirnstrukturen Ähnlich wie die Amygdala ist auch der **ventromediale frontale Kortex** für die Zuordnung der emotionalen und sozialen Signifikanz von Reizen zuständig, allerdings sowohl für belohnende als auch für bestrafende Reize, während die Amygdala vor allem auf aversive Reize spezialisiert ist. Eine weitere Funktion des orbitofrontalen Kortex ist die Unterstützung von gefühlsgeleiteten Entscheidungen. Somit ist dieser Teil der Hirnrinde wichtig für die Verknüpfung von exekutiven und emotionalen Funktionen.

Die elektrische Reizung des **Hypothalamus** produziert komplexe physiologische Antworten bis hin zu Verteidigungsreaktionen (Haltungsverharren, Piloarrektion, Zischen und Angriff), Körperpflege, Begattung oder Nahrungsaufnahme.

Die **graue Substanz um den Aquädukt** ist eine wichtige Effektorstruktur bei der Kontrolle von emotionalem Verhalten.

Abwehrkaskade

Wenn man mit einer emotional bedrohlichen Situation konfrontiert wird, werden die o.g. zentralen und peripheren physiologischen Prozesse in einer typischen Reihenfolge aktiviert:

- Bei niedriger bis mittlerer Erregung kommt es zunächst zu einer Orientierung von Aufmerksamkeit auf den Stimulus. Diese Orientierung wird von einer Hemmung der Schreckreaktion und einer parasympathisch ausgelösten Verlangsamung des Herzschlags begleitet.
- Sodann entwickelt sich eine Abwehrreaktion, die durch eine Verstärkung der Schreckreaktion gekennzeichnet ist. Unmittelbar vor der resultierenden „Aktion" nimmt die Herzfrequenz zu, die sympathisch gesteuert ist.

5.5.3 Aggression SHK 302

Einteilung Aggression lässt sich einteilen in:

- furchtinduzierte Aggression als Zeichen der Verteidigung (s. o.),
- Beuteaggression, die zur Nahrungsbeschaffung notwendig ist,
- mütterliche Aggression (Verteidigung der Jungtiere),
- Aggression zwischen männlichen Tieren (beim Kampf um weibliche Tiere sowie um die Dominanz in einer Gruppe).

Beteiligte Hirnstrukturen Bei der Vermittlung aggressiven Verhaltens ist der **Hypothalamus** entscheidend. Wird er elektrisch gereizt, entstehen je nach Lokalisation des Reizortes verschiedenene Formen der Aggression:

- laterale Reizung: Beuteaggression,
- mediale Reizung: affektive Aggression,
- dorsale Reizung: Furchtaggression.

Zusätzlich hat die **Amygdala** beim aggressiven Verhalten wesentliche Steuerfunktionen und schließlich wird aggressives Verhalten durch **kortikale Areale** moduliert (posteromedialer orbitofrontaler Kortex und Gyrus cinguli). Läsionen des Gyrus cinguli führen beim Menschen zu einer völligen Antriebslosigkeit (akinetischer Mutismus); Läsionen des orbitofrontalen Kortex häufig zu einer vermehrten, nicht kontrollierten Aggressivität.

6 Blut

6.1 Zusammensetzung und Funktionen des Blutes SHK 306

Bestandteile und Aufgaben

Blutbestandteile Blut besteht aus Zellen (Erythrozyten, Erys = rote Blutkörperchen, Leukozyten = weiße Blutkörperchen, Thrombozyten = Blutplättchen) sowie umgebender Flüssigkeit, dem Blutplasma. Erys und Thrombozyten sind insofern ungewöhnliche „Zellen", als ihnen der Kern fehlt und sie sich nicht mehr vermehren können.

Aufgaben des Blutes Blut ist das flüssige Transportsystem des Organismus mit folgenden Aufgaben:

- Atemfunktion (O_2- und CO_2-Transport),
- Nähr- und Spülfunktion,
- Pufferfunktion,
- Aufrechterhaltung von Isoionie und Isotonie; zusammen mit der Pufferfunktion ist dies Teil der Homöostase des inneren Milieus,
- Abwehrfunktion (➢ Kap. 7),
- Wärmehaushalt (Transport von Wärme),
- Reparaturfunktion (Blutgerinnung, Einleitung der Wundheilung),
- Koordinationsfunktion (Hormone [Botenstoffe] werden von endokrinen Drüsen zu ihrem Wirkort gebracht, wodurch Funktionen weit voneinander entfernter Organe koordiniert werden).

Hämatokrit

Die Zellen des Blutes haben eine höhere Dichte (Erythrozyten: $\rho = 1{,}09$) als das Plasma ($\rho = 1{,}03$). Daher sedimentieren die Zellen, wenn ungerinnbar gemachtes Blut in einer Glaskapillare zentrifugiert wird (5 min, 10 000 – 20 000 × g), während das Plasma den Überstand bildet. Sind die Zellen vollständig sedimentiert, so entspricht die Höhe der Zellschicht in Relation zur Gesamthöhe der Säule in der Glaskapillare (Zellen plus Überstand aus Plasma) dem Hämatokriten. Bis zu 2 % Plasma bleiben zwischen den Erythrozyten „gefangen" und gehen fälschlich in den Hämatokriten ein. Der Hämatokrit wird heute meist als fraktionelles Volumen (V_E/V_B) und nicht mehr in Prozent angegeben (also „0,45" anstelle von „45 %").

MERKE

Als Hämatokrit wird der relative Anteil zellulärer Elemente am Gesamtvolumen des Blutes bezeichnet (s. a. ➢ Tab. **6.3**).

Werte Üblicherweise beträgt der Hämatokrit des Blutes etwa 0,45 beim Mann bzw. 0,42 bei der Frau. Bei Neugeborenen findet man höhere Werte (0,56) als bei Erwachsenen (u. a. durch die größere Aktivität der Erythropoese), bei Kleinkindern nach dem 1. Lebensjahr niedrigere (0,35).

Erythrozyten Sie stellen mit einer Konzentration von etwa $4{,}5 \times 10^6/\mu l$ die häufigste Blutzellart dar (Erythrokrit).

Klinik

Änderung des Hämatokriten Der Hämatokrit ändert sich im Wesentlichen mit der Erythrozytenkonzentration (Verhältnis Erythrozytenzahl zu Plasmavolumen). Sinken Hämatokrit (Hk), Hämoglobinkonzentration im Blut (Hb) oder Erythrozytenkonzentration (Erythrozytenzahl, ➢ Tab. **6.3**) unter den jeweiligen Normwert, spricht man von **Anämie.** Ein Abfall des Hämatokritwerts durch Vergrößerung des Plasmavolumens (z. B. in der Schwangerschaft, während deren zwar auch das gesamte Erythrozytenvolumen zunimmt, jedoch von der Volumenzunahme des Plasmas übertroffen wird) wird als **Pseudoanämie** bezeichnet. Als **Polyglobulie** im engeren Sinne wird eine Erhöhung der Erythrozytenkonzentration bezeichnet. Der Begriff wird jedoch auch benutzt, wenn die Werte von Hb und Hk steigen.

Leukozyten Ihre Konzentration ist mit etwa 4000 – 9000/µl bei Erwachsenen relativ gering. In der zentrifugierten Blutprobe sind sie zusammen mit den Thrombozyten als dünner, weißlich gelber Saum (Buffy Coat) über der roten Zellsäule erkennbar.

Thrombozyten Sie sind – trotz ihrer hohen Konzentration (erwachsene Männer 177 000 – 366 000/µl, erwachsene Frauen 187 000 – 406 000/µl) – wegen ihres kleinen Volumens für den Hämatokriten relativ unbedeutend.

Blutvolumen

Bei Erwachsenen beträgt das Blutvolumen etwa 70 ml/kgKG (Mann) bzw. 65 ml/kgKG (Frau). Bei Neugeborenen kann dieser Wert mehr als 100 ml/kgKG betragen, bei sehr alten Menschen nur 50 ml/kgKG.

Rheologie des Blutes

Erythrozyten Aufgrund ihrer hohen Konzentration bestimmen die Erys die Fließ- (oder rheologischen) Eigenschaften des Blutes: Fließen sie durch enge Gefäße (Kapillaren, ca. 6 – 8 µm), verformen sie sich und bewegen sich in der Strömungsmitte, sodass eine zellarme Randströmung entsteht (marginale Schmierschicht). Die Reibung ist dabei minimal. In größeren Gefäßen haben immer mehr Erys „nebeneinander" Platz, sodass sich die Reibung erhöht. Sie steigt auch, wenn die Gefäße noch kleiner werden (dann ist kein Platz mehr für eine Schmierschicht) oder wenn das Blut langsam oder gar nicht mehr fließt, weil sich die Erys dann geldrollenartig zusammenlagern (Aggregation).

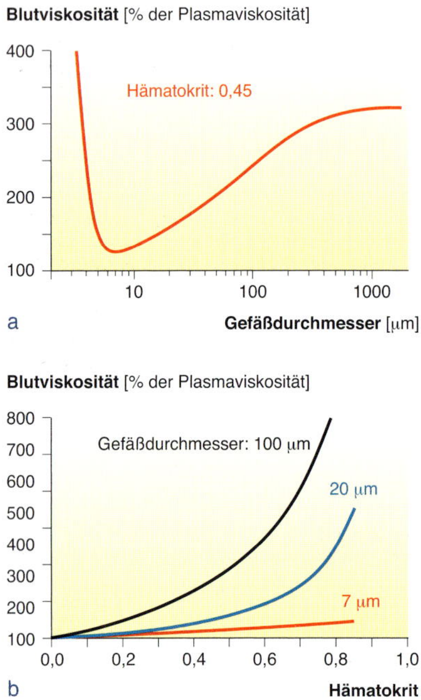

Abb. 6.1 Blutviskosität.

a Fåhraeus-Lindqvist-Effekt: Die apparente Viskosität für Blut mit einem Hämatokriten von 0,45 in großen Röhrchen (Durchmesser > 300 µm) beträgt etwa das Dreifache des Wertes für Plasma. Mit abnehmendem Durchmesser sinkt dieser Wert erheblich ab und nimmt erst unterhalb von 5 µm wieder zu.

b Abhängigkeit der Blutviskosität vom Hämatokriten. In kapillären Gefäßen (7 µm) steigt die Viskosität nur schwach und linear mit dem Hämatokriten an. In größeren Gefäßen (20 µm, 100 µm) ist der Anstieg viel ausgeprägter und wird mit zunehmendem Hämatokriten immer steiler.

Blutviskosität Syn. innere Reibung, Zähigkeit. Sie ist wegen der Erys höher als die des Plasmas (die von der Plasmaproteinkonzentration abhängt): Sie steigt, wenn der Hämatokrit zunimmt (➤ Abb. **6.1b**) und/oder die Strömungsgeschwindigkeit abnimmt (Nicht-Newton-Fließverhalten des Blutes). Da sie auch von den Strömungsbedingungen des Messaufbaus abhängig ist, spricht man von einer **scheinbaren (apparenten) Viskosität** des Blutes. Die apparente Viskosität des Blutes ist relativ niedrig, wenn bei schneller Strömung hohe Schubspannungen auf das Blut einwirken. Sie steigt aber bei sehr langsamer Strömung und entsprechend sehr niedrigen Schubspannungen durch Aggregatbildung erheblich an. Für die Blutströmung durch enge Röhren oder Blutgefäße ist zusätzlich die Geometrie und Beschaffenheit des Gefäßes bedeutsam (s. u.). Die für diese Situation nach dem Hagen-Poiseuille-Gesetz (➤ Kap. 8.2.2) berechnete Viskosität wird auch als **effektive Viskosität** bezeichnet.

MERKE

Die Veränderung der apparenten Viskosität des Blutes in Abhängigkeit vom Innendurchmesser der Gefäße wird als Fåhraeus-Lindqvist-Effekt bezeichnet (➤ Abb. **6.1a**).

Endothelial Surface Layer Die endotheliale Oberfläche von Blutgefäßen ist mit einer relativ dicken (ca. 0,5 µm), gelartigen Oberflächenschicht („endothelial surface layer") überzogen. Die Anwesenheit dieser Schicht hat natürlich besonders in den dünnen Gefäßen der Mikrozirkulation einen erheblichen Einfluss auf den Strömungswiderstand.

6.2 Blutplasma SHK 310

Blutplasma ist die eiweißreiche, extrazelluläre Flüssigkeit des Blutes. Vom Blutplasma ist das Blutserum abzugrenzen. Dabei handelt es sich um den flüssigen Bestandteil einer Blutprobe, in der nach Blutabnahme die Gerinnung vollständig abgelaufen ist.

6.2.1 Elektrolyte und Osmolalität SHK 310

Elektrolytverteilung Bis auf die Proteinkonzentration ist Blutplasma weitgehend so zusammengesetzt wie die interstitielle Flüssigkeit (➤ Tab. **6.1**). Im EZR (Plasma und Interstitium) ist vor allem die Na^+-Konzentration hoch und die K^+-Konzentration niedrig (im IZR umgekehrt). Unter den Anionen ist die Cl^--Konzentration am höchsten. Die Konzentra-

tionen aller Elektrolyte werden hormonal reguliert (Nahrungsaufnahme, Ausscheidung über die Nieren) und in relativ engen Grenzen konstant gehalten (Isoionie).
Zur Bestimmung der Na^+- und der K^+-Konzentration ist die Flammenphotometrie die Referenzmethode, sie liefert molare Konzentrationen (mmol/l). Daher ist es üblich, alle Elektrolytkonzentrationen in mmol/l anzugeben. Im Plasma tragen die gelösten Proteine jedoch etwa 7% zum Gesamtvolumen bei. Anders gesagt, das Wasser als Lösungsmittel der Elektrolyte macht nur etwa 93% des Plasmavolumens aus. Bezogen auf das Lösungsmittel (Plasmawasser) sind die Elektrolytkonzentrationen daher geringfügig höher. Erst diese Konzentrationen (oder molale Konzentrationen in mmol/kg Lösungsmittel) lassen sich sinnvoll mit dem proteinarmen Interstitium vergleichen. Dabei fällt auf, dass die Kationen im Plasmawasser etwas höher, die Anionen etwas niedriger konzentriert sind als im Interstitium. Der Grund dafür ist die höhere Proteinkonzentration im Plasma bei Semipermeabilität der Gefäßwand für größere Proteine. Weil die Proteine bei physiologischem pH als Anionen vorliegen, werden Kationen im Plasma zurückgehalten, während der Ausstrom von Anionen ins Interstitium begünstigt wird. Die resultierende Ungleichverteilung der gefäßwandpermeablen Elektrolyte erzeugt im Gleichgewichtszustand ein lumennegatives elektrisches Membrandiffusionspotenzial von etwa – 1,5 mV (Gibbs-Donnan-Gleichgewicht). Calcium ist im Plasma zu 45% an Albumine und zu 5% an Anionen gebunden. Daher ist die Konzentration des gelösten, freien, ionisierten Calciums nur halb so hoch wie seine Gesamtkonzentration.

MERKE

Blutplasma kann in 1. Näherung als eine Lösung von Kochsalz angesehen werden (9 g auf 1 l oder in alter Schreibweise „0,9%"; sog. **physiologische Kochsalzlösung**).

Osmotischer Druck Sind 2 Lösungsräume unterschiedlicher Substanzkonzentration durch eine semipermeable Membran (für die gelösten Substanzen undurchlässig) getrennt, diffundiert das Lösungsmittel (z. B. Wasser) dahin, wo die Konzentration der Substanzen höher ist, versucht also den Konzentrationsunterschied der gelösten Substanzen auszugleichen (**Osmose**). Können sich die Volumina der Lösungsräume nicht verschieben, entsteht eine Druckdifferenz (**osmotischer Druck**). Dabei ist der Druck dort höher, wo die Konzentration an gelösten Teilchen höher ist.
Die osmotische Konzentration des Blutplasmas (Osmolalität) beträgt ca. 290 mosmol/kgH_2O (entspricht nach dem Van't-Hoff-Gesetz einem osmotischen Druck des Plasmas von ca. 750 kPa). Diese Konzentration wird im Wesentlichen durch Elektrolyte und andere niedermolekulare Bestandteile bestimmt. Der Beitrag der Proteine ist mit etwa 1 mosmol/kgH_2O zwar gering, ihr kolloidosmotischer Druck beeinflusst aber die Wasserverteilung zwischen Blutbahn und Interstitium maßgeblich (Elektrolyte und niedermolekulare Bestandteile passieren das Kapillarendothel, Proteine nicht).

6

Tab. 6.1 Konzentration wichtiger Kationen und Anionen im Plasma und in der interstitiellen Flüssigkeit (Massenkonzentration in g Ionen pro l Lösung; molare Konzentration in mmol Ionen pro l). Referenzbereiche für Erwachsene sind in Klammern angegeben.

	Plasma		Plasmawasser	Interstitium
	[g/l]	[mmol/l]	[mmol/l]	[mmol/l]
Na^+	3,25	142 (135–145)	153	145
K^+	0,16	4,4 (3,6–4,8)	4,7	4,5
Ca^{2+}	0,1	2,5 (2,20–2,65), gesamt 1,2 (1,15–1,35), ionisiert	1,3 (ionisiert)	1,2 (ionisiert)
Mg^{2+}	0,02	0,9 (0,73–1,06), gesamt 0,7 (0,54–0,79), ionisiert	0,6 (ionisiert)	0,55 (ionisiert)
Cl^-	3,60	102 (95–105)	110	115–120
HCO_3^-	1,60	22 (21–26)	24	28
PO_4^{2-}	0,04	1 (0,84–1,45)	1,08	1,3
SO_4^{2-}	0,02	0,5	0,5	0,5
Protein⁻	60–80	ca. 2	–	10–30 g/l

MERKE

Isoosmolale Flüssigkeiten haben die gleiche osmotische Konzentration, isotone Flüssigkeiten erzeugen den gleichen osmotischen Druck an einer semipermeablen Membran.

Klinik

Plasmaexpander Plasmaexpander als Plasmaersatzlösungen haben 2 Eigenschaften: Sie sind isoton, damit sie keine Hämolyse verursachen, und sie sind hyperonkotisch, sodass sie zusätzliches Flüssigkeitsvolumen in den Intravasalraum rekrutieren.

6.2.2 Plasmaproteine SHK 312

Menge und Synthese Die Proteinkonzentration im Plasma beträgt normalerweise etwa 60 – 80 g/l, entsprechend einer Gesamtmenge der Plasmaproteine von etwa 170 – 230 g. Viele Plasmaproteine, vor allem Albumine, werden in der Leber gebildet, aus den Leberzellen in den EZR sezerniert und gelangen von dort durch das lückenhafte (diskontinuierliche) Endothel der Sinusoide in den Plasmaraum.

Auftrennung der Proteine Plasmaproteine unterscheiden sich in Anzahl und Art ihrer Ladungen (pH-abhängig) und in ihrer Größe. Daher wandern sie in einem elektrischen Feld unterschiedlich schnell (Elektrophorese, ➤ Abb. 6.2). Die Elektrophorese kann mit anderen Techniken, z. B. der Immundiffusion, kombiniert werden, um die Plasmaproteine noch weiter zu differenzieren (➤ Tab. 6.2).

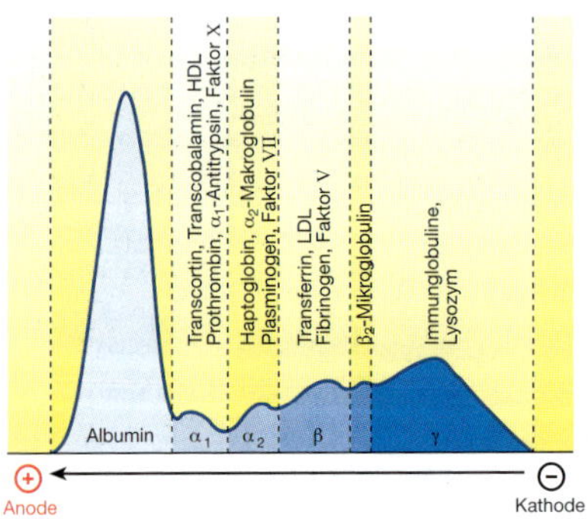

Abb. 6.2 Densitometrische Auswertung einer Plasmaproteinelektrophorese. Für die jeweiligen Fraktionen (Albumin, α-–γ-Globuline) sind einzelne, besonders wichtige Proteine angegeben.

Funktionen Den Plasmaproteinen kommen unterschiedliche physiologische Aufgaben zu:

- **Transportfunktion:** Vor allem die Albumine und spezialisierte Globuline dienen als Transportvehikel für niedrigmolekulare Bestandteile des Plasmas, Hormone, Nährstoffe (z. B. Lipide), Stoffwechselprodukte, Vitamine, Elektrolyte, aber auch Medikamente und Giftstoffe. Ionen (z. B. Ca^{2+}) würden ohne Anwesenheit bestimmter Proteine (z. B. Fetuin) Salze bilden und ausfallen.
- **Blutgerinnung:** Als Bestandteile des Gerinnungs- oder Fibrinolysesystems schützen bestimmte Plasmaproteine vor Blutverlusten oder Blutgefäßverschlüssen durch Blutgerinnsel.
- **Pufferfunktion:** Plasmaproteine können H^+-Ionen je nach dem aktuellen pH-Wert des Plasmas aufnehmen bzw. abdissoziieren. Dabei verändert sich die Zahl der positiven bzw. negativen Ladungen der Proteinmoleküle und beeinflusst ihre Kapazität, freie An- bzw. Kationen zu binden.
- **Abwehrfunktion:** Immunglobuline, Komplementfaktoren, Lysozym, antivirale Interferone und Akute-Phase-Proteine bilden den löslichen (humoralen) Teil der Abwehr von Fremdkörpern wie z. B. Bakterien (➤ Kap. 7).

6.3 Blutzellen SHK 314

6.3.1 Zellarten SHK 314

Erythrozyten (Erys)

Erys erfüllen durch ihr Hämoglobin wichtige Aufgaben beim O_2- und CO_2-Transport und bestimmen das ungewöhnliche Fließverhalten des Blutes (➤ Kap. 6.1).

Eigenschaften Im reifen Zustand haben sie einen Durchmesser von 7 – 8 µm und sind etwa 2 µm dick, das MCV beträgt etwa 90 µm³. Weitere wichtige Eigenschaften der Erys sind im roten Blutbild zusammengefasst (➤ Tab. 6.3).

Klinik

Erythrozytenveränderungen

Formveränderungen Die Ruheform der Erythrozyten ändert sich bei osmotisch bedingtem Einstrom (zuerst Kugelform [Sphärozyten], dann osmotische Hämolyse, d. h. Platzen) oder Verlust von Wasser (Schrumpfen der Erys [Stechapfelform, Echinozyten]).

Veränderung der Verformbarkeit Veränderungen der Zellbestandteile, insbesondere des Zytoskeletts (z. B. bei Kugelzellenanämie), oder des lokalen Milieus (z. B. bei Azidose, Diabetes mellitus)

Tab. 6.2 Proteinfraktionen im Blutplasma mit wesentlichen Proteinen.

Differenzierung	Konzentration [g/l]	Molekülmasse [Dalton]	Funktion
Albumin (60% Serumanteil)			
Präalbumin	0,25	60 000	Bindung von Thyroxin, Retinol
Albumin	40	67 000	kolloidosmotischer Druck, Bindung und Transport kleiner Moleküle, Reserveeiweiß
α1-Globuline (4% Serumanteil)			
saures α_1-Glykoprotein	1	44 000	Akute-Phase-Protein, Progesteronbindung
α_1-Lipoproteine (HDL)	> 0,35	ca. 200 000	Transport von fettlöslichen Vitaminen, Cholesterin und Phospholipiden
Transcortin		54 000	Hormontransport (Cortisol)
α_1-Antitrypsin	0,9–2	45 000	Proteasehemmer, Akute-Phase-Protein
α_2-Globuline (8% Serumanteil)			
Coeruloplasmin	0,3	160 000	Kupferbindung, Oxidase
α_2-Haptoglobin	1	100 000	Bindung von freiem Hämoglobin
α_2-Makroglobulin	1–3	725 000	Proteinasehemmung (Plasmin, Thrombin)
α_2-Antithrombin	0,17–0,3	65 000	Gerinnungshemmung
Fetuine	0,5–1	62 000	Hemmstoff der Kalzifizierung
β-Globuline (12% Serumanteil)			
Transferrin	3	80 000	Eisenbindung und -transport
β-Lipoprotein (LDL)	< 1,55	ca. 2 500 000	Transport von fettlöslichen Vitaminen, Cholesterin und Phospholipiden
Fibrinogen (nicht im Serum enthalten)	3	340 000	Blutgerinnung
γ-Globuline = Immunglobuline (16% Serumanteil)			
IgG	11	150 000	Antikörper; spätere Reaktion
IgA	2,5	160 000 (Monomer)	Antikörper; als Dimer von Schleimhäuten sezerniert
IgM	1,2	970 000	Antikörper; frühe Reaktion
IgD	0,03	170 000	Antikörper; B-Lymphozyten-Differenzierung
IgE	0,0003	190 000	Antikörper; Allergie, Parasiten

6

Tab. 6.3 Rotes Blutbild. Die angegebenen Bereiche entsprechen ca. ± 1 Standardabweichung vom Mittelwert, d. h. etwa 68% der zu erwartenden Messwerte.

Parameter	Messwerte
Erythrozytenzahl	
Männer	4,9–5,6 × 10^6/µl (= 10^{12}/l)
Frauen	4,4–5,1 × 10^6/µl (= 10^{12}/l)
	Retikulozyten 0,5–2%
Hämoglobin (Hb)	
Männer	150–170 g/l entspr. 9,3–10,5 mmol/l
Frauen	120–140 g/l entspr. 7,5–8,7 mmol/l
Hämatokrit (Hk)	
Neugeborene	0,47–0,63
Männer	0,44–0,50
Frauen	0,37–0,43
MCV (mittleres korpuskuläres Volumen) = Hk/Erythrozytenzahl	
	80–96 fl
MCH (mittleres korpuskuläres Hämoglobin) = Färbekoeffizient = Hb/Erythrozytenzahl	
	1,7–2,1 fmol (Hb-Monomer) 28–34 pg (ältere Einheit)

können zu deutlicher Versteifung der Erys führen bzw. ihre mechanische Stabilität beeinträchtigen. Auch die Viskosität der intrazellulären Flüssigkeit beeinflusst die Verformbarkeit. Sie kann erhöht sein, wenn pathologische Hämoglobine (z. B. bei Sichelzellenanämie) gebildet werden.

Lebensdauer und Abbau Die mittlere Lebensdauer der Erys im peripheren Blut beträgt 110–120 Tage. Überalterte Erys werden im MPS, vor allem in der Milz und im Knochenmark, abgebaut – das hierbei gewonnene Eisen steht für die Neusynthese von Hämoglobin im Knochenmark wieder zur Verfügung.

Leukozyten

Formen und Werte Leukozyten können aufgrund morphologischer Kriterien (Entnahme einer kleinen Blutprobe, Anfertigung und Färbung eines Blutausstrichs und Auszählen des relativen Anteils der verschiedenen Leukozytenarten anhand von Kriterien wie Zellgröße, Kernform oder Anfärbbarkeit von Granula) unterschieden (➤ Tab. 6.4) und anhand von Oberflächenantigenen (CD-System) weiter differenziert werden.

Funktion Leukozyten haben:

- **Abwehrfunktion:** in den Körper eingedrungenes Material, z. B. harmlose, mit der Atemluft aufgenommene Partikel, aber auch Bakterien und Viren sowie bei Transplantationen oder Transfusionen übertragenes, körperfremdes Gewebe wird entfernt,
- **Entsorgungsfunktion:** verändertes, körpereigenes Material (z. B. abgestorbene oder entartete Zellen) wird von Leukozyten identifiziert, in seine Bestandteile zerlegt und entsorgt.

Diese Aufgaben erfüllen Leukozyten im Wesentlichen außerhalb der Blutbahn. Sie müssen daher aktiv aus dem Blut in den Extravasalraum einwandern (Emigration).

Nach ihrer morphologischen Differenzierung lässt sich die Funktion der Leukozyten unterscheiden nach:

- **neutrophile Granulozyten:** werden durch Chemotaxine angelockt, dringen ins Gewebe ein (Diapedese, ➤ Abb. 7.3) und funktionieren hier als die quantitativ wichtigsten Fresszellen (Phagozyten) in der frühen Abwehrphase; bilden außerdem freie O_2-Radikale,
- **eosinophile Granulozyten:** spielen bei allergischen Erkrankungen und bei der Abwehr von Parasiten eine Rolle, indem sie durch Antigen-IgE-Komplexe aktiviert werden; sie finden sich

Tab. 6.4 Leukozytendifferenzierung und -häufigkeit.

Zelltyp	Häufigkeit [%]	Anzahl pro µl	
		Normalbereich	Median
alle Leukozyten			
	100	4500–10 000	7500
Granulozyten			
Neutrophile	50–65	1800–7500	4000
Stabkernige	5–10	100–1500	500
Segmentkernige	45–60	1000–6000	4000
Eosinophile	2–4	0–700	150
Basophile	0–1	100–1000	400
Monozyten			
	2–6	100–1000	400
Lymphozyten			
T-Lymphozyten ($CD3^+$)	20–35	850–2500	1700
Helferzellen ($CD4^+$)	15–30	550–1600	1200
zytotoxische Zellen ($CD8^+$)	5–15	250–850	500
B-Lymphozyten	2–5	150–400	250
natürliche Killerzellen (NK-Zellen)	3–10	200–800	500

dann bevorzugt unter den epithelialen Oberflächen von Haut, Darm und Lunge,

- **basophile Granulozyten:** können ebenfalls an allergischen Reaktionen beteiligt sein, bei Stimulation werden aus ihren Granula Heparin und Histamin freigesetzt,
- **Monozyten:** sind in vielfacher Weise an einer Abwehrreaktion beteiligt und fungieren als professionelle Phagozyten,
- **Lymphozyten:** sind entscheidend für die spezifischen Abwehrvorgänge (➤ Kap. 7.3), es werden T-Lymphozyten (zelluläre Immunreaktionen), B-Lymphozyten (produzieren spezifische Antikörper) und natürliche Killerzellen (antikörperabhängige Zytotoxizität) unterschieden.

Thrombozyten (Blutplättchen)

Sie besitzen – wie die Erythrozyten – keinen Kern, sind flach (< 1 µm dick) und rund (Durchmesser 1–3 µm). Ihre Funktion hängt eng mit der primären und sekundären Hämostase (➤ Kap. 6.5) zusammen.

6.3.2 Hämatopoese SHK 321

Zellbildung

Colony Forming Units (CFU) Die undeterminierten, multipotenten Stammzellen des Knochenmarks (CFU-GEMML) differenzieren zu erythroiden Vorläuferzellen der Erythrozyten (CFU-E) in der Erythropoese, zu myeloischen bzw. monozytären Vorläuferzellen der Granulozyten und Monozyten (CFU-GM) in der Granulozyto- und Monozytopoese sowie zu lymphatischen Vorläuferzellen (CFU-L), aus denen die Lymphozyten durch Lymphopoese hervorgehen (➤ Abb. 6.3).

Colony Stimulating Factors (CSF) Diese hämatopoetischen Wachstumsfaktoren (je nach stimulierter Zellreihe GM-CSF, M-CSF usw.) stimulieren die Differenzierung oder Proliferation. Sie sind kleine Peptide, die als parakrine Wirkstoffe u. a. aus den Makrophagen des Knochenmarks freigesetzt und lokal wirksam werden.

Andere Einflüsse Auch Interleukine (IL-3, IL-5) sowie viele klassische Hormone, wie etwa die Catecholamine, Steroidhormone (Stimulation durch Androgene, Hemmung durch Östrogene), Schilddrüsenhormone oder das Wachstumshormon beeinflussen die Blutzellbildung.

Zellarten

Erythropoese Der gesunde Erwachsene bildet 120×10^6 Erys/min (ausschließlich im roten Kno-

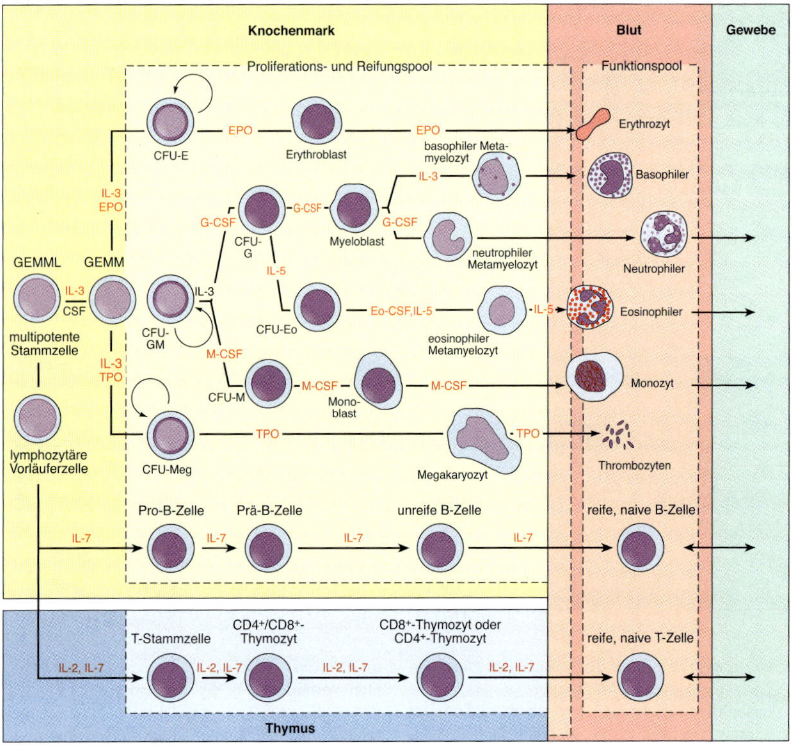

Abb. 6.3 Hämatopoese (Schema). Um die Darstellung übersichtlich gestalten zu können, sind nicht alle Differenzierungsstufen eingefügt, Teilaspekte der Lymphopoese s. ➤ Abb. **7.5**; CFU = Colony Forming Units, CSF = Colony Stimulating Factors, EPO = Erythropoietin, TPO = Thrombopoietin.

chenmark, beim Neugeborenen geringfügig auch in Leber und Milz). Aus der CFU-E bildet sich der Pro-Erythroblast (morphologisch identifizierbar), der sich unter Wirkung von EPO stark vermehrt und über die Zwischenstufen basophiler Erythroblast, polychromatischer Erythroblast, orthochromatischer Erythroblast, Retikulozyt zum **Erythrozyten** differenziert (➤ Abb. 6.3). Während der Differenzierung vom Pro-Erythroblasten bis zum Retikulozyten erfolgt die Hämoglobinsynthese. Der orthochromatische Erythroblast ist die letzte kernhaltige Vorstufe. Die Reifungsschritte dauern etwa 6 Tage. Mit der Ausstoßung des Kerns (Enukleation) entsteht der Retikulozyt (etwa 0,1 – 1% aller roten Blutzellen).

MERKE

Durch die hypoxieinduzierte Expression von EPO in der Nierenrinde wird die Erythropoese bedarfsgerecht reguliert; sie kann um das 5- bis 10-Fache gesteigert werden.

Granulozytopoese Die gemeinsame Vorläuferzelle der myeloischen und monozytären Reihe ist die determinierte Stammzelle CFU-GM, aus der u. a. die Granulozyten entstehen (➤ Abb. **6.3**). Die Reifung vom Myeloblasten bis zum reifen Neutrophilen dauert ca. 12 Tage, die Verweildauer im Blut beträgt ca. 1 Tag, im Zielgewebe bleiben die Granulozyten nur wenige Stunden bis ca. 1 Tag.

Monozytopoese Aus der CFU-GM geht auch die Vorläuferzelle CFU-M hervor, aus der sich über mehrere Entwicklungsstufen die Monozyten bilden. Diese zirkulieren 2 – 3 Tage im Blut und siedeln sich dann für Monate oder Jahre als Makrophagen im Gewebe an.

Lymphopoese Sie nimmt ihren Ausgang ebenfalls im Knochenmark, die Lymphozyten differenzieren jedoch in den primären lymphatischen Organen weiter (➤ Kap. 7.3.2). Im Blut bleiben sie nur etwa 30 min, im Zielgewebe sind sie teilweise Jahre nachweisbar.

- **T-Lymphozyten:** Noch während der Fetalzeit wandert die T-Stammzelle zur Reifung in den Thymus. Aus ihr entsteht zunächst der „doppelt positive" Thymozyt (Oberflächenantigene CD4 und CD8), aus dem der „einfach positive" Thymozyt wird, der als reife (naive) $CD8^+$- oder $CD4^+$-T-Zelle aus dem Thymus auswandert. Einige dieser Zellen werden nach Antigenkontakt zu besonders langlebigen T-Gedächtniszellen.
- **B-Lymphozyten:** Sie werden in der mittleren Fetalphase in der Leber, ab der späten Fetalphase im Knochenmark gebildet. Die Pro-B-Zelle entwickelt sich zur Prä-B-Zelle, aus ihr gehen wiederum die unreifen B-Zellen hervor. Diese verlassen das Knochenmark und differenzieren bei Antigenkontakt und T-Zell-Hilfe zu reifen B-Zellen. Ein geringer Teil der Zellen, die B-Gedächtniszellen, überlebt mehrere Jahre.
- **NK-Zellen:** Sie gehen ebenfalls aus lymphatischen Stammzellen hervor (➤ Kap. 7.1.5).

Klinik

Leukozytose In der Blutbahn haften einige Leukozyten (vor allem Granulozyten) reversibel an der Gefäßwand, besonders in der Lunge, und zirkulieren dadurch wesentlich langsamer. Dieser sog. marginierte Pool kann leicht zugunsten des zirkulierenden „rekrutiert" werden, z. B. bei Ausschüttung von Catecholaminen. Die im peripheren Blut gemessene Leukozytenkonzentration kann daher z. B. bei körperlicher Arbeit oder durch Rauchen deutlich ansteigen **(Pseudoleukozytose).** Dagegen entsteht eine **Produktionsleukozytose** bei akuten Entzündungen und ist meist mit einer Granulozytose und einer relativen Vermehrung junger Zellen im peripheren Blut verbunden (➤ Abb. 6.4).

Thrombopoese Aus einer determinierten Stammzelle (CFU-Meg) entstehen im Knochenmark zunächst ein Megakaryoblast und daraus ein polyploider Megakaryozyt. Aus diesem entstehen mehrere tausend Thrombozyten (Lebenszeit im peripheren Blut ca. 5–10 Tage).

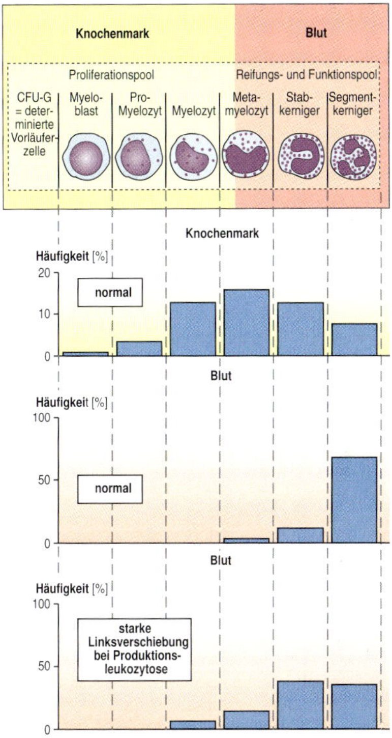

Abb. 6.4 Normale Leukozytenzahl und Leukozytose. Relative Häufigkeit der verschiedenen neutrophilen Granulozyten und ihrer Vorläuferzellen im Knochenmark, im Blut und im Blut bei Produktionsleukozytose mit Linksverschiebung.

6.4 Erythrozytenbesonderheiten: Hämoglobin und Blutgruppen SHK 326

6.4.1 Hämoglobin, der rote Blutfarbstoff SHK 326

Werte Die normalen Hämoglobin(Hb)-Werte sind in ➤ Tab. **6.3** wiedergegeben.

Klinik

Anämien Anämien können normo-, hypo- oder hyperchrom sein, je nachdem, ob der MCH normal, vermindert oder erhöht ist:

- Hypochrom-mikrozytäre Anämien (ca. 70% aller Anämien) beruhen i. d. R. auf einer primären Störung der Hämoglobinsynthese (hypochrom) und werden meist durch einen Eisenmangel verursacht, dabei ist zugleich das Ery-Volumen vermindert (mikrozytär).

- Normochrom-normozytäre Anämien finden sich bei Mangel an EPO als Folge einer chronischen Niereninsuffizienz oder einer verminderten Aktivität des Knochenmarks (aplastische Anämie), nach einem Blutverlust, wenn die intravasale Flüssigkeit schneller ersetzt wurde als die Erys, oder sie sind Begleiterscheinung einer chronischen Entzündung oder eines Karzinoms.
- Hyperchrom-makrozytäre Anämien entstehen z. B. bei ungenügender Zufuhr (meist bei rein vegetarischer Ernährung) oder verringerter Resorption (Fehlen von Intrinsic-Faktor im Magensaft: perniziöse Anämie) von Vitamin B_{12} oder bei Mangel an Folsäure (häufigste Ursache: Alkoholismus).

Hb-Struktur Das Hb-Molekül besteht aus dem Globin, d. h. 4 globulären Polypeptidketten, die jeweils eine Farbstoffgruppe (Chromophor) als prosthetische Gruppe enthalten, das Häm. Häm enthält u. a. ein 2-wertiges Eisenatom. Bei gesunden erwachsenen Männern reicht die tägliche Eisenaufnahme von ca. 1–2 mg aus, um die normalen Verluste durch Zellabschilferung an der Epidermis und im Darm auszugleichen, bei Frauen kann der Bedarf durch die Monatsblutungen deutlich höher sein.

Hb-Formen In den Erys des Erwachsenen ist Hämoglobin überwiegend als adultes Hämoglobin (HbA) enthalten, wobei etwa 97% als HbA_1 und etwa 1–2% als HbA_2 vorliegen. Sie unterscheiden sich im Proteinanteil. Beim Fetus und auch noch im Säuglingsalter (etwa bis zu 6 Monaten) findet sich fetales Hämoglobin (HbF), das bei Erwachsenen nur noch 1–2% des gesamten Hämoglobins ausmacht.

6.4.2 Blutgruppen SHK 328

Definition Blutgruppen sind definiert durch die Anwesenheit bestimmter Antigene auf der Erythrozytenoberfläche. Die genetischen Informationen für die Antigene eines Blutgruppensystems liegen an einem Genort oder sind so eng benachbart, dass sie im Allgemeinen gemeinsam vererbt werden.

MERKE

Gemeinsam vererbte antigene Oberflächenmerkmale von Erythrozyten werden als Blutgruppensysteme (> Tab. **6.5**) bezeichnet.

AB0-System Die 4 verschiedenen Blutgruppen **A, B, AB** und **0** sind durch das Vorhandensein (oder Fehlen) der Antigene A und B definiert (> Tab. **6.6**). Die Antigene sind Kohlenhydratanteile von Glykoproteinen oder Glykolipiden der Zellmembran. Die Merkmale A und B sind gegenüber 0 dominant und untereinander kodominant. Anti-A und Anti-B sind IgM-Antikörper und werden in den ersten Lebenswochen und -monaten gebildet.

Rhesus-System Es umfasst über 50 Merkmale, deren wichtigste mit den Buchstaben **C, D, E, c, d** und **e** bezeichnet werden. Von der Anwesenheit des Antigens D hängt es ab, ob die Blutgruppe eines Menschen als Rhesus-positiv (RhD^+) oder Rhesus-negativ (rhd^-) bezeichnet wird. In Europa sind etwa 85% aller Menschen Rh-positiv (> Tab. **6.5**).
Die Rhesus-Antigene sind Epitope transmembranärer Proteine, gegen die IgG-Antikörper (Anti-D) gebildet werden können (dies gilt auch für die große Zahl anderer Blutgruppensysteme, die Proteinantigene besitzen, wie z. B. Kell, Duffy, MN). Anti-D wird nur von rh-negativen Individuen und erst nach einem Antigenkontakt gebildet, der z. B. Folge einer Transfusion von Rh-positivem Blut sein kann. Bei einer erneuten Transfusion Rh-positiven Blutes wird das Immunsystem aktiviert, und es kommt zur Hämolyse. Diese Transfusionsreaktion verläuft jedoch im Allgemeinen wesentlich milder als bei Transfusion AB0-inkompatiblen Blutes.

MERKE

Die stärksten Antigene sind die Oberflächenmerkmale A und B aus dem **AB0-System** sowie D aus dem **Rhesus-System.** Bei Bluttransfusionen muss daher sorgfältigst auf die Übereinstimmung dieser 3 Merkmale geachtet werden.

Klinik

Rhesus-Inkompatibilität Gelangen in einer 1. Schwangerschaft (Mutter Rh-negativ, Fetus Rh-positiv) fetale Rh-positive Erys in das mütterliche Blut, bildet die Mutter Anti-D-Antikörper vom Typ IgG. Diese werden (im Unterschied zu IgM) aktiv über die Plazentabarriere transportiert und können so einen Rh-positiven Fetus in einer 2. Schwangerschaft schwer schädigen (Morbus haemolyticus neonatorum). Wird der noch nicht sensibilisierten Mutter unmittelbar nach Ende der 1. Schwangerschaft jedoch ein Anti-D-Immunglobulin injiziert, bindet dies an die antigenen Epitope der in den mütterlichen Kreislauf gelangten fetalen Erythrozyten. Diese werden so maskiert und beseitigt, ohne dass das mütterliche Immunsystem sensibilisiert wird (s. a. > Kap. 7.3.6, Sekundärantwort).

6.4.3 Blutgruppenbestimmung SHK 329

AB0-Testseren Die AB0-Gruppe von Erythrozyten wird mit Testseren bestimmt, die Anti-A und/

Tab. 6.5 Wichtige Blutgruppensysteme des Menschen. Häufigkeiten sind nur für Blutgruppen angegeben, an denen starke Antigene (fett) beteiligt sind.

System	Antigene	Häufigkeit der Phänotypen
AB0	**A, B,** (H)	A = 44%, AB = 4%, B = 10%, 0 = 42%
Rhesus	**D,** C/c, E/e	Rh^+ (D) = 85%, rh^- (dd) = 15%
Kell	**K,** k	K = 9%, k = 91%
Duffy	Fy^a, Fy^b	
MNSsU	M, N, S, s, U	

Tab. 6.6 Charakteristische Eigenschaften des AB0-Blutgruppensystems beim Erwachsenen.

Blutgruppe Phänotyp	Genotyp	Antigene auf den Erythrozyten	Antikörper im Plasma (Isoagglutinine)	Häufigkeit in% (Mitteleuropa)
A	AA, A0	A	Anti-B	44 (42–47)
B	BB, B0	B	Anti-A	10 (8–12)
AB	AB	A und B	–	4 (3–5)
0	00	nur H	Anti-A und Anti-B	42 (40–47)

oder Anti-B enthalten (> Abb. 6.5). Als Plausibilitätskontrolle wird Probandenserum zu Testerys gegeben, deren AB0-Blutgruppe bekannt ist (Serumgegenprobe).

Rh-Bestimmung Mit 2 verschiedenen Testseren werden Erys auf den Rhesusfaktor D untersucht.

Kreuzprobe Vor einer Transfusion wird zusätzlich eine Kreuzprobe durchgeführt:

- Erys der Blutkonserve werden mit Plasma des vorgesehenen Empfängers **(Major-Test)** und
- Erys des Empfängers mit Plasma der Konserve **(Minor-Test)** gemischt.

Bedside-Test Um Verwechslungen auszuschließen, muss unmittelbar vor einer Transfusion von Erythrozytenkonzentraten (oder anderen Blutbestandteilen) am Krankenbett auf einer kleinen Testkarte die AB0-Blutgruppe des Patienten bestätigt werden (AB0-Identitätstest). Sie muss mit derjenigen des Erythrozytenkonzentrats übereinstimmen.

6.5 Blutstillung, Blutgerinnung SHK 330

Die Deckung einer Verletzung lässt sich in folgende Vorgänge unterteilen:

- primäre Hämostase: schnelle Blutstillung innerhalb von Sekunden (lokale Endotheldefekte) oder Minuten (kleinere Gefäßverletzungen),
- sekundäre Hämostase: Sicherung des primären Verschlusses durch Blutgerinnung (mehrere Minuten),
- Reendothelialisierung der Gefäßwand und Wundheilung in Stunden bis Tagen.

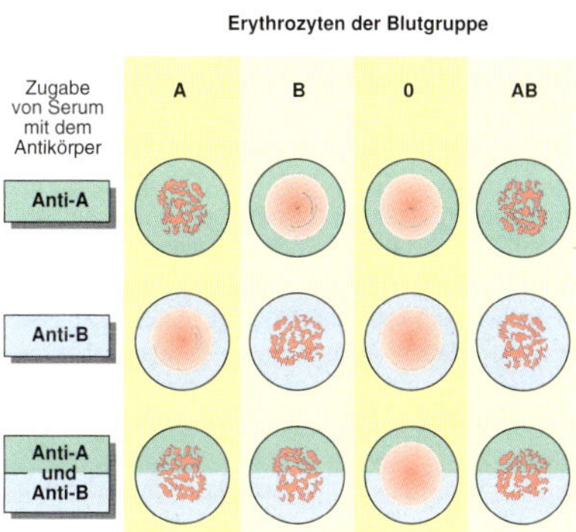

Abb. 6.5 Agglutinationsreaktion. Wird den Erys der 4 Gruppen des AB0-Systems Anti-A und/oder Anti-B zugegeben, lässt sich aus dem Auftreten oder Fehlen der Agglutination (Verklebung antigentragender Teilchen, die Antikörper reagieren mit den Antigenen auf der Ery-Oberfläche) die Blutgruppe bestimmen.

6.5.1 Primäre Hämostase oder „vorläufige" Blutstillung SHK 331

Vasokonstriktion und Bildung eines hämostatischen Pfropfs führen etwa 1–3 min nach der Verletzung (Blutungszeit) zur vorläufigen Blutstillung.

Vasokonstriktion

Dieser Effekt beruht auf einer Konstriktion der glatten Gefäßmuskulatur und der Aktivierung vasomotorischer Nerven durch die Traumatisierung.

Thrombozytenfunktionen

Endothel und Thrombozyten Das intakte Gefäßendothel hat negative Oberflächenladungen und enthält heparinartige Substanzen. Dadurch wird eine Adhäsion von Thrombozyten verhindert. Außerdem bildet das Endothel EDRF (Endothelium-derived Relaxing Factor, NO) und Prostacyclin (PGI_2), die die Aktivierbarkeit von Thrombozyten senken.

Adhäsion der Thrombozyten Die wichtigsten Träger der primären Hämostase sind die Thrombozyten. Wenn sie auf nichtendotheliale, adhäsive Oberflächen (insbesondere Kollagen der subendothelialen Basalmembran) treffen, verkleben sie sowohl untereinander als auch mit diesen Oberflächen. Die Anheftung der Thrombozyten an die Gefäßwand wird unter Strömungsbedingungen zunächst durch den von-Willebrand-Faktor (vWF) vermittelt. Der vWF bindet einerseits an subendotheliales Kollagen und andererseits an das Glykoprotein GP Ib/IX der Thrombozyten. Über die Bindung von Kollagen/vWF an GP Ib/IX und GP VI werden intrazelluläre Signale ausgelöst, die zu einer Aktivierung der Thrombozyten und zur Erhöhung der Bindungsstärke weiterer Adhäsionsmoleküle, wie z. B. des ebenfalls an Kollagen bindenden GP Ia/IIa, führen. Diese frühe Aktivierungsphase der Thrombozyten führt zu erhöhter Adhäsivität und zur Bildung von Pseudopodien („shape change").

Thrombozytenaggregation Durch die Adhäsion wird das Aktivierungsniveau der Thrombozyten weiter erhöht, und sie sezernieren viele verschiedene Mediatoren durch Degranulation (u. a. ADP, Fibrinogen, Fibronectin, vWF) oder Neusynthese (u. a. Thromboxan A_2, plättchenaktivierender Faktor). Für die Bildung größerer Thrombozytenaggregate ist der thrombozytäre Fibrinogenrezeptor GP IIb/IIIa wesentlich.

MERKE

Positive Rückkopplungsmechanismen über Freisetzung von ADP, Thrombin u. a. sowie Synthese von Thromboxan A_2 (➤ Abb. **6.6**) führen in ihrer Summe zu einer irreversiblen Aggregation.

Hämostatischer Pfropf Aus dem vorbeiströmenden Blut werden mehr und mehr Plättchen in das wachsende Aggregat eingefangen („Schneeballeffekt"). Es bildet sich ein hämostatischer Pfropf (weißer Thrombus ohne eingelagerte Erys).

6.5.2 Sekundäre Hämostase oder „endgültige" Blutstillung SHK 334

Das Gefäß wird erst durch das plasmatische Gerinnungssystem endgültig verschlossen. Dieses besteht aus zahlreichen Gerinnungsfaktoren (➤ Tab. **6.7**), die sich durch enzymatische Spaltung gegenseitig aktivieren oder Kofaktoren bei derartigen Reaktionen sind. Die inaktiven Vorstufen der Gerinnungsfaktoren werden auch als Profaktoren oder Zymogene bezeichnet. Durch Serinproteasen, das sind in diesem Fall bereits aktivierte Gerinnungsfaktoren, werden die Profaktoren durch Abspaltung von Peptiden (limitierte Proteolyse) zu den aktiven Gerinnungsfaktoren. Endprodukt der Gerinnung ist ein Netz aus Fibrin.

Erster Schritt: Thrombinbildung

In vitro Bei der laborchemischen Untersuchung sind der endogene und der exogene Weg des Gerinnungssystems zu unterscheiden (➤ Abb. **6.7**). Der **endogene Weg** (und der gemeinsame Weg) werden mit der PTT laborchemisch überprüft. Der **exogene Weg** (und der gemeinsame Weg) werden laborchemisch mit dem Quick-Test untersucht.

MERKE

Endogener Weg *in vitro:* Kontaktaktivierung; Faktoren XII, XI, IX, VIII, Überprüfung durch die PTT.
Exogener Weg in vitro: Bindung des aktivierten Faktors VIIa durch TF, Überprüfung durch den Quick-Wert.

In vivo Im Organismus ist der Tissue Factor (TF) entscheidend (➤ Abb. **6.8**), d. h., in vivo beginnt die Gerinnung physiologischerweise immer mit TF und schließt in ihren Ablauf sämtliche Gerinnungsfaktoren (mit Ausnahme des Kontaktaktivierungssystems) ein. Die Aktivierung von Faktor X führt zu einer ersten Bildung von Thrombin, das zur o. a. positiven Rückkopplung führt.

Zweiter Schritt: Fibrinbildung

Thrombin spaltet aus dem langkettigen Fibrinogen die beiden Fibrinopeptide A und B ab. So entstehen zunächst noch lösliche Fibrinmonomere, die zu Fibrin polymerisieren und faserige Strukturen bilden, die zu einer Gelierung des Plasmas führen. Die Polymerisation wird durch Strukturen der Umgebung

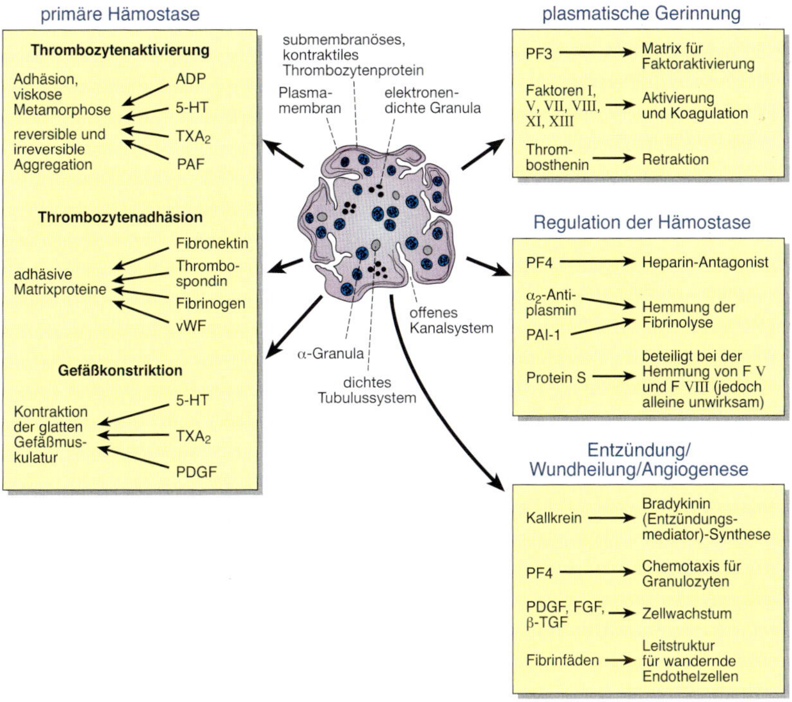

Abb. 6.6 Funktionen der Thrombozyten bei der Blutstillung. Thrombozyten setzen viele verschiedene Inhaltsstoffe frei, nachdem sie durch Oberflächenkontakt mit subendothelialen Strukturen der Gefäßwand oder Fremdoberflächen (z. B. Gefäßprothesen, künstliche Herzklappen) und durch Faktoren des Gerinnungssystems aktiviert wurden. Die Inhaltsstoffe sind in den zahlreichen Organellen des Granulomers, vor allem den α-Granula, den elektronendichten Granula und den Lysosomen, gespeichert und an allen Stufen der Blutstillung und Wundheilung beteiligt.

gefördert, und die Fibrinfäden binden schnell an benachbarte Gewebestrukturen oder Zelloberflächen.

Dritter Schritt: Thrombusbildung und Retraktion

Roter Thrombus Die faserigen Fibrinpolymere werden durch kovalente Bindungen verfestigt (Wirkung des Faktors XIIIa). Fibrinfäden vernetzen sich mit den zwischen ihnen gefangenen Blutzellen zu einem Maschenwerk, dem gemischten oder roten Thrombus. Er verschließt das eröffnete Gefäß, indem er an dessen Rändern fest anhaftet und sie durch Retraktion zusammenzieht. Für diese Retraktion ist eine von den Thrombozyten während der viskösen Metamorphose freigesetzte ATPase, das Thrombosthenin, erforderlich.

Weißer Thrombus Ein Thrombus ist weiß, wenn die Gerinnung so verlangsamt ist, dass sie infolge der schnelleren Sedimentation der Erys in praktisch zellfreiem Plasma stattfindet. Dies kann bei postmortaler Gerinnung in Gefäßen mit relativ ungeschädigten Wänden der Fall sein. Auch der Thrombozytenpropf der primären Hämostase ist ein weißer Thrombus.

Beziehungen zur Thrombozytenaktivierung

Thrombin Es spaltet nicht nur Fibrinogen, sondern verstärkt am Ort seiner Bildung auch die irreversible Aggregation der Thrombozyten. Die Plättchenaggregation wird gefördert durch den von-Willebrand-Faktor, der unter Thrombineinwirkung auf der Oberfläche selbst intakter Endothelzellen sezerniert wird. Damit können sich Plättchen

Tab. 6.7 Blutgerinnungsfaktoren.

Faktor	HWZ	Hauptproduktionsort	Mangelsyndrome
I (Fibrinogen)	ca. 5 d	Leber	Afibrinogenämie
II (Prothrombin)	2–3 d	Leber	Hypoprothrombinämie
III (Tissue Factor, TF, Gewebsthromboplastin)	kurz	verschiedene Zellsorten	
IV (ionales Calcium)			
V (Proakzelerin)	ca. 1 d	Leber	Parahämophilie
VI (entspricht Va)			
VII (Prokonvertin)	5 h	Leber	Hypoprokonvertinämie
VIII (antihämophiler Faktor A)	15 h	?	Hämophilie A
vWF, von-Willebrand-Faktor (im Plasma Trägerprotein für Faktor VIII, dessen Abbau dadurch verzögert wird)	24 h	Endothel, Megakaryozyten	von-Willebrand-Syndrom
IX (antihämophiler Faktor B, Christmas-Faktor)	20 h	Leber	Hämophilie B
X (Stuart-Prower-Faktor)	2 d	Leber	Faktor-X-Mangel
XI (Plasmathromboplastin antecedent, PTA)	2 d	?	PTA-Mangel
XII (Hageman-Faktor)	2 d	?	Hageman-Syndrom führt eher zu Störungen der Fibrinolyse
XIII (fibrinstabilisierender Faktor)	ca. 5 d	Megakaryozyten	Faktor-XIII-Mangel

die Bildung der Faktoren II, VII, IX und X ist Vitamin-K-abhängig; HWZ = biologische Halbwertszeit

auch auf den benachbarten Endothelzellen, nicht nur an den freigelegten Kollagenstrukturen anheften.

Thrombozyten Die Plättchenaggregation unterstützt die Gerinnung, indem es phospholipidhaltige Oberflächen aktivierter Thrombozyten bereitstellt. Ferner sezernieren die Thrombozyten bei Aggregation Gerinnungsfaktoren (➤ Abb. **6.6**) und α_2-Antiplasmin. α_2-Antiplasmin ist zuerst in hoher Konzentration im Thrombus vorhanden und inhibiert die Fibrinolyse, dann fällt seine Konzentration ab, sodass der Thrombus aufgelöst wird. Weitere Funktionen der Thrombozyten bei der Blutstillung sind in ➤ Abb. **6.6** dargestellt.

6.5.3 Gerinnungshemmung SHK 338

Das normale Gefäßendothel ist antithrombogen. Zu den antithrombogenen Oberflächenmolekülen gehören Antithrombin III, α_2-Makroglobulin (beides Inhibitoren von Serinproteasen), Thrombomodulin und Protein C, eine Serinprotease, die Faktor Va und VIIIa degradiert. Sie kommen bis auf Thrombomodulin auch im Plasma vor. Diese Moleküle unterdrücken sowohl die lokale Anheftung von Blutplättchen als auch die Aktivierung von kontaktsensiblen Gerinnungsfaktoren. Außerdem sezerniert das Endothel gerinnungshemmende Substanzen:

- **Antithrombin III:** ist zu einem großen Teil an Heparansulfat gebunden, hemmt als ein Serinproteaseinhibitor viele aktivierte Gerinnungsfaktoren, vermindert die Aktivierung und Wirkung von Thrombin,
- **Protein C und Thrombomodulin:** Thrombomodulin kann Thrombin binden, das dann nicht mehr bevorzugt Fibrinogen, sondern Protein C spaltet; aktiviertes Protein C (aPC) degradiert durch Proteolyse die Gerinnungsfaktoren Va und VIIIa, fördert aber auch die Fibrinolyse, indem es PAI-1 hemmt, sodass sich die Konzentration von Plasminogenaktivatoren im Plasma erhöht. Die Wirkung von aPC wird durch Bindung an Protein S erhöht. Der Komplex aus aPC und Protein S wird an einen Protein-S-Rezeptor gebunden, der sich auf Thrombozytenmembranen befindet, und so im Bereich von Thromben konzentriert.

Klinik

Gerinnungshemmung *In vivo* einsetzbare Hemmstoffe der Gerinnung sind **Heparin,** das die Wir-

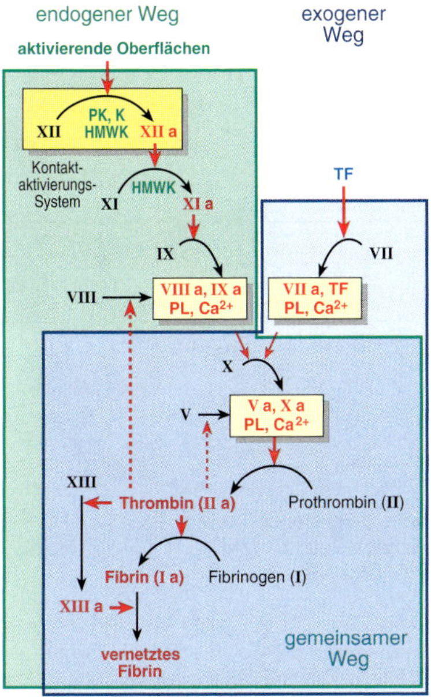

Abb. 6.7 Blutgerinnung *in vitro* (Schema). Der endogene Weg beginnt mit dem Kontaktaktivierungssystem (Oberflächenkontakt des Faktors XII zusammen mit HMWK, PK und K). Der exogene Weg beginnt mit der Aktivierung des Faktors VII durch TF (integrales Membranprotein, nur in sehr niedriger Konzentration im Blut → „exogener Weg"). Durch Aktivierung des Faktors X münden beide Wege in einen gemeinsamen Weg ein: Faktor Xa bildet einen Komplex mit Ca^{2+} auf PL. Anlagerung von Faktor Va erhöht die Aktivität des Komplexes dramatisch. Der gesamte wirksame Komplex aus aktivierten Gerinnungsfaktoren wird auch als Thromboplastin oder als Prothrombinaktivator bezeichnet. Thromboplastin spaltet Prothrombin (Faktor II) zu Thrombin (IIa). Thrombin aktiviert wiederum die Faktoren XI, VIII und V und fördert damit seine eigene Bildung aus Prothrombin (Rückkopplungsverstärkung, gestrichelte Pfeile). Linien umschließen die Bereiche der Gerinnung, die mit den laborchemischen Tests PTT (grün; partielle Thromboplastinzeit, PTT) und Quick (blau; Thromboplastinzeit) untersucht werden können. Aktivierende Faktoren sind rot gekennzeichnet. TF = Tissue Factor, PK = Präkallikrein, K = Kallikrein, PL = Phospholipidoberflächen, überwiegend an aktivierten Thrombozyten.

kung von im Plasma vorhandenem Antithrombin etwa 1000-fach steigert, und **Hirudin**, das durch direkte Bindung an Thrombin dessen enzymatische

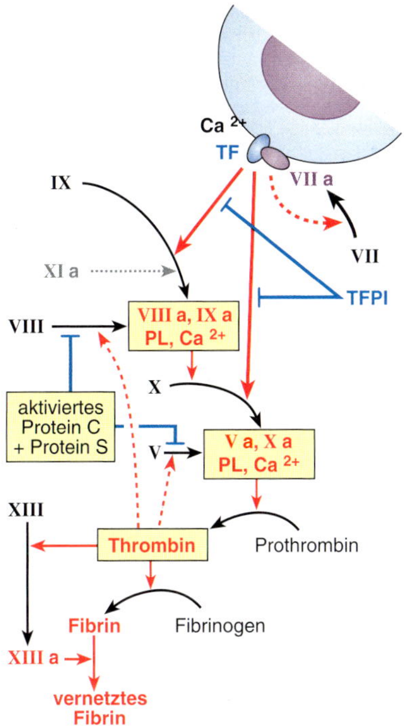

Abb. 6.8 Aktivierung des Gerinnungssystems in vivo. Die durchgezogenen Pfeile zeigen die Aktivierung des Gerinnungssystems durch einen Komplex von TF (Tissue Factor) und Faktor VIIa an der Membran nichtvaskulärer Zellen (oder aktivierter Endothelzellen, Monozyten, Thrombozyten). Dieser Weg wird anschließend durch TFPI (Tissue Factor Pathway Inhibitor) blockiert (blau). Die Fortsetzung der Gerinnung ist auf die Aktivierung der Faktoren VIII und V durch das schon gebildete Thrombin angewiesen; PL = Phospholipidoberflächen, TAFI = thrombinaktivierter Fibrinolyseinhibitor, grüne Linien zeigen positive Rückkoppelung an, gestrichelt sind sie im Falle einer Rückwärtswirkung, durchgezogen bei Vorwärtswirkungen.

Aktivität hemmt. **Cumarin-Derivate** blockieren als Vitamin-K-Antagonisten die γ-Carboxylierung von Prothrombin (Faktor II), Faktor VII, IX und X in der Leber. Ohne Carboxylgruppe können diese Faktoren keine Komplexe mit Ca^{2+} bilden und sind für die Gerinnung unbrauchbar.

In vitro werden **Calciumchelatoren** (EDTA, Citrat, Oxalat) verwendet, um z. B. Blutproben ungerinnbar zu machen.

6.5.4 Gerinnungstests SHK 339

Quick-Test Hierbei wird die Thromboplastinzeit durch Zugabe von Gewebsthromboplastin (bzw. TF) und $CaCl_2$ bestimmt. So können der exogene Weg und der gemeinsame Weg der Gerinnung getestet werden.

PTT Sie wird nach Zugabe von aktivierenden negativ geladenen Oberflächen (Kaolin), Thrombozytenextrakten (Phospholipidoberflächen, PF3) und $CaCl_2$ bestimmt.

MERKE

Mit dem Quick-Test werden der exogene Weg und eine Cumarintherapie, mit der PTT der endogene Weg und eine Heparintherapie oder die Substitution mit Antihämophilie-Faktoren kontrolliert. Der gemeinsame Weg wird durch beide Tests erfasst.

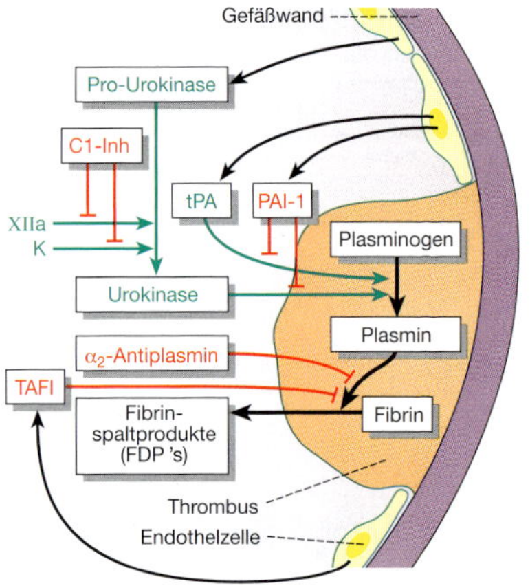

Abb. 6.9 Fibrinolyse (Schema). tPA = Tissue Plasminogen Activator, K = Kallikrein, TAFI = thrombinaktivierter Fibrinolyseinhibitor.

6.5.5 Fibrinolyse SHK 340

Aktivierung Aus Endothelzellen werden Aktivatoren und Proaktivatoren der Fibrinolyse freigesetzt, insbesondere tPA und Pro-Urokinase. Die Pro-Urokinase wird durch Plasmaaktivatoren zu aktiver Urokinase umgesetzt. Urokinase und tPA konvertieren inaktives Plasminogen zu Plasmin (➤ Abb. **6.9**). Plasmin, eine Protease, spaltet vom Fibringerüst Fibrinspaltprodukte (fibrin degradation products, FDP) ab und löst den Thrombus vollständig auf.

Hemmung Urokinase und tPA können durch den Plasminogenaktivator-Inhibitor Typ 1 (PAI-1) gehemmt werden, der von Endothelzellen und Thrombozyten freigesetzt werden kann. Bereits aktiviertes Plasmin kann durch α_2-Antiplasmin und α_2-Makroglobulin gehemmt werden. Darüber hinaus hemmt C1-Inhibitor (s. o., Kontaktaktivierungssystem) die Aktivierung der Pro-Urokinase durch die Faktoren XIIa und Kallikrein.

6.6 Wundheilung und Angiogenese SHK 341

6.6.1 Wundheilung SHK 341

Teilung von Endothelzellen Eine lokal begrenzte Endothelläsion wird vorübergehend durch adhärierende Thrombozyten gedeckt. Nachfolgend wandern Endothelzellen von den Rändern her ein. Bei etwas größeren Defekten wird die Teilung von Endothelzellen und damit neues Wachstum stimuliert.

Thrombusorganisation Ein bereits gebildeter gemischter Thrombus wird nach einiger Zeit durch einwandernde Leukozyten, insbesondere Makrophagen, „organisiert". Das Lumen des Gefäßes wird dabei wiederhergestellt oder durch Bindegewebe ersetzt.

Wachstumsfaktoren Für diese Wachstumsreaktionen sind verschiedene Wachstumsfaktoren verantwortlich, von denen einige aus Thrombozyten schon während der Aggregation freigesetzt werden, so z. B. **PDGF** (Platelet-Derived-Growth-Faktor).

6.6.2 Angiogenese SHK 341

Eine wichtige Rolle für die endgültige Reparatur von Verletzungen im Rahmen der Wundheilung spielt die Neubildung von Blutgefäßen (Angiogenese), die als Spaltung (Intussuszeption) oder Sprossung von Kapillaren stattfindet.

6.7 Ausblick SHK 342

7 Abwehr und Immunität

Abwehrmechanismen sind – grob orientierend – angeboren (unspezifisch, nicht adaptiv) oder adaptiv (spezifisch, erworben), humoral (durch Plasmaproteine ausgeübt) oder zellulär.

7.1 Angeborene Abwehrmechanismen SHK 346

Träger der zellulär-unspezifischen Abwehr (➤ Abb. 7.1) sind Gewebemakrophagen, neutrophile Granulozyten und natürliche Killerzellen. Träger der humoral-unspezifischen Abwehr sind das Komplementsystem, die Interferone und weitere Akute-Phase-Proteine. Die angeborenen Abwehrmechanismen sind besonders zur Abwehr bakterieller Infektionen sehr effektiv.

7.1.1 Äußere Abwehr SHK 346

Unspezifische physikalische oder chemische Schutzmechanismen (äußere Abwehr) sind:

- der physiologische „Säuremantel" der Haut,
- Lysozym (Muraminidase) in Tränenflüssigkeit, Speichel, Nasenschleim, Zervikalsekret und auf der Haut (Murein ist Hauptbestandteil der Zellwand vor allem grampositiver Bakterien),
- Muzine (Glykoproteine in von Schleimhautepithelien sezerniertem viskösem Schleim) auf Schleimhäuten (mit Schleim bedeckte Mikroorganismen können sich nicht mehr ans Epithel heften und werden mechanisch wegtransportiert),
- die Reinigung der Atemluft durch Bronchialschleim und Flimmerepitheltransport sowie Schutz der Atemwege durch Surfactant-Proteine A und D (Bedeckung von Fremdkörpern und dadurch Opsonierung für Makrophagen),
- das saure Sekret der Magenschleimhaut,
- die Peristaltik des Darmtrakts, insbesondere der myoelektrische Motorkomplex (MMC; ➤ Kap. 13.1.3),
- die Spülwirkung der Flüssigkeitsströmung in den Harnwegen,
- die normale Flora von Haut und Schleimhäuten, welche die Ansiedlung anderer Bakterien und Pilze erschwert,
- antimikrobielle Peptide, besonders in Darm (Cryptidine oder α-Defensine) und Haut (β-Defensine),
- Antikörper der Klasse A (IgA) in Tränenflüssigkeit, Milch, Bronchial- und Nasensekret, Speichel und Darminhalt.

7.1.2 Phagozyten SHK 347

Makrophagen und Granuloyzten

Makrophagen Makrophagen haben als erste Abwehrzellen Kontakt mit eingedrungenen Mikroorganismen, etwa 4–7 Tage bevor spezifische Antikörper produziert werden können. Sie koordinieren viele der folgenden Abwehrvorgänge, können als antigenpräsentierende Zelle (APC) an der Induktion einer spezifischen Immunantwort maßgeblich beteiligt sein, können phagozytieren (auch noch nach dem Einsetzen spezifischer Abwehrmechanismen) und zytotoxische Effektorzellen sein. Sie gehen aus Monozyten hervor, die etwa 2–3 Tage im peripheren Blut zirkulieren, bevor sie ins Gewebe auswandern. Als Makrophagen wandern sie dann weiter durch das Gewebe oder werden zu fixierten Makrophagen:

- im Bindegewebe der Haut und in Muskeln zu Histiozyten,
- in der Leber zu Kupffer-Sternzellen,
- in der Milz zu Uferzellen oder Milzsinusmakrophagen,
- in der Niere zu Mesangiumzellen,
- im Gehirn zu Mikrogliazellen,
- im Lymphknoten zu Lymphknotensinusmakrophagen (➤ Abb. 7.9) und
- in den erythropoetischen Inseln des Knochenmarks zu Ammenzellen.

Neutrophile Granulozyten Neutrophile Granulozyten werden erst bei Entzündungsvorgängen massenhaft aus der Blutbahn ins Gewebe rekrutiert. Sie spielen eine zentrale Rolle während der frühen Abwehrphase, weil sie besser als Makrophagen dazu in der Lage sind, Mikroorganismen zu töten.

Chemotaxis

Chemotaxis ist die Anlockung von Phagozyten zu Mikroorganismen durch chemische Substanzen. Das formylierte Tripeptid **fMLP** (Formyl-Methionyl-Leucyl-Phenylalanin) wird nur von Bakterien gebildet und wirkt chemotaktisch auf Phagozyten, die an ihrer Oberfläche einen heptahelikalen Rezeptor für fMLP tragen. Beispiel für ein starkes körpereigenes Chemotaxin ist **Leukotrien B_4** (LTB_4).

Zelluläre Rezeptoren der angeborenen Abwehr

Makrophagen oder neutrophile Granulozyten verfügen über verschiedene Rezeptoren für Merkmale, die auf vielen Pathogenen (also unspezifisch) vor-

7

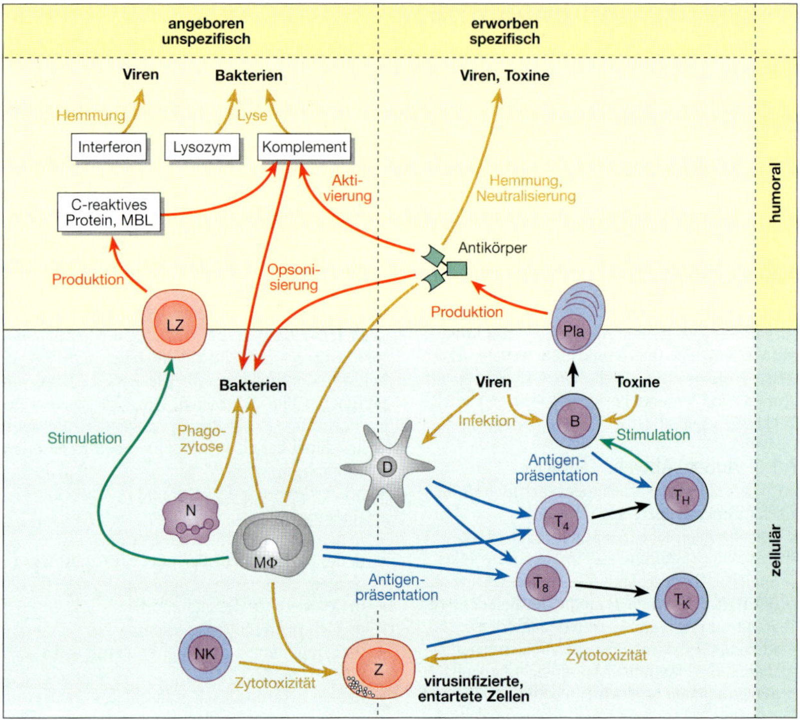

Abb. 7.1 Komponenten des Immunsystems und ihr Zusammenwirken bei der Abwehr. Das Immunsystem wird vereinfachend in zelluläre und humorale sowie in unspezifische und spezifische Anteile gegliedert. Jedoch sind die Wechselwirkungen zwischen diesen Anteilen von zentraler Bedeutung, und das Abwehrsystem kann nur in seiner Gesamtheit den Körper effektiv gegen den Angriff unterschiedlicher Erreger (schwarz, fett) schützen. Braune Pfeile = Aktionen des Abwehrsystems, blaue Pfeile = Antigenpräsentation, grüne Pfeile = Stimulation durch Ausschüttung von Interleukinen/Interferonen, rote Pfeile = weitere Wechselwirkungen innerhalb des Abwehrsystems; LZ = Leberzelle; N = neutrophiler Granulozyt; MΦ = Makrophage; NK = natürliche Killerzelle, Z = infizierte oder entartete Körperzelle, D = dendritische Zelle, T_4 und T_8 = reife, naive T-Lymphozyten, die das Antigen CD4 bzw. CD8 auf ihrer Oberfläche exprimieren, T_H = T-Helferzelle; T_K = zytotoxische T-Zelle (Killerzelle), B = B-Lymphozyt, Pla = Plasmazelle, MBL = mannanbindendes Lektin.

kommen. Diese Rezeptoren dienen der Bindung an das Pathogen und/oder der Aktivierung des Phagozyten:

- **Scavenger-(Straßenkehrer-)Rezeptoren** (SR) scheinen an negative Oberflächenladungen zu binden, wenn sie in einem geeigneten Muster vorliegen, z. B. an Lipopolysaccharide in der Zellwand gramnegativer sowie an Lipoteichonsäure in der Zellwand grampositiver Bakterien.
- Der **Mannosyl-Fucosyl-Rezeptor** (nur auf Makrophagen) ist ein zellgebundenes Lektin mit ähnlichen Eigenschaften wie das mannanbindende Lektin (MBL) des Komplementsystems und bindet an Mannose-Fucose-N-Acetylglucosaminreste auf der Oberfläche vieler Bakterien und einiger Viren.
- Der **LPS(Lipopolysaccharid)-Rezeptor** (CD14) bindet an einen Komplex aus LPS (in der Zellwand insbesondere gramnegativer Bakterien) und LBP (LPS-bindendes Akute-Phase-Protein).
- **Toll-artige („toll-like") Rezeptoren** (TLR) werden auf vielen Abwehrzellen, u. a. auf Makrophagen und dendritischen Zellen, aber auch auf neutrophilen Granulozyten exprimiert und führen letztlich zur Aktivierung des Transkriptions-

faktors NFκB (Toll-Signalweg). Bisher am besten untersucht ist TLR4 (CD284).

- **Komplementrezeptoren** sind Rezeptoren für lösliche (diese wirken daher chemotaktisch) und membrangebundene (diese wirken daher opsonierend) Faktoren des aktivierten Komplementsystems.
- **Fc-Rezeptoren** sind Rezeptoren für die konstanten Abschnitte (Fc-Teile) von Antikörpern.

Phagozytose

Bildung des Phagolysosoms Ein von Phagozyten gebundenes Partikel (Bakterien, Kohlepartikel, Asbest, Latex u. a.) wird von Pseudopodien umschlungen und aufgenommen (energieverbrauchender Vorgang). Es befindet sich innerhalb des Phagozyten nicht frei im Zytosol, sondern als Membranvesikel **(Phagosom). Lysosomen** mit ihren Enzymen (saure Hydrolasen zur Verdauung von Proteinen, Fetten, Kohlenhydraten und Nukleinsäuren) werden an das Phagosom herangebracht, und die Membranen von Lysosom und Phagosom verschmelzen unter ATP-Verbrauch zum **Phagolysosom,** in dem der phagozytierte Fremdkörper verdaut wird.

Produktion von Sauerstoffradikalen Durch Stimulation eines Phagozyten wird seine membranständige NADPH-Oxidase aktiviert, die molekularen Sauerstoff zu Superoxidanionen ($O_2^{\cdot-}$) katalysiert. Reaktive Sauerstoffspezies sind daher bakterizid. Während dieser Reaktionen verbraucht der Phagozyt vermehrt Sauerstoff („respiratory burst“).

Schutz vor Phagozytose Viele **Bakterien** haben jedoch Schutzmechanismen gegen Makrophagen entwickelt:

- dicke Polysaccharid- oder Lipidkapseln, an die Makrophagen nicht binden können,
- verdauungsresistente Zellwände,
- Toxine, die Phagozyten (und andere Zellen) schädigen oder ihre Funktionen hemmen.

Viren besitzen keine bakterienähnlichen, unveränderlichen Moleküle und werden nur selten von Makrophagen direkt erkannt.

MERKE

Alle Mikroorganismen, die der unmittelbaren Phagozytose entkommen, sind potenziell pathogen.

7.1.3 Komplementsystem SHK 351

Das Komplementsystem (➤ Abb. 7.2) besteht aus Plasmaproteinen, von denen einige an Fremdoberflächen, insbesondere Bakterien, binden können. Aktivierte Komplementfaktoren lösen Entzündungsreaktionen aus, wirken chemotaktisch, opsonieren Mikroorganismen (machen sie für Phagozyten „schmackhaft“) und lysieren sie in wenigen Fällen. Körpereigene Zellen werden durch komplementinhibierende Faktoren geschützt.

Drei Wege, ein Ziel

Es gibt 3 Wege zur Aktivierung des Komplementsystems, den „klassischen“ Weg, den „alternativen“ Weg und den „Lektin“-Weg (➤ Abb. 7.2). Alle

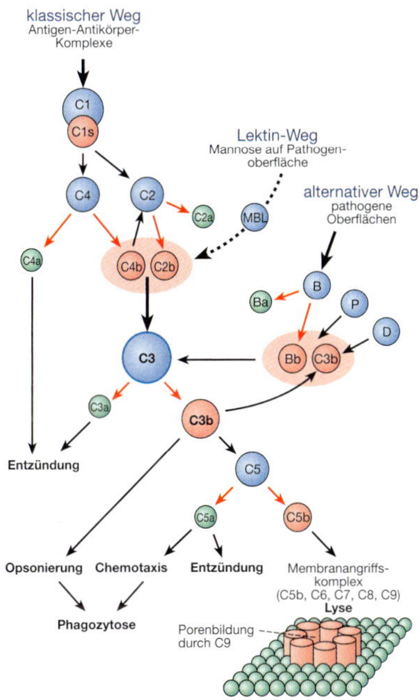

Abb. 7.2 Komplementaktivierung. Das Komplementsystem besteht aus einer Anzahl von Plasmaproteinen (blau), die über 3 unterschiedliche Wege aktiviert werden: klassischer Weg, alternativer Weg, Lektin-Weg. Diese Aktivierung führt meist zu einer Spaltung der Faktoren in einen größeren (rot) und einen kleineren (grün) Teil. Diese Spaltprodukte triggern entweder die Aktivierung weiterer Faktoren („Komplementkaskade“) oder besitzen direkte biologische Wirkungen: Entzündung, Chemotaxis, Opsonierung, Lyse. Die Reaktionen der Komplementkaskade laufen im Allgemeinen nur an Oberflächen ab, wenn diese durch Antikörper markiert sind (klassischer Weg) oder körperuntypische chemische Strukturen aufweisen (klassischer Weg, alternativer Weg, Lektin-Weg). Es sind nur die Hauptwirkungen der jeweiligen Faktoren dargestellt.

Wege münden in die Aktivierung einer C3- und darauf folgend einer C5-Konvertase. Das allen gemeinsame Ergebnis ist die Aktivierung von Entzündung, Chemotaxis und Phagozytose sowie die Bildung des Membranangriffskomplexes (MAC), durch den eine Pore in der angegriffenen Membran erzeugt werden kann.

Gemeinsamer Weg und Lyse Alle 3 Aktivierungswege führen zu membrangebundenem C3b. Im klassischen Weg ist der Komplex C4bC2bC3b, im alternativen Weg $C3b_2Bb$ als C5-Konvertase aktiv. C5 wird von diesen Konvertasen gebunden und zu C5a und C5b gespalten. C5a ist ein noch stärkeres Chemotaxin als C3a. Mit C5b beginnt der lytische Weg: C5b dient als Akzeptor für C6, welches seinerseits C7 und C8 bindet. Der entstehende Komplex hat freiliegende hydrophobe Regionen, mit denen er sich in die Plasmamembran einfügt und ein kleines Loch in der Membran bildet. Durch Anlagerung mehrerer C9-Faktoren wird der Membranangriffskomplex (MAC) zu einer Pore ausgeweitet. Dies führt zum Tod der Zielzelle.

MERKE

Die Wirksamkeit des MAC in der Immunabwehr ist auf Mikroorganismen mit Lipidmembranen als äußerer Oberfläche beschränkt.

Schutz körpereigener Zellen Körpereigene Zellen werden durch spezielle membranständige Proteine vor Lyse geschützt. Zu diesen zellständigen Proteinen gehören **DAF** (s. o.), Komplementrezeptor-1 (**CR1**; s. o.), **MCP** (s. o.) und **CD59**, das auch als Protektin bezeichnet wird. CD59 ist, wie DAF, mit einem GP-I-Anker auf der Plasmamembran befestigt. Es hemmt die Bindung von C9 an den C5b,6,7,8-Komplex und damit die Bildung des MAC.

Opsonierung

Opsonierung heißt „etwas schmackhaft machen". Beim Komplementsystem übernimmt dies u. a. **C3b**, das kovalent an die Mikrobenoberfläche gebunden ist. Daher können alle Zellen mit Komplementrezeptoren für C3b und C3bi, insbesondere Makrophagen und neutrophile Granulozyten, diese Oberflächen noch besser erkennen und an sie binden. Das erleichtert die Phagozytose extrazellulärer Mikroorganismen als Voraussetzung ihrer Präsentation erheblich.

Die Phagozytose der mit Komplement opsonierten Mikroorganismen wird zusätzlich dadurch erleichtert, dass **C5a** sich durch Diffusion vom Ort seiner Aktivierung entfernt und so einen chemotaktischen Gradienten erzeugt. C5a kann Phagozyten G-Protein-abhängig aktivieren und ist ein starkes, körpereigenes **Chemotaxin.**

7.1.4 Entzündung SHK 354

Klassische Entzündungszeichen

Eine akute Entzündung ist im Allgemeinen lokal begrenzt. Sie kann durch das Eindringen von Mikroorganismen oder durch Schädigung körpereigener Zellen hervorgerufen werden. Letzteres tritt u. a. bei Nekrose körpereigener Zellen (z. B. traumatische Verletzungen, physikalische und chemische Schädigung) oder bei ischämiebedingten Schäden infolge von Sauerstoffmangel (z. B. Herzinfarkt) auf. Durch lokale Vasodilatation wird die Durchblutung erhöht, was zur Erwärmung und Rötung des betreffenden Areals führt (**Calor** und **Rubor**). Gleichzeitig verlangsamt sich die Blutströmungsgeschwindigkeit und erlaubt die Margination (Bewegung zur inneren Gefäßwand) der Leukozyten. Darüber hinaus tritt eine Schwellung ein **(Tumor)**, die auf die gesteigerte Gefäßpermeabilität zurückzuführen ist und durch den erhöhten Gewebedruck zur Schmerzentstehung beiträgt **(Dolor).** Infolge der erhöhten Permeabilität treten Immunglobuline, Komplementfaktoren, Fibrinogen und andere Bestandteile des Blutplasmas aus, was die Abwehr des Fremdkörpers erleichtert, seine weitere Verbreitung im Organismus verhindert und seine Eliminierung fördert. Der gleichzeitig erhöhte Lymphstrom trägt zu einem beschleunigten Transport der Fremdpartikel in die regionalen Lymphknoten bei und schafft so die Voraussetzung zur Einleitung spezifischer Immunreaktionen (➤ Kap. 7.3). Entzündliche Reaktionen können die Funktion des betroffenen Gewebes beeinträchtigen **(Functio laesa).**

MERKE

Die physiologische Bedeutung der Entzündungsreaktion besteht darin, die Verfügbarkeit der jeweils benötigten Abwehrmechanismen am Ort der Entzündung zu erhöhen und deren Arbeitsbedingungen zu optimieren.

Entzündungsmediatoren

Freigesetzte Entzündungsmediatoren (➤ Tab. 7.1) steigern die Myelopoese im Knochenmark (Leukozytose, ➤ Kap. 6.3.2), erhöhen die Syntheserate von Akute-Phase-Proteinen in der Leber, aktivieren das Endothel der Blutgefäße, erhöhen die Permeabilität der Blutgefäßwände, führen überwiegend zu Gefäßdilatation, aktivieren Abwehrzellen und verursachen Fieber. Sie sind also endogene (körpereigene) Pyrogene im Unterschied zu von Mikroorganismen stammenden und Fieber induzierenden Substanzen als exogenen Pyrogenen (➤ Kap. 15). Fieber nützt der Abwehr, weil die meisten Krankheitserreger bei niedrigeren Temperaturen besser wachsen, während adaptive Immunantworten bei höheren Temperaturen intensiver ablaufen.

Zytokine Zytokine sind kleine Proteine (unter 60 kDa, meist unter 25 kDa und überwiegend Glykoproteine), die von Zellen freigesetzt werden und entweder autokrin auf dieselbe Zelle oder parakrin auf Nachbarzellen wirken. Einige haben auch Fernwirkungen. Die von Makrophagen (➤ Kap. 7.1.4) freigesetzten Zytokine („proinflammatorische Zytokine") haben jeweils verschiedene Effekte (**Pleiotropie**), verschiedene Zytokine können aber auch dieselben Effekte haben (**Redundanz**) und schließlich können Zytokine je nach Kombination („**cytokine mix**") und Reihenfolge ihres Einwirkens auf Zellen unterschiedliche Effekte haben. Daher werden Zytokine heute mehr nach ihren strukturellen Gemeinsamkeiten und der ihrer Rezeptoren statt nach ihren Funktionen klassifiziert. So werden Typ-I-Zytokine mit 4 gebündelten α-Helices in ihrer Tertiärstruktur von Typ-II-Zytokinen mit 6 (nicht gebündelten) α-Helices in ihrer Tertiärstruktur unterschieden. Zu den Zytokinen gehören:

- **Chemokine** (chemotaktisch wirkende Zytokine): Sie werden je nach Anordnung von Cysteinen (C) 4 Unterfamilien zugeordnet (CXC, CC, XC, CX_3C; X steht für eine beliebige Aminosäure). CXC-Chemokine mit dem Tripeptid Glu-Leu-Arg (ELR) wirken chemotaktisch auf neutrophile Granulozyten, CXC-Chemokine ohne ELR steuern das Homing der Lymphozyten und CC-Chemokine stimulieren die Wanderung von Monozyten und anderen Zellen.
- **Interferone:** Typ-I-Interferone, zu denen bis zu 20 verschiedene Interferone gehören können, werden den Untergruppen IFNα, IFNβ und IFNγ zugeordnet und wirken antiviral. Alle Interferone binden an Klasse-II-Rezeptoren und gehören daher zu den Typ-II-Zytokinen.
- **TNF-Familie:** Tumornekrosefaktoren (TNF) werden aufgrund ihrer Freisetzung aus Zellen sowie ihrer auto- oder parakrinen Wirkung zu den Zytokinen gezählt. Da sie sich strukturell von den anderen Zytokinen völlig unterscheiden, bilden sie eine eigene Zytokinfamilie.

Von aktivierten Makrophagen werden mit Bedeutung für die Entzündung folgende **Zytokine** freigesetzt: Interleukin-1 (IL-1), IL-6, IL-8, IL-12 und Tumornekrosefaktor α (TNF α). Aufgrund ihrer Wirkung werden sie (mit Ausnahme von IL-12) als proinflammatorische Zytokine bezeichnet.

7

Komplementfaktoren, Histamin Die Komplementfaktoren C3a und C5a sind sehr potente Aktivatoren von Mastzellen. Aktivierte Mastzellen wiederum setzen eine Fülle von Entzündungsmediatoren frei. Ihr charakteristischer Entzündungsmediator ist das **Histamin.** Durch Aktivierung spezifischer Rezeptoren (H_1-Rezeptoren) erhöht es die Gefäßpermeabilität drastisch und wirkt in der Lunge bronchokonstriktiv.

Tab. 7.1 Entzündungsmediatoren (Auswahl; ohne Zytokine).

Substanz(en)	Herkunft	Wirkung(en)
Histamin	Mastzellen, basophile Granulozten	Gefäßdilatation, Permeabilitätssteigerung
Serotonin (5-Hydroxytryptamin)	Thrombozyten	Gefäßdilatation, Permeabilitätssteigerung (bei „defektem" Endothel Gefäßkonstriktion, ➤ Kap. 6.5.1)
Bradykinin	Mastzellen, basophile Granulozyten	Gefäßdilatation, Permeabilitätssteigerung, Erregung von Schmerzrezeptoren
Faktoren des Komplementsystems (C3a, C4a, C5a)	Leber, Makrophagen, Endothel	Chemotaxis, Mastzellstimulation, Teil der Anaphylaxiereaktion
Leukotriene LTB_4, LTC_4, LTD_4, LTE_4	Granulozyten, Gewebemakrophagen	Chemotaxis, Freisetzung lyosomaler Enzyme, Kontraktion glatter Muskulatur, Slow Reacting Substance of Anaphylaxis (SRSA)
Prostaglandine PGE_2, $PGF_{2\alpha}$	ubiquitär	Schmerzauslösung, Gefäßdilatation
plättchenaktivierender Faktor (PAF)	Granulozyten, Mastzellen, Makrophagen	Degranulation von Thrombo- und Granulozyten, Permeabilitätssteigerung
O_2-Radikale (reaktive O_2-Metaboliten)	Makrophagen, Neutrophile	Membranschädigung, Peroxidation, Zytotoxizität

MERKE

Histamin ist der charakteristische Entzündungsmediator der Mastzellen und dominierend bei Allergien vom Soforttyp (Überempfindlichkeitsreaktion Typ I).

Das Kontaktaktivierungssystem aus Faktor XIIa und Präkallikrein (➤ Kap. 6.5.2) führt im entzündeten Gewebe zu einer erhöhten Produktion von **Bradykinin.** Bradykinin ist ein Vasodilatator und erhöht die Gefäßpermeabilität.
Arachidonsäure wird zu Prostaglandinen und Leukotrienen umgewandelt: Prostaglandin E_2 ist ein Vasodilatator und erhöht die Gefäßpermeabilität; **Leukotrien B_4** wird von neutrophilen Granulozyten produziert, für die es auch ein starkes Chemotaxin ist. Der **plättchenaktivierende Faktor (PAF)** aktiviert nicht nur Thrombozyten, sondern auch Leukozyten und ist daher ebenfalls ein potenter Entzündungsmediator.

7

Akute-Phase-Proteine

Solange die Vorgänge der unspezifischen Abwehr lokal begrenzt bleiben, ergeben sich keine wesentlichen Veränderungen in der Zusammensetzung des Blutes. Sind jedoch größere Gewebebezirke betroffen, können durch Zytokine systemische Reaktionen hervorgerufen werden.

MERKE

Eine frühe systemische Reaktion ist der Konzentrationsanstieg der Akute-Phase-Proteine im Plasma.

Akute-Phase-Proteine sind u. a. C-reaktives Protein (CRP), mannanbindendes Lektin (MBL), Komplementfaktoren C1–C9, Fibrinogen, Präkallikrein, α_1-Antitrypsin und Coeruloplasmin.

Klinik

Blutsenkungsgeschwindigkeit Einige Akute-Phase-Proteine, insbesondere Fibrinogen und α_2-Makroglobulin, fördern die Aggregation von Erythrozyten. Die Aggregationsneigung ist daher bei Entzündungen (auch bei neoplastischen Erkrankungen) deutlich gesteigert. Dies führt zu einer Zunahme der Blutsenkungsgeschwindigkeit (BSG), d. h. der Geschwindigkeit, mit der die Erythrozyten in mit Citrat ungerinnbar gemachtem Blut in einer senkrechten Röhre unter dem Einfluss der Schwerkraft sedimentieren. Die normale Blutsenkungsgeschwindigkeit liegt beim Mann unter 15 mm/h, bei der Frau unter 20 mm/h. Sie kann bei bestimmten Erkrankungen derart beschleunigt sein, dass sich schon nach einer Stunde die Erythrozyten fast vollständig vom Blutplasma getrennt haben, so z. B. beim Plasmozytom, einer neoplastischen Entartung der Plasmazellen. Die Messung der BSG ist ein einfacher, unspezifischer Suchtest für pathologische Vorgänge im Körper, wie Entzündungen oder Karzinome.

Rekrutierung neutrophiler Granulozyten

Leukozyten-Pools Neutrophile Granulozyten sind die weitaus zahlreichsten Leukozyten des peripheren Blutes (zirkulierender Pool; ➤ Kap. 6.3, ➤ Tab. **6.4**), etwa noch einmal so viele dieser Zellen sind in der Lunge, z. B. durch reversible Anheftung an venoläre Endothelzellen, „geparkt" (marginierter Pool) und können von dort, u. a. durch Sympathikusaktivierung, schnell ins periphere Blut gelangen. Sie emigrieren im Rahmen einer Entzündungsreaktion massenhaft aus dem Blut in das entzündete Gewebe (Extravasation).

Extravasation Die Extravasation (Maximum innerhalb der ersten 6 h einer Entzündungsreaktion) ist in mehrere Phasen untergliedert (➤ Abb. 7.3):

- Produktion von Entzündungsmediatoren,
- Leukozyten-Endothel-Interaktion (zunächst transiente Interaktion durch Adhäsionsmoleküle der Selektinfamilie, dann feste Adhäsion durch leukozytäre Integrinfamilie und endotheliale ICAM-Moleküle),
- Diapedese (Durchtritt durch die Gefäßwand),
- Migration zum Entzündungsort,
- Phagozytose.

Verlauf der Entzündung

Bei einer akuten Entzündung werden ortsständige **Gewebemakrophagen** innerhalb von Minuten mobilisiert, beginnen mit der Phagozytose und produzieren Entzündungsmediatoren. Die zweite Abwehrlinie bilden die massenhaft einwandernden neutrophilen **Granulozyten** (neutrophile Phase). Dann werden **Blutmonozyten** rekrutiert, die sich nachfolgend zu Makrophagen umwandeln (monozytäre Phase). Schließlich setzen systemische Veränderungen ein, und GM-CSF, G-CSF, M-CSF, IL-1 u. a. führen zu einer vermehrten Produktion von Granulozyten und Monozyten im Knochenmark.
Die akute Entzündung wird beendet, wenn die einwandernden Phagozyten das Agens beseitigt haben. Sie kann aber auch unter Einwirkung weiterer Mediatoren (IL-1, IL-6, IL-12 u. a.) in eine spezifische Abwehrreaktion mit Anstieg der Lymphozytenkonzentration in Blut und Gewebe einmünden (lymphozytäre Phase). Sind die Abwehrreaktionen beendet, setzen Wundheilungsprozesse ein, welche die Gewebsintegrität weitgehend wiederherstellen **(Restitutio ad integrum).**

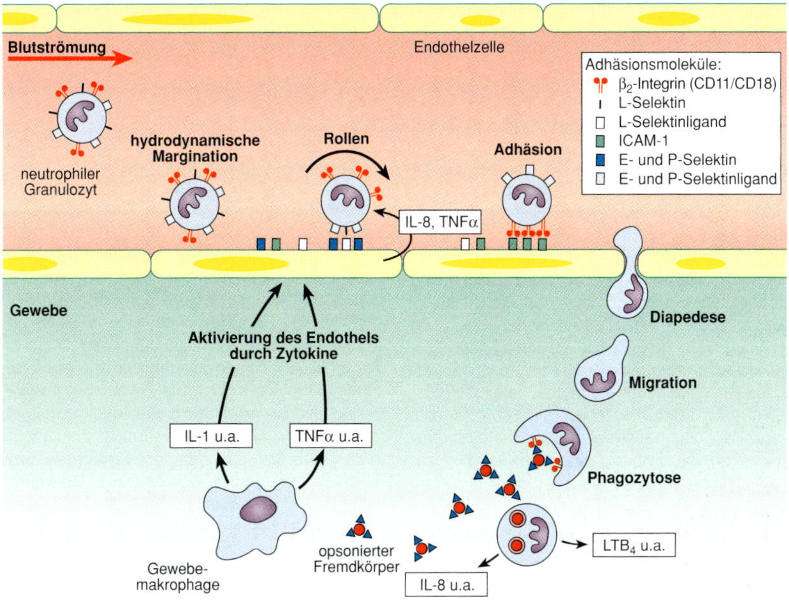

Abb. 7.3 **Emigration von neutrophilen Granulozyten (Schema) im Rahmen einer Entzündungsreaktion.**

7.1.5 Zytokine SHK 358

7.1.6 Abwehr intrazellulärer Mikroorganismen durch angeborene Abwehrmechanismen SHK 362

Angeborene Abwehrmechanismen, die antiviralen Interferone α und β sowie natürliche Killerzellen (NK-Zellen), begrenzen in den ersten Tagen einer Infektion wirksam die unkontrollierte Virusvermehrung. Beseitigt werden die Viren schließlich durch adaptive Abwehrmechanismen, insbesondere durch zytotoxische T-Zellen.

Interferonsystem

Phagozyten und Komplement sind – zunächst – nur gegen extrazelluläre Mikroorganismen (vorwiegend Bakterien) wirksam. Viren (sowie einige Bakterien und Parasiten) jedoch leben in den Zellen des von ihnen befallenen Organismus. Infizierte Zellen sezernieren Typ-I-Interferone (IFNα, IFNβ), die an Interferonrezeptoren der Nachbarzellen binden und diese dadurch in einen „antiviralen Zustand" versetzen. Interferone hemmen die Translation der viralen RNA und das Zellwachstum, fördern den Abbau der viralen RNA, aktivieren NK-Zellen und zytotoxische T-Zellen (T_K), erhöhen die Zytotoxizität von Makrophagen, induzieren die Expression von MHC-I-Molekülen und stimulieren die B-Zell-Differenzierung. Durch diese vielfältigen Wirkungen genügt eine sehr geringe Konzentration von Interferonmolekülen, um Zellen in den antiviralen Zustand zu versetzen.

IFNγ hat zwar auch eine antivirale Wirkung, ist jedoch das wichtigste makrophagenaktivierende Zytokin. Insbesondere erhöht es die Zytotoxizität der Makrophagen.

Klinik

Bakterielle Superinfektion Interferone hemmen auch das Wachstum körpereigener Zellen. Davon ist, wegen der hohen Proliferationsrate, insbesondere das Abwehrsystem selbst betroffen. Dies ist der Grund dafür, dass es im Frühstadium viraler Infektionen leicht zu einer bakteriellen Infektion kommen kann (bakterielle Superinfektion).

NK-Zellen

NK-Zellen sind Lymphozyten, die keinen antigenspezifischen Rezeptor exprimieren und daher zur unspezifischen zellulären Abwehr gehören. Sie heften sich an ihre Zielzelle und töten sie. Diese Abwehrleistung ist daher gegen intrazelluläre Mikroorganismen wirksam. Für Determinanten neoplastischer Zellen (maligne Tumorzellen) scheinen NK-Zellen spezifische Rezeptoren zu besitzen. Sie töten jedoch auch virusbefallene Zellen und gramnegative Bakterien, ohne dazu der Hilfe von Antikörpern zu bedürfen.

NK-Zell-Rezeptoren (NKR), die zur Familie der Killer-immunglobulinähnlichen-Rezeptoren (KIR) oder zur Familie der C-Typ-Lektin-Rezeptoren gehören, binden an MHC-I-Moleküle (jedoch unabhängig von deren Peptidbindungsstelle) und können NK-Zellen sowohl aktivieren als auch hemmen. Darüber hinaus besitzen NK-Zellen MHC-I-unabhängige, nicht gepaarte, aktivierende Rezeptoren, die offenbar infizierte Zellen „erkennen" können.

7

NK-Zellen binden an ihre Zielzelle und attackieren sie mit dem Inhalt ihrer Vesikel. In diesen befindet sich u. a. das Protein Perforin, welches die Zielzelle perforiert. Sodann setzen sie Granzyme (Serinproteasen) frei, die vermutlich durch die von Perforin gebildeten Löcher in die Zielzellen eindringen und die Apoptose der Zielzellen auslösen.

7.2 Adaptive Abwehrmechanismen SHK 364

Lymphozyten bilden während ihrer Differenzierung in den primären lymphatischen Organen (➤ Kap. 7.3.1) zufallsgeneriert und bedarfsoptimiert Rezeptoren für alle möglichen Antigene. Zu diesen Rezeptoren gehören der T-Zell-Rezeptor (TCR), der B-Zell-Rezeptor (BCR) und die sezernierten Antikörper (Ak) bzw. Immunglobuline (Ig). Ins Blut werden überwiegend Lymphozyten entlassen, deren Rezeptoren nicht gegen körpereigene Strukturen reagieren (Selbsttoleranz).

Aus diesem großen Kollektiv von Zellen mit unterschiedlichsten Rezeptoren müssen bei einer Infektion diejenigen ausgewählt werden, deren Antigenspezifität zu dem jeweiligen Erreger passt. Dies geschieht in sekundären lymphatischen Organen, wo kontinuierlich Antigene von Erregern auf sog. MHC-Molekülen präsentiert werden (➤ Kap. 7.3.3 und ➤ Kap. 7.4). Wenn ein Lymphozyt geeigneter Antigenspezifität gefunden wird, wird durch seine wiederholte Teilung eine große Zahl gleichartiger Zellen mit identischer Antigenspezifität (klonale Expansion) gebildet, die Abwehrmaßnahmen gegen den Erreger einleiten können: Durch zytotoxische T-Tellen werden infizierte Zellen vernichtet (zelluläre Immunantwort), durch B-Zellen werden Antikörper gebildet (humorale Immunantwort) (s. a. ➤ Abb. 7.1).

Auch nach erfolgreicher Abwehr der Infektion überleben einige Zellen der gegen die Antigene des Erregers gebildeten Klone für lange Zeit (Gedächtniszellen) und tragen zur Immunität des Organismus bei.

7.2.1 Antigene SHK 364

Alles, wodurch eine adaptive Immunantwort ausgelöst werden kann, ist ein Antigen. **Antigene** sind in der Regel komplexe Fremdmoleküle (Proteine, Peptide, Polysaccharide, Proteoglykane), aber auch Anteile entarteter Körperzellen, Bakterien und deren Toxine oder Viren. Isoantigene sind Antigene, die zu Immunreaktionen bei artgleichen Individuen führen, Heteroantigene sind zwischen verschiedenen Spezies wirksam. Unter besonderen Umständen können auch körpereigene Moleküle oder Zellen als Antigene wirken (Autoantigene).

Epitope sind die Teile der Antigene, die von spezifischen Rezeptoren der Lymphozyten und Antikörper gebunden und dadurch „erkannt" werden. B-Zell-Epitope sind meist kleine Anteile der komplexen räumlichen Struktur von Makromolekülen, T-Zell-Epitope lineare Peptide (ca. 7–10 Aminosäuren), die von speziellen Zellen präsentiert werden. Isolierte Epitope **(Haptene)** sind erst antigen, wenn sie an ein größeres Trägermolekül gekoppelt sind, weil erst das Trägermolekül geeignete T-Zell-Epitope enthält. Die Kopplung von B-Zell- und T-Zell-Epitop ist eine Voraussetzung für die Immunantwort, weil B-Zellen in der Regel einer T-Zell-Hilfe bedürfen (➤ Kap. 7.3.3, zweite Antigenpräsentation, Kooperation zwischen T-Helferzellen und B-Lymphozyten).

7.2.2 Antigenspezifische Rezeptoren des Lymphozytensystems SHK 364

Zur Immunglobulinfamilie gehören Antikörper, B- und T-Zell-Rezptor.

Antikörper

H-Ketten, L-Ketten Antikörper (➤ Abb. 7.4a) und B-Zell-Rezeptor (BCR) sind von B-Lymphozyten gebildete Glykoproteine. Ihr Y-förmiger Grundbaustein ist aus 2 schweren (H für „heavy") und 2 leichten (L für „light") Ketten aufgebaut. Die dem aminoterminalen Ende nahen Bereiche weisen als variable Regionen (V) unterschiedliche Aminosäuresequenzen auf und fungieren als Antigen-Bindungsstellen. Die Antikörpervielfalt beruht auf der Variabilität der antigenerkennenden Region (Idiotypen). Die übrigen Bereiche sind relativ konstant (C) und unterscheiden sich nur zwischen den verschiedenen Hauptklassen (Isotypen) der Immunglobuline (IgG, IgD, IgM, IgA, IgE). Jede H-Kette besteht aus 4, ca. 110 Aminosäuren langen Bereichen (V_H, C_{H1}, C_{H2}, C_{H3}), die untereinander eine gewisse Homologie aufweisen und als Schleifen ausgebildet sind. Die L-Ketten umfassen je 2 solcher Bereiche (V_L und C_L).

Fc-, Fab-Teil Die konstanten C_{H2}- und C_{H3}-Domänen bilden den sog. Fc-Teil („c" für „constant") des Antikörpers. Die für die Antigenerkennung zuständigen variablen V_H- und V_L-Domänen am Ende der beiden „Arme" des Y-förmigen Antikörpers bilden zusammen mit den C_L- und C_{H1}-Domänen den sog. Fab-Teil („ab" für „antigen binding") des Antikörpers. Der Y-förmige Grundbaustein aller Antikörper ist somit bivalent, d. h., er besitzt 2 spezifische Antigen-Bindungsstellen. Diese weisen die gleiche Antigenspezifität auf.

MERKE

Fab-Teil = Antigenerkennung über die variablen V_H- und V_L-Domänen.

Antikörperisotypen Antikörper gibt es als Monomere (IgG, IgE, IgD), Dimere (IgA) oder Pentamere (IgM; (➤ Abb. 7.4b, ➤ Tab. 6.2):

- **IgG:** 70 – 75% aller Immunglobuline, MG ca. 150 kDa, spielen eine wichtige Rolle bei der Aktivierung des Komplementsystems und der Opsonierung von Erregern; können – durch Fc-Rezeptor-vermittelte Transzytose – von der 12. Gestationswoche an die Plazentabarriere überschreiten,
- **IgM:** 7 – 10% aller Immunglobuline, MG ca. 900 kDa, Gefäßwand- und Plazentabarriere sind für sie nahezu unüberwindlich,
- **IgA:** MG ca. 300 kDa, vor allem in den Sekreten von Speichel, Bronchialsystem und Magen-Darm-Kanal (sollen eine Schutzfunktion im Gastrointestinaltrakt haben),
- **IgD:** 2% aller Immunglobuline, MG ca. 150 kDa, im Plasma in sehr variabler Konzentration vorhanden,
- **IgE:** MG ca. 190 kDa, bei anaphylaktischen und allergischen Reaktionen (Heuschnupfen, Asthma) beteiligt.

B-Zell-Rezeptor

Der von B-Lymphozyten exprimierte B-Zell-Rezeptor (BCR) unterscheidet sich als membranständiges Immunglobulin vom löslichen Antikörper durch eine Aminosäuresequenz am C-terminalen Ende der schweren Kette. Diese Aminosäuren bilden eine hydrophobe α-Helix, die sich in die Plasmamembran des B-Lymphozyten einlagert und den Rezeptor so an der Zelloberfläche verankert. Als BCR kommen nur die Isotypen IgM (in monomerer Form) und IgD vor (➤ Abb. 7.4). Die Bindung eines Antigens an den BCR vermittelt seine Aufnahme in die B-Zelle. Dies ist die Voraussetzung für die spätere

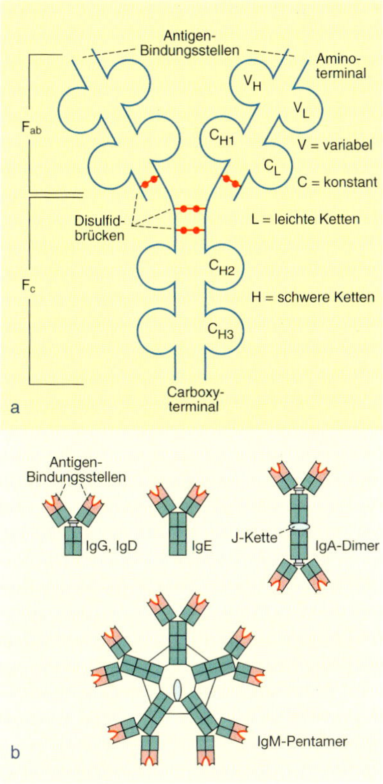

Abb. 7.4 Antikörperaufbau und -klassen.

a Prinzipieller Aufbau eines Antikörpers am Beispiel des IgG. Die Y-Struktur wird aus zwei leichten und zwei schweren Ketten gebildet, die je 2 (V_L und C_L) bzw. 4 (V_H und C_{H1} bis C_{H3}) Schleifen aufweisen und über Disulfidbrücken miteinander verbunden sind. Leichte Ketten und die Schleifen V_H und C_{H1} der schweren Ketten bilden die Arme (Fab) mit den variablen Antigen-Bindungsstellen am freien Ende. Der gemeinsame, konstante Teil (Fc) besitzt ebenfalls wichtige Funktionen, da sich hier Bindungsstellen für Komplementfaktoren (C1) und die Fc-Rezeptoren von Mastzellen, Granulozyten, NK-Zellen, B-Lymphozyten, einigen T-Lymphozyten und Thrombozyten befinden.

b Antikörperklassen (Schema). Der Aufbau von IgD entspricht dem von IgG. IgE ist ebenfalls ein Monomer, die schweren Ketten besitzen jedoch 5 Schleifen, und die Struktur der Verbindungsregion ist etwas einfacher. IgA ist ein Dimer aus 2 IgG-ähnlichen Einheiten, die über eine sog. J-Kette verbunden sind, während das Pentamer IgM aus 5 IgE-ähnlichen Einheiten besteht.

7

Antigenpräsentation im Rahmen der B-Zell-T-Zell-Kooperation. Der BCR assoziiert auf der Zelloberfläche mit integralen Membranproteinen, die gemeinsam den B-Zell-Korezeptorkomplex bilden.

T-Zell-Rezeptor

T-Lymphozyten exprimieren den T-Zell-Rezeptor (TCR), der aus 2 unterschiedlichen Untereinheiten α und β aufgebaut ist. Er kann als Antigenepitop kurze Proteinfragmente, d.h. lineare, primäre Aminosäuresequenzen (ca. 7–10 Aminosäuren), binden, die von antigenpräsentierenden Zellen in einer entsprechenden Bindungsstelle ihres MHC-I- oder MHC-II-Komplexes präsentiert werden. Der TCR ähnelt *einem* Arm des Fab-Teils von Antikörpern und ist daher im Unterschied zu diesen monovalent.

Der TCR ist auf der Zelloberfläche mit CD3 assoziiert, mit dem er gemeinsam den T-Zell-CD3-Rezeptorkomplex bildet.

Rezeptor- und Antikörpervielfalt

Die variable Region von Antikörpern und BCR wird von mehreren verschiedenen Gensegmenten codiert:

- bei den H-Ketten von den Segmenten V, D und J (Chromosom 14),
- bei den L-Ketten von den Segmenten V und J (Chromosom 22 für die Lambda-Form, Chromosom 2 für die Kappa-Form).

Bei der **somatischen Rekombination,** die während der Reifung einer B-Zelle stattfindet, kann jedes beliebige V-Segment mit einem beliebigen D- bzw. J-Segment kombiniert werden. Die Segmente werden dabei zufällig kombiniert, d.h. unabhängig vom Antigen. Erhöht wird die Variabilität der Antikörper durch:

- nicht punktgenaue, sondern unscharfe Rekombination der Gensegmente,
- Modifizierung der Gensegmente vor ihrer Rekombination (Pro- und Prä-B-Zelle exprimieren dafür die terminale Desoxynukleotidyltransferase, TdT),
- Punktmutationen der DNA, die für die variablen Domänen des entsprechenden Antikörpers codiert (sog. somatische Hypermutation), nachdem der B-Lymphozyt durch ein passendes Antigen stimuliert wurde.

MERKE

Jede B-Zelle verfügt letztlich über einen für sie charakteristischen Antikörper (Idiotyp) und den korrespondierenden BCR, die ein spezifisches, aber zufälliges Antigenepitop erkennen.

Entsprechende Vorgänge liegen der Vielfalt der TCR zugrunde. Dabei wird die variable Domäne der β-Kette durch umgeordnete (rearrangierte) V-, D- und J-Gen-Segmente codiert. Die variable Domäne der α-Kette wird durch umgeordnete V- und J-Gen-Segmente codiert.

7.2.3 Lymphopoese SHK 369

B-Zell-Reifung

Reifung im Knochenmark Die Entwicklung der B-Lymphozyten (➤ Abb. 7.5) im Knochenmark beginnt mit den lymphoiden Stammzellen in der Nähe des Endosteums. Während der gesamten Reifung sind B-Zellen mit Adhäsionsmolekülen an Stromazellen des Knochenmarks gebunden. Von den Stromazellen werden sie auch mit den zu ihrer Reifung nötigen Zytokinen versorgt (SCF und IL-7). Die lymphatische Stammzelle differenziert zur Pro-B-Zelle (Umordnung der H-Ketten-Gene), dann zur Prä-B-Zelle (Umlagerung der L-Ketten-Gene) und schließlich zur unreifen B-Zelle.

Selektion, zentrale Selbsttoleranz Bei unreifen B-Zellen entsteht im Knochenmark zentrale Selbsttoleranz durch:

- Bindung an multivalente, körpereigene Liganden: Der Ligand bindet an membranständiges IgM, wird dadurch quervernetzt, und die unreife B-Zelle geht zugrunde.
- Bindung an lösliche Antigene (die Rezeptoren binden, aber nicht quervernetzen können): Die unreife B-Zelle exprimiert weniger IgM, wandert dann zwar in sekundäre lymphatische Organe aus und exprimiert auch IgD, kann aber über diese Rezeptoren nicht aktiviert werden und ist anerg.

Die zentrale Selbsttoleranz der B-Zellen ist schlechter als die der T-Zellen.

Reisen der B-Zellen Werden unreife B-Zellen weder deletiert noch anerg, differenzieren sie zu reifen, naiven B-Zellen, die IgM und IgD exprimieren. Reife B-Zellen lösen ihre Adhäsionsmoleküle, wandern zum zentralen venösen Sinus und verlassen mit dem Blut das Knochenmark. In den hochendothelialen Venolen (HEV) der sekundären lymphatischen Organe (➤ Abb. 7.9) verlassen sie dann das Blut **(Homing)** – ähnlich wie bei der Extravasation neutrophiler Granulozyten (➤ Kap. 7.2.3), nur ohne Entzündung. Das Endothel der HEV ist für Lymphozyten immer adhäsiv, weil es insbesondere Liganden für L-Selektin (GlyCam-1, CD34) konstitutiv exprimiert. Finden die B-Zellen in einem Lymphknoten kein passendes Antigen, gelangen sie über das efferente Lymphgefäß schließlich in den Ductus thoracicus und damit wieder

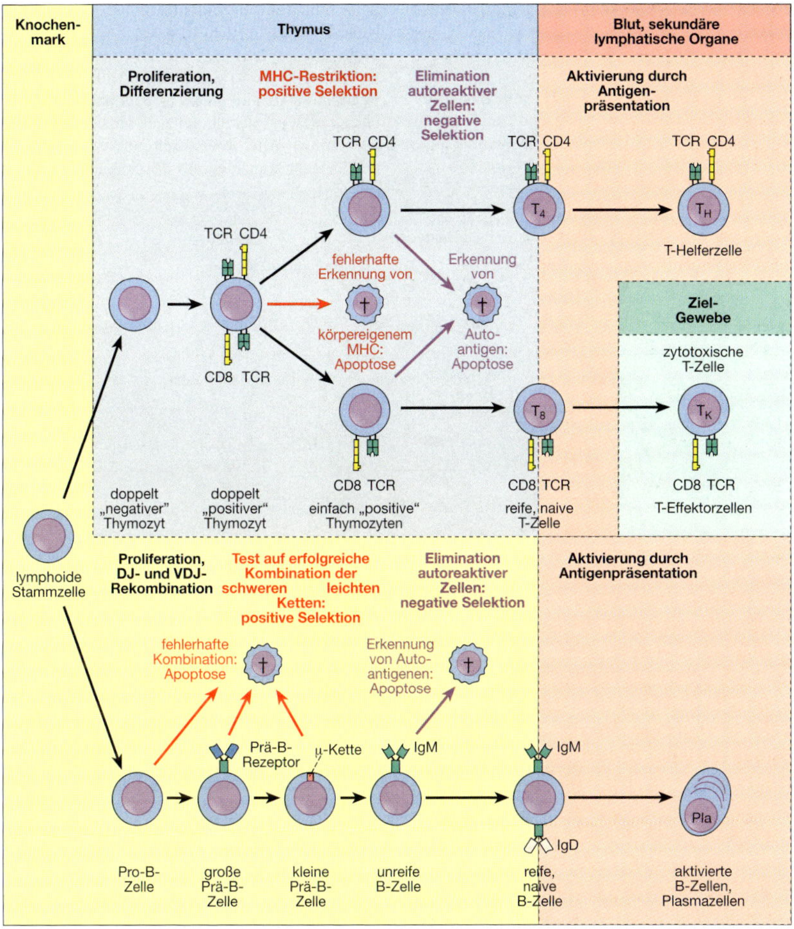

Abb. 7.5 Lymphopoese. Entwicklung von T-Lymphozyten (oben) und B-Lymphozyten (unten). Beide Zelllinien durchlaufen nach der ersten Differenzierung aus lymphoiden Stammzellen eine Proliferations- und Reifungsphase. Diese findet bei den T-Zellen im Thymus, bei den B-Zellen im Knochenmark statt. In der Reifungsphase werden die Zellen einer positiven und einer negativen Selektion unterworfen: Zuerst wird geprüft, ob ein Rezeptor gebildet werden kann bzw. die Rezeptoren der reifenden Zellen körpereigenen MHC binden können. Diesen Test bestehen die meisten Zellen nicht und werden durch Apoptose eliminiert (positive Selektion). Anschließend muss zur Vermeidung von Autoimmunreaktionen sichergestellt werden, dass die Antigenrezeptoren der Zellen keine körpereigenen Strukturen erkennen (negative Selektion). Das Resultat sind reife, aber „naive" Immunzellen. Diese naiven Zellen werden zu Effektorzellen („bewaffneten" Zellen) aktiviert, wenn ihnen das von ihren Rezeptoren erkannte Antigen präsentiert wird (➤ Abb. **7.6**). Erst danach können sie, z. B. durch zytotoxische Wirkungen (zytotoxische T-Zellen) oder durch Produktion von Antikörpern (Plasmazellen), direkt in die Abwehr eingreifen.

ins Blut. Diese Reise kann sich vielfach wiederholen.

T-Zell-Reifung

Die Differenzierungsreihe der T-Lymphozyten beginnt wie die der B-Zellen im Knochenmark mit den lymphoiden Stammzellen. Die Reifung ihrer Nachkommen findet im Thymus statt (➤ Abb. 7.5).

Selektion, zentrale Selbsttoleranz Doppelt positive Thymozyten (exprimieren die Oberflächenproteine CD4 und CD8) werden einem ersten Test unterworfen: Es wird geprüft, ob die somatische Rekombination einen TCR erzeugt hat, der körpereigene MHC-Moleküle auf den Thymusepithelzellen erkennt (**MHC-Restriktion**) und damit später in der Lage ist zu prüfen, ob das Antigen auf einem

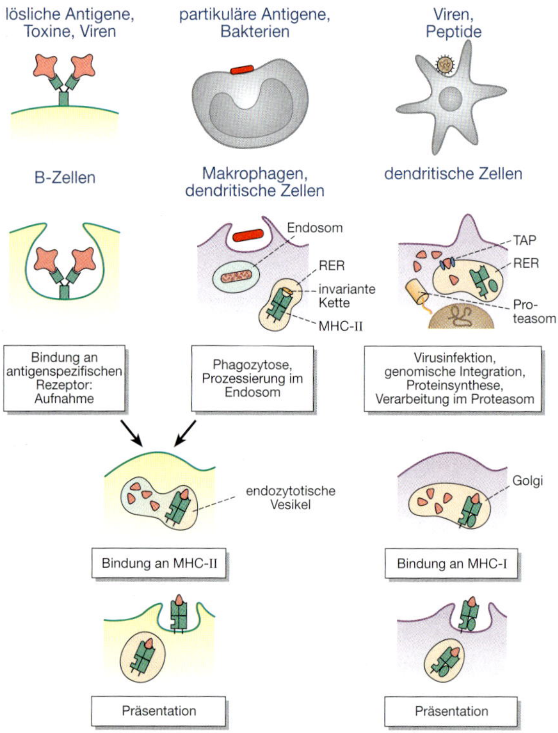

Abb. 7.6 Antigenverarbeitung und Präsentation durch professionelle antigenpräsentierende Zellen. Partikuläre Antigene und Bakterien werden vor allem von Makrophagen durch Phagozytose in Phagosomen aufgenommen. Mit dem Phagosom verschmelzen Lysosomen, die lytische Enzymsysteme enthalten, zum Endosom (oder Phagosom/Lysosom). Hier werden aufgenommene Proteine zu kurzen Peptiden prozessiert. Anschließend werden diese Bruchstücke im Golgi-Apparat an MHC-II gebunden und auf der Zelloberfläche präsentiert. Bis zur Beladung sind die MHC-II-Bindungsstellen durch ein spezielles Protein („invariante Kette") vor der Anlagerung körpereigener Peptide geschützt. Von B-Zellen werden Antigene oder Toxine über spezifische Rezeptoren auf ihrer Oberfläche aufgenommen, prozessiert und in gleicher Weise an MHC-II gebunden präsentiert. Dendritische Zellen besitzen große Bedeutung für die Abwehr viraler Infektionen: Sie stellen nach Integration von Virusgenom virale Proteine her. Diese werden – wie alle hergestellten Proteine – teilweise im Proteasom in Bruchstücke zerlegt, durch TAPs (transporters associated with antigen processing) in das raue endoplasmatische Retikulum (RER) aufgenommen und dort an MHC-I gebunden sowie auf der Oberfläche präsentiert. Allerdings können dendritische Zellen auch Proteine von phagozytierten Erregern und aufgenommene virale Proteine und Peptide auf MHC-I präsentieren. Auf MHC-I präsentieren auch alle Körperzellen nach einer Virusinfektion Bruchstücke der viralen sowie anderer, von ihnen hergestellter Proteine.

körpereigenen MHC-Komplex präsentiert wird. Diese Thymozyten werden positiv selektioniert, während solche, die „zu schwach“ oder „zu stark“ an MHC der Thymusepithelzellen binden, durch Apoptose eliminiert werden.
Anschließend verlieren die T-Lymphozyten CD4 oder CD8 und werden als einfach (CD4- oder CD8-) positive Thymozyten bezeichnet. Sie werden einem zweiten Test unterworfen: Wenn sie mit ihrem TCR körpereigene Antigene (Autoantigene) erkennen, werden sie durch Apoptose eliminiert (negative Selektion). Durch diese negative Selektion wird **zentrale Selbsttoleranz** induziert.

Auch T-Zellen reisen Reife, naive Thymozyten zirkulieren im Blut und patrouillieren über Monate und Jahre durch die sekundären lymphatischen Organe (**Homing**). Diese Wanderschaft dient der „Suche“ nach „ihrem“ Antigen. Die sekundären lymphatischen Organe sind die Orte, an denen T-Zellen (und B-Zellen) mit Krankheitserregern zusammengebracht und (T-Zellen durch Präsentation von Antigenen) aktiviert werden.

7.2.4 Aktivierung von T-Zellen durch Antigenpräsentation SHK 371

T-Lymphozyten, die den Thymus verlassen, sind „naiv“. Sie verfügen über antigenspezifische Rezeptoren, aber das genügt in der Regel nicht, um ihre Effektorfunktionen direkt zu aktivieren. Als Schutz vor unkontrolliertem Einsatz der potenziell gefährlichen Abwehrmaßnahmen müssen T-Lymphozyten bei einer ersten Antigenpräsentation durch spezielle, „professionelle“, antigenpräsentierende Zellen (dendritische Zellen wie die Langerhans-Zellen der Haut, Makrophagen, B-Lymphozyten; ➤ Abb. 7.6) in sekundären lymphatischen Organen (z. B. in Lymphknoten) aktiviert werden. Sie werden sozusagen „scharf gemacht“ und zu „bewaffneten“ Effektorzellen. Erst bei erneuter Antigenpräsentation durch Zielzellen üben diese Effektorzellen ihre Funktionen aus, und die Immunabwehr wird aktiv.

MHC-Moleküle

T-Lymphozyten können in der Regel nur durch das für sie spezifische Antigen aktiviert werden (monoklonale Aktivierung) und auch nur dann, wenn ihnen dieses Antigen auf körpereigenem MHC präsentiert wird (**MHC-Restriktion,** ➤ Kap. 7.3.2). Der MHC-Komplex wird von mehreren Genen codiert und ist hochpolymorph, d. h., es gibt für jedes Gen verschiedene Allele in der Bevölkerung. Daraus resultiert eine enorme Variabilität der MHC-Moleküle zwischen verschiedenen Individuen.

MERKE

Die Wahrscheinlichkeit, dass 2 Menschen ähnliche MHC-Moleküle besitzen, ist extrem gering.

Weil Fremd(spender)gewebe mit anderen MHC-Molekülen als denen, gegen die die MHC-Restriktion der T-Zellen des Empfängers stattgefunden hat, nach Transplantation abgestoßen werden (s. a. ➤ Kap. 7.2.6), erhielten die Moleküle die Bezeichnung Main Histocompatibility Complex (MHC).
Die Histokompatibilitätsantigene (MHC, beim Menschen auch HLA, Human Leukocyte Antigens, genannt) codieren also für die Proteine, die vom Immunsystem eines anderen Organismus derart als fremd erkannt werden (➤ Kap. 7.2.2, ➤ Kap. 7.2.5), dass es zur Transplantatabstoßung kommt:

- MHC der Klasse I umfasst die Genloci **HLA-A, -B,** und **-C,**
- MHC der Klasse II umfasst die Genloci **HLA-DP, -DQ** und **-DR.**

Auch auf Proteinebene werden 2 Klassen von MHC-Komplexen unterschieden:

- **MHC-Klasse-II-Komplexe** finden sich vorwiegend auf speziellen antigenpräsentierenden Zellen (APC). Sie bestehen aus 2 transmembranären Ketten (α und β), die gemeinsam eine Rinne zur Präsentation linearer Peptide von 9–15 Aminosäuren bilden. Bei den Peptiden handelt es sich meist um die Antigene von Erregern (überwiegend Bakterien), die durch Phagozytose (Makrophagen) oder ähnliche Vorgänge (dendritische Zellen, B-Lymphozyten) in die APC aufgenommen und dort prozessiert wurden.
- **MHC-Klasse-I-Komplexe** werden auf allen Körperzellen exprimiert. Sie bestehen aus einer transmembranären α-Kette mit 3 immunglobulinähnlichen Domänen und einem nicht membranständigen β_2-Mikroglobulin. Zwei Domänen der α-Kette bilden eine Rinne, in die jeweils bestimmte, 8–10 Aminosäuren lange, lineare Peptide hineinpassen. Diese Peptide waren zunächst (körpereigene und körperfremde) Proteine, die von sog. **TAPs** (transporters associated with antigen processing) ins RER transportiert wurden. Dort wurden sie prozessiert und assoziierten mit dem MHC-I-Komplex, der dadurch stabilisiert wurde. Schließlich wird der peptidbeladene MHC-I auf der Zelloberfläche präsentiert.

Die Antigenpräsentation in MHC-I und -II hat damit wesentliche Funktionen bei der spezifischen Abwehr:

- Präsentation körpereigener Antigene auf MHC-I und MHC-II durch dendritische Zellen im Thymus ist entscheidend für die Elimination autoreaktiver T-Zellen (➤ Kap. 7.2.3).

- Präsentation untypischer Proteinfragmente durch Körperzellen ist ein Mechanismus zur Erkennung und Zerstörung von entarteten Zellen (maligne Tumorzellen).
- Präsentation körperfremder Proteine (z. B. Viren) durch professionelle APC ermöglicht es aktivierten zytotoxischen T-Killerzellen, die infizierten Körperzellen am präsentierten Antigen zu erkennen und selektiv zu eliminieren.

Erste Antigenpräsentation

Signal 1 Naiven T-Lymphozyten wird das für sie spezifische Antigen in sekundären lymphatischen Organen durch hoch spezialisierte Zellen (dendritische Zellen wie die Langerhans-Zellen der Haut, Makrophagen, B-Lymphozyten) präsentiert (➤ Abb. 7.7, oben) und durch den T-Zell-Rezeptor (TCR) erkannt. Parallel dazu binden auch die Oberflächenproteine CD4 oder CD8 an den MHC-Komplex – CD8 bindet an MHC-I-Moleküle und CD4 an MHC-II-Moleküle. Dadurch werden bei Präsentation phagozytierter Pathogene auf MHC-II $CD4^+$ T-Lymphozyten zu T-Helferzellen aktiviert, bei Präsentation intrazellulärer Pathogene auf MHC-I dagegen $CD8^+$ T-Lymphozyten zu T-Killerzellen. Der T-Zell-Rezeptor bildet mit CD3 (integrales Membranprotein) auf der Zelloberfläche einen Komplex. CD3 übernimmt die Funktion der intrazellulären Signalweiterleitung (der TCR selbst hat keine zur Signalweiterleitung geeigneten zytosolischen Domänen), sodass 3 klassische Signalwege aktiviert werden, der Phospholipase-C-Weg, die MAP-Kinasen-Kaskade und die Jun-N-terminale Kinase (➤ Kap. 18.2.1, Signaltransduktion).

Signal 2 Das durch den T-Zell-CD3-Rezeptorkomplex ausgelöste Signal genügt nicht zur Aktivierung naiver T-Zellen, sondern muss durch eine Kostimulation ergänzt werden, zu der nur spezialisierte APC fähig sind. Diese Kostimulation übernehmen parakrin wirkende Zytokine wie IL-1 und die sog. immunologische Synapse (Gesamtanordnung von T-Zell-CD3-Rezeptorkomplex und um ihn herum angeordneten integralen Membranproteinen auf APC).

> **MERKE**
> Aktivierung und weitere Differenzierung der T-Zelle sind nur möglich, wenn Antigenpräsentation (Erkennung durch den TCR, Signalauslösung durch den T-Zell-CD3-Rezeptorkomplex) und Kostimulation (Signalauslösung durch Zytokine und integrale Membranproteine) gleichzeitig erfolgen.

Periphere T-Zell-Toleranz Bindet der TCR dagegen ein Antigen, das auf einer nicht kostimulierenden Zelle präsentiert wird, wird die T-Zelle inaktiviert, sie wird anerg. Dies ist ein Mechanismus, durch den periphere T-Zell-Toleranz durch Anergie (z. B. gegen körpereigene Peptide, die nicht im Thymus präsentiert werden konnten) induziert werden kann. Zur Aufrechterhaltung der Selbsttoleranz muss also keineswegs jedes körpereigene Antigen im Thymus präsentiert werden. Periphere T-Zell-Toleranz entsteht auch, wenn aktivierte T-Zellen Fas-Ligand exprimieren, der an das sowieso von T-Zellen exprimierte Fas (CD95) bindet. Folge ist der zwischen T-Zellen ausgelöste programmierte Zelltod. Hier spricht man von peripherer T-Zell-Toleranz durch Brudermord bzw. aktivierungsinduzierten Zelltod. Daneben kann periphere T-Zell-Toleranz wahrscheinlich durch regulatorische T-Zellen erzeugt werden. Einige Gewebe, wie z. B. die Augenlinse, sind für T-Zellen nicht zugänglich, gegenüber hier exprimierten Antigenen besteht daher eine sog. klonale Ignoranz. Darüber hinaus gibt es Gewebe, wie den Hoden, in denen Fas-Ligand konstitutiv exprimiert wird, sodass einwandernde T-Zellen sogleich in die Apoptose geschickt werden.

> **MERKE**
> Periphere T-Zell-Toleranz entsteht auf 3 Wegen:
> - Anergie (durch Antigenpräsentation auf nicht kostimulierender Zelle)
> - Brudermord (T-Zellen werden durch besonders häufige periphere Antigene so stark aktiviert, dass sie Fas-Ligand [CD178] auf ihrer Oberfläche exprimieren, der an das sowieso von T-Zellen exprimierte Fas [CD95] bindet)
> - regulatorische T-Zellen.

> **MERKE**
> Die erste Antigenpräsentation erfolgt durch professionelle APC und aktiviert naive T-Lymphozyten zu Effektorzellen. Je nach gebundenem MHC entstehen so T_H-Zellen (MHC-II) oder T_K-Zellen (MHC-I).

Gedächtniszellen, Immunisierung Durch die beschriebenen Aktivierungsvorgänge bei der ersten Antigenerkennung, verstärkt durch IL-7 und IL-15, werden auch sehr langlebige T-Effektorzellen der verschiedenen Gruppen erzeugt, die als T-Gedächtniszellen jahrelang im Körper verbleiben können. Bei einer späteren Infektion vermitteln sie eine erheblich schnellere Einleitung der Abwehrmechanismen, da die Phase der Aktivierung naiver Lymphozyten übersprungen werden kann. Zusammen mit B-Gedächtniszellen sowie zirkulierenden Antikörpern können T-Gedächtniszellen eine erneute Erkrankung verhindern oder erheblich abschwä-

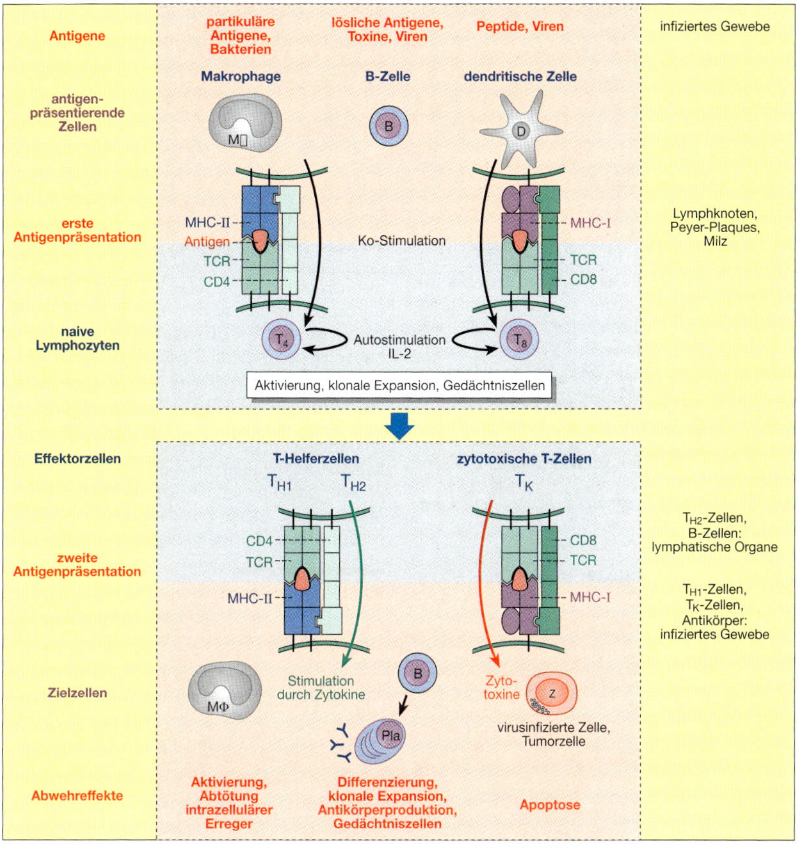

Abb. 7.7 Steuerung der T-Zell-Aktivität durch Antigenpräsentation. Die erste Antigenpräsentation auf MHC-II und MHC-I durch professionelle antigenpräsentierende Zellen (Makrophagen, B-Zellen, dendritische Zellen – oben) findet in den sekundären lymphatischen Organen statt. Sie aktiviert reife, naive T-Zellen zu „bewaffneten" T-Effektorzellen und führt bei diesen zur Teilung und Vermehrung (klonale Expansion). Wenn den Effektorzellen ihr Antigen ein zweites Mal, nun durch Zielzellen (Makrophagen, B-Zellen, infizierte oder entartete Körperzellen – unten) präsentiert wird, lösen sie gezielte Abwehreffekte aus. Bei der Präsentation der Antigene spielen außerdem CD4- bzw. CD8-Moleküle sowie eine Kostimulation über weitere membranständige Moleküle oder Zytokine eine Rolle: Die Interaktion zwischen CD4 und MHC-II stellt sicher, dass T-Helferzellen nur von immunkompetenten Zellen aktiviert werden, die Antigene im Lysosom verarbeitet haben. Die entsprechende Reaktion zwischen CD8 und MHC-I erlaubt die Aktivierung zytotoxischer T-Zellen durch virale oder fremde Antigene auf infizierten oder entarteten Zellen.

chen. Diese Vorgänge werden als Sensibilisierung (**Immunisierung**) bezeichnet (s. a. ➤ Kap. 7.3.6).

Zweite Antigenpräsentation

Erst wenn den „bewaffneten" T-Lymphozyten ihr spezifisches Antigen erneut, diesmal von Zielzellen, präsentiert wird, entfalten die T-Effektorzellen ihr typisches Abwehrrepertoire (➤ Abb. 7.7, unten).

Aktivierung der T-Killerzellen Im Unterschied zu naiven T-Zellen können zytotoxische T-Zellen ins Gewebe auswandern. Dort erkennen sie infizierte Zielzellen daran, dass sie das entsprechende Antigen auf MHC-I präsentieren. Es entstehen immunologische Synapsen und ein Signal 1. Die so aktivierte zytotoxische T-Zelle exprimiert den kompletten IL-2-Rezeptor auf ihrer Oberfläche, sodass dessen Aktivierung durch IL-2 aus T-Helferzellen oder T-Gedächtniszellen als Ersatz für Signal 2 dienen kann. Die so aktivierten $CD8^+$ zytotoxischen T-Zellen (T-Killerzellen) sezernieren Zytotoxine, z. B. Perforin, das die Membran der Zielzellen durchlöchert und zum Zelltod führt. Sie setzen auch Granzyme (Serinproteasen) frei, die vermutlich durch die von Perforin gebildeten Löcher in die Zielzellen eindringen und die Apoptose der Zielzellen auslösen. Neben diesen löslichen Effektormolekülen verfügen aktivierte, zytotoxische T-Zellen über membrangebundene Moleküle, z. B. den Fas-Liganden, der in Zellen, die den Fas-Rezeptor (CD95) exprimieren, Apoptose auslöst. Auch aktivierte B- und T-Lymphozyten exprimieren CD95 – mit ihrer Apoptose kann die Immunreaktion durch T_K-Zellen beendet werden. Im Unterschied zu NK-Zellen ist die Zytotoxizität von T_K-Zellen überwiegend antikörperunabhängig.

7.2.5 Antikörpereffekte SHK 378

Direkte Wirkungen

Indem die von Plasmazellen produzierten Antikörper an ihre spezifischen Antigene binden, entstehen Antigen-Antikörper-Komplexe. Dadurch können Antigene neutralisiert und ihre für den Organismus gefährlichen Eigenschaften abgeschwächt werden:

- Inaktivierung/Neutralisation von bakteriellen Toxinen (z. B. Diphtherietoxin oder Tetanustoxin) und auch Viren,
- Immobilisierung durch Anheftung von Antikörpern an die Geißeln beweglicher Bakterien,
- Blockierung von Adhäsinen, mit denen Mikroorganismen sich an Strukturen des Wirtsorganismus anheften,
- Agglutination von Erregern oder Fremdkörpern, wenn der – in der Regel polymere – Antikörper Antigenepitope auf mehreren Erregern binden kann (z. B. IgM).

Aktivierung anderer Abwehrsysteme

Die Anlagerung der Antikörper an Antigene (z. B. auf fremden Oberflächen) führt zur Opsonierung, die Bindung von Antikörpern an Zelloberflächen erhöht die Zytotoxizität von NK-Zellen ganz erheblich und eine Carbohydratseitenkette in der H_2-Domäne des Fc-Teils ist für die Komplementaktivierung auf dem „klassischen Weg" durch Antigen-Antikörper-Komplexe wichtig (➤ Kap. 7.2.2).

7.2.6 Polyklonale Aktivierung von Lymphozyten SHK 378

Von der Regel der Aktivierung antigenspezifischer T- und B-Zell-Klone durch einen zweistufigen Prozess der Antigenpräsentation gibt es 3 prominente Ausnahmen:

- die Transplantatabstoßung,
- T-Zell-unabhängige Antigene,
- Superantigene.

In allen 3 Fällen werden Lymphozyten polyklonal aktiviert. Dadurch sind die Abwehrreaktionen außergewöhnlich heftig. Beispielsweise werden transplantierte Gewebe mit körperfremden MHC vom Körper erkannt und abgestoßen (durch dieses Phänomen wurde das MHC-System entdeckt), weil nur die T-Lymphozyten im Thymus reifen, die fremde Peptide auf *körpereigenem* MHC erkennen. Mit *fremdem* MHC können viele Klone zirkulierender reifer T-Lymphozyten unabhängig von den ggf. präsentierten spezifischen Antigenen reagieren (MHC-dominierte Bindung als polyklonale Reaktion). Zudem präsentieren die körperfremden MHC-Moleküle eine andere Peptidauswahl, die ihrerseits eine Immunreaktionen erzeugt.

Klinik Die entstehende heftige Immunreaktion schon bei geringer Unterschiedlichkeit der Histokompatibilitätsantigene zwischen Spender und Empfänger, die zur Abstoßung des Transplantats führt, wird als **Host-versus-Graft-Reaktion** bezeichnet.

7.2.7 Immunologisches Gedächtnis SHK 379

Primärantwort

Bei Erstkontakt des Immunsystems mit einem Pathogen kommt es zur – aufgrund der zufallsbasierten Erkennungsstrategien des Immunsystems verzögerten – Primärantwort (➤ Abb. 7.7). Frühestens nach ca. 3 Tagen beginnt die Produktion von Antikörpern. Diese gehören zunächst zur Klasse IgM, ihre Konzentration im Plasma erreicht einige Tage später ihr Maximum und fällt dann unterschiedlich schnell wieder ab. Etwas verzögert beginnt der Anstieg der IgG-Konzentration (Antikörperswitch) mit einem Maximum nach etwa 14 Tagen und einem entsprechend verzögerten Abfall.

Spezifische Antikörper gegen die eingedrungenen Antigene sind zuerst noch nicht vorhanden – so haben Viren Gelegenheit, Körperzellen zu infizieren, und Toxine bleiben unbehelligt. In dieser Phase begrenzen vor allem angeborene Mechanismen die Ausbreitung der Infektion. Trotzdem entwickeln sich die typischen Symptome der entsprechenden Erkrankung. Erst mit der erfolgreichen Antigenprä-

sentation werden Effektorzellen gebildet und die adaptiven Abwehrmechanismen aktiviert.
Die klonale Expansion antigenspezifischer Lymphozyten während der Primärantwort führt außer zur Bildung von Plasmazellen auch zur Bildung sehr langlebiger Lymphozyten (Gedächtniszellen, ➤ Abb. 7.8), die einen Zustand erhöhter Abwehrbereitschaft über viele Jahre aufrechterhalten können (**immunologisches Gedächtnis**).

Speicherung des Antigens im Organismus

Das Überdauern des Antigens im Organismus ist ein zweites Schlüsselereignis zur Erzeugung des immunologischen Gedächtnisses. Durch eine erfolgreiche Immunantwort wird das Antigen zwar im Wesentlichen beseitigt, im sekundären lymphatischen Gewebe aber kann es für längere Zeit aufbewahrt werden. Diese Fähigkeit ist besonders von den follikulären dendritischen Zellen entwickelt worden. Antigen-Antikörper-Komplement-Komplexe werden von spezialisierten Zellen in Milz und Lymphknoten abgefangen und zu den follikulären dendritischen Zellen transportiert. Diese verpacken den Komplex und exprimieren ihn auf speziellen Auftreibungen ihrer dendritischen Fortsätze, den Iccosomen. Hier kann das Antigen aufbewahrt und zum Training der B-Lymphozyten (s. u. Affinitätsreifung) eingesetzt werden, auch wenn die ursächliche Infektionskrankheit schon lange überwunden ist.

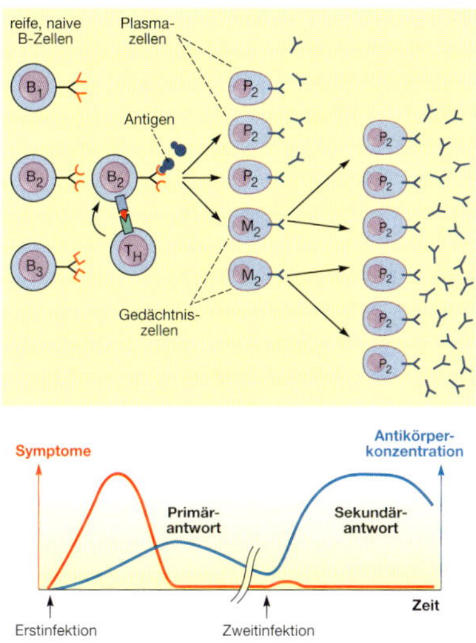

Abb. 7.8 B-Zell-Aktivierung mit Primär- und Sekundärantwort. Ein Pool spezifischer, aber noch naiver B-Lymphozyten (B_1, B_2, B_3, …) wird mit einem speziellen Antigen (rotes Dreieck) konfrontiert. In diesem Beispiel sind es die Rezeptoren der B_2-Zellen, die das Antigen erkennen. Die B_2-Zellen nehmen das Antigen auf, prozessieren es und präsentieren Proteinabschnitte des Pathogens als lineares Peptid bzw. T-Zell-Epitop auf MHC-II (s. a. ➤ Abb. **7.6** und ➤ Abb. **7.7**). T-Helferzellen (T_H) erkennen das Antigen und leisten daraufhin T-Zell-Hilfe. Die B_2-Zellen differenzieren dann zu Plasmazellen mit entsprechender Antikörperbildung (P_2) und zu Gedächtniszellen (M_2). Beim zweiten Kontakt reagieren die Gedächtniszellen schnell auf das Antigen, und die Abwehrreaktion ist erheblich stärker.

Sekundärantwort

Bei erneutem Kontakt mit demselben Erreger ist die Immunreaktion sehr viel schneller und intensiver. Gedächtniszellen vermehren sich und bilden erneut Klone von Plasmazellen. Diese produzieren und sezernieren mehr und höher affine Antikörper (Affinitätsreifung durch somatische Hypermutation, die zur geänderten Aminosäuresequenz des Antikörpers führt, was bei einigen B-Zellen die Erkennung des Antigens verbessert). Es findet ein stärkerer Wechsel der Antikörperklasse insbesondere zu IgG statt.

7.3 Lymphatisches System SHK 381

Lymphozyten sind monospezifisch, d. h., sie können nur mit einer speziellen Antigenkonfiguration interagieren, und nur einer von $10^5 – 10^6$ naiven Lymphozyten erkennt ein gegebenes Antigen. Daraus ergeben sich 2 Probleme: Erstens ist die Wahrscheinlichkeit, mit der ein Lymphozyt „sein" Antigen zufällig trifft, für eine wirksame Immunantwort viel zu niedrig, und zweitens muss ein naiver Lymphozyt, wenn er „sein" Antigen getroffen hat, proliferieren und differenzieren, wozu er ein hoch spezialisiertes Milieu benötigt. Beide Probleme werden durch das sekundäre lymphatische Gewebe gelöst.
Sekundäre lymphatische Organe gibt es im ganzen Organismus. Es lassen sich 2 Haupttypen unterscheiden. Der eine Typ wird durch kapsuläre Organe, die Lymphknoten und die Milz, repräsentiert. Der andere Typ ohne eine solche kapsuläre Abgrenzung findet sich in den Schleimhäuten und wird als „Mucosa Associated Lymphoid Tissue" (MALT) bzw. schleimhautassoziiertes Lymphgewebe bezeichnet. In diesen Organen wird der Kontakt zwischen Antigenen und Lymphozyten ermöglicht.

Weg der Lymphozyten

T-Lymphozyten Naive, einfach positive T-Lymphozyten verlassen das Blut im Bereich hochendothelialer Venolen der Lymphknoten (➤ Abb. 7.9). Sie werden im Parakortex des Lymphknotens zurückgehalten, wenn sie dort auf das für ihren TCR spezifische Antigen treffen, das ihnen von dendritischen Zellen, Makrophagen oder auch B-Lymphozyten präsentiert werden muss. Findet ein T-Lymphozyt das für ihn spezifische Antigen nicht, sucht er andere Lymphknoten nach „seinem" Antigen ab.

B-Lymphozyten Auch naive B-Lymphozyten wandern im Bereich hochendothelialer Venolen aus dem Blut in Lymphknoten ein. Sie können durch „ihr" Antigen im Parakortex zurückgehalten werden und befinden sich dann automatisch in unmittelbarer Nähe der entsprechenden T-Helferzellen. Meist ist jedoch das für sie spezifische Antigen nicht vorhanden, und sie wandern in den Kortex der Lymphknoten. Dort suchen sie nach einem „freien Platz" an einer follikulären dendritischen Zelle in einem Lymphfollikel. Die follikulären dendritischen Zellen sind darauf spezialisiert, B-Lymphozyten dadurch „anzulocken", dass sie das Chemokin CXCL13 sezernieren. Sie tragen an ihrer Oberfläche Antigene in komplexer Form, in der sie durch den BCR gebunden werden können, und schaffen das Milieu, in dem B-Lymphozyten lange überleben können.

Weg der Antigene

Lymphkreislauf Ein Teil des in der Mikrozirkulation aus den Blutgefäßen austretenden Plasmafiltrats fließt durch das Interstitium in die Lymphkapillaren, die das Gewebe drainieren. Lymphkapillaren vereinigen sich zu größeren Lymphgefäßen, die als afferente Lymphgefäße in einen Lymphknoten einmünden, den sie als efferentes Lymphgefäß wieder verlassen. Nach Passage mehrerer Lymphknoten erreicht die Lymphe über den Ductus thoracicus oder den Ductus lymphaticus dexter wieder den Blutkreislauf.

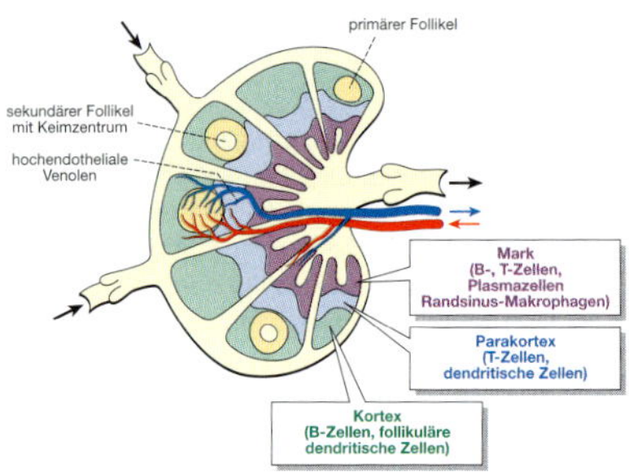

Abb. 7.9 Aufbau eines Lymphknotens. Verteilung der Abwehrzellen auf die Regionen des Lymphknotens. Naive Lymphozyten können die Blutbahn nur in hochendothelialen Venolen (HEV) verlassen und wandern daher in Lymphknoten ein. Antigenpräsentierende Zellen befinden sich in Mark und Parakortex. Die Proliferation von B-Zell-Klonen sowie die Affinitätsreifung durch somatische Hypermutation finden in Sekundärfollikeln (Keimzentrumsfollikeln) im Kortex von Lymphknoten statt.

Lösliche Antigene Lösliche Antigene, die in das Gewebe eingedrungen sind, können mit diesem Flüssigkeitsstrom konvektiv in die Lymphknoten transportiert werden. Im Lymphknoten werden solche Pathogene durch Makrophagen, dendritische Zellen oder B-Lymphozyten zurückgehalten. Dadurch wird meist erfolgreich verhindert, dass Pathogene ins Blut gelangen und über den ganzen Organismus verteilt werden. Zugleich fungieren die genannten Zellen als antigenpräsentierende Zellen (APC) und aktivieren dadurch die lymphozytäre Immunantwort.

MERKE

In den sekundären lymphatischen Organen kreuzen sich die Wege von Antigenen und Zellen der spezifischen Immunabwehr. Hier kommt es zur Antigenpräsentation, Aktivierung naiver Lymphozyten, T-Zell-B-Zell-Kooperation, klonalen Expansion und Affinitätsreifung.

Antigenpräsentation im Lymphknoten

Während jede Zelle Antigen auf MHC-I präsentieren kann, können die APC, besonders dendritische Zellen, Antigen sowohl auf MHC-I wie auch auf MHC-II präsentieren und darüber hinaus kostimulatorische Signale an T-Lymphozyten senden. Im Mark der Lymphknoten sind rezirkulierende Makrophagen die vorherrschenden APC. Sie sind besonders effektiv in der Aktivierung von T-Helfer-Funktionen, sobald die Expression von MHC-II auf ihrer Oberfläche durch ein phagozytiertes Pathogen, insbesondere Bakterien, stimuliert worden ist. Im Parakortex der Lymphknoten, ihrer T-Zell-Region, sind interdigitierende dendritische Zellen die vorherrschenden APC. Sie exprimieren MHC-II konstitutiv und regen die Proliferation von T-Zellen unter allen APC am wirkungsvollsten an. Solche wanderungsfähigen dendritischen Zellen stammen

MERKE

Im Mark der Lymphknoten finden sich besonders rezirkulierende Makrophagen, die T-Helfer-Funktionen aktivieren, im Parakortex dagegen dendritische Zellen, die die Proliferation von T-Zellen anregen. Im Kortex liegen die Keimzentren mit den follikulären dendritischen Zellen als Orte der B-Zell-Proliferation und Affinitätsreifung.

aus dem Knochenmark, in der Haut kommen sie als Langerhans-Zellen vor, die nach Aufnahme von Antigen, insbesondere von Viren, als Schleierzellen über die afferenten Lymphgefäße in die Lymphknoten wandern.

Schleimhautassoziierte Lymphgewebe

Insbesondere Schleimhautoberflächen sind die größten Kontaktflächen und Eintrittspforten des Körpers für Antigene. Sie verfügen über ein ausgedehntes Lymphgewebe (mukosaassoziiertes Lymphgewebe, MALT). In Schleimhäuten aktivierte Lymphozyten rezirkulieren in Schleimhäute und synthetisieren als Plasmazellen sekretorisches IgA.

7.4 Besondere Aspekte des Abwehrsystems SHK 383

7.4.1 Vorteile des Netzwerks der Abwehrfunktionen SHK 383

7.4.2 Falsche Abwehrreaktionen SHK 384

Überschießende Abwehr

Zwar hat das Immunsystem zahlreiche Möglichkeiten, um zwischen körperfremd und körpereigen zu unterscheiden. Es scheint jedoch schwieriger zu sein, innerhalb des Körperfremden zwischen gefährlich und ungefährlich zu unterscheiden. Im Fall eines Fremdkörpers, der ungefährlich ist, wird die Krankheit durch die eigentlich überflüssige Immunantwort verursacht.

Klinik

Überempfindlichkeitsreaktionen Dies ist bei Allergien (Überempfindlichkeitsreaktionen Typ 1 und Typ 4) der Fall, wenn z. B. eigentlich harmlose Pflanzenpollen als Allergene heftige Reaktionen auslösen. Autoimmunerkrankungen (Überempfindlichkeitsreaktionen Typ 2 und evtl. Typ 3) beruhen dagegen auf heftigen Immunreaktionen gegen körpereigene Strukturen. Diese Verletzung der Selbsttoleranz kann sowohl B-Zell- als auch T-Zell-vermittelt sein. Beispiele sind die Myasthenia gravis, das akute rheumatische Fieber, die rheumatoide Arthritis und die multiple Sklerose.
Die Entstehung der Überempfindlichkeitsreaktionen wird sowohl durch genetische Faktoren als auch durch Umweltfaktoren (z. B. Infektionen, Allergenbelastung, Luftverschmutzung) begünstigt.

7.4.3 Impfung SHK 385

Klinik Bei der Schutzimpfung wird Immunität gegen ein Pathogen erzeugt. Dabei ist eine aktive oder eine passive Immunisierung möglich:

- **Aktive Immunisierung:** Die Immunität kann aktiv durch den Organismus nach Gabe von Vakzinen (abgeschwächte, abgetötete bzw. nicht vermehrungsfähige Krankheitserreger oder inaktivierte Toxine) ausgelöst werden.
- **Passive Immunisierung:** Bei der passiven Immunisierung werden Antikörper direkt verabreicht. Sie ermöglicht eine akute Vorbeugung oder Behandlung von Infektionen und Immunreaktionen, da die in die Blutbahn gelangenden Antikörper sofort wirksam sind und das Antigen neutralisieren.

7.4.4 Ausblick SHK 386

8 Herz-Kreislauf-Funktion

Das Herz-Kreislauf-System hat die zentrale Aufgabe, die verschiedenen Organe des Körpers bei wechselndem Bedarf zu ver- und entsorgen. Es deckt damit den elementaren Stoffwechselbedarf jeder einzelnen Zelle: Es versorgt sie mit Sauerstoff und Substraten des Stoffwechsels und führt Kohlendioxid, Stoffwechselendprodukte und Stoffwechselwärme ab. Darüber hinaus verteilt das Kreislaufsystem Hormone und Enzyme und ermöglicht dadurch die Feinregulierung der Zellfunktion.

8.1 Herz SHK 389

Grundlegende physiologische Vorgänge im Herzen sind die Erregungsbildung und -leitung (➤ Kap. 8.1.1), welche mit dem Elektrokardiogramm (EKG, ➤ Kap. 8.1.2) diagnostisch erfasst werden können, sowie die anschließende mechanische Kontraktion (➤ Kap. 8.1.3). Diese Vorgänge laufen nach einem strengen zeitlichen Muster ab und garantieren so die normale Funktion des Herzens. Die Koronardurchblutung sorgt normalerweise für eine ausreichende Bereitstellung von Sauerstoff für den Energiestoffwechsel (➤ Kap. 8.1.4). Für die Diagnostik der Herzfunktion stehen neben dem EKG weitere nichtinvasive (z. B. Echokardiographie) und invasive Methoden (Herzkatheter) zur Verfügung (➤ Kap. 8.1.5).

8.1.1 Herzerregung SHK 390

Aktionspotenzial des Arbeitsmyokards

Das AP einer Herzmuskelzelle des Arbeitsmyokards – für das Ionenkanäle, also in der Zellmembran eingefügte Proteine, entscheidend sind – dauert 200–400 ms und lässt sich in 4 Phasen einteilen (➤ Abb. **8.1**):

- **Phase 0:** Die initiale Depolarisation der Zellmembran **(Aufstrichphase)** wird wie am Nerv und Skelettmuskel durch das Öffnen von schnellen, spannungsaktivierten Na_v-Kanälen (I_{Na}) ausgelöst.
- **Phase 1:** Durch die schnelle Inaktivierung der Na_v-Kanäle und das kurzzeitige Öffnen von K_v-Kanälen (I_{to}) folgt eine **partielle Repolarisation.**
- **Phase 2:** Anschließend folgt die lange **Plateauphase,** die bei einem MP von ca. 0 mV beginnt und durch das Öffnen von L-Typ-Ca_v-Kanälen ($I_{Ca,L}$) bewirkt wird. Der transmembranäre Ca^{2+}-Einstrom ist für die elektromechanische Kopplung und somit die mechanische Kontraktion des Arbeitsmyokards erforderlich.
- **Phase 3:** Für die **Repolarisation** ist eine erhöhte Kaliumleitfähigkeit maßgeblich, die durch das Öffnen von schnellen (I_{Kr}) und langsamen (I_{Ks}) K_v-Kanälen vermittelt wird.
- **Phase 4:** Das RMP von ca. –85 mV wird in den Zellen des Kammermyokards aufrechterhalten.

MERKE

Bei den Zellen der Arbeitsmuskulatur des Herzens ist das RMP stabil, bei den Zellen des Erregungsbildungs- und Reizleitungssystems dagegen instabil (s. u.).

Die elektrische Erregung geht vom Erregungsbildungs- und -leitungssystem aus. Ein AP einer Zelle des Arbeitsmyokards wird durch die Depolarisation benachbarter Zellen und den damit verbundenen Einstrom von positiven Ionen (K^+, Na^+) über die Gap Junctions ausgelöst. Nach Ablauf eines AP ist die Herzmuskelzelle nicht sofort wieder erregbar **(Refraktärphase).** Dies schützt den Herzmuskel vor einer Dauerkontraktion und vor kreisenden Erregungen, zumindest unter physiologischen Bedingungen. Der Herzmuskel ist daher im Gegensatz zum Skelettmuskel nicht tetanisierbar. Zwei Arten der Refraktärität sind zu unterscheiden:

- Während des größten Teils des AP ist der Herzmuskel überhaupt nicht erregbar, also **absolut refraktär.**
- Erst wenn das Membranpotenzial wieder negativer wird, also ab Mitte der Repolarisationsphase, beginnt für kurze Zeit (weniger als 100 ms) die **relative Refraktärphase.**

Klinik

Kardioplege Lösungen Veränderungen der extrazellulären Ionenkonzentrationen können die regelmäßige Herztätigkeit beeinflussen. Für die Kardioplegie („Herzlähmung" während Eingriffen unter Einsatz der Herz-Lungen-Maschine) und für die Herztransplantation wird das Herz mithilfe einer gekühlten „kardioplegen" Lösung – hohes K^+ (9 mmol/l), niedriges Na^+, kein Ca^{2+} – ruhiggestellt.

Elektromechanische Kopplung (EMK)

Die elektrische Erregung der Myokardfasern führt – calciumvermittelt – zur Kontraktion des Arbeitsmyokards. Dieser Vorgang der EMK läuft ähnlich zu dem am Skelettmuskel ab. Es gibt jedoch wichtige Unterschiede, die auf der unterschiedlichen Expression molekularer Bausteine beruhen.

Triggermechanismus und transmembranärer Ca^{2+}-Einstrom Wie beim Skelettmuskel läuft das AP über die äußere Membran bis hinein in die T-Tubuli. Die dort sehr zahlreichen L-Typ-Ca_v-Kanäle

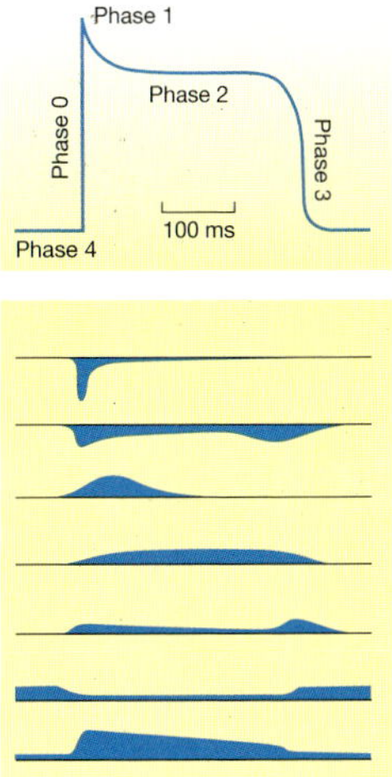

Ionenkanäle	Ströme
Na_v 1.5	I_{Na}
Ca_v 1.2	$I_{Ca, L}$
K_v 4.2/4.3	$I_{to, s}$
K_v LQT$_1$	I_{Ks}
K_v HERG	I_{Kr}
K_v 2.1	I_{K1}
K_v 6.2	$I_{K, ATP}$

Abb. 8.1 Aktionspotenzial und Ionenströme im Arbeitsmyokard der Herzkammern. Während die Natrium- und Calciumströme im Arbeitsmyokard der Vorhöfe und der Kammern fast identisch sind, unterscheiden sich die verschiedenen, insbesondere zur Repolarisation beitragenden Kalium-Ionenströme zwischen Vorhöfen und Kammern, weshalb das AP der Vorhöfe kürzer ist als das im oberen Bildteil gezeigte AP der Ventrikel. Für die Zellen des Arbeitsmyokards ist die lange Plateauphase mit Ca^{2+}-Einstrom als Grundlage der Kontraktion spezifisch. Im unteren Teil der Abbildung sind die zeitliche Abfolge der ionalen Leitfähigkeiten während des AP (links) und die Namen der involvierten Ionenkanäle (rechts) dargestellt; I_{Na} = Ionenstrom durch Na_v-Kanäle, $I_{Ca,L}$ = Ionenstrom durch L-Typ-Ca_v-Kanäle, $I_{to,s}$ = Ionenstrom durch K_v-Kanäle, I_{Ks} = Ionenstrom durch langsame K_v-Kanäle, I_{Kr} = Ionenstrom durch schnelle K_v-Kanäle, I_{K1} = Ionenstrom durch einwärts gleichrichtende K_{ir}-Kanäle, $I_{K,ATP}$ = Ionenstrom durch ATP-abhängige K-Kanäle [8-1].

werden durch die Depolarisation der Zellemembran geöffnet. Das einströmende Ca^{2+} bindet an den Ryanodinrezeptor Typ 2 auf den nahe gelegenen L-Tubuli (longitudinales tubuläres System) und „triggert" die Freisetzung von Ca^{2+} aus dem SR. Diese Ca^{2+}-induzierte Ca^{2+}-Freisetzung ist der erforderliche Verstärkungsmechanismus, damit das nichtgebundene, freie Ca^{2+} eine mikromolare Konzentration im Zytosol erreicht. Die Kontraktion wird dann durch die Bindung von Ca^{2+} an Troponin C ausgelöst: Die Konformation des Troponins ändert sich, die Hemmwirkung des Tropomyosins wird aufgehoben und Aktin- und Myosin können interagieren (➤ Kap. 4.2.2). Der transmembranäre Ca^{2+}-Einstrom während der Plateauphase ist für das Auffüllen der intrazellulären Ca^{2+}-Speicher verantwortlich.

MERKE

Ca^{2+} bewirkt einmal (über den RyR2), dass Ca^{2+} aus dem SR freigesetzt wird (Ca^{2+}-induzierte Ca^{2+}-Freisetzung, ➤ Abb. **8.2**). Zum anderen führt der transmembranäre Ca^{2+}-Einstrom zum Auffüllen der Speicher des SR.

Diastole Die ATP-getriebene Calciumpumpe (Ca^{2+}-ATPase, SERCA) fördert die Wiederaufnahme von Ca^{2+} in das SR (➤ Abb. **8.2**), der membranständige Na^+/Ca^{2+}-Austauscher transportiert Ca^{2+} im Austausch mit Na^+ elektrogen (3 Na^+ für 1 Ca^{2+}) aus der Zelle (➤ Abb. **8.2**). Das hierdurch eingeströmte Na^+ wird über die Na^+-K^+-ATPase wieder aus der Myokardzelle herausgepumpt. Die Aktivität der Ca^{2+}-ATPase wird durch das Regulatorprotein Phospholamban gehemmt.

Erregungsbildungs- und -leitungssystem

Autorhythmie und diastolische Depolarisation

Das Erregungsbildungs- und -leitungssystem besteht aus dem Sinus-(SA-)Knoten, intraatrialen Leitungsbahnen (Internodalbündel und interatriales Bündel), dem Atrioventrikular(AV)-Knoten, dem His-Bündel und den Tawara-Schenkeln. Die Fasern dieses Systems können von sich aus, ohne äußere depolarisierende Reize, spontan AP generieren (Autorhythmie). Dies beruht darauf, dass die K^+-Leitfähigkeit der Zellmembran im Anschluss an die Repolarisationsphase wieder abnimmt (diastolische Depolarisation), während die Leitfähigkeiten für Na^+ und Ca^{2+} zunehmen.

MERKE

Im Vergleich zum Arbeitsmyokard fehlt dem Erregungsbildungs- und -leitungssystem ein stabiles RMP, da I_{K1} nicht exprimiert ist; der Aufstrich ist relativ langsam (da er auf dem Öffnen von L-Typ-Ca_v-Kanälen beruht), der Overshoot ist gering und die AP-Dauer kurz.

Die Geschwindigkeit der diastolischen Depolarisation nimmt vom Sinusknoten über den AV-Knoten und das His-Bündel bis zu den Tawara-Schenkeln immer weiter ab. Der Sinusknoten ist somit der physiologische Schrittmacher oder das **primäre Erregungsbildungszentrum,** da es die höchste Eigenfrequenz aufweist (➤ Abb. **8.3**). Durch seine AP werden das Erregungsbildungs- und -leitungssystem und hierdurch das Arbeitsmyokard aufgrund der elektrischen Verknüpfung über die Gap Junctions erregt. Beim Ausfall des Sinusknotens

8

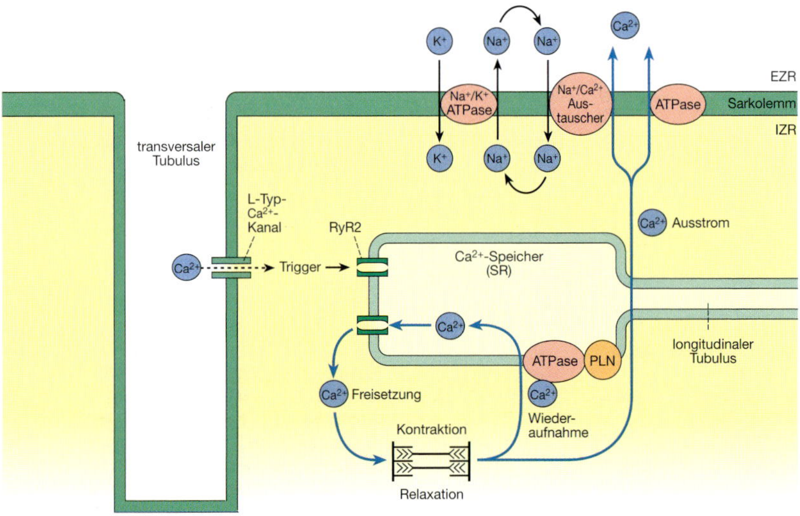

Abb. 8.2 Elektromechanische Kopplung und „Ca^{2+}-Clearance" in Herzmuskelzellen. Zu Beginn der Plateauphase des myokardialen Aktionspotenzials strömt Ca^{2+} über die geöffneten L-Typ-Ca_V-Kanäle in das Zellinnere und setzt durch Bindung an den Ryanodinrezeptor Typ 2 (RyR2) Ca^{2+} aus dem sarkoplasmatischen Retikulum frei (Ca^{2+}-induzierte Ca^{2+}-Freisetzung). Während der Diastole wird das erhöhte zytosolische Ca^{2+} über ATP-getriebene Calciumpumpen, die in der Zellmembran und im sarkoplasmatischen Retikulum lokalisiert sind und durch Phospholamban (PLN) gehemmt werden können, wieder erniedrigt [8-2].

können, bisweilen nach einer Pause ohne Erregungsbildung, tiefer gelegene Anteile des Erregungsbildungs- und -leitungssystems die Schrittmacherfunktion, jedoch mit niedrigerer Frequenz, übernehmen.

Erregungsablauf Die Erregung erreicht nach 40 ms den AV-Knoten, bevor die Vorhöfe (Geschwindigkeit ca. 0,3 – 0,6 m/s) vollständig erregt sind. Im AV-Knoten wird die Erregungsausbreitung verzögert (ca. 120 ms). Dieser Frequenzfilter gewährleistet eine geordnete Entleerung der Vorhöfe in die Herzkammern (vollständige Vorhofkontraktion vor Kammerkontraktion). Dieser Mechanismus ist besonders bei einem Anstieg der Herzfrequenz (körperliche Anstrengung) wichtig, damit die Pumpleistung nach verbesserter Füllung der Herzkammern gesteigert werden kann.
Die Erregung breitet sich dann sehr schnell über das Erregungsleitungssystem der Ventrikel aus (Geschwindigkeit in den Purkinje-Fasern bis zu 4 m/s, ➤ Abb. 8.3). Ausgehend von der Herzspitze und den subepikardialen Anteilen bildet sich die Erregung zurück, also von Strukturen, die zum Teil erst zuletzt erregt wurden.

Vegetative Innervation

Sympathikus und Vagus verändern die Frequenz (chronotrope Wirkung), die Herzkraft, genauer die systolische Kraftentwicklung (inotrope Wirkung) und die Geschwindigkeit der AV-Überleitung (dromotrope Wirkung):

- **Chronotrope Wirkung:** Sie besteht in einer Frequenzerhöhung bei Sympathikusaktivierung (positiv chronotrope Wirkung) und einer Frequenzabnahme bei Vagusaktivierung (negativ chronotrope Wirkung).
- **Inotrope Wirkung:** Auf der positiv inotropen Wirkung des Sympathikus beruht das gesteigerte Schlagvolumen des Herzens bei Muskelarbeit.
- **Dromotrope Wirkung:** Sie ist funktionell von geringerer Bedeutung als die chronotrope und die inotrope Wirkung. Sympathikusaktivierung hat eine mäßige positiv dromotrope Wirkung, verkürzt also die Überleitungszeit zwischen Vorhöfen und Herzkammern.

8.1.2 Elektrokardiogramm (EKG) SHK 397

EKG-Ableitung

Grundlagen Das EKG entsteht durch elektrische Ereignisse im Herzen. Aussagen über die Herzme-

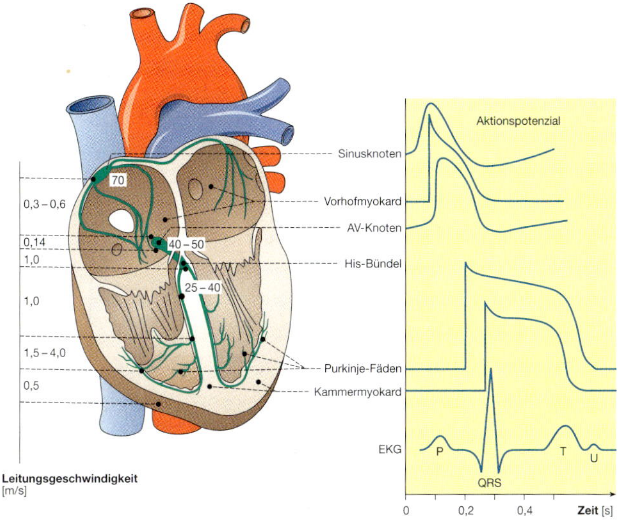

Abb. 8.3 Unterschiedliche Aktionspotenzialformen und Ausbreitung der Erregung im Herzen. Die Erregung beginnt im Sinusknoten und breitet sich von dort in wenigen Millisekunden auf das Arbeitsmyokard der Vorhöfe aus. Die Zellen der Erregungsbildungszentren zeichnen sich durch ein instabiles, die Zellen des Arbeitsmyokards durch ein stabiles RMP aus (rechter Teil der Abbildung). Die spontane Schlagfrequenz nimmt vom Sinusknoten nach distal ab (weiß hinterlegte Zahlen), die Leitungsgeschwindigkeit variiert in den unterschiedlichen Bereichen des Herzens (Zahlen links am Rand der Abbildung).

chanik sind damit kaum möglich, höchstens indirekt. Die entstehenden Felder haben nur eine geringe Feldstärke – im Bereich von 1 mV – und werden mit extrazellulären Elektroden auf der Körperoberfläche gemessen. Bei extrazellulärer Ableitung mit 2 Elektroden kann ein biphasisches AP erwartet werden (➤ Kap. 2.2). Die extrazellulären Potenzialdifferenzen sind quantitativ als Vektor (Richtung und Größe der Potenzialdifferenz) darstellbar, der definitionsgemäß von Minus nach Plus, vom aktivierten zum inaktivierten Gewebe, zeigt und sich charakteristisch verändert.

Ableitformen Das EKG kann entweder bipolar (Potenzialdifferenz zwischen je 2 Elektroden) oder unipolar (Potenzialdifferenz zwischen einer differenten und einer Bezugselektrode [wird durch Zusammenschaltung der 3 Extremitätenelektroden über hochohmige Widerstände auf Nullpotenzial gebracht]) abgeleitet werden (➤ Tab. 8.1).

Einthoven-Ableitung Vorausgesetzt wird, dass die Ableitpunkte alle gleich weit vom Herzen entfernt sind (➤ Abb. 8.4) und mit ihm in einer Ebene (Frontalebene) liegen und dass das Gewebe um das Herz herum homogen leitet. Die elektrische Gesamtaktivität des Herzens wird als Vektor dargestellt, der die elektrischen Einzelereignisse summiert. Eine typische Ableitung II nach Einthoven ist in ➤ Abb. 8.5 gezeigt.
Die einzelnen Ausschläge im EKG lassen sich den verschiedenen Phasen der Herzaktion zuordnen. Ein Vektor von Minus nach Plus bedingt einen Ausschlag nach oben (➤ Abb. 8.6).

Tab. 8.1 EKG-Ableitungen.

Typ	Bipolare Ableitung	Unipolare Ableitung
Extremitätenableitung	Einthoven I, II, III (➤ Abb. **8.4**)	Goldberger aVR, aVL, aVF
Brustwandableitung	Nehb D, A, I	Wilson V1–V6 (➤ Abb. **8.7**)

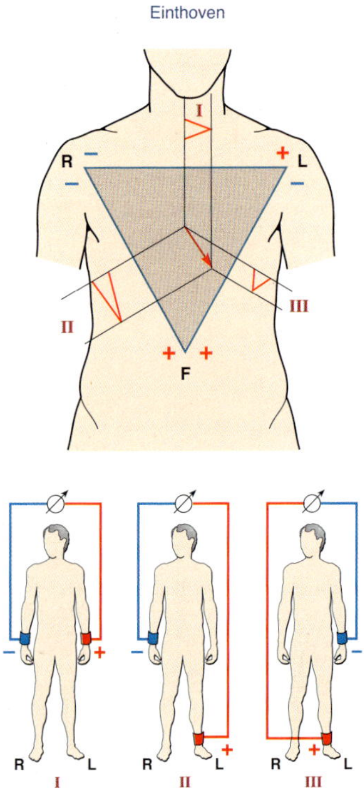

a

b

Abb. 8.4 EKG-Ableitung nach Einthoven.

a Einthoven-Dreieck. Als Spannungsquelle wird der Mittelpunkt des Dreiecks angenommen. Ableitpunkte (in der Verlängerung der Dreieckspunkte in die Peripherie) sind R = rechter Unterarm, L = linker Unterarm, F = linker Unterschenkel, aus denen sich 3 Ableitungen ergeben: I = rechter Arm (–), linker Arm (+), II = rechter Arm (–), linker Fuß (+), III = linker Arm (–), linker Fuß (+). Der Summationsvektor in der Mitte der Abbildung zeigt die Erregungsausbreitung zum Zeitpunkt der R-Zacke. Er lässt sich aus den R-Zacken der 3 Ableitungen konstruieren, wobei 2 Ableitungen zur vollständigen Konstruktion ausreichen. Jeder Summationsvektor ist nur eine Momentaufnahme des Vektors zu einem bestimmten Zeitpunkt.

b Verschaltungen der Messpunkte.

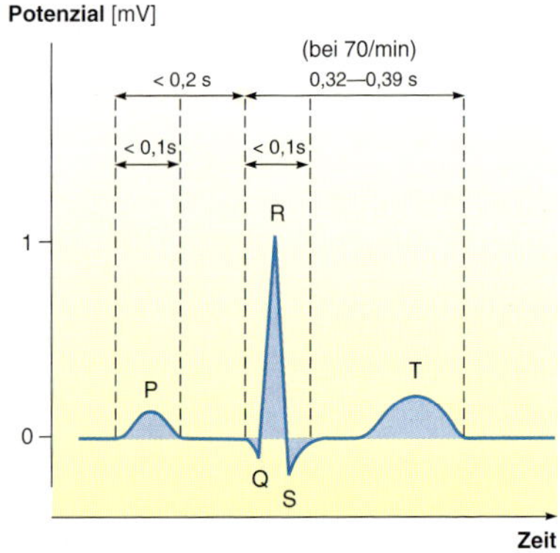

Abb. 8.5 Typische Ableitung II nach Einthoven bei einer Herzfrequenz von 70 Schlägen/Minute. Die angegebenen Maximalzeiten gelten für das normale Herz bei einer Ruhefrequenz von 70/min und sind grobe Richtwerte. Die Ausschläge werden grundsätzlich als Zacken oder Wellen (P bis T) bezeichnet. In dieser Ableitung wird der 1. negative Ausschlag innerhalb des QRS-Komplexes mit Q, der positive Ausschlag mit R und der 2. negative Ausschlag mit S bezeichnet.

- **Sinusknoten:** Die Erregung des Sinusknotens ist im EKG nicht sichtbar, da die Masse erregten Gewebes zu gering ist, um zu messbaren Veränderungen der Potenziale an den Ableitpunkten auf der Haut zu führen. Dies gilt auch für die Erregung der anderen Anteile des Erregungsbildungs- und -leitungssystems. Die Erregung des Sinusknotens liegt in der Zeit vor der P-Welle.
- **P-Welle:** Erst wenn ein genügend großer Anteil von Arbeitsmyokard des rechten Vorhofs erregt ist, beginnt die P-Welle im EKG. Der Summationsvektor weist von der Basis zur Spitze hin (Ausschlag nach oben).
- **PQ-Strecke:** Die Vorhöfe sind vollständig erregt, es ist kein Vektor vorhanden. Die PQ-Strecke verläuft auf der Null-Linie und zeigt die anhaltende Erregung der Vorhöfe an. Der Summationsvektor hat während der Ausbreitung der Erregung über die Vorhöfe laufend seine Größe und Richtung verändert. Eine erste Vektorschleife ist geschlossen, weil der Depolarisationsvektor nach einem schleifenförmigen Verlauf an seinen Ursprung zurückgekehrt ist (➤ Abb. **8.6**, Spalte b, bei Q). Die Erregungsrückbildung in den Vorhöfen ist nicht im EKG sichtbar, da jeweils nur schnelle Änderungen des Potenzials registriert werden können und sich die Erregung in den Vorhöfen nicht an allen Stellen gleichzeitig zurückbildet. Damit ist für die Vorhöfe kein Repolarisationsvektor auszumachen.
- **QRS-Komplex:** Das Ventrikelmyokard wird zuerst am Septum links subendokardial, also in

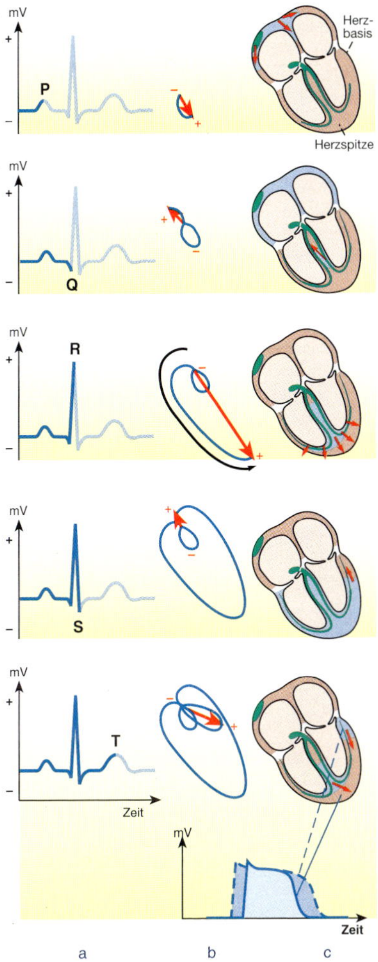

Abb. 8.6 EKG, Summationsvektor und Herzerregung.

a EKG-Ableitung II nach Einthoven. Der im EKG-Verlauf hervorgehobene Anteil bezeichnet den bereits abgelaufenen Teil der Erregung.

b Der Summationsvektor zeigt die momentane Richtung der Erregungsausbreitung im Moment der Erregung an, die im EKG durch die Bezeichnung der jeweiligen Zacke spezifiziert ist.

c Herzerregung (erregte Anteile blau); die Summe der Vektoren ergibt den Summationsvektor in Spalte b.

Nachbarschaft der erregungsleitenden Strukturen (➤ Abb. **8.6**, Spalte c, bei Q), erregt. Der zuerst erscheinende Vektor ist klein und kann initial nach rechts oder nach links zeigen (Q-Zacke). Mit der Q-Zacke beginnt die 2. Vektorschleife (➤ Abb. **8.6**, Spalte c, bei Q). Die Erregungsausbreitung über die Ventrikel läuft nun entgegen dem Uhrzeigersinn (➤ Abb. **8.6**, Spalte b, bei R, schwarzer Pfeil) oder, wenn der Vektor initial nach links gerichtet war, mit dem Uhrzeigersinn über die Ventrikel. Die Richtung des Vektors am Gipfel der R-Zacke wird auch als **elektrische Herzachse** bezeichnet (s. u., Lagetypen). Insgesamt durchläuft die Erregung während dieser Phase des EKG das Arbeitsmyokard der Ventrikel von subendokardial nach subepikardial, also von innen nach außen. Als Letztes werden Anteile des Ventrikelmyokards erregt, die an der Basis des linken Ventrikels subepikardial lokalisiert sind **(S-Zacke).**

- **ST-Strecke:** Die Ventrikel sind vollständig erregt, es entsteht daher keine Potenzialdifferenz, und die EKG-Anzeige verläuft auf der isoelektrischen Linie. Hiermit schließt sich eine 2. Vektorschleife, weil der Depolarisationsvektor an seinen Ursprungsort zurückgekehrt ist.
- **T-Zacke:** Sie signalisiert die apikobasale Erregungsrückbildung im Ventrikelmyokard (➤ Abb. **8.6**) und hat dieselbe Richtung wie die R-Zacke, weil die AP an der Herzbasis länger dauern als an der Herzspitze und subendokardial länger als subepikardial (Negativität der Basis gegenüber der Spitze → Ausschlag nach oben im EKG).

Bei jeder EKG-Ableitung wird nur der Teil des Summationsvektors erfasst, der sich auf die jeweilige Fläche projizieren lässt (bei der Einthoven-Ableitung die Frontalebene, ➤ Abb. 8.4). Durch die übliche Umpolung der Ableitung II muss die Summe aus Ableitung I und III in jedem Moment der Ableitung II entsprechen. Zur Erfassung des Summationsvektors nach Einthoven sind nur 2 Ableitungen notwendig. Die dritte Ableitung dient zur Absicherung.

Goldberger-Ableitung Bei diesen modifizierten unipolaren Ableitungen wird die differente Extremitätenelektrode gegen die Zusammenschaltung aller 3 Extremitätenelektroden abgeleitet. Hierdurch entsteht ein höheres Potenzial („augmented voltage“, aV) als in einer Ableitung gegen eine einfache indifferente Elektrode. So bedeutet aVR, dass linker Arm (L) und linker Fuß (F) zusammengeschaltet sind. Durch diese Art der Zusammenschaltung entstehen Projektionen, die gegenüber den Einthoven-Ableitungen um 30° gedreht sind, also gerade

8

zwischen den Projektionslinien der Einthoven-Ableitungen liegen. Es wird aber keine neue Projektionsebene erschlossen.

Brustwandableitungen Durch die Brustwandableitungen wird die 3. Dimension, die Horizontalebene, erschlossen. Diese Projektionsebene entspricht dem Schattenbild, das bei Beleuchtung von oben auf dem Boden zu sehen ist. Durch die frontale (Extremitätenableitungen) und die horizontale Projektionsebene ist auch der Verlauf des Vektors in der Sagittalebene definiert, sodass für die Sagittalebene keine zusätzliche Ableitung benötigt wird. Bei der Wilson-Ableitung (➤ Abb. 8.7) wird besonders die Vorderseite des Herzens erfasst, bei der Nehb-Ableitung die Herzhinterwand.

Analyse des EKG

Die frontale Projektion des QRS-Komplexes kann zur Bestimmung der Herzachse verwendet werden (➤ Abb. 8.8). Die Richtung des größten Summenvektors gibt die **elektrische Herzachse** an. Sie stimmt häufig mit der anatomischen Herzachse überein, sodass hieraus Rückschlüsse auf die Herzlage möglich sind, z. B. auf das Vorliegen einer Rechtsherz- oder Linksherzhypertrophie.

Beziehung zwischen EKG und Herzmechanik

Die elektrischen Ereignisse (Vorhoferregung, Ventrikelerregung, Rückgang der Erregung) gehen den mechanischen voran (➤ Abb. 8.9). Der Unter-

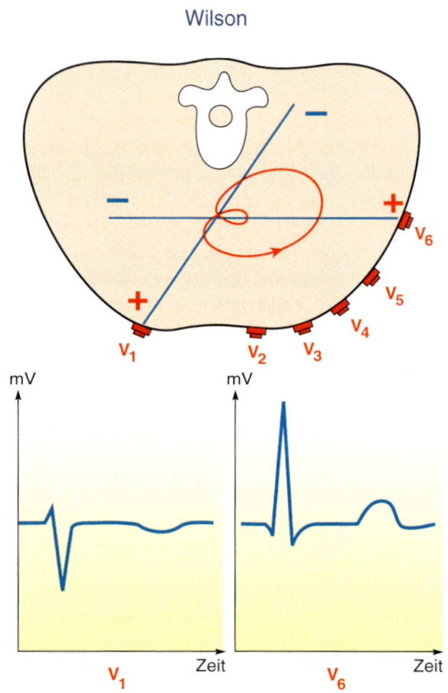

Abb. 8.7 EKG-Ableitung nach Wilson. Schnitt durch den Thorax in der horizontalen Projektionsebene. Es sind die differenten Ableitstellen am Thorax gezeigt. Der positive Pol liegt jeweils bei der differenten Elektrode. Bezugselektrode ist die Zusammenschaltung der Extremitätenelektroden über einen hohen Widerstand. Die Ableitungen V_1 und V_6 sind beispielhaft gezeigt. Ein Ausschlag nach oben entsteht, wenn der Momentanvektor zur Ableitstelle hinzeigt und umgekehrt. Die Vektorschleife in der Mitte des Bilds zeigt, dass der Vektor seine Lage nicht nur in der Frontalebene (➤ Abb. 8.4, Spalte b), sondern auch in der Horizontalebene während jeder Herzaktion laufend verändert.

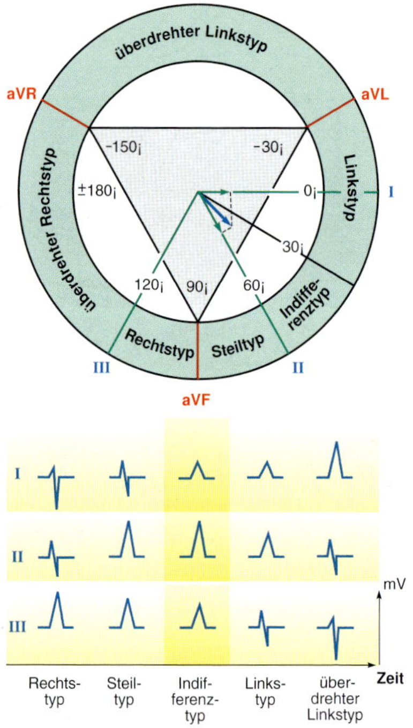

Abb. 8.8 Cabrera-Kreis. Vektorkonstruktion der Lagetypen des Herzens mithilfe des Cabrera-Kreises. Die Ableitlinien nach Einthoven sind parallel verschoben, sodass der Ursprung der Vektoren im Kreismittelpunkt liegt. Der Summationsvektor (blauer Pfeil) lässt sich aus 2 R-Zacken, wie für den Indifferenztyp gezeigt (grüne Pfeile), und sonst aus 2 QRS-Komplexen konstruieren.

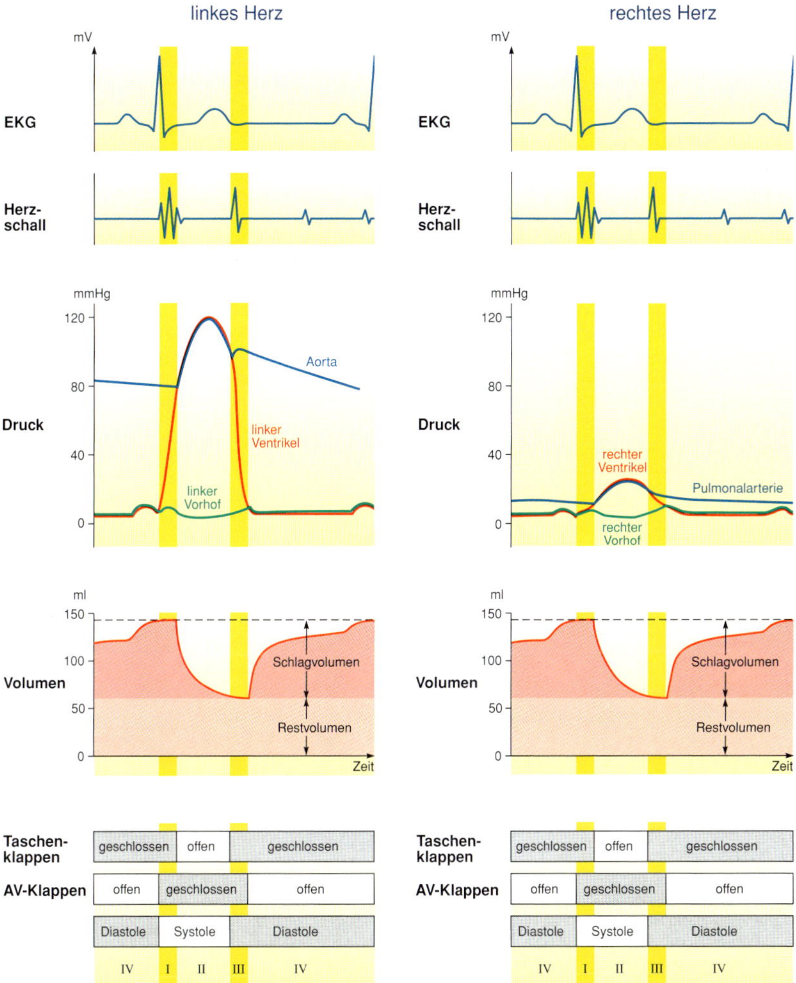

Abb. 8.9 Zusammenhang zwischen EKG, Herzschall und Herzmechanik. Einzelheiten s. zugehörige Kapitel. I–IV (ganz unten) = Aktionsphasen des Herzens, I = Anspannungsphase, II = Austreibungsphase, III = Entspannungsphase, IV = Füllungsphase.

schied zwischen rechtem und linkem Ventrikel liegt dabei nur im wesentlich geringeren Druck des rechten Ventrikels.

8.1.3 Mechanik der Herzaktion SHK 405

Anatomische Voraussetzungen

Das **Arbeitsmyokard** besteht aus quergestreiften Muskelzellen, den Kardiomyozyten. Es handelt sich um ein- oder nicht selten zweikernige Zellen, die verzweigt sind und Verbindungen zu zahlreichen Nachbarzellen aufnehmen können. Die Kardiomyozyten sind über sog. Glanzstreifen (Disci intercalares) mechanisch fest miteinander verbunden. Im Bereich der Glanzstreifen sorgen zahlreiche Gap Junctions für eine elektrische Koppelung zwischen den Zellen (funktionelles Synzytium) und ermögli-

chen so die koordinierte Kontraktion und Erschlaffung des gesamten Zellverbandes (Arbeitsmyokard).
Die Zellen des **Erregungsbildungs- und -leitungssystems** sind hoch spezialisierte Kardiomyozyten, die in der Lage sind, spontan Erregungen zu generieren bzw. einen für die Pumpfunktion optimalen Erregungsablauf innerhalb des Herzens zu gewährleisten.

Herzklappen Die Herzklappen ermöglichen eine gerichtete Blutbewegung. Sie üben also eine **Ventilfunktion** aus. Die Klappen werden passiv durch die Druckunterschiede zwischen den jeweiligen vor- und nachgeschalteten Hohlräumen geschlossen und geöffnet:

- Die **Atrioventrikularklappen** (AV-Klappen) liegen als Bikuspidal- (Mitral-) bzw. Trikuspidalklappe in der Ventilebene des Herzens.
- Die **Pulmonal- und Aortenklappen** (Semilunarklappen) verhindern den Rückstrom in die Ventrikel während der Diastole.

Phasen des Herzzyklus

Ein Herzzyklus besteht aus einer Kontraktionsphase (Systole) und einer Erschlaffungsphase (Diastole). Die Systole wird in eine Anspannungs- und Austreibungsphase, die Diastole in eine Entspannungs- und Füllungsphase unterteilt (➤ Abb. **8.10**).

Anspannungsphase Die Anspannungsphase – und damit die Systole – beginnt mit dem Schließen der Mitralklappe, wenn infolge der isovolumetrischen Kontraktion der Ventrikelmuskulatur der Druck im linken Ventrikel denjenigen im linken Vorhof übersteigt (A in ➤ Abb. **8.10**). Zu diesem Zeitpunkt ist der Druck in der Aorta noch wesentlich höher als der Druck im linken Ventrikel, sodass die Aortenklappe geschlossen ist. Während der Anspannungsphase steigt der Druck im linken Ventrikel bei gleichbleibendem Blutvolumen steil an. Die isovolumetrische Kontraktion des Herzmuskels entspricht der isometrischen Kontraktion des Skelettmuskels (s. a. ➤ Kap. 4.2.2). Die Bezeichnung *isometrisch* wäre für die Kontraktion des Herzens in der Anspannungsphase nicht korrekt, da der Hohlmuskel Herz seine Konfiguration während der Kontraktion geringfügig ändert. Er nähert sich der Kugelform, wobei einzelne Herzmuskelzellen gedehnt und andere verkürzt werden.

Austreibungsphase Wenn der Druck im linken Ventrikel den Druck in der Aorta übersteigt, öffnet sich die Aortenklappe (B in ➤ Abb. **8.10**) und es beginnt die Austreibungsphase. Dies ist normalerweise bei einem Aortendruck von ca. 80 mmHg der Fall. Während der Austreibungsphase erreicht der Ventrikeldruck ein Maximum von ca. 120 mmHg, um noch vor Beginn der Diastole wieder abzunehmen. Die Wandspannung des Ventrikels erreicht bereits in der Anspannungsphase ihr Maximum und kann danach nicht weiter zunehmen. Der Druckanstieg zu Beginn der Austreibungsphase beruht daher im Wesentlichen auf einer Abnahme des Ventrikelradius. Nach dem Laplace-Gesetz, s. ➤ Kap. 8.2.1 (der Innendruck ist proportional zur Wandspannung und indirekt proportional zum Radius), steigt der Druck in einem dehnbaren Hohlkörper bei gleichbleibender Wandspannung, wenn der Radius abnimmt.
Während der Austreibungsphase kontrahieren sich die Ventrikel auxobar (auxo = Zunahme, bar = Druck) und werfen dabei unter Ruhebedingungen jeweils ein **Schlagvolumen** von ca. 80 ml aus. Da sie im selben Kreislauf hintereinandergeschaltet sind, beträgt das bei jeder Herzaktion vom Herzen ins-

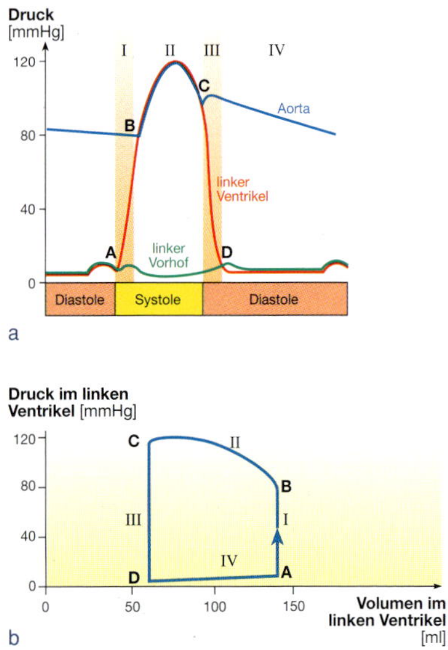

Abb. 8.10 Druckverlauf im linken Ventrikel während des Herzzyklus. Im oberen Teil der Abbildung sind zusätzlich die Druckverläufe in der Aorta und im linken Vorhof dargestellt; A = AV-Klappen (Segelklappen) werden geschlossen, B = Aortenklappen (Taschenklappen) werden geöffnet, C = Aortenklappen werden geschlossen, D = AV-Klappen werden geöffnet, I = Anspannungsphase, II = Austreibungsphase, III = Entspannungsphase, IV = Füllungsphase.

gesamt geförderte Volumen 80 und nicht etwa 160 ml.
Das Schlagvolumen von ca. 80 ml entspricht etwa 60% des enddiastolischen Füllungsvolumens. Der Quotient aus Schlagvolumen und enddiastolischem Füllungsvolumen wird als **Ejektionsfraktion** (von engl. „ejection fraction" = Auswurffraktion) bezeichnet und beträgt demnach normalerweise ca. 0,6. Die Ejektionsfraktion ist in der Klinik ein wichtiger Parameter zur Beurteilung der Pumpfunktion des Herzens.

MERKE
Austreibungsphase: auxobare Kontraktion, schnelle Austreibung vor allem während des ersten Viertels der Phase

Entspannungsphase Die Austreibungsphase endet, wenn infolge der Erschlaffung der Ventrikelmuskulatur der Druck im linken Ventrikel unter denjenigen in der Aorta abfällt (C in > Abb. **8.10**). Die Aortenklappe wird geschlossen und es beginnt die Entspannungsphase. In dieser Phase sind, ähnlich wie in der Anspannungsphase, alle Klappen geschlossen. Die Entspannung erfolgt also isovolumetrisch. Im Gegensatz zum Druck in der Aorta, der normalerweise nicht unter ca. 80 mmHg abfällt, sinkt der Druck im linken Ventrikel während der Entspannungsphase rasch auf wenige mmHg und unterschreitet schließlich den Druck im inzwischen gefüllten linken Vorhof (D in > Abb. **8.10**).

MERKE
Entspannungsphase: isovolumetrische Entspannung, schneller Druckabfall bei geschlossenen Klappen

Füllungsphase Durch den Druckgradienten zwischen linkem Vorhof und linkem Ventrikel wird die Mitralklappe geöffnet (D in > Abb. **8.10**) und es beginnt die Füllungsphase des Ventrikels. Bei einer normalen Herzfrequenz von 60–80 Schlägen pro Minute ist der Ventrikel nach dem ersten Viertel der Füllungsphase bereits zu ca. 80% gefüllt. Durch die rasche Ventrikelfüllung während der frühen Füllungsphase kann auch bei hohen Herzfrequenzen – wenn die Diastole stark verkürzt ist – ein ausreichendes enddiastolisches Volumen erzielt werden.

MERKE
Füllungsphase: schnelle Füllung durch den Ventilebenenmechanismus, vor allem während des ersten Viertels der Phase

Mechanismen der Ventrikelfüllung Die rasche Füllung der Ventrikel während der frühen Diastole beruht vor allem auf dem **Ventilebenenmechanismus** (> Abb. **8.11**) und nur zu ca. 20% auf der gegen Ende der Ventrikeldiastole stattfindenden aktiven Kontraktion der Vorhöfe **(Vorhofsystole)**. Ein Ausfall der Vorhofsystole (z. B. bei Vorhofflimmern) beeinträchtigt die Pumpfunktion des Herzens unter Ruhebedingungen daher kaum.

Druck-Volumen-Diagramm

In einem Druck-Volumen-Diagramm werden die in jedem Moment der Herzaktion vorkommenden Volumina gegen die gleichzeitig auftretenden Drücke aufgetragen (> Abb. **8.12**). Grundlage ist dabei die am entspannten Ventrikel aufgenommene **Ruhedehnungskurve.** Sie ergibt sich aus dem Druck, der aufgebracht werden muss, um ein bestimmtes Füllungsvolumen zu erzielen. Davon ausgehend kann jede Kontraktion des Herzens dargestellt werden. Die Extreme wären eine rein isovolumetrische oder eine rein isobare Kontraktion.
Bei jeder Herzaktion führt der Herzmuskel eine modifizierte **Unterstützungskontraktion** aus, d. h., er kontrahiert sich zuerst isovolumetrisch (Anspannungsphase, Phase I in > Abb. **8.10**) und dann auxobar (Austreibungsphase, Phase II in > Abb. **8.10**). Die Kurve der Unterstützungsmaxima hängt beim Herzen vom enddiastolischen Volumen ab. Sie lässt sich konstruieren, indem man den Punkt auf der Ruhedehnungskurve, der dem enddiastolischen Volumen entspricht, durch eine senkrechte Linie mit der Kurve der isovolumetrischen Maxima und durch eine waagrechte Linie mit der Kurve der isobaren Maxima verbindet (> Abb. **8.12**). Die direkte Verbindung zwischen den Schnittpunkten der beiden Linien mit der jeweiligen Maximakurve ent-

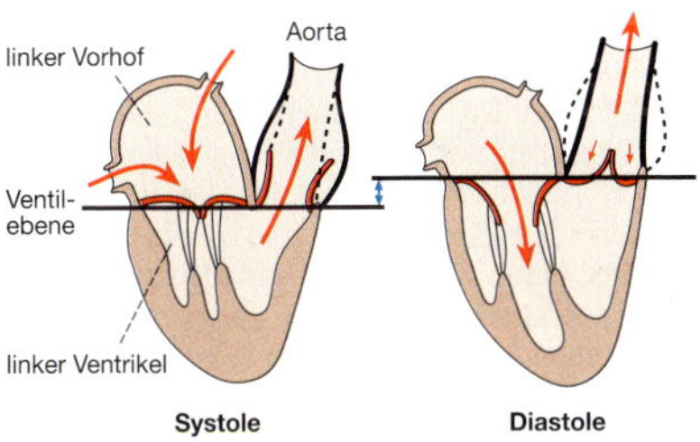

Abb. 8.11 Ventilebenenmechanismus. Durch die Kontraktion der Ventrikelmuskulatur wird die Vorhof-Kammer-Grenze mit den AV-Klappen (Ventilebene) zur Herzspitze hin verschoben. Dadurch werden die Vorhöfe gedehnt und es entsteht ein Sog, welcher die Vorhoffüllung begünstigt. Während der Diastole schiebt sich die Ventilebene über das Blut in den Vorhöfen (die AV-Klappen [Ventile] sind dabei geöffnet), sodass sich die Ventrikel mit Blut füllen, ohne dass das Blut dazu bewegt werden muss.

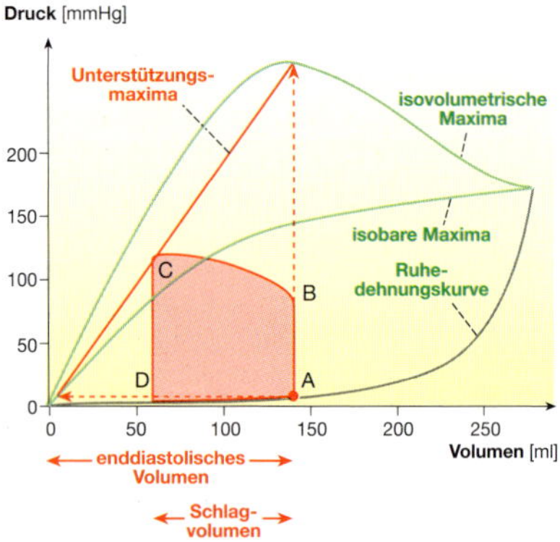

Abb. 8.12 Druck-Volumen-Diagramm des linken Ventrikels. Die markierte Fläche (A-B-C-D) entspricht der vom Herzen geleisteten Druck-Volumen-Arbeit. Weitere Erläuterungen siehe Text.

spricht in etwa der Kurve der Unterstützungsmaxima, welche annähernd linear verläuft.

Regulation der Herztätigkeit

Die Auswurfleistung des Herzens muss ständig an wechselnde Belastungen angepasst werden (Änderungen der Vor- und Nachlast):

- **Frank-Starling-Mechanismus** (Zusammenhang zwischen Vorlast und Schlagvolumen des Herzens): Er dient hauptsächlich der gegenseitigen Anpassung der Auswurfleistungen beider Ventrikel. Bei Volumenbelastung kommt es zu einer Zunahme des enddiastolischen Volumens. Das Herz wirft ein vergrößertes Schlagvolumen gegen einen normalen Widerstand aus. Bei einer plötzlichen Druckerhöhung in der Aorta wird zunächst ein verkleinertes Schlagvolumen (SV 1) ausgeworfen, sodass am Ende der Systole ein erhöhtes Restvolumen im Ventrikel verbleibt. Zusammen mit der normalen Füllung in der anschließenden Diastole resultiert daraus ein erhöhtes enddiastolisches Volumen. Bei der folgenden Herzaktion wird, trotz des erhöhten Widerstands, ein normales Schlagvolumen ausgeworfen. Zugrunde liegender molekularer Mechanismus ist die Abhängigkeit der Ca^{2+}-Affinität von Troponin C und damit die Ca^{2+}-Empfindlichkeit der Myofilamente sowie die Ca^{2+}-induzierte Ca^{2+}-Freisetzung aus dem SR vom Dehnungszustand der Kardiomyozyten.
- **Aktivierung des Sympathikus:** Erhöht werden dabei die maximale Kraft, die der Herzmuskel erzeugt, und die Geschwindigkeit dieser Kraftentwicklung (positiv inotrope Wirkung). Dadurch steigt der Druck im Ventrikel während der Systole schneller an. Während der Diastole führt der Sympathikus zur schnelleren Relaxation der Ventrikel (positiv lusitrope Wirkung), was die diastolische Ventrikelfüllung begünstigt. Auf molekularer Ebene beruht die positiv inotrope Wirkung auf einer Erhöhung der Ca^{2+}-Konzentration in den Kardiomyozyten, die positiv lusitrope Wirkung auf einer schnelleren Ca^{2+}-Aufnahme in das SR.

Über den Frank-Starling-Mechanismus kann das Herzzeitvolumen auf maximal etwa das Doppelte des Ruhewertes gesteigert werden. Bei körperlicher Arbeit ist jedoch häufig eine stärkere Steigerung (auf das Drei- bis Vierfache des Ruhewertes) erforderlich. Außerdem ist das enddiastolische Volumen bei körperlicher Arbeit in der Regel nicht erhöht, sodass der Frank-Starling-Mechanismus nicht wirksam werden kann. Bei körperlicher Arbeit wird die Herzleistung also nicht über den Frank-Starling-Mechanismus angepasst, sondern über eine Aktivierung des Sympathikus. Während sich beim Frank-Starling-Mechanismus der Arbeitsbereich des Herzens auf der Ruhedehnungskurve ändert und die Kurve der isovolumetrischen Maxima unverändert bleibt, verschiebt sich diese Kurve unter dem Einfluss des Sympathikus nach oben (zu höheren Drücken).

Herzarbeit

Bei jeder Herzaktion leistet das Herz mechanische Arbeit, indem es Druck auf das im Herzen befindliche Blut ausübt und das Schlagvolumen beschleunigt:

- **Druck-Volumen Arbeit:** Sie kann nach der Gleichung Arbeit = Δ Druck × Δ Volumen näherungsweise berechnet werden und entspricht der Fläche im Druck-Volumen-Diagramm (➤ Abb. **8.10**), die während einer Herzaktion umfahren wird (Eckpunkte A – B – C – D). Die vom linken Ventrikel während eines Herzzyklus aktiv geleistete Druck-Volumen-Arbeit beträgt näherungsweise $12\,400 \times 80 \times 10^{-6} = 0{,}99$ Nm. Sie ist im rechten Ventrikel wegen der niedrigeren Drücke wesentlich geringer.
- **Beschleunigungsarbeit:** Sie lässt sich nach der Gleichung Arbeit = 0,5 × Masse × Geschwindigkeit^2 näherungsweise berechnen und beträgt in Ruhe nur etwa 1 % der Gesamtarbeit des linken Ventrikels.

MERKE

Das Herz leistet Druck-Volumen-Arbeit und Beschleunigungsarbeit, wobei der auf die Druck-Volumen-Arbeit entfallende Anteil bei Weitem überwiegt.

Der Quotient aus geleisteter Arbeit und Gesamtenergieumsatz wird als **Wirkungsgrad** bezeichnet (Angabe meist in Prozent). Der Wirkungsgrad des Herzmuskels beträgt ca. 15%, d.h., der Gesamtenergieumsatz des Herzens ist etwa 7-mal höher als die vom Herzen geleistete mechanische Arbeit.

Herzschall

Die Herzaktion führt zu niederfrequenten (15 bis 400 Hz) Schwingungen, die auf der Thoraxwand mithilfe eines Stethoskops auskultiert oder über ein Mikrophon (Phonokardiogramm) aufgenommen werden können. Während einer Herzaktion lassen sich in der Regel ein 1. und ein 2. Herzton klar voneinander unterscheiden. Gelegentlich tritt auch noch ein 3. oder 4. Herzton auf. Der **1. Herzton** entsteht, wenn sich die Kammermuskulatur beim Schluss der AV-Klappen um das inkompressible Blut kontrahiert. Er ist etwas länger und dumpfer als der kurze, helle **2. Herzton.** Letzterer entsteht beim Schluss der Aorten- bzw. Pulmonalklappe. Da die Systole im rechten Ventrikel etwas länger dauert als im linken, kann besonders bei Kindern und Jugendlichen gelegentlich ein gespaltener 2. Herzton auftreten. Der **3. Herzton** wird durch den frühdiastolischen Bluteinstrom in die Ventrikel hervorgerufen. Der gelegentlich gegen Ende der Ventrikeldiastole auftretende **4. Herzton** entsteht durch die Vorhofkontraktion.

MERKE

1. Herzton = Muskelanspannungston, Beginn der Systole; 2. Herzton = Taschen- oder Klappenschlusston, Beginn der Diastole

8.1.4 Koronardurchblutung und Energieumsatz SHK 413

Koronardurchblutung

Das Herz erhält in Ruhe ca. 70–80 ml Blut pro Minute und 100 g Gewebe. Das entspricht ca. 5% des Herzzeitvolumens. Bei Belastung kann die Durchblutung des Herzens auf das Vier- bis Fünffache des Ruhewertes gesteigert werden. Die **Sauerstoffextraktion** aus dem Blut ist mit ca. 70% – gegenüber durchschnittlich 27% im Gesamtorganismus – bereits unter Ruhebedingungen sehr hoch und kann kaum noch gesteigert werden. Insbesondere der linke Ventrikel wird hauptsächlich während der Diastole und weniger während der Systole durchblutet, weil die Koronargefäße durch den von der Ventrikelmuskulatur entwickelten Druck während der Systole komprimiert werden. Die Koronardurchblutung wird lokal durch diverse Gewebsfaktoren reguliert.

MERKE

Die Koronarreserve ist der Quotient aus maximaler Durchblutung (durch maximale Dilatation der Koronargefäße) und Ruhedurchblutung. Sie ist in der Klinik ein wichtiger Parameter für die Beurteilung der Dilatationsfähigkeit der Koronargefäße.

Energieumsatz

Der Sauerstoffverbrauch des Herzens liegt in Ruhe bei 10 ml O_2 pro Minute und 100 g Gewebe. Bei einem Herzgewicht von 300 g und einem kalorischen Äquivalent von 20 J/ml O_2 entspricht dies einem Energieumsatz von 600 J/min (= 864 kJ/d) bzw. etwa 10% des gesamten Energieumsatzes des Körpers in Ruhe. Der Energiebedarf des Herzens wird zu je etwa einem Drittel durch freie Fettsäuren, Glucose und Lactat gedeckt.

8.1.5 Diagnostik SHK 414

8.2 Kreislauf SHK 414

Das Blut fließt entlang einem Druckgradienten (Perfusionsdruck) durch das Kreislaufsystem. Die Stromstärke, also das Blutvolumen, das pro Zeiteinheit durch das Kreislaufsystem fließt (Herzzeitvolumen), hängt außer vom Perfusionsdruck entscheidend vom Strömungswiderstand des Gefäßsystems (totaler peripherer Widerstand) ab.
Die für die Ver- und Entsorgung notwendigen Substanzen werden über lange Strecken mit dem Blutstrom mitgeführt (Konvektion). Die treibende Kraft ist hierbei ein vom Herzen erzeugter hydrostatischer Druckgradient, der mit ungefähr 100 mmHg relativ groß ist. In den Widerstandsgefäßen (Arteriolen) sinkt der Druck und ist in den nachfolgenden Teilen des Gefäßsystems niedrig. Die regionalen Strömungswiderstände in den einzelnen Organen bestimmen die Verteilung des Herzzeitvolumens (➤ Abb. **8.13**). Der Stoffaustausch zwischen Blut und Gewebe findet in den Kapillaren und postkapillären Venolen (Mikrozirkulation) statt.
Nach den jeweils vorherrschenden Drücken lässt sich das Herz-Kreislauf-System in ein Hoch- und ein Niederdrucksystem einteilen (➤ Abb. **8.13**). Zum **Hochdrucksystem** gehören der linke Ventrikel während der Systole sowie die Aorta, die Arterien und die Arteriolen, sofern letztere nicht bereits zur Mikrozirkulation gerechnet werden. Zum **Niederdrucksystem** gehören alle übrigen Anteile einschließlich des linken Ventrikels während der Diastole, der Venen, des rechten Ventrikels und des gesamten Lungenkreislaufs. Zwischen dem Hoch- und dem Niederdrucksystem liegt die **Mikrozirkulation** mit den Arteriolen, Kapillaren, Venolen und den Lymphgefäßen.

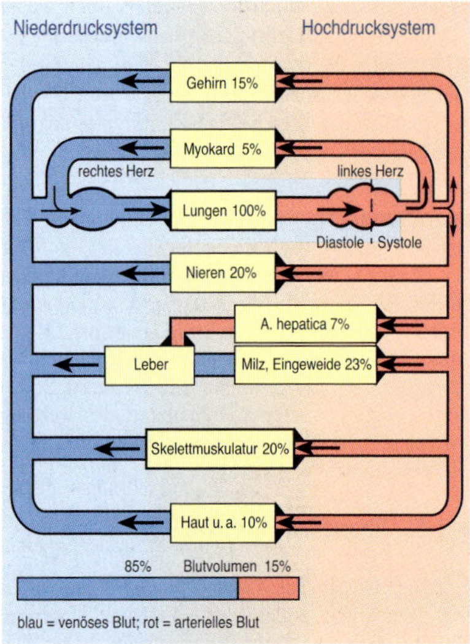

Abb. 8.13 Schema des Blutkreislaufs. Die Prozentzahlen geben den Anteil der verschiedenen Organgebiete am Herzzeitvolumen unter Ruhebedingungen an. Der linke Ventrikel gehört in der Diastole zum Niederdruck- und in der Systole zum Hochdrucksystem.

Den verschiedenen Kreislaufabschnitten können die folgenden Hauptaufgaben zugeordnet werden:

- Das Herz stellt die **Pumpe** dar, welche den notwendigen Druck erzeugt, um die Zirkulation aufrechtzuerhalten.
- Die Arterien sind das Verteilersystem (**Leitarterien**), welches das Blut unter hohem Druck auf die einzelnen Organe verteilt.
- Die Arteriolen (**Widerstandsgefäße**) bestimmen durch ihre Weite entscheidend den Strömungswiderstand und damit das Blutvolumen, welches bei einem gegebenen Perfusionsdruck pro Zeiteinheit durch ein Gefäßbett fließt.
- Die Kapillaren und postkapillären Venolen (**Austauschgefäße**) ermöglichen den Stoffaustausch mit dem Interstitium der einzelnen Organe.
- Die Venen (**Kapazitätsgefäße**) verfügen über die Fähigkeit, relativ große Volumina aufzunehmen bzw. abzugeben, ohne dass dies im übrigen Kreislaufsystem notwendigerweise hämodynamisch wirksam würde (z. B. geringe Auswirkung einer Blutspende auf den arteriellen Blutdruck).

8.2.1 Gefäßmechanik SHK 414

Transmuraler Druck und Wandspannung

Das Herz erzeugt durch seine Pumptätigkeit einen hydrodynamischen Druck in den Gefäßen (P_i), der die Gefäßwand dehnt. Diesem Druck wirkt ein – in der Regel niedrigerer – hydrostatischer Druck in den Geweben (P_a) entgegen. Die Differenz beider Drücke ist der **transmurale Druck** ($P_t = P_i - P_a$). Während der transmurale Druck bewirkt, dass das Lumen eines Gefäßes erweitert wird, ist die tangential angreifende **Wandspannung** (T) dem transmuralen Druck entgegengerichtet. Die Wandspannung ist demnach als Kraft vorstellbar, welche die Schnittränder eines hypothetischen Längsspalts in der Gefäßwand einander annähert. Gemäß dem (modifizierten) Laplace-Gesetz gilt: $T = (P_t \times r)/d$, d. h., die Wandspannung nimmt bei gleichbleibendem transmuralem Druck mit zunehmendem Radius des Gefäßes zu.

Dehnbarkeit

Compliance Die Compliance (C) ist ein Maß für die Dehnbarkeit von Hohlorganen, wie z. B. von Blutgefäßen oder auch des Thorax (➤ Kap. 9), bei zunehmendem transmuralem Druck. Sie wird als Quotient aus Volumenänderung (ΔV) und Druckänderung (ΔP) angegeben:

$$C = \Delta V / \Delta P$$

Die Compliance der Blutgefäße ist in den einzelnen Kreislaufabschnitten sehr unterschiedlich. Venen haben in der Regel eine deutlich höhere Compliance als Arterien. Die Compliance der Aorta (Windkesselfunktion) ist größer als die Compliance der muskulären Leitarterien. Grundlage der hohen Compliance der Venen ist neben den Dehnungseigenschaften der Venenwand auch die Form des Venenquerschnitts.

8.2.2 Allgemeine Hämodynamik SHK 414

Kontinuitätsprinzip

Betrachtet man den Blutkreislauf als ein System hintereinandergeschalteter Kreislaufabschnitte, so fließt durch jeden Abschnitt pro Zeiteinheit exakt dasselbe Blutvolumen (Kontinuitätsprinzip). Im Gegensatz zur **Stromstärke** (l/min) ist die **Strömungsgeschwindigkeit** des Blutes (cm/s) in den einzelnen Kreislaufabschnitten recht unterschiedlich (➤ Abb. 8.14). In der Aorta fließt das Blut sehr schnell (mittlere Strömungsgeschwindigkeit 20 cm/s) bei einer Querschnittsfläche von wenigen Quadratzentimetern; in den Kapillaren fließt es hingegen langsam (mittlere Strömungsgeschwindigkeit 0,03 cm/s) bei einer viel größeren Querschnittsfläche (ca. 3000 cm^2).

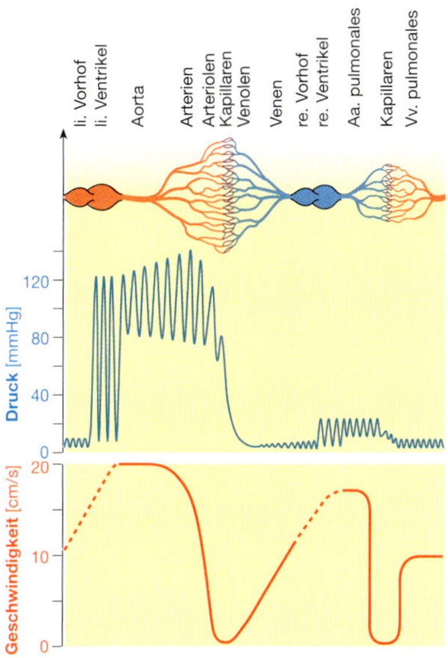

Abb. 8.14 Blutdruck und mittlere Strömungsgeschwindigkeit in den verschiedenen Kreislaufabschnitten. Nach dem Kontinuitätsprinzip ist die mittlere Strömungsgeschwindigkeit an jeder Stelle des Gefäßsystems der Gesamtquerschnittsfläche der durchströmten Gefäße umgekehrt proportional. Im Körperkreislauf fällt der Blutdruck besonders in den Arteriolen (Widerstandsgefäße) stark ab. Im Herzen ist die Geschwindigkeitskurve gestrichelt gezeichnet.

Druck-Stromstärke-Beziehung

Ohm'sches Gesetz Die Durchblutung eines Organs ($\dot{Q}$) (Stromstärke) nimmt mit zunehmendem Perfusionsdruck (Δ P) zu und mit zunehmendem Strömungswiderstand (R) seiner Gefäße ab. Es gilt das Ohm'sche Gesetz: $\dot{Q} = \Delta P/R$. Δ P beträgt ca. 97 mmHg. Bei einem Herzzeitvolumen (Stromstärke) von 5 l/min beträgt der gesamte Strömungswiderstand im Körperkreislauf **(totaler peripherer Widerstand)** demnach ca. 97 : 5 = 19,2 mmHg × l × min^{-1}. Der größte Teil des totalen peripheren Widerstands entfällt auf die Arteriolen, in deren Verlauf der Blutdruck besonders stark abfällt (➤ Abb. **8.14**).

MERKE

Der Gefäßradius ist die wichtigste Determinante des Strömungswiderstands. Die Durchblutung kann über die Beeinflussung des Gefäßradius effektiv reguliert werden.

Hagen-Poiseuille-Gesetz Der Strömungswiderstand (R) steigt mit zunehmender Länge (l) und abnehmendem Radius (r) des Gefäßes sowie mit zunehmender Viskosität (η) der Strömungsflüssigkeit. In die Berechnung gehen außerdem noch zwei Konstanten (die Zahlen 8 und π) ein. Der genaue Zusammenhang stellt sich wie folgt dar:

$$R = \frac{l \times \eta \times 8}{r^4 \times \pi}$$

Ersetzt man R im Ohm'schen Gesetz durch die obige Formel, so ergibt sich das Hagen-Poiseuille-Gesetz:

$$\dot{Q} = \Delta P \times \frac{r^4 \times \pi}{l \times \eta \times 8}$$

Bereits geringe Änderungen des Radius haben große Auswirkungen auf die Stromstärke (Durchblutung). Dies trifft auch für die Verhältnisse im menschlichen Blutkreislauf zu, obwohl die für das Hagen-Poiseuille-Gesetz erforderlichen Voraussetzungen im Kreislauf nicht vollständig erfüllt sind.

Laminare versus turbulente Strömung

Die Blutströmung ist normalerweise weitgehend laminar. Nur an einigen Stellen im Kreislaufsystem – z. B. in der Aorta und in der A. pulmonalis während der Austreibungsphase – treten Turbulenzen auf (➤ Abb. **8.15**).

Blutviskosität

Die Viskosität (η) einer Flüssigkeit ist definiert als der Quotient aus Schubspannung (τ) und Schergrad (γ) **(Newton-Reibungsgesetz)**. Die Viskosität des Blutes ändert sich mit der Schubspannung und dem Radius des durchströmten Gefäßes.

8.2.3 Hochdrucksystem SHK 418

Bestandteile

Das Hochdrucksystem umfasst den linken Ventrikel in der Systole und das sich anschließende arterielle System von der Aorta bis zum Ende der Arteriolen. Es enthält ca. 15 % des gesamten Blutvolumens. Innerhalb des arteriellen Systems haben Gefäße mit einem hohen Elastinanteil an der Gefäßwand (Aorta) eine größere Compliance als Gefäße mit einem hohen Muskelanteil (Leitarterien). Die große Compliance der Aorta ist eine wesentliche Voraussetzung ihrer Windkesselfunktion.

Hämodynamik

Windkesselfunktion Durch die Windkesselfunktion wird die vom Herzen erzeugte diskontinuierliche (= pulsatorische) Strömung des Blutes in der Aorta und den großen Arterien in eine mehr kontinuierliche (= stationäre) Strömung umgewandelt. Die elastischen Fasern werden in der Systole durch das ausgeworfene Blut gedehnt, wodurch etwa die Hälfte des Schlagvolumens vorübergehend in der erweiterten Aorta gespeichert wird. Während der Diastole ziehen sich die elastischen Fasern der Aorta wieder zusammen und das gespeicherte Blutvolumen wird weitertransportiert.

MERKE

Die Windkesselfunktion der Aorta und der großen Arterien dämpft die Amplituden des Druckpulses und des Strömungspulses.

Druck- und Strompulse Der **Druckpuls** hat einen typischen Verlauf, der allerdings in den verschiedenen Abschnitten des arteriellen Systems unterschiedlich ist (> Abb. **8.16**). Charakteristika der Druckpulskurve sind:

- Inzisur durch Schließung der Taschenklappen am Ende der Austreibungsphase,
- Amplitudenänderung: Zunahme der Amplitude in den großen muskulären Arterien, Abnahme in den peripher liegenden kleineren Arterien,
- dikrote Welle in den herzfernen Arterien: zweiter Gipfel in der Druckpulskurve durch Reflexionen der Druckpulswellen an Orten mit stark erhöhtem Wellenwiderstand.
- Ausbreitungsgeschwindigkeit: Der Druckpuls breitet sich mit Geschwindigkeiten von etwa 3 – 5 m/s in der Aorta und von etwa 5 – 10 m/s in den großen Beinarterien aus. Die Ausbreitungsgeschwindigkeit des Druckpulses ist bedeutend höher als die Strömungsgeschwindigkeit des Blutes.
- Mittlerer arterieller Druck: Er liegt in der Aorta wenige mmHg und in herzfernen Arterien deutlich unter dem arithmetischen Mittel aus systolischem (120 mmHg) und diastolischem Blutdruck (80 mmHg), weil die Druckpulskurve eine breite Basis und einen schmalen Gipfel aufweist (> Abb. **8.16**).

Unter **Strompuls** versteht man die rhythmischen Schwankungen des Blutflusses, wobei entweder die Stromstärke (ml/s) oder die Strömungsgeschwindigkeit (cm/s) betrachtet werden. Stromstärke und Strömungsgeschwindigkeit sind einander direkt proportional: Stromstärke = Strömungsgeschwindigkeit × Gefäßquerschnitt.

So ergibt sich für die Kapillaren bei einer angenommenen Gesamtstromstärke (= Herzzeitvolumen) von 83 ml/s (= 5 l/min) und einer angenommenen Gesamtquerschnittsfläche von 3000 cm^2 eine mittlere Strömungsgeschwindigkeit des Blutes von 83 : 3000 = 0,03 cm/s (> Abb. **8.14**).

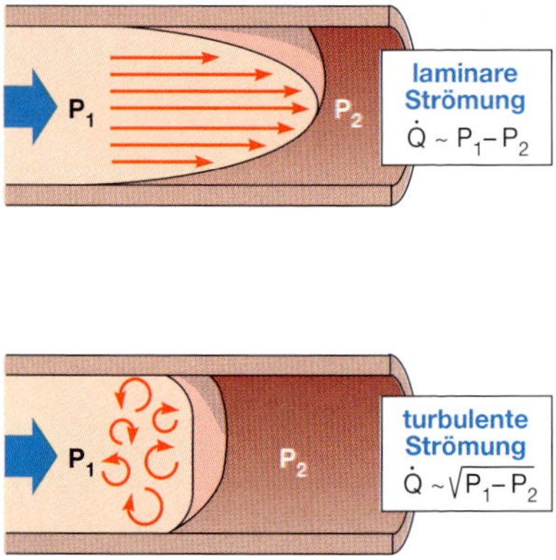

Abb. 8.15 Geschwindigkeitsprofile bei laminarer und turbulenter Strömung. Der blaue Pfeil zeigt die Strömungsrichtung der Flüssigkeit, die roten Pfeile zeigen die Bewegungsrichtung und -geschwindigkeit einzelner Flüssigkeitsteilchen an. Die Stromstärke ($\dot{Q}$) ist bei laminarer Strömung dem Perfusionsdruck ($P_1 - P_2$) und bei turbulenter Strömung der Quadratwurzel aus dem Perfusionsdruck proportional, d. h., bei gleichem Perfusionsdruck ist die Stromstärke bei laminarer Strömung deutlich höher als bei turbulenter.

8.2.4 Mikrozirkulation SHK 420

Die Kapillaren bilden zusammen mit den vor- (Arteriolen) und nachgeschalteten Blutgefäßen (Venolen) sowie den Lymphgefäßen die Funktionseinheit der Mikrozirkulation. Wesentliche Aufgabe der Mikrozirkulation ist der Stoffaustausch zwischen Blut und Gewebe, der hauptsächlich in den Kapillaren und postkapillären Venolen stattfindet. Dieser Teil der Mikrozirkulation wird auch als **terminale Strombahn** bezeichnet. Entscheidend für die Perfusion der Kapillaren ist die Funktion der vorgeschalteten Arteriolen. Diese zeigen spontane rhythmische Kontraktionen **(Vasomotion)**, welche die Durchblutung der nachgeschalteten Kapillaren wesentlich beeinflussen.

Wichtig für einen optimalen **Stoffaustausch** sind die große Austauschfläche, die geringe Strömungsgeschwindigkeit des Blutes, die hohe Permeabilität der Gefäßwände und möglichst kurze Diffusionswege. Mechanismen des Stoffaustauschs sind die quantitativ überwiegende Diffusion (täglich etwa 80 000 l Wasser durch Diffusion in beide Richtungen über die Gefäßwand) und die Filtration bzw. Reabsorption.

Kapillarendothel Die Wand der Kapillaren besteht aus dem einschichtigen Endothel und einer

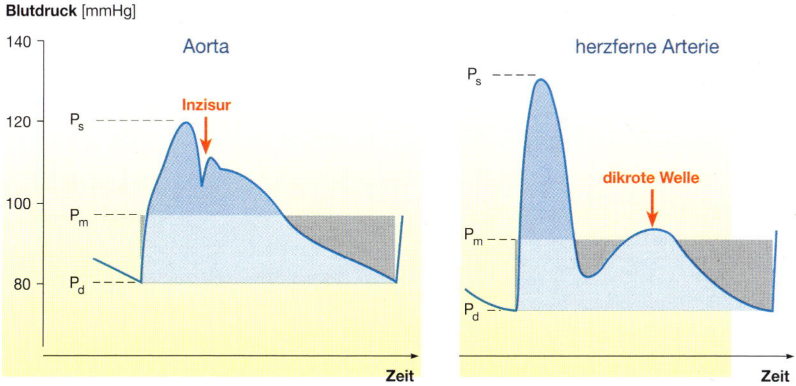

Abb. 8.16 Blutdruckverlauf in einer herznahen (Aorta) und herzfernen Arterie. In der Peripherie ist die Blutdruckamplitude besonders durch den Anstieg des systolischen Blutdrucks erhöht. Der mittlere arterielle Blutdruck nimmt jedoch mit zunehmender Entfernung vom Herzen ab. Dies wird deutlich, wenn man die Fläche unter der jeweiligen Pulskurve in ein Rechteck gleicher Fläche umwandelt. Der mittlere arterielle Blutdruck kann an der Oberkante dieses Rechtecks abgelesen werden; P_d = diastolischer Blutdruck, P_m = mittlerer arterieller Druck, P_s = systolischer Blutdruck.

Basalmembran. Überwiegend handelt es sich dabei um kontinuierliches Endothel mit durch Tight Junctions verbundenen Endothelzellen, die inter- und ggf. auch intrazelluläre Poren haben und damit mehr oder weniger durchlässig sind. Der mittlere Porenradius des kontinuierlichen Endothels beträgt ca. 4–5 nm. Vorwiegend in der Niere, im Darm und in Drüsen findet sich fenestriertes Endothel (Porenweite 50–60 nm), in der Leber, der Milz und im Knochenmark diskontinuierliches Endothel (Lücken von 0,1–1 µm).

Filtration und Reabsorption Treibende Kräfte für den Flüssigkeitsaustausch über die Kapillarwand (➤ Abb. 8.17) sind:

- hydrostatischer Druck in der Kapillare (P_{Kap}),
- hydrostatischer Druck im Interstitium (P_{Int}),
- kolloidosmotischer Druck des Blutplasmas (π_{Kap}),
- kolloidosmotischer Druck der interstitiellen Flüssigkeit (π_{Int}).

Filtrations-Reabsorptions-Bilanz Die Filtrations-Reabsorptions-Bilanz in der Mikrozirkulation wird durch die hydrostatischen und kolloidosmotischen Drücke im Plasma und Interstitium bestimmt. Zwischen der Filtration einerseits und der Reabsorption zusammen mit dem Lymphabfluss andererseits besteht normalerweise ein Gleichgewicht (➤ Abb. 8.18).

Klinik

Ödeme Ödeme sind pathologische Flüssigkeitsansammlungen im Interstitium. Sie können durch eine verstärkte Filtration, eine verminderte Reabsorption oder eine Störung des Lymphabflusses entstehen. Als Ursachen kommen infrage:

- eine Verminderung des kolloidosmotischen Drucks des Blutplasmas, z. B. bei ernährungsbedingtem Eiweißmangel oder bei Eiweißverlust,
- eine Erhöhung des hydrostatischen Drucks in den Kapillaren, z. B. bei Herzinsuffizienz,
- eine erhöhte Durchlässigkeit der Kapillarwand, z. B. bei Entzündungen,
- ein verminderter Lymphabfluss, z. B. nach Operationen.

8.2.5 Niederdrucksystem SHK 423

Bestandteile

Zum Niederdrucksystem gehören alle Venen, die gesamte Lungenstrombahn, beide Herzvorhöfe und der rechte Ventrikel sowie der linke Ventrikel während der Diastole. Das Niederdrucksystem enthält ca. 85% des gesamten Blutvolumens. Die Venen

MERKE

Das Niederdrucksystem enthält ca. 85% des Blutvolumens. Die Venen können ohne Auswirkungen auf den Druck große Blutvolumina aufnehmen bzw. abgeben (Kapazitätsgefäße).

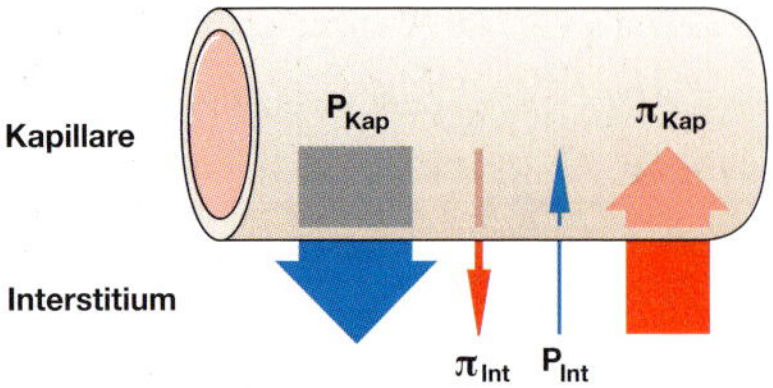

Abb. 8.17 Treibende Kräfte für den Flüssigkeitsaustausch über die Kapillarwand. Der effektive Filtrationsdruck (P_{eff}) errechnet sich als $P_{eff} = (P_{Kap} - P_{Int}) - (\pi_{Kap} - \pi_{Int}) = \Delta P - \Delta \pi$; P_{Int} = hydrostatischer Druck im Interstitium, P_{Kap} = hydrostatischer Druck in der Kapillare, π_{Int} = kolloidosmotischer Druck der interstitiellen Flüssigkeit, π_{Kap} = kolloidosmotischer Druck des Blutplasmas.

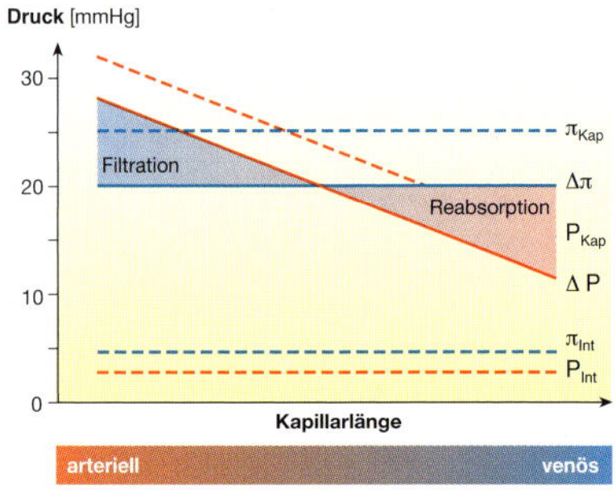

Abb. 8.18 Filtrations-Reabsorptions-Bilanz in der Mikrozirkulation (Schema). Am Anfang der Kapillare ist der hydrostatische Druckgradient (Δ P) größer als der kolloidosmotische (Δ π) und es kommt zur Filtration. Entlang der Kapillare nimmt Δ P ab, während Δ π unverändert bleibt. Schließlich wird Δ P geringer als Δ π und es kommt zur Reabsorption. Das filtrierte, aber nicht unmittelbar reabsorbierte Flüssigkeitsvolumen (ca. 2 l/d) wird dem Kreislauf über die Lymphe wieder zugeführt. Es handelt sich um eine idealisierte Darstellung. Das Verhältnis der verschiedenen Drücke zueinander kann in den verschiedenen Organen sehr unterschiedlich sein.

8

können schon bei niedrigen Drücken und ohne dass sich dadurch die Drücke im Kreislaufsystem merklich ändern, relativ große Blutvolumina aufnehmen (und ggf. auch wieder abgeben).

Hämodynamik

Statischer Blutdruck Bei einem Herzstillstand stellt sich im gesamten Kreislaufsystem ein hydrostatischer Druck von ca. 7 mmHg ein. Dieser Druck wird als **statischer Blutdruck** oder **mittlerer Füllungsdruck** bezeichnet.

Zentraler Venendruck (ZVD) Im venösen Schenkel des Körperkreislaufs fällt der Druck normalerweise von 15–20 mmHg in den Venolen bis auf wenige mmHg in den herznahen Venen ab. Der Druck in den intrathorakalen Venen und im rechten Vorhof wird als ZVD bezeichnet. Er beträgt normalerweise ca. 2–4 mmHg (bzw. ca. 2,7–5,3 cmH_2O) und schwankt mit der Atmung und der Herztätigkeit. Der ZVD hängt vom **Füllungszustand** des Gefäßsystems und von der Auswurfleistung des rechten Herzens ab. Ist diese eingeschränkt **(Herzinsuffizienz)**, staut sich das Blut vor dem rechten Ventrikel und der ZVD steigt.

Schwerkraft und Drücke im Kreislaufsystem Bei aufrechter Körperhaltung übt die Schwerkraft einen starken Einfluss auf die intravasalen Drücke im arteriellen und venösen System aus. In den unteren Körperpartien steigen die Drücke, in den oberen fallen sie. Die hämodynamische Indifferenzebene liegt ca. 5 cm unterhalb des Zwerchfells. Der Einfluss der Schwerkraft auf die venösen Drücke wird in den oberen Körperpartien durch Gefäßkollaps und in den unteren durch die Muskelpumpe abgeschwächt.

8.2.6 Kreislaufregulation SHK 426

Grundlagen der Durchblutungsregulation

Für den Säugetierorganismus hat es sich als vorteilhaft erwiesen, die Durchblutung seiner Organe überwiegend über den Widerstand und weniger über den Perfusionsdruck zu regulieren. Dabei erzeugt das Herz einen hohen Druck gegen einen ebenfalls hohen, aber sehr variablen und in den einzelnen Organen „individuell“ einstellbaren Widerstand.

Zur Veränderung des lokalen Strömungswiderstandes stehen prinzipiell folgende Mechanismen zur Verfügung:

- vegetative (vor allem sympathische) Innervation der Gefäße,
- zirkulierende und lokale Hormone,
- endotheliale Faktoren,
- lokal-chemische Faktoren.

Vegetative Innervation der Gefäße Angriffspunkte der **sympathischen Innervation** sind besonders die Arteriolen und kleinen Arterien. Besonders ausgeprägt ist die sympathische Innervation an den Gefäßen der Haut, der Nieren und des Splanchnikusgebietes, weniger ausgeprägt in der Skelettmuskulatur, im Gehirn und an den Koronarien. Eine **parasympathische cholinerge Innervation** der

Blutgefäße gibt es nur in wenigen Organen wie dem Herzen, dem Gehirn und den Genitalorganen.

Zirkulierende und lokale Hormone Bei den zirkulierenden Hormonen mit direkter Gefäßwirkung handelt es sich vor allem um die Catecholamine (Adrenalin, Noradrenalin) sowie um Peptide (z. B. Angiotensin II, Vasopressin [= antidiuretisches Hormon, ADH]). Die lokalen Hormone sind im Wesentlichen Peptide (z. B. Bradykinin, Angiotensin II), biogene Amine (z. B. Histamin) oder Eicosanoide (z. B. Prostaglandine, Thromboxan A_2).

Endotheliale Faktoren Die Endothelzellen synthetisieren zahlreiche gefäßwirksame Substanzen. Dazu gehören Prostacyclin, andere Prostaglandine, **Stickstoffmonoxid (NO)** und die Endotheline. NO ist ein kurzlebiges Radikal (Halbwertszeit im Sekundenbereich), das über eine Ca^{2+}-abhängige endotheliale NO-Synthase (eNOS) aus der Aminosäure L-Arginin gebildet wird. Es ist ein starker Vasodilatator und bewirkt darüber hinaus eine Hemmung der Plättchenaggregation.

Lokal-chemische Faktoren Zu den vasodilatierend wirkenden, lokal-chemischen Faktoren gehören die Nukleotide ADP und AMP sowie Adenosin, K^+-Ionen, Protonen (= Abfall des pH-Wertes), ein Anstieg der Gewebeosmolalität, eine Zunahme des CO_2-Partialdrucks und eine Abnahme des O_2-Partialdrucks im Gewebe.

Autoregulation der Durchblutung

Autoregulation gewährleistet eine konstante Durchblutung bei sich laufend änderndem arteriellem Blutdruck und damit Perfusionsdruck der Organe (➤ Abb. **2.19**). Diesem Zweck dient die **myogene Reaktion** (Bayliss-Effekt). Die Autoregulation ist in der Niere besonders wirksam, wo die Durchblutung bei schwankenden Perfusionsdrücken zwischen ca. 80 und 160 mmHg praktisch konstant bleibt.

Die myogene Reaktion ist auch an denervierten Gefäßen nachweisbar und beruht auf einer lokalen Reaktion der glatten Gefäßmuskulatur. Betroffene glatte Gefäßmuskelzellen werden bei mechanischer Dehnung depolarisiert, wodurch eine Kontraktion ausgelöst wird.

Grundlagen der Blutdruckregulation

Mechanismen der kurzfristigen Blutdruckregulation Die kurzfristige Regulation des arteriellen Blutdrucks beruht weitgehend auf reflektorischen Veränderungen der Herztätigkeit und des Gefäßtonus. Daran sind mehrere Reflexbögen beteiligt, die ihren Ausgang von verschiedenen Messfühlern nehmen, u. a. den arteriellen Pressorezeptoren (= Barorezeptoren) in Aortenbogen und Karotissinus und den Dehnungsrezeptoren in den Herzvorhöfen, an den Übergängen zwischen den großen Venen und den Vorhöfen sowie in der A. pulmonalis.

Der adäquate Reiz für die Aktivierung der **arteriellen Pressorezeptoren** ist die Dehnung der Gefäßwand. Sie zeigen ein typisches Proportional-Differenzial-Verhalten (PD-Rezeptoren), d. h., bei anhaltender Änderung des arteriellen Mitteldrucks adaptieren sie rasch und vollständig (Resetting). Die afferenten Nervenfasern verlaufen im N. glossopharyngeus und im N. vagus zum Regelzentrum in der Medulla oblongata.

Die **Dehnungsrezeptoren** im Niederdrucksystem registrieren vor allem den Füllungszustand des Kreislaufsystems (Volumenrezeptoren) und spielen eine wichtige Rolle bei der Regulation des Wasserhaushalts (➤ Kap. 12). Typ-A-Vorhofrezeptoren entladen vor allem während der Vorhofkontraktion und führen zur Erhöhung der peripheren sympathischen Nervenaktivität, verbunden mit einer Tachykardie (Bainbridge-Reflex). Typ-B-Vorhofrezeptoren entladen vor allem während der passiven Füllungsphase der Vorhöfe und führen zur Abnahme der peripheren sympathischen Nervenaktivität – verbunden mit einer Dilatation der Nierengefäße – und zu einer Hemmung der Vasopressin-Freisetzung aus der Neurohypophyse (Gauer-Henry-Reflex). Dadurch kommt es bei einer vermehrten Füllung des Kreislaufsystems zu einer verstärkten Diurese und einer Normalisierung des Blutvolumens.

Mechanismen der langfristigen Blutdruckregulation Die langfristige Regulation des arteriellen Blutdrucks ist eng mit der Regulation des zirkulierenden Blutvolumens verknüpft. Im Zentrum der langfristigen Blutdruckregulation steht die Niere, da sie über die Flüssigkeitsausscheidung das extrazelluläre Volumen und damit das zirkulierende Blutvolumen reguliert (➤ Abb. **8.19**): Erhöht sich der renale Perfusionsdruck, ist die Diurese gesteigert (**Druckdiurese**).

8.2.7 Anpassung des Kreislaufs an wechselnde Bedingungen SHK 436

Im Alltag ist das Herz-Kreislauf-System ständig wechselnden Bedingungen ausgesetzt, an die es sich anpassen muss.

Orthostase Beim Übergang vom Liegen zum Stehen – der Orthostase – nimmt das Blutvolumen in den Beinen um etwa einen halben Liter zu. In der Folge sinken der venöse Rückstrom zum Herzen und damit das Schlagvolumen (Frank-Starling-Me-

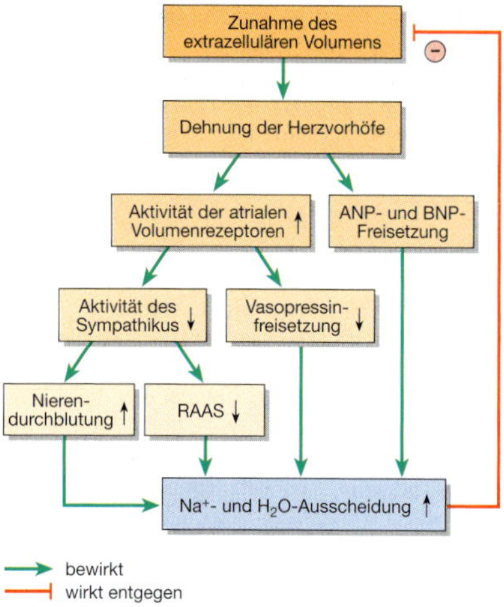

Abb. 8.19 Zusammenwirken von Sympathikus, Vasopressin, Renin-Angiotensin-Aldosteron-System und natriuretischen Peptiden bei der Regulation des extrazellulären Flüssigkeitsvolumens. ANP = atriales natriuretisches Peptid, BNP = „brain natriuretic peptide", RAAS = Renin-Angiotensin-Aldosteron-System.

chanismus). Durch die verminderte Auswurfleistung des Herzens fällt vorübergehend auch der mittlere arterielle Druck. Dies führt zu einer verminderten Stimulation der **arteriellen Pressorezeptoren** im Aortenbogen und im Karotissinus. Dadurch steigt reflektorisch die Aktivität der peripheren sympathischen Nervenfasern, während die Aktivität der parasympathischen Fasern zum Herzen abnimmt. Der arterielle Mitteldruck kann damit aufrechterhalten werden. Durch die Abnahme des intrathorakalen Blutvolumens bei Orthostase lässt die Stimulation der **Dehnungsrezeptoren** in den Herzvorhöfen nach, was ebenfalls den Sympathikus aktiviert. Zusätzlich werden humorale Systeme aktiviert.

Körperliche Arbeit Bei körperlicher Arbeit kann das Herzzeitvolumen (Produkt aus Schlagvolumen und Herzfrequenz) beim gering Trainierten auf etwa das Drei- bis Vierfache des Ruhewerts gesteigert werden. Dabei können bis zu 80% des Herzzeitvolumens auf die Durchblutung der Skelettmuskulatur entfallen. Das Schlagvolumen kann dabei nur auf etwa das 1,5-Fache des Ruhewertes gesteigert werden, während bei der Herzfrequenz eine Steigerung auf rund das 3-Fache der normalen Ruhefrequenz möglich ist.

8.2.8 Lungenkreislauf SHK 439

Der Lungenkreislauf ist mit dem Körperkreislauf in Serie geschaltet (➤ Abb. 8.13). Dies bedeutet, dass das gesamte vom linken Herzen pro Zeiteinheit in den Körperkreislauf gepumpte Blutvolumen vom rechten Herzen in den Lungenkreislauf weitergepumpt werden muss. Der Lungenkreislauf dient dem Austausch von Atemgasen zwischen Blut und Alveolarraum. Er weist gegenüber dem Körperkreislauf eine Reihe von Besonderheiten auf, was die Gefäßarchitektur der Mikrozirkulation, die Hämodynamik und die Reaktion auf Hypoxie angeht.

Gefäßarchitektur Der Gastausch zwischen Blut und Alveolarraum ist umso reibungsloser möglich, je kürzer die Diffusionsstrecke und je größer die für den Austausch zur Verfügung stehende Oberfläche ist. In der Lunge ist die dreischichtige Diffusionsbarriere (Endothelzelle, Basalmembran, Alveolarzelle Typ I) mit weniger als 1 µm extrem dünn.

Hämodynamik Der Lungenkreislauf gehört zum Niederdrucksystem. Systolischer und diastolischer Druck in der A. pulmonalis betragen normalerweise ca. 20–25 bzw. 9–12 mmHg. Bei einem Perfusionsdruck in der Lungenstrombahn von 10 mmHg und einem Herzzeitvolumen von 5 l/min ergibt sich ein Strömungswiderstand von 2 mmHg $\times$ l^{-1} $\times$ min. Auch im Lungenkreislauf kommt es beim aufrecht stehenden Menschen aufgrund des Einflusses der Schwerkraft zu deutlichen Unterschieden in den transmuralen Drücken zwischen oberen und unteren Kreislaufanteilen.

Reaktion auf Hypoxie Die Gefäße des Lungenkreislaufs reagieren auf eine alveoläre Hypoxie mit einer Vasokonstriktion **(Euler-Liljestrand-Effekt).** Dieser Effekt tritt bei O_2-Partialdrücken von weniger als 70 mmHg auf und reduziert die Durchblutung in gering ventilierten Lungenregionen.

8.2.9 Messung von Kreislaufparametern SHK 440

Blutdruck Im klinischen Sprachgebrauch versteht man unter Blutdruck in erster Linie den Druck in den Arterien des Körperkreislaufs. Der arterielle Blutdruck wird in der klinischen Praxis üblicherweise mithilfe einer aufblasbaren Manschette am Oberarm und eines Stethoskops gemessen (indirekte Messung). Das grundlegende Messprinzip wurde erstmals Ende des 19. Jahrhunderts von Riva-Rocci beschrieben (daher auch RR für Blutdruck). Moderne, automatisierte Blutdruckmessgeräte erfassen die pulsatorischen Druckschwankungen in der Manschette nicht mit einem Stethoskop, sondern mit elektronischen Drucksensoren (oszillometrische Blutdruckmessung). Darüber hinaus kann der Blutdruck auch direkt im Gefäß gemessen werden.

Herzzeitvolumen Das Herzzeitvolumen kann nach dem Fick'schen Prinzip oder mithilfe der Indikatorverdünnungsmethode bestimmt werden.

8.2.10 Pathophysiologische Aspekte des Herz-Kreislauf-Systems SHK 442

8.2.11 Ausblick SHK 445

9 Atmung

Atmung umfasst den konvektiven Transport der Atemgase zu den terminalen Atemwegen und zurück, den diffusiblen Ausgleich der Atemgaspartialdrücke zwischen Luft und Blut in den Alveolen, den konvektiven Atemgastransport durch die Blutströmung sowie den diffusiblen Transport zwischen Kapillarblut und Ort des O_2-Verbrauchs, den Mitochondrien der Körperzellen.
In der Atmungsphysiologie und der klinischen Atmungsfunktionsdiagnostik gelten die folgenden Abkürzungen: A = Alveolarraum, I = Inspirationsluft, E = Exspirationsluft, D = Totraum (Deadspace), a = arterielles Blut, v = venöses Blut, $\bar{v}$ = venöses Mischblut, $\dot{V}_D$ = Totraumventilation, $\dot{Q}$ = Blutperfusion.

9

9.1 Atemgase SHK 450

Gase in Luft

Fraktionelle Konzentration (FK) und Partialdruck

Wird die Konzentration eines Gases nicht in Prozent, sondern als Teil von 1 angegeben, erhält man die FK (➤ Tab. 9.1). Für die Diffusion eines Gases (s. u.) zwischen 2 Kompartimenten ist aber nicht relevant, wie stark sich die Konzentrationen in den Kompartimenten unterscheiden, sondern wie groß die Partialdrücke sind.

MERKE

In einem Gasgemisch übt jedes einzelne Gas einen Partialdruck (P_{Gas}) aus, d. h. jenen Teil des Barometerdrucks (P_B), der seiner FK entspricht: $P_{Gas} = P_B \times F_{Gas}$.

Atemgase in der Lunge Da FK jeweils für trockene Gase angegeben wird, die Inspirationsluft aber mit Wasserdampf gesättigt wird, gilt:

$$P_{Gas} = (P_B - P_{H_2O}) \times F_{Gas}$$

Physiologisch relevant ist ein höhenunabhängiger P_{H_2O} bei 37 °C von 47 mmHg (6,26 kPa). Dann gilt z. B. für Sauerstoff:

$$PI_{O_2} = (760 - 47) \times 0{,}21 = 150 \text{ mmHg } (19{,}96 \text{ kPa})$$

Mit der Ausnahme des Wasserdampfs (kein ideales Gas) gilt für alle anderen Atemgase annähernd die ideale Gasgleichung. Sie besagt, dass das Volumen eines Gases vom Druck (P) und von der Temperatur (T) abhängt. Dies erfordert eine Definition der Messbedingungen bei der Angabe von Atemgasvolumina. Gebräuchlich sind die STDP-, BTPS- und ATPS-Bedingungen.

Gase in Flüssigkeit

Atemgase sind im Blut entweder physikalisch gelöst (im molekularen Verband der Flüssigkeiten „eingebettet") oder chemisch gebunden (unterschiedliche chemische Wechselwirkungen).

Physikalisch gelöster Anteil Die Konzentration eines physikalisch gelösten Gases ist proportional zu seinem Partialdruck $C_{Gas} = \alpha_{Gas} \times P_{Gas}$ **(Henry-Gesetz).** Dabei ist α_{Gas} der sog. Löslichkeitskoeffizient. Er ist im Plasma für O_2 24-mal niedriger als für CO_2 (0,211 zu 5,06 [ml × l^{-1} × kPa^{-1}]). Bei einem physiologischen arteriellen P_{O_2} von ca. 90 mmHg (12 kPa) sind also nur 2,53 ml × l^{-1} O_2 physikalisch gelöst (1 % der Gesamtkonzentration). Auch für CO_2 ist der physikalisch gelöste Anteil gegenüber der Gesamtkonzentration relativ klein.

Chemisch gebundener Anteil Physiologisch am bedeutendsten sind die Bindung von O_2 und CO_2 an Hämoglobin sowie die chemische Reaktion von CO_2 in Wasser zu HCO_3^- und H^+.

Tab. 9.1 Fraktionelle Konzentration (FK) und Partialdrücke (P) der Atemgase in Inspirationsluft (I) und Alveolarluft (A).

Gas	Inspirationsluft			Alveoläres Gasgemisch	
	FKI	trocken PI [mmHg]	feucht PI [mmHg]	FKA	PA [mmHg]
N_2 + Edelgase	0,79	600	563	0,75	573
O_2	0,21	160	150	0,13	100
CO_2	0,0004	0,3	0,3	0,05	40
H_2O	0	0	47	0,06	47
Gesamt	1,0	760	760	1,0	760

Diffusion der Atemgase

In Anlehnung an das Fick-Diffusionsgesetz berechnet sich die pro Zeit diffundierende Gasmenge J_{Gas}:

$$J_{Gas} = D_L \times \Delta P_{Gas},$$

wobei D_L die Diffusionskapazität der Lunge ist. Sie ist definiert als das Gasvolumen bzw. die Gasteilchenzahl, die pro Minute bei einer Partialdruckdifferenz von 1 mmHg diffundiert. Weil die Oberfläche der Alveolen sehr groß und die Diffusionsstrecke sehr kurz ist, sind die O_2-Partialdrücke von Luft und Blut bereits innerhalb von etwa 0,25 s vollständig ausgeglichen (dann ist der O_2-Diffusionsstrom null). Ein Erythrozyt benötigt 3-mal so lange, bis er die Alveole in seiner Kapillare hinter sich gelassen hat, weshalb auch bei maximaler körperlicher Belastung genügend Zeit für den Kontakt zwischen Alveolarluft und Blut bleibt.

MERKE

Aufgrund des physikalisch gelösten O_2-Anteils steigt der O_2-Partialdruck entlang der Perfusionsstrecke in den alveolären Kapillaren an. Daher ist die gesamte aufgenommene O_2-Menge ($\dot{V}O_2$) beim Gesunden nicht durch die O_2-Diffusion limitiert, sondern ausschließlich durch die Lungendurchblutung. Man spricht deshalb auch von einem „perfusionslimitierten Gastransfer".

9.2 Atemmechanik SHK 452

Für die Leistungsfähigkeit des Atemapparats sind neben der Kraft der Atemmuskulatur und den elastischen Eigenschaften von Lunge und Thorax vor allem auch die Strömungswiderstände in den Atemwegen von Bedeutung.

Atembewegungen

Atemruhelage, intrapleuraler Druck In der sog. Atemruhelage (entspannte Atemmuskulatur) sind die elastischen Kräfte der Lunge (s. u.), welche den Thorax nach innen ziehen, genauso groß wie die Kraft der Thoraxwand, die diesem Zug entgegenwirkt. Diese Kräfte ziehen auch an den die Lunge umgebenden intrathorakalen Geweben, sodass im gesamten intrathorakalen Raum ein Unterdruck entsteht (intrathorakaler Druck). Der Pleuraspalt hat reine Gleitfunktion, sonst sind Lunge und Thorax funktionell fest miteinander verbunden. Der intrapleurale Druck ist in Abwesenheit von Atembewegungen ein Maß für die Retraktionskräfte der Lunge.

Statische Kräfte Die Atemruhelage ist der Ausgangspunkt für einen normalen Atemzyklus (➤ Abb. **9.1**). Dieser beinhaltet die Inspiration, bei der Lunge und Thorax mit Muskelkraft gedehnt werden, und die Exspiration, bei der sich Lunge und Thorax passiv zur Atemruhelage zurückbewegen. Die Dehnung der Lunge während der Inspiration verstärkt deren elastischen Zug und somit den negativen intrathorakalen Druck.

Dynamische Kräfte Wegen der Strömungswiderstände der Luft (Resistance, ➤ Kap. 9.3) in den Atemwegen kann die Luft bei normaler Einatmung nicht schnell genug in die Alveolen strömen, und es entsteht intrapulmonal (d. h. zwischen Alveolarraum und der Außenluft) ein geringer Unterdruck (➤ Abb. **9.1b**). Während der Exspiration ist der intrapulmonale Druck aus dem gleichen Grund positiv. Die Höhe des jeweils erreichten Drucks hängt von der Geschwindigkeit der Atmung ab, die notwendigen Kräfte können die passiven Retraktionskräfte der Lunge bei weitem übertreffen.

9

Ruhedehnungskurven

Die **Ruhedehnungskurve des Atemapparats** kann mithilfe eines Spirometers und Manometers bestimmt werden. Dazu atmet ein Proband ein bestimmtes Volumen aus dem Spirometer ein, dann wird die Verbindung zum Spirometer geschlossen und der Proband entspannt seine Atemmuskulatur. Nun kann der intrapulmonale Druck (P_{pulm}, statischer Retraktionsdruck) bei geöffneter Glottis mithilfe des Manometers gemessen werden. Die Messung lässt sich nach Inspiration und Exspiration anderer Volumina wiederholen. Werden die Inspirationsvolumina gegen die intrapulmonalen Drücke aufgetragen, erhält man die Ruhedehnungskurve des Atemapparats. Die Steigung der Druck-Volumen-Kurve, $\Delta V/\Delta P$, genannt Compliance, ist ein Maß für die „Leichtigkeit", mit der der Atemapparat gedehnt werden kann. Die Atemruhelage entspricht der Gleichgewichtslage des Atemapparats. In diesem Punkt ist der Druck in den Alveolen bei entspannter Muskulatur genauso groß wie der atmosphärische Druck, und der intrapulmonale Druck beträgt damit 0 cm Wassersäule (cmH_2O). Das Inspirationsvolumen entspricht in der Gleichgewichtslage des Atemapparats der funktionellen Residualkapazität (FRK). In diesem Punkt besitzt die Ruhedehnungskurve ihre größte Steigung bzw. Compliance. Die Kurve hat einen S-förmigen Verlauf und flacht mit zunehmenden exspirierten (bei kleineren) und inspirierten (bei größeren) Volumen ab. Das maximale Lungenvolumen wird als Totalkapazität oder totale Lungenkapazität (TLK) bezeichnet. Das Volumen, das in der Lunge nach maximaler Exspiration verbleibt, wird als Residualvolumen (RV) bezeichnet.

Um die **Ruhedehnungskurve des Thorax** zu ermit-

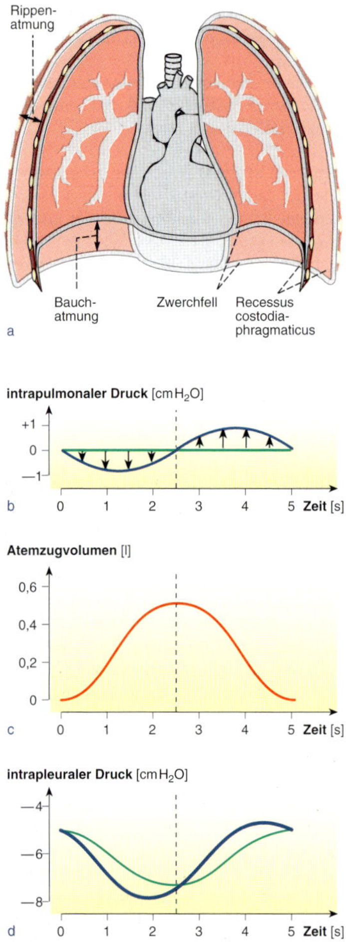

Abb. 9.1 Atemexkursionen, Drücke und Volumen bei Inspiration und Exspiration.

a Thorax, Zwerchfell und Lungen nach starker Exspiration (dunkel) und starker Inspiration (hell).

b Verlauf des intrapulmonalen Drucks während eines Atemzugs. Der intrapulmonale Druck ist schwer direkt messbar; er lässt sich näherungsweise über den intrapleuralen Druck messen und entspricht jeweils der intrapleuralen Druckdifferenz bei sehr langsamer Atmung (grüne Kurve) und normaler Atmung (blaue Kurve).

c Größe des bewegten Gasvolumens während eines Atemzugs.

d Verlauf des intrapleuralen Drucks während eines Atemzugs.

teln, muss das Inspirationsvolumen gegen den intrathorakalen bzw. intrapleuralen Druck aufgetragen werden, der als Ösophagusdruck mithilfe einer Sonde gemessen werden kann. Die Ruhedehnungskurven des Atemapparats und des Thorax streben für negative Drücke gegen das Residualvolumen.

Die **Ruhedehnungskurve der Lunge** ließe sich nur am isolierten Organ experimentell bestimmen. Rechnerisch hingegen lässt sie sich aus der Ruhedehnungskurve der Lunge leicht ermitteln, indem die Differenz aus intrapulmonalem (P_{pulm}) und intrapleuralem (P_{pleu}) Druck bei gleichen Inspirationsvolumina gebildet und gegen die Inspirationsvolumina aufgetragen wird:

$$\Delta P = P_{pulm} - P_{pleu}$$

Man erkennt, dass in der Gleichgewichtslage des Atemapparats ($P_{pulm} = 0\ cmH_2O$) im Pleuraspalt ein leichter Unterdruck herrscht, während ΔP um den gleichen Betrag positiv (Überdruck) sein muss.

Elastische Kräfte der Lunge

Die elastischen Retraktionskräfte der Lunge entstehen einerseits durch ihren hohen Gehalt an Elastin- und Kollagenfasern, andererseits durch die Oberflächenspannung in den Alveolen (maßgeblich reguliert durch Surfactant). Wichtige mechanische Eigenschaften der Lunge sind:

- **Elastizität:** Nach einer Inflation und Deflation nimmt die Lunge jeweils wieder ihr ursprüng-

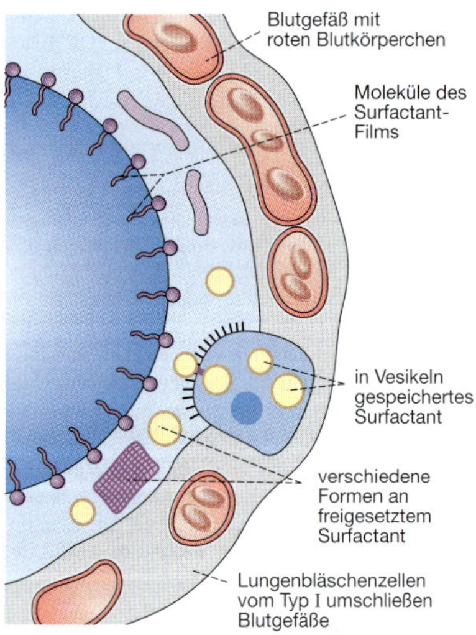

Abb. 9.2 Wand eines Lungenalveolus im Querschnitt.

liches minimales Volumen ein, sie ist nicht plastisch verformbar.

- **Compliance.**

Die Epithelzellen der Alveolen sind durch einen hauchdünnen Flüssigkeitsfilm von der Luft getrennt (➤ Abb. 9.2). Die molekulare Kraft, die an dieser Oberfläche wirkt (Oberflächenspannung), würde in einem geschlossenen System einen Druck hervorrufen, der wegen seiner umgekehrten Proportionalität zum sehr kleinen Radius der Alveolen sehr groß werden würde (Laplace-Gesetz). Die Lungen benötigen deshalb einen Mechanismus, um das Zusammenfallen von Alveolen und terminalen Atemwegen zu verhindern. Zu diesem Zweck synthetisieren Typ-II-Alveolarzellen Surfactant, der aus verschiedenen oberflächenaktiven Molekülen besteht und die Oberflächenspannung reduziert.

9.3 Lungenvolumina SHK 457

Respirationsvolumina

In der Terminologie der Lungenfunktionsdiagnostik werden einzelne messbare Größen als Volumina, zusammengesetzte Werte als Kapazitäten bezeichnet (➤ Abb. 9.3).

Atemvolumina werden am einfachsten mit dem Spirometer, in der klinischen Praxis mit den handlicheren Pneumotachygraphen bestimmt. Das RV kann jedoch nicht mit der Spirometrie bestimmt

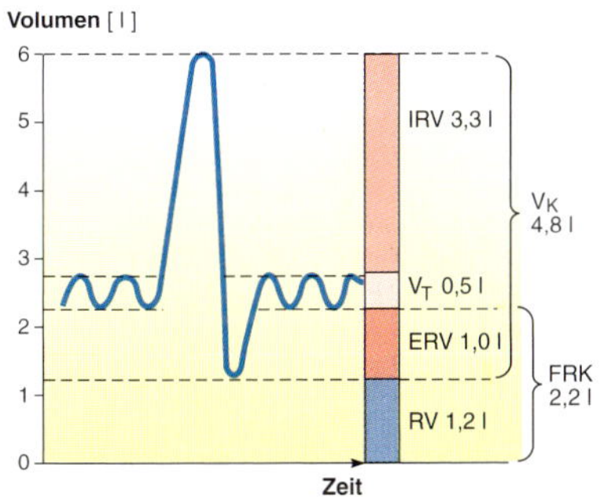

Abb. 9.3 Lungenvolumina. Die geatmeten Volumina sind durch eine Spirometerkurve angezeigt und abhängig von Körpergröße, Trainingszustand, Geschlecht und Alter. Eine Atemexkursion dauert etwa 5 s. V_T = Atemzugvolumen, IRV = inspiratorisches Reservevolumen, ERV = exspiratorisches Reservevolumen, V_K = Vitalkapazität (maximal einatembares Volumen nach einer maximalen Exspiration), RV = Residualvolumen (Lungenvolumen nach einer maximalen Exspiration), FRK = funktionelle Residualkapazität (Lungenvolumen nach einer normalen Exspiration). Nicht eingezeichnet sind die Inspirationskapazität (V_T + IRV) und Totalkapazität (V_T + RV).

werden, sondern wird gemessen (s. a. Bestimmung des HMV, ➤ Kap. 8.4.2, und Bestimmung der Flüssigkeitsräume, ➤ Kap. 12.1):

Indikatorverdünnungsmethode Als Indikatorgas ist jedes nicht toxische, inerte Gas geeignet, das nicht oder nur langsam über die Alveolarmembran ins Blut diffundiert, was z. B. für Helium der Fall ist. Verbindet man einen Behälter (z. B. Spirometer) mit bestimmtem Volumen (V_B), der eine definierte Heliumkonzentration enthält (C_{vorher}), mit dem Respirationstrakt (dichter Verschluss zwischen Behälter und Mund), so gilt nach homogener Verteilung von Helium in Behälter und Lunge ($C_{nachher}$) während der Atemruhelage:

$$V_B \times C_{vorher} = (FRK + V_B) \times C_{nachher}.$$

Für die Bestimmung des RV ist das ERV (spirometrisch bestimmt) von der errechneten FRK zu subtrahieren.

Ganzkörperplethysmographie Sitzt ein Proband in einer geschlossenen Box mit bekanntem Volumen und versucht – von der Atemruhelage ausgehend – durch ein verschlossenes Mundstück (Drucksensor) zu inspirieren, expandiert er seinen Alveolarraum und die Atemwege, ohne ein entsprechendes Gasvolumen zu inspirieren, und der intrapulmonale Druck nimmt um die Druckdifferenz ($-\Delta P_{Pulm}$; da ein Unterdruck entsteht, besitzt die Druckdifferenz negatives Vorzeichen) ab. Aus diesen Größen kann die FRC berechnet werden.

Atemwiderstände, Resistance

Die sog. viskösen Atemwiderstände sind dynamische Faktoren der Atmung. Dazu gehören der nichtelastische Gewebewiderstand (entsteht durch die atemabhängige Gewebedeformation und -reibung), der sehr kleine Trägheitswiderstand (entsteht durch Luftbeschleunigung) und der Strömungswiderstand. Quantitativ spielt der Strömungswiderstand (R = Resistance) bei weitem die größte Rolle (> 90%). Bei ruhiger Atmung (und daher laminärer Strömung) gilt:

- Der Luftstrom $\dot{V}$ ist proportional zu ΔP (= intrapulmonaler Druck) und umgekehrt proportional zu R (Ohm-Gesetz).
- R ist umgekehrt proportional zur 4. Potenz des Atemwegsradius (Hagen-Poiseuille-Gesetz), d. h., R ist dort am größten, wo der Gesamtquerschnitt am niedrigsten ist, also im Bereich der Segmentbronchien. Bei den kleinen Atemwegen ist dagegen der Gesamtquerschnitt groß, sodass sie erst durch Veränderungen (Schleimhautschädigung, ➤ Abb. 9.4) die Atmung limitieren.

9

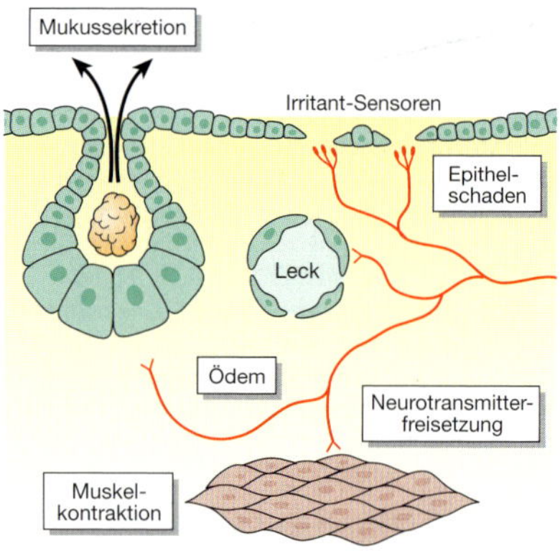

Abb. 9.4 Wirkung von Neurotransmittern an den kleineren Atemwegen. Neurotransmitter (z. B. Acetylcholin, Substanz P) werden bei Schädigungen der Schleimhaut (z. B. bei allergischem Asthma, Infektionen) durch axonale und vagovagale Reflexe vermehrt freigesetzt. Muskeln kontrahieren sich, die Gefäßpermeabilität steigt und es wird mehr Mukus sezerniert. Der einzige bekannte Gegenspieler dieser Muskelkonstriktoren ist Adrenalin aus dem Nebennierenmark, welches durch Bindung an β_2-Rezeptoren den cAMP-Signalweg aktiviert, der auf intrazellulärem Niveau den Ca^{2+}-Signalweg antagonisiert.

Der sog. Tiffeneau-Test (exspiratorische Sekundenkapazität) ist ein Maß für den Strömungswiderstand (➤ Abb. 9.5). Dabei atmet der Patient nach maximaler Inspiration so schnell und so tief wie möglich aus.

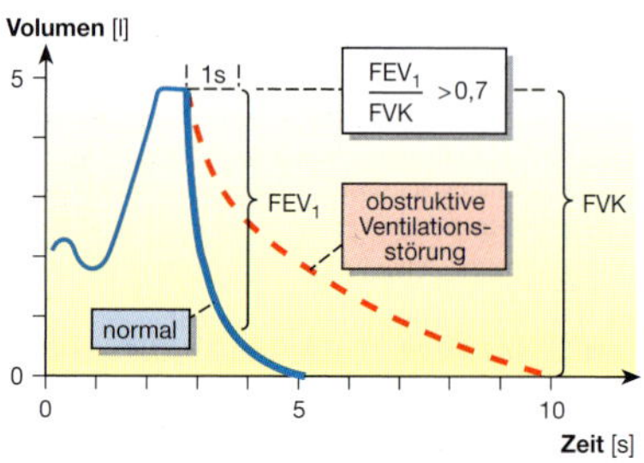

Abb. 9.5 Tiffeneau-Test als Maß für den Strömungswiderstand. Schnelle und tiefe Ausatmung nach maximaler Inspiration. Das innerhalb einer Sekunde ausgeatmete Volumen (FEV_1 = forciertes exspiratorisches Sekundenvolumen) sollte mindestens 70% der forcierten Vitalkapazität (FVK) betragen (FEV_1/FVK > 0,7).

Totraum Von jedem einzelnen Atemzug (V_T) gelangt nur ein Teil in den Alveolarraum und nimmt am Gasaustausch teil (V_A). Der Rest bleibt im sog. anatomischen Totraum (V_D), der sich aus dem Atemweg durch Nase, Mund, Pharynx, Larynx, Trachea, Bronchien und Bronchiolen zusammensetzt ($V_T = V_D + V_A$). Der größere funktionelle Totraum schließt zusätzlich noch Lungenbereiche mit einem sehr hohen Ventilations-Perfusions-Quotienten (s. u.) ein. Er kann mit der Bohr-Formel berechnet werden, die für jedes Atemgas gilt.

Transport in den Atemwegen

Die distalen Atemwege sezernieren aktiv Flüssigkeit (➤ Abb. 9.6), damit die Zilien des Flimmerepithels den Schleim (Mucus) effizient bis zum Rachen transportieren können (mukoziliärer Transport). Dort wird die Flüssigkeit dann größtenteils wieder resorbiert.

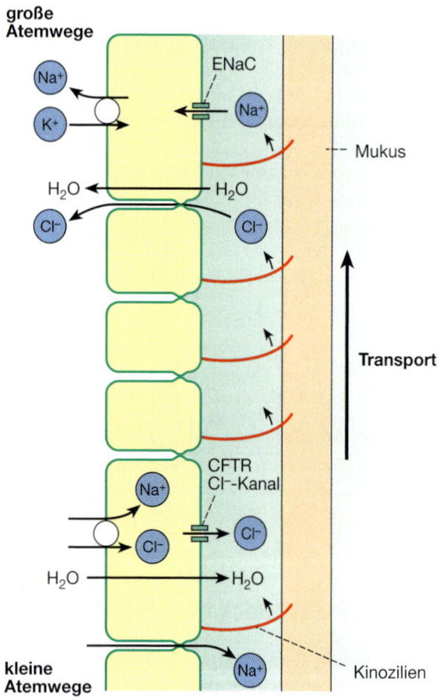

Abb. 9.6 Regulation der Flüssigkeitsschicht für den mukoziliären Transport. In den distalen Abschnitten besitzen die Epithelien Cl^--Kanäle vom CFTR-Typ zur Flüssigkeitssekretion, in den proximalen Abschnitten epitheliale Na^+-Kanäle, um die Flüssigkeit wieder zu resorbieren. CFTR = „cystic fibrosis transmembrane regulator", ENaC = „epithelial Na^+-channel".

9.4 Ventilation und Perfusion SHK 461

9.4.1 Ventilation SHK 462

Atemzeitvolumen Die Lungenbelüftung, die sog. Ventilation, wird von der Tiefe der einzelnen Atemzüge (V_T) und der Atemfrequenz (f) bestimmt. Sie wird angegeben als Atemzeitvolumen ($\dot{V}_T = V_T \times f$), das bei etwa 7 l/min liegt. Unter körperlicher Arbeit steigt $\dot{V}_T$ mit dem erhöhten O_2-Bedarf an und kann unter extremer Belastung Werte über 100 l/min erreichen.

Alveoläre Ventilation Der Anteil von $\dot{V}_T$, der in die Alveolen gelangt und dem Gasaustausch zur Verfügung steht, ist die sog. alveoläre Ventilation, der andere Teil die Totraumventilation ($\dot{V}_D$) ($\dot{V}_A = \dot{V}_T - \dot{V}_D$). Sie ist umso effektiver, je tiefer die Atmung ist.

MERKE

Alveoläre Ventilation und Pa_{CO_2} sind umgekehrt proportional: Verringert man z. B. bei einem künstlich beatmeten Patienten die alveoläre Ventilation um die Hälfte, so verändert sich dessen Pa_{CO_2} auf das Doppelte.

Alveoläre Gasgleichung Wenn $P_{A_{CO_2}}$ infolge Hypoventilation steigt, sinkt umgekehrt $P_{A_{O_2}}$ – allerdings nicht im Verhältnis 1:1, weil dabei das Verhältnis von O_2-Verbrauch zu CO_2-Produktion (RQ = respiratorischer Quotient, ➤ Kap. 14.4.1) berücksichtigt werden muss. Zur Berechnung von $P_{A_{O_2}}$ aus $P_{A_{CO_2}}$ kommt die sog. „alveoläre Gasgleichung" zur Anwendung.

Atemarbeit Die Atemmuskulatur leistet:

- eine Druck-Volumen-Arbeit gegen die elastischen Kräfte bei der Dehnung von Lunge und Thorax,
- eine visköse Arbeit zur Überwindung der viskösen Atemwiderstände.

Bei ruhiger Atmung ist der für die Atemarbeit notwendige Energiebedarf klein und erfordert nur etwa 1% des gesamten O_2-Umsatzes. Bei Ventilationsstörungen oder Zuständen mit erhöhtem Atembedarf kann dieser Energiebedarf deutlich ansteigen (➤ Tab. 9.2).

Tab. 9.2 Faktoren, die den Atembedarf und somit die Atemarbeit erhöhen.

Faktor	Ursachen, Beispiele
VD/VT erhöht	alveoläre Ventilation im Verhältnis zur Perfusion erhöht, Emphysem, Pulmonalembolie
Sauerstoffverbrauch erhöht	Thyreotoxikose, Fieber
respiratorischer Quotient erhöht	reine Kohlenhydratdiät
metabolische Azidose	Diabetes, körperliche Erschöpfung
arterieller Sauerstoffpartialdruck erniedrigt	alveoläre Ventilation im Verhältnis zur Perfusion erniedrigt, Diffusionsstörung, Höhenaufenthalt, Asthma, chronische Bronchitis, Emphysem, zystische Fibrose

9.4.2 Perfusion SHK 463

Die Lunge ist das einzige Organ, durch das das gesamte HMV strömt. Der Pulmonalarteriendruck beträgt 15 mmHg, der diastolische Druck im linken Vorhof 8 mmHg, sodass ca. 7 mmHg als treibende Kraft für die Lungenpassage ausreichen. Steigert sich das HMV unter körperlicher Arbeit, werden die Lungengefäße druckpassiv dilatiert und Reservekapillaren eröffnet. Dadurch nimmt der pulmonale Kapillardruck nur um wenige mmHg zu.

9.4.3 Ventilations-Perfusions-Verhältnis SHK 463

$\dot{V}_A/\dot{Q}$-Verhältnis Je kleiner/größer das Verhältnis von alveolärer Ventilation $\dot{V}_A$ zur Blutperfusion $\dot{Q}$ ist, desto niedriger/höher ist die O_2-Konzentration im arteriellen Blut (klinisch äußert sich eine stärkere Verminderung des $\dot{V}_A/\dot{Q}$-Verhältnisses als sog. Zyanose). Das $\dot{V}_A/\dot{Q}$-Verhältnis ist bei aufrechter Thoraxstellung für die einzelnen Lungenabschnitte sehr unterschiedlich (➤ Abb. 9.7).

Weil die Basisperfusion mit einem niedrigen $\dot{V}_A/\dot{Q}$-Verhältnis dominiert und etwa 2% des HMV durch die Lunge fließen, ohne mit den Alveolen Kontakt zu haben („physiologischer Shunt"), hat das sich aus allen Lungenteilen mischende Blut nur einen Pa_{O_2} von 97 mmHg. So entsteht eine alveoloarterielle O_2-Differenz, die altersabhängig ist.

MERKE

Faustregel für die alveoloarterielle O_2-Differenz:
< 20 Jahre: 10 mmHg, < 50 Jahre: 20 mmHg,
> 50 Jahre: 30 mmHg.

Euler-Liljestrand-Mechanismus In gewissem Umfang kann die Lunge die Durchblutung in den Lungenanteilen verringern, in denen der $P_{A_{O_2}}$ abnimmt (alveolokapillärer Reflex, „hypoxische Vasokonstriktion", Euler-Liljestrand-Mechanismus).

9

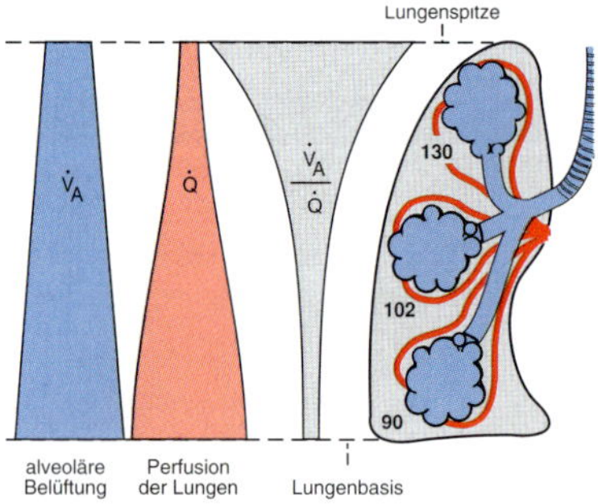

Abb. 9.7 Durchblutung ($\dot{Q}$) und Ventilation ($\dot{V}_A$) der Lunge bei aufrechter Körperhaltung. Die Durchblutung nimmt zur Lungenspitze hin stärker ab als die Ventilation, sodass das $\dot{V}_A/\dot{Q}$-Verhältnis, das über die gesamte Lunge gemittelt etwa 0,8–1 beträgt, sehr unterschiedlich ist. Daher sind auch die alveolären und arteriellen Sauerstoffpartialdrücke sehr verschieden. Das aus den verschiedenen Lungenabschnitten zusammenfließende Mischblut hat einen P_{aO_2} von 97 mmHg. Durch Zumischung von Shuntblut der Vv. bronchiales (und Vv. cardiacae minimae) beträgt der P_{aO_2} der Aorta schließlich 92 mmHg.

Klinik

Höhen-Lungenödem Dieser physiologische Mechanismus kann in großen Höhen zu einer dramatischen Situation führen: Der stark verminderte P_{IO_2} führt zu einer sog. inspiratorischen Hypoxie, d. h., größere Lungenbezirke werden mit zu wenig O_2 versorgt. Reflektorisch wird dann die Perfusion gedrosselt, während gleichzeitig – durch Höhenstress und körperliche Anstrengung – das HMV gesteigert ist. Insgesamt steigt damit der hydrostatische Druck in den Lungenkapillaren. Sobald er den kolloidosmotischen Druck der Plasmaproteine übersteigt, wird Flüssigkeit aus den Kapillaren in den Alveolarraum filtriert, und es entwickelt sich das lebensbedrohliche Höhenödem. Wenn kein sofortiger Abtransport in die Tiefe möglich ist, kann der „entgleiste" Reflex nur durch Atmung von O_2 unterbrochen werden.

9.5 Atemgastransport SHK 465

Etwa 300 ml O_2 müssen pro Minute von der Inspirationsluft zu den O_2-verbrauchenden Zellen der Organe transportiert werden – und in umgekehrter Richtung ein etwas geringeres Volumen CO_2. Diffusion und konvektiver Gastransport im Blut (Transport durch Blutströmung) sind hintereinandergeschaltete Prozesse und müssen deshalb quantitativ das Gleiche leisten. Je weniger O_2 im Blut chemisch gebunden werden kann, desto größer muss die Pumpleistung des Herzens sein, um die Gewebe mit O_2 zu versorgen.

9.5.1 Sauerstofftransport SHK 465

O_2-Bindung an Hämoglobin In den Erythrozyten wird O_2 an den roten Blutfarbstoff, das Hämoglobin (Hb), gebunden. Hämoglobin ist ein Protein, das aus 4 Polypeptidketten besteht, von denen jede eine als „Häm" bezeichnete Farbkomponente trägt. Jedes Häm besitzt ein zentrales 2-wertiges Eisenatom, an das O_2 angelagert wird (Oxygenierung). Wird das 2-wertige Eisenatom im Häm zu einem 3-wertigen Eisenatom oxidiert, entsteht das sog. Methämoglobin, das keinen O_2 transportieren kann.
Die maximale O_2-Bindungskapazität (mit der Hüfner-Zahl berechnet) beträgt demnach beim Mann 214 ml O_2/l (160 g Hb/l × 1,34 ml O_2/g Hb), bei der Frau 187 ml O_2/l.

MERKE

Oxygenierung = physiologische O_2-Anlagerung an das Hb, Desoxygenierung = physiologische Entkopplung des O_2 vom Hb.

Das Ausmaß der O_2-Bindung an das Hämoglobin ist vom P_{O_2} abhängig (> Abb. 9.8).

MERKE

Die O_2-Bindungskurve gibt die Abhängigkeit der Oxygenierung vom arteriellen Sauerstoffpartialdruck wieder.

Die Steilheit der O_2-Bindungskurve wird durch die jeweilige O_2-Maximalkapazität bestimmt, ist also von der Menge des individuell zur Verfügung stehenden Hämoglobins abhängig (> Abb. 9.8). Zur Normierung der O_2-Bindungskurve hat man den Begriff der **O_2-Sättigung** (S_{O_2}) eingeführt:

$$S_{O_2}\,[\%] = \frac{Hb_{oxygeniert}}{Hb_{gesamt}} \times 100$$

Sauerstoffaufsättigung im Gewebe Der sigmoide Verlauf der O_2-Bindungskurve ist von großer biologischer Bedeutung. Der flache Kurvenverlauf in höherem Partialdruckbereich garantiert auch dann noch eine ausreichende O_2-Aufsättigung des Blutes, wenn z. B. bei Lungendiffusionsstörungen im Alter der arterielle P_{O_2} deutlich erniedrigt ist.

Sauerstoffentkopplung im Gewebe Wenn ein Organ zu stärkerer Leistung veranlasst wird und der P_{O_2} im Gewebe dadurch von seinem mittleren Wert von 40 mmHg nur um wenige mmHg weiter sinkt

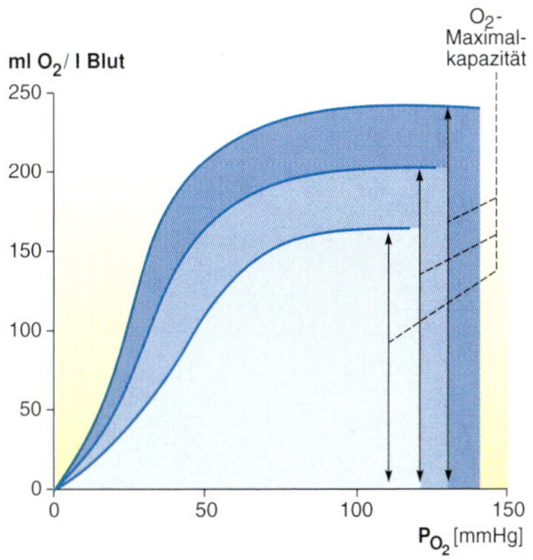

Abb. 9.8 Sauerstoffbindungskurven des Hämoglobins und Sauerstoffmaximalkapazitäten bei unterschiedlichen Hb-Konzentrationen im Blut. Am Ende der Lungenkapillaren beträgt der P_{O_2} im arterialisierten Blut etwa 95 mmHg. Dieser Druck reicht aus, um das Hb nahezu vollständig in die oxygenierte Form (Hb_{O_2}) zu überführen. Sinkt der P_{O_2}, nimmt der Oxygenierungsgrad zunächst nur langsam und dann immer steiler in einem S-förmigen Kurvenverlauf ab.

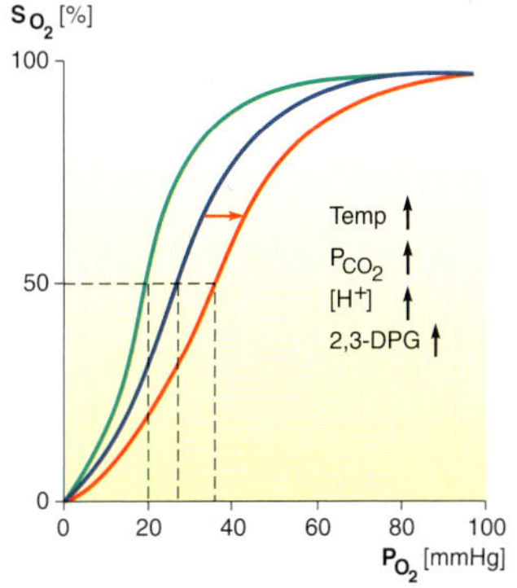

Abb. 9.9 Verschiebung der Sauerstoffbindungskurve. Die O_2-Bindungskurve wird nach rechts verschoben (rot), wenn sich die Temperatur erhöht oder CO_2-Partialdruck, H^+-Konzentration (im Plasma) bzw. 2,3 Diphosphoglyceratkonzentration (im Erythrozyten) steigen. Der P_{50}-Wert (O_2-Partialdruck, bei dem das Blut zu 50% mit O_2 gesättigt ist) ist dann entsprechend vergrößert (als Normalwert gilt ein P_{50} von 27 mmHg). Eine Verminderung der Faktoren verschiebt die Kurve nach links (grün) und verkleinert den P_{50}-Wert.

(steiler Verlauf der O_2-Bindungskurve), kann eine beträchtliche zusätzliche Menge an O_2 vom Hb entkoppelt werden. Diese zusätzliche Entkopplung von O_2 wird auch erreicht, wenn bestimmte Stoffwechselfaktoren ansteigen. Für die O_2-Bindungskurve bedeutet dies eine Verschiebung nach rechts (➤ Abb. **9.9**, die Steigung der Kurve verändert sich bei der Verschiebung nicht). Die wichtigsten dieser Faktoren sind:

- **P_{CO_2} und pH:** Steigt der P_{CO_2}, sinkt der pH (➤ Kap. 11.2) und die Affinität des Sauerstoffs zum Hb wird schlechter **(Bohr-Effekt).** Dieser Effekt unterstützt den O_2-Austausch sowohl im Gewebe (dort wird CO_2 produziert, die O_2-Affinität wird schlechter und daher O_2 leichter abgegeben) als auch in der Lunge (hier wird CO_2 abgegeben, damit kann etwas mehr O_2 aufgenommen werden). Von besonderem Vorteil ist der Bohr-Effekt immer dort, wo ein hoher O_2-Umsatz zu einer erhöhten Produktion von CO_2 und sauren Valenzen führt (z. B. in Herz oder Muskulatur). Fetales Blut hat eine erhöhte Hb-Konzentration von etwa 180 g/l und eine steiler verlaufende O_2-Bindungskurve (dadurch kann mehr O_2 gebunden werden), gleichzeitig aber auch einen niedrigeren pH-Wert von etwa 7,25 (leichtere Entkopplung im Gewebe durch den Bohr-Effekt).
- **2,3-Diphosphoglycerat:** Ist der P_{O_2} über längere Zeit erniedrigt, entsteht beim Glucoseabbau in den Erythrozyten vermehrt 2,3-Diphosphoglycerat (2,3-DPG). 2,3-DPG verschiebt die O_2-Bindungskurve nach rechts.
- **Wärme:** Für die normalen Lebensumstände eines Warmblüters ist der Temperatureffekt nicht allzu bedeutsam. Zu beachten ist er jedoch bei starken Unterkühlungen, wie z. B. Unfällen im Hochgebirge oder auch bei Operationen in Hypothermie. Dabei wird die Körpertemperatur um bis zu 10 °C gesenkt, um besonders den Stoffwechsel des Gehirns und damit dessen Vulnerabilität herabzusetzen.

Sauerstoffversorgung Im arteriellen Schenkel des Kreislaufs befinden sich nur etwa 15% des Blutvolumens, also nur 900 ml Blut, in denen nicht mehr als 200 ml O_2 gebunden sind. Der O_2-Bestand im Gewebe ist auch nicht größer als etwa 200 ml. 75% davon sind zudem relativ fest an Myoglobin (➤ Abb. **9.10**), den Hb-ähnlichen Farbstoff des Muskelgewebes, gebunden und werden nur zur akuten Bedarfsdeckung entkoppelt, wenn bei ein-

setzender Muskelarbeit der O_2-Verbrauch momentan stark ansteigt. Der Organismus besitzt also praktisch keine O_2-Speicher und ist auf eine ununterbrochene und ständig dem Bedarf angepasste O_2-Zufuhr angewiesen.
Innerhalb der Zellen sind es die Mitochondrien, die den Sauerstoff umsetzen. Sie benötigen dazu einen Mindest-P_{O_2}, der bei 0,1 – 1,0 mmHg (13,3 – 133 Pa) liegt. Dabei müssen Zellen, die weit von einer Kapillare entfernt liegen oder an deren venösem Ende, mit einem geringeren P_{O_2} arbeiten als günstiger gelegene Zellen. Außerdem sind Zellen in bestimmten Organen (z. B. Gehirn) empfindlicher als in anderen (z. B. Extremitäten).

9.5.2 Kohlendioxidtransport SHK 469

CO_2 ist etwa 20-mal besser wasserlöslich als O_2. Es wird überwiegend als HCO_3^- im Blut transportiert und nur geringfügig als Gas in physikalischer Lösung. Wie beim O_2 ist die Bindung vom Partialdruck abhängig, die CO_2-Bindungskurve erreicht jedoch keinen Endwert (➤ Abb. 9.11). Hämoglobin als begrenzt vorhandenes Transportmolekül wird als Vehikel nur von rund 5% des vorhandenen CO_2 unter Bildung einer Carbaminobindung benutzt.
„Überschüssiges" Bicarbonat verlässt im Antiport gegen Cl^- die Zelle (Cl^--Shift, Hamburger-Zyklus). Die bei der Bicarbonatbildung im Erythrozyten frei werdenden H^+-Ionen werden überwiegend vom Hb gepuffert (➤ Abb. 9.12).

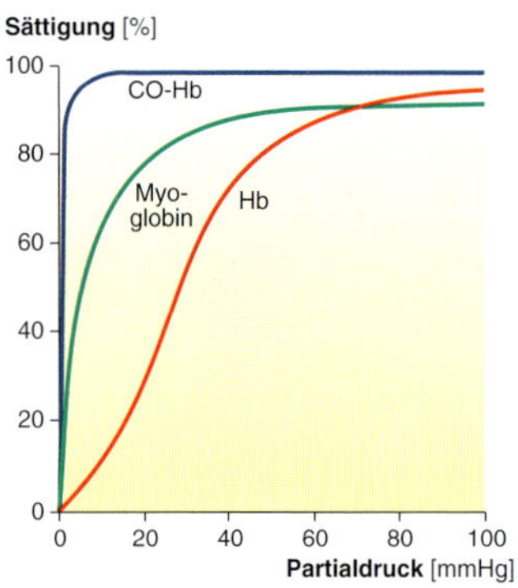

Abb. 9.10 Sauerstoffbindungskurve von Myoglobin im Vergleich zu der von Hämoglobin (Hb) und der Hämoglobin-Bindungskurve von Kohlenmonoxid (CO-Hb). Myoglobin kann nur ein Molekül O_2 anlagern und hat im Gegensatz zum sigmoiden Verlauf der Hb-Bindungskurve eine hyperbolische O_2-Bindungskurve.

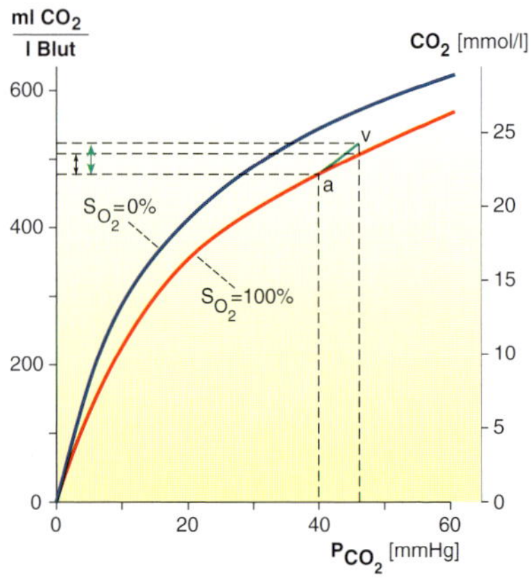

Abb. 9.11 Kohlendioxidbindungskurven im Plasma, das von vollständig oxygeniertem (S_{O_2} = 100%) bzw. desoxygeniertem Blut (S_{O_2} = 0%) stammt. Die CO_2-Bindungskurve verläuft bei entsättigtem Blut steiler als bei voller O_2-Sättigung, d. h., durch die O_2-Entsättigung kann Hb mehr CO_2 aufnehmen (Haldane-Effekt), was im venösen Blut zum Tragen kommt und den Abtransport von CO_2 zur Lunge verbessert.

MERKE

Durch den Hamburger-Zyklus gleichen sich die Konzentrationen von Bicarbonat im Blutplasma und Erythrozytenzytoplasma annähernd aus.

9.6 Atmungsregulation SHK 470

Um den Zellen des Organismus immer möglichst optimale Betriebsbedingungen zu erhalten, muss die Atmung den wechselnden Bedürfnissen des Stoffwechsels angepasst werden. Die Atmung wird so gesteuert, dass P_{O_2}, P_{CO_2} und pH als die eigentlich regulierten Größen möglichst konstant gehalten werden. Dazu erzeugen spezielle Neurone des Hirnstamms einen Grundrhythmus, über den die Atemmuskulatur aktiviert wird.

9.6.1 Atmung und Atmungskontrolle SHK 471

Zentrale Rhythmogenese In der Medulla oblongata liegen im Bereich zwischen dem Abgang des N. glossopharyngeus (IX) und dem 2. Zervikalsegment die respiratorischen Neurone eingebettet in die Formatio reticularis. Ihre einzelnen Subpopulationen werden durch ein komplexes Zusammenspiel von Förderung und Hemmung phasenverschoben aktiviert.

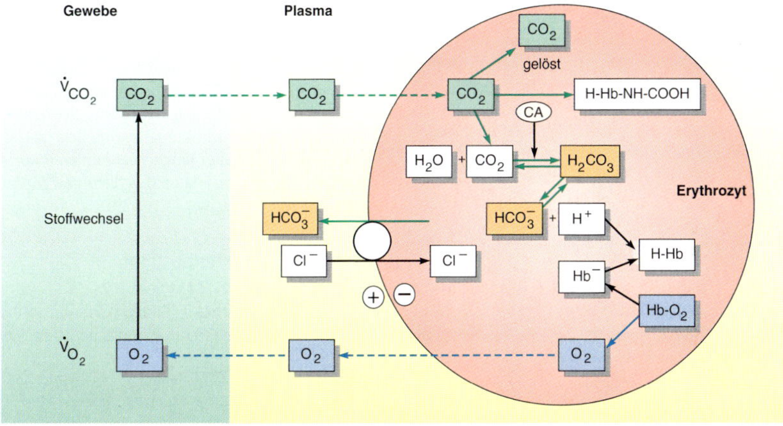

Abb. 9.12 Gasaustausch im Gewebe. Das im Gewebe produzierte CO_2 diffundiert in das Plasma und von dort in die Erythrozyten. Hier wird es mithilfe der Carboanhydratase (CA) in Kohlensäure umgewandelt, die wiederum sofort und fast vollständig in HCO_3^- und H^+ dissoziiert. Da somit die HCO_3^--Bildung unmittelbar vom P_{CO_2} abhängt, steigt die CO_2-Bindungskurve stetig mit dem P_{CO_2} (> Abb. **9.11**) und zeigt keine Sättigungskinetik wie die O_2-Bindungskurve. Überschüssiges HCO_3^- wird – entsprechend den jeweiligen Konzentrationsgradienten – gegen Cl^- ausgetauscht (Hamburger-Zyklus). Das frei werdende H^+ wird vom desoxygenierten Hb abgepuffert.

MERKE

Die respiratorischen Neurone bilden den Atemrhythmus nicht selbst, sondern sind auf Zuströme aus höheren ZNS-Strukturen angewiesen.

Der Grundrhythmus der respiratorischen Neurone kann über viele Faktoren modifiziert werden (> Abb. **9.13**).

Steuerung der Atmung Das Ausmaß der In- und Exspiration kann von der **Lunge** selbst begrenzt und so gesteuert werden, dass die Atemarbeit möglichst ökonomisch abläuft und vor allem eine Überdehnung der Alveolen vermieden wird.

- **Hering-Breuer-Reflex:** Bei der Inspiration wird der Bronchialbaum gedehnt und darüber die Exspiration eingeleitet.
- **Irritant-Sensoren, Head-Reflex:** Eine größere Volumenabnahme in Lunge und Bronchialbaum erhöht die Ansprechbarkeit von sog. Irritant-Sensoren (Nervenenden zwischen Epithelzellen). Sie aktivieren die Inspiration und hemmen die Exspiration.
- **J-Rezeptoren:** Diese pulmonalen Sensoren liegen in den Alveolarwänden nahe den Kapillaren und erzeugen eine flache, schnelle Atmung.

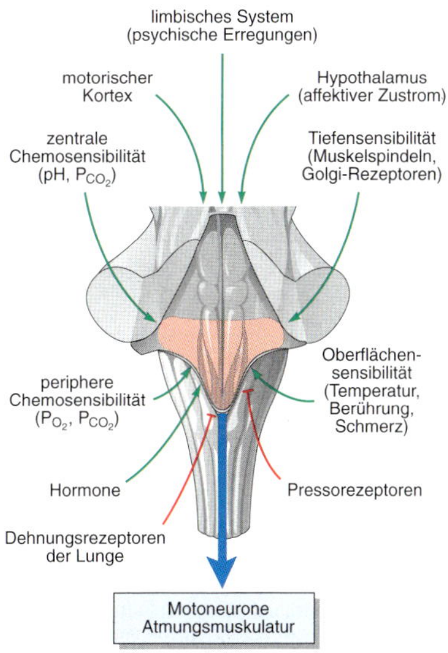

Abb. 9.13 Beeinflussung der respiratorischen Neurone in der Formatio reticularis. Nahezu alle Parameter, die auf Stoffwechsel, Aktivität und Verhalten Einfluss nehmen, können die Ventilation verändern.

Klinik

Störungen des Atemrhythmus Eine zwar regelmäßige, aber **abgeflachte Atmung** kann nach einer Gehirnerschütterung auftreten. Eine **frequente, oberflächliche Atmung** ist bei Herzinsuffizienz und Lungenödem, aber auch bei Fieber zu beobachten. Eine vertiefte und beschleunigte Atmung, die sog. **Kußmaul-Atmung** ist typisch für eine metabolische Azidose. Als **Cheyne-Stokes-Atmung** bezeichnet man einen Atemtyp mit periodisch anschwellenden und abfallenden Atembewegungen. Er kann in leichter Form im normalen Schlaf auftreten oder bei Höhenaufenthalt. Hirnschädigungen im Bereich des Stammhirns können auch eine **ataktische** Atmung oder **Biot-Atmung** mit zeitweise aussetzender Atmung bei unregelmäßiger Frequenz und Atemtiefe hervorrufen. Bei Störungen in der Medulla oblongata und der Pons kann eine **Apneusis** auftreten mit abnorm verlängerten Inspirationsphasen. Sie ist auch bei Sterbenden in der Agonie zu beobachten. Häufiger ist dann allerdings eine sog. **Schnappatmung** oder **Gasping** mit kurzen, schnellen Inspirationen zwischen immer länger werdenden exspiratorischen Pausen, bis dann die **terminale Apnoe** (Atemstillstand) eintritt.

9.6.2 Atmung unter bestimmten Bedingungen SHK 474

Atmung bei Überdruck Taucht man ohne Hilfsmittel mit angehaltener Luft, dann ist bei 10 m Was-

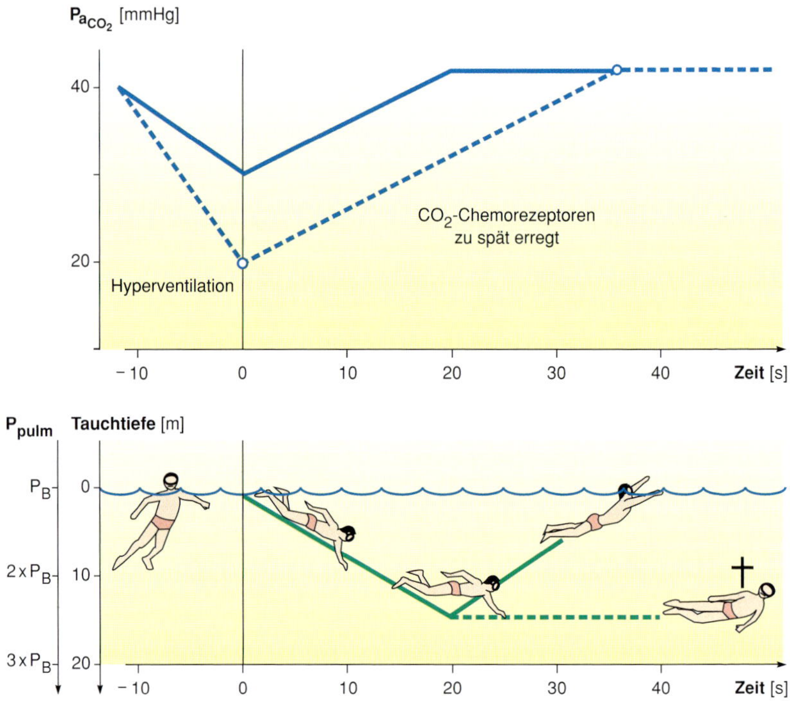

Abb. 9.14 Tieftauchen mit Atemanhalten. Durch den Druckanstieg beim Tauchen verändert sich der P_{O_2} fast nicht, d. h., das, was an O_2 aus der Lunge in das Blut aufgenommen wird, wird im Hinblick auf den P_{O_2} durch die Druckzunahme in der Lunge etwa ausgeglichen. Entscheidend ist daher die Abnahme des alveolären P_{CO_2}, der letztlich den Drang zum Auftauchen auslöst. Beim Auftauchen sinkt dann der alveoläre P_{O_2} stark ab, sodass kein O_2 mehr ins Blut aufgenommen werden kann. Das ist nur tolerierbar, weil die Oberfläche relativ schnell erreicht werden kann. Bei zu starker Hyperventilation vor dem Tauchen (gestrichelte Linien) wird der kritische $P_{a_{CO_2}}$ dagegen zu spät erreicht und der Taucher kann ohnmächtig werden, bevor er die Wasseroberfläche erreicht. P_B = Barometerdruck, P_{pulm} = intrapulmonaler Druck.

sertiefe der Druck doppelt so hoch wie der Atmosphärendruck (➤ Abb. **9.14**, unten).

Klinik

Caissonkrankheit Wegen des zunehmenden Drucks in der Tiefe wird auch mehr N_2 im Blut gelöst. Dies kann bei ca. 40 m Tauchtiefe aufgrund der hohen physikalisch gelösten N_2-Konzentration einen Tiefenrausch hervorrufen. Taucht man oberhalb dieser kritischen Tiefe, dafür aber längere Zeit und dann zu schnell wieder auf, wird N_2 mit abnehmendem Druck aus seiner Lösung freigesetzt und kann schmerzhafte Gasblasen in Gewebe und Gelenkhöhlen bilden.

Atmung in großen Höhen Mit zunehmender Höhe nimmt der Barometerdruck alle 5500 m um etwa die Hälfte ab und damit auch der Partialdruck der Atemgase. Sinkt der P_{AO_2} von seinem Wert in Meereshöhe (100 mmHg = 13,3 kPa; ➤ Kap. 9.1) auf unter 33 mmHg ab, wird die sog. kritische Hypoxieschwelle unterschritten. Bei normaler Ventilation wäre dieser Wert bei etwa 4000 m erreicht. Durch die über O_2-Chemorezeptoren ausgelöste **Hyperventilation** wird jedoch der P_{AO_2} auf einem höheren Wert gehalten, bis etwa bei 7000 m der sog. Höhengewinn ausgeschöpft ist. Eine längerfristige Anpassung an den O_2-Mangel ist die Erhöhung der **Hb-Menge** (um bis zu 25%).

10 Niere

10.1 Aufgaben der Nieren SHK 480

Harnbildung Das gesamte Blutvolumen passiert alle 4–5 min die Nieren (renaler Blutfluss, RBF = 1,2 l/min). Daraus bildet die Niere den Primärharn (glomeruläre Filtrationsrate, GFR = 120 ml/min [= 170 l/d]). Dieses Plasma-Ultrafiltrat enthält ca. 1,5 kg NaCl, wovon nur 10 g/d ausgeschieden werden, d. h., die Nieren filtrieren erst sehr viel und resorbieren dann das meiste wieder (99% des Filtratvolumens und die meisten Filtratbestandteile). Die Filtration ist Aufgabe der Nierenkörperchen (Glomeruli), die Sekretion und Resorption Aufgabe der Tubuli. Letztere stellt einen aktiven epithelialen Transportprozess dar, der relativ viel Sauerstoff verbraucht.

MERKE

Für den Körper wichtige Bestandteile des Filtrats werden resorbiert, für die Ausscheidung vorgesehene Substanzen werden sezerniert.

10

Kontroll- und Regulationsfunktionen Die Nieren fungieren als „Umweltministerium" des Organismus. Sie regulieren

- den Elektrolythaushalt, indem sie z. B. ein Zuviel an Wasser oder Salz kurzfristig ausscheiden (Regulation über das Verfahren der Filtration und nachfolgenden Resorption),
- den Mineralhaushalt, indem sie die Konzentration von Ca^{2+} und Phosphat den schwankenden Bedürfnissen des Gesamtorganismus anpassen,
- den Stickstoffstoffwechsel, indem sie stickstoffhaltige Verbindungen ausscheiden (z. B. 30 g Harnstoff/d).
- den Säure-Basen-Haushalt, indem sie fast kein HCO_3^-, aber viele Protonen ausscheiden (abhängig vom Säure-Basen-Status des Gesamtorganismus),
- die Konzentration von Medikamenten und Fremdstoffen, indem sie sie ausscheiden.

Endokrine Funktion Die Nieren produzieren lokal wirksame Hormone (z. B. Angiotensin) und Autakoide (Substanzen, die am Ort der Bildung wirken, wie z. B. Prostaglandine) und setzen zirkulierende Hormone frei (Erythropoietin, 1,25-Dihydroxycholecalciferol [Vitamin D_3], Steroide).

10.2 Feinbau der Nieren SHK 481

Zonaler Aufbau und Strukturelemente Bereits makroskopisch kann die Rinde (Kortex) vom Mark (Medulla) abgegrenzt werden. Das dunklere Mark lässt sich ebenfalls makroskopisch in ein äußeres und inneres Mark unterscheiden. Das innere Mark geht am Harnpol in die Nierenpapille über (> Abb. **10.1a**).

Das **Nephron** (ca. 1 Million pro Niere) ist die kleinste funktionelle Einheit der Niere und besteht aus (> Abb. **10.1a**):

- Glomeruli für die Filtration (> Kap. 10.4.1),
- Tubuli für den Transport und die Resorption (> Kap. 10.5).

Ab- und aufsteigende Tubulusabschnitte gehen eine enge räumliche Verbindung mit dem Sammelrohr ein (> Abb. **10.1b**). Diese Strukturen mit ihrer engen räumlichen Beziehung von ab- und aufsteigenden Flüssigkeitsströmungsrichtungen bilden zusammen das **Gegenstromsystem,** das der Harnkonzentrierung dient (> Kap. 10.5.3).

Gefäßsystem Das Gefäßsystem der Nieren (> Abb. **10.1b**) enthält ein Kapillarsystem im Glomerulus (mit zuführendem Vas afferens und abführendem Vas efferens) und nachfolgend ein weiteres um die Tubuli, ist also ein sog. **Pfortadersystem.** Die Nieren sind stark durchblutet (ca. 1,2 l/min) und verbrauchen viel O_2 (ca. 18 ml/min), insbesondere für die Transportvorgänge im Tubulussystem. Dabei ist:

- die Nierenrinde sehr gut durchblutet (90% Relativanteil), das Nierenmark (10% Relativanteil), vor allem die Papille, dagegen nur mäßig,
- Po_2 in der Nierenrinde wesentlich höher als im Mark (s. u.).

Für das Entstehen der Partialdrücke von O_2 und CO_2 ist neben der unterschiedlich starken Durchblutung der Niere auch bedeutsam, dass sich die absteigenden und aufsteigenden Vasa recta gegenüberstehen. So können die leicht diffundierenden Blutgase vom absteigenden in den aufsteigenden Gefäßabschnitt oder umgekehrt gelangen **(Gegenstromdiffusion).** Letztlich ist der Po_2 in der Nierenrinde sehr hoch, in den tieferen Mark- und Papillenanteilen dagegen sehr gering (> Abb. **10.1a**). In der Nierenrinde ist der Stoffwechsel dementsprechend aerob, im Mark vorwiegend anaerob. CO_2 wird im Nierenmark gebildet und verbleibt dort, weil es immer wieder von den aufsteigenden in die absteigenden Vasa recta zurückdiffundiert. Deshalb ist der pH-Wert im Bereich der Nierenpapille saurer als in Abschnitten der Nierenrinde.

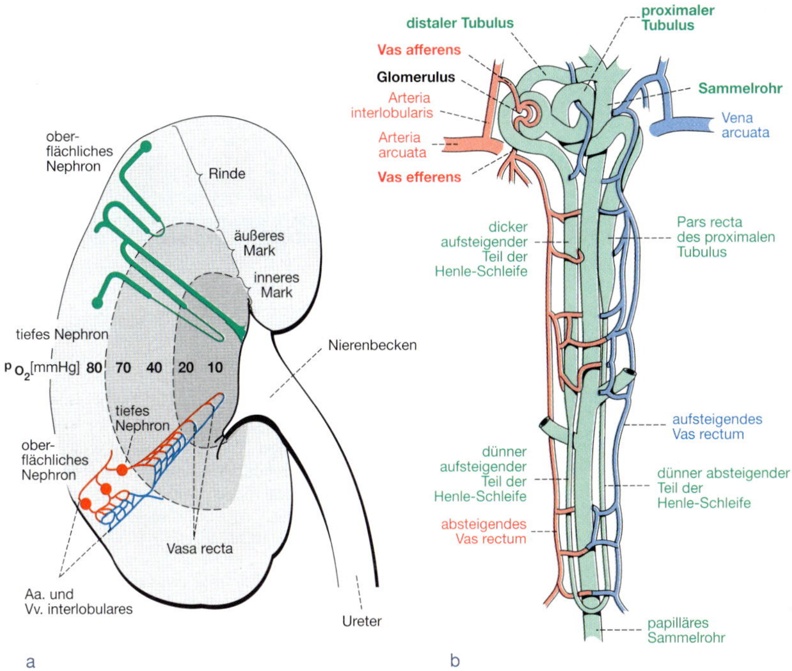

Abb. 10.1 Aufbau der Niere.

a Schnitt durch die Niere (Schema). Nephrone sind mit ihrer Längsachse zur Papillenspitze hin orientiert (oberer Teil); bei oberflächlichen, kortikalen Nephronen reichen die Haarnadelschleifen bis an die Mark-Rinden-Grenze, bei tiefen, medullären Nephronen bis ins tiefe Mark bzw. in die Papille. Die in Richtung Papille absteigenden und die in Richtung Rinde aufsteigenden Tubulusabschnitte stehen sich gegenüber. In der Niere sind 2 Kapillarnetze hintereinandergeschaltet (unterer Teil). Sie filtern das Blut (1. Kapillarnetz im Glomerulus) bzw. resorbieren und sezernieren Blutbestandteile aus dem Tubulus heraus bzw. in den Tubulus hinein (2. Kapillarnetz = peritubuläre Kapillaren). Durch die enge Nachbarschaft von Blutgefäß- und Tubulussystem ergibt sich eine strukturelle Einheit mit enormer funktioneller Vielfalt, die eine Voraussetzung für die Regulation der Körperflüssigkeiten darstellt.

b Aufbau eines tiefen Nephrons mit seiner Gefäßversorgung (Schema).

10.3 Nierendurchblutung SHK 482

10.3.1 Voraussetzungen SHK 483

RBF, RPF und GFR Die Menge Blut (RBF = 1,2 l/min) wird von der Menge Plasma (renaler Plasmafluss, RPF = 500 – 600 ml/min) abgegrenzt, die jeweils pro Zeiteinheit die Nieren durchströmt, weil die Filtrationsleistung der Niere das Plasma, nicht aber das Gesamtblut betrifft. Die Filtration wird mit der GFR beschrieben (GFR = 120 ml/min). Das Verhältnis von GFR zu RPF (GFR/RPF) wird Filtrationsfraktion genannt.

Druckverlauf Der Druck in den Nierengefäßen fällt besonders stark im Vas afferens (von ca. 15 auf 7,5 kPa [113 auf 57 mmHg]) und im Vas efferens (von 7,5 auf 3 kPa [57 auf 23 mmHg]). Zwischen beiden Gefäßen liegt das glomeruläre Kapillarnetz, in dem das Blut filtriert wird. Widerstandsänderungen in den Gefäßen haben also direkte Auswirkungen auf RBF, RPF und GFR (➤ Tab. **10.1**).

10.3.2 Messung der Nierendurchblutung SHK 484

Methoden Man benutzt indirekte Methoden, bei denen die Nieren eine Substanz mehr oder weniger vollständig aus dem Plasma entfernen. Es gibt dabei Substanzen,

- die nur glomerulär filtriert werden (z. B. Inulin,

Tab. 10.1 Einfluss der Strömungswiderstände von Vas afferens und Vas efferens auf die Nierendurchblutung und die GFR; FF = Filtrationsfraktion.

Ort der Veränderung	RBF	RPF	GFR	FF
Erhöhter Widerstand in				
Vas afferens	↓	↓	↓	↓
Vas efferens	↓	↓	↑	↑
Vas afferens und Vas efferens	↓↓	↓↓	→	↑
Vasodilatation				
Vas afferens	↑↑	↑↑	↑↑	↑↑
Vas efferens	↑↑	↑	↓	↓
Vas afferens und Vas efferens	↑↑	↑↑	→	↓

Creatinin), sodass ausgeschiedene und filtrierte Menge identisch sind, wodurch die GFR beurteilt werden kann (➤ Kap. 10.4.2),

- die glomerulär filtriert und zusätzlich in die Tubuli sezerniert werden (z. B. Paraaminohippursäure [PAH] oder ^{125}J-Hippuran).

10

MERKE

Clearance (Cl) ist die Bezeichnung für jenes Plasmavolumen, welches die Nieren pro Zeiteinheit von einer bestimmten Substanzmenge befreit. Es dient als ein Maß für die exkretorische Nierenleistung und berechnet sich als:

$$Cl = \frac{V_{Urin} \times [X]_{Urin}}{[X]_{Plasma}}$$

PAH-Clearance als Maß für den RPF Geht man vereinfachend davon aus, dass die Menge an PAH, die über den RPF pro Minute in die Niere gelangt, auch im Urin ausgeschieden wird, dann gilt ($[PAH]_{Plasma}$, $[PAH]_{Urin}$ = PAH-Konzentrationen in Plasma und Urin, $\dot{V}$ = Harnstromstärke):

$$(1)\ RPF \times [PAH]_{Plasma} = \dot{V} \times [PAH]_{Urin}$$

Nach Umformung erhält man:

$$(2)\ RPF = \frac{\dot{V} \times [PAH]_{Urin}}{[PAH]_{Plasma}}$$

Für den RBF ergibt sich:

$$(3)\ RBF = \frac{\dot{V} \times [PAH]_{Urin}}{(1 - Hkt) \times [PAH]_{Plasma}}$$

10.3.3 Regulation der Nierendurchblutung

SHK 484

Autoregulation Die glomeruläre Filtration hängt von der Nierendurchblutung ab, soll jedoch möglichst konstant bleiben. Daher müssen Blutdruckschwankungen durch Autoregulation (➤ Kap. 8.3.3, ➤ Abb. 10.2) „abgefangen" werden.

MERKE

Autoregulation zielt auf eine Homöostase der GFR. Der totale Gefäßwiderstand der Niere verändert sich dabei immer gleichsinnig mit dem Perfusionsdruck. Der jeweilige Gefäßtonus von Vas afferens und Vas efferens bestimmt den Filtrationsdruck im Glomerulus und damit die GFR.

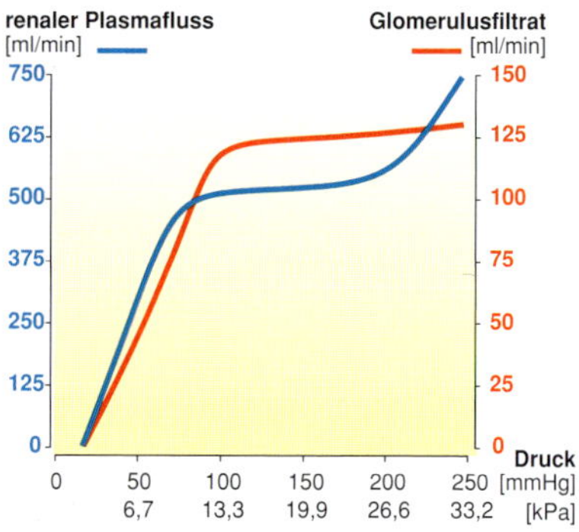

Abb. 10.2 Autoregulation in der Niere. Zwischen 10 und 27 kPa (75–200 mmHg) bleiben GFR und RPF trotz steigenden Drucks annähernd konstant, sie werden „autoreguliert". RPF (blaue Kurve) und GFR (rote Kurve) sind als Funktion des arteriellen Mitteldrucks aufgetragen.

Renin-Angiotensin-Aldosteron-System Das RAAS wird über einen Blutdruckabfall, den Abfall zirkulierender Catecholamine und eine niedrige NaCl-Konzentration aktiviert und durch Angiotensin II gehemmt (➤ Abb. 10.3).

Tubuloglomeruläre Rückkopplung Ist die Konzentration von NaCl in der Tubulusflüssigkeit erhöht (bzw. vermindert), löst dies eine Konstriktion (bzw. Dilatation) des Vas afferens des gleichen Nephrons aus, sodass weniger (mehr) NaCl filtriert wird. Diese Rückkopplung läuft über die Macula densa (Bereich des Glomerulus, an dem der Tubulusabschnitt direkt „sein eigenes" Glomerulus berührt).

Weitere Mediatoren Es gibt weitere Mediatoren, die die Nierendurchblutung beeinflussen (➤ Tab. 10.2). Ihre Wirksamkeit ist zwar experimentell gut gesichert, ihre physiologische Bedeutung ist im Einzelfall aber nicht immer klar. Auch Pharmaka können den Nierengefäßwiderstand regulieren: Calciumantagonisten – und ähnlich auch ACE-Hemmer – bewirken eine Vasodilatation des Vas afferens. Angiotensin-II-Antagonisten haben zusätzlich einen gewissen vasodilatatorischen Effekt auf das Vas efferens.

10.4 Glomeruläre Filtration SHK 488

10.4.1 Voraussetzungen SHK 488

Anatomie und Funktion des Filters Die Glomeruli (Malpighi-Körperchen) sind etwa 200 µm große, kugelige Gebilde, die von einer Kapsel (Bowman-Kapsel) umgeben sind und jeweils etwa 25 – 40 Kapillarschlingen enthalten. Sie haben einen Gefäßpol (hier liegen Vas afferens und efferens zusammen) und einen (gegenüberliegenden) Harnpol (hier beginnt das Tubulussystem, das den filtrierten Primärharn aufnimmt). Die Kapillare in einer Glomerulusschlinge ist mit Endothel ausgekleidet,

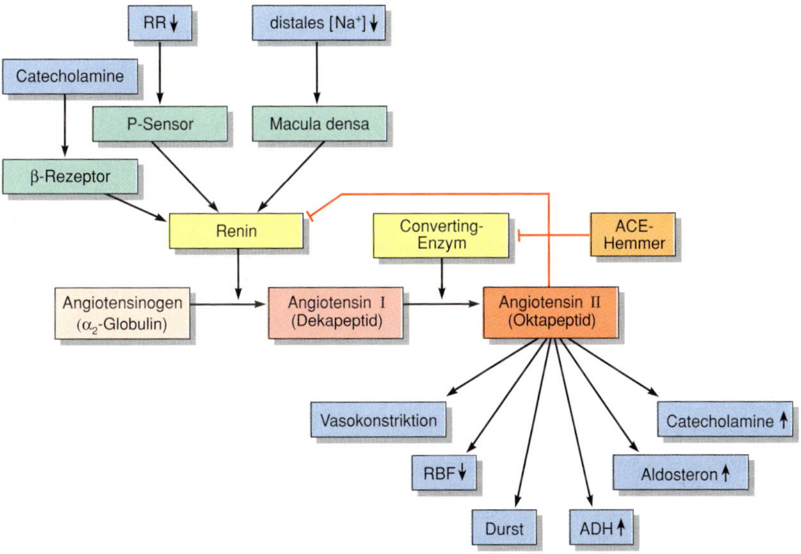

Abb. 10.3 Renin-Angiotensin-System. Der RR-Abfall wird von bislang nicht identifizierten Pressorezeptoren in der Niere selbst (P-Sensor) registriert. Die NaCl-Konzentration im dicken Teil der Henle-Schleife (distal-tubuläre Na^+-Konzentration) wird von den Macula-densa-Zellen gemessen. Renin wird von den Polkissenzellen der afferenten Arteriolen gebildet und ausgeschüttet. Es ist eine Peptidase, die lokal aus Angiotensinogen ein Dekapeptid (Angiotensin I) abspaltet. Im Blutgefäßsystem vorhandenes Converting-Enzym spaltet von Angiotensin I 2 weitere Aminosäuren ab. So entsteht das Oktapeptid Angiotensin II, ein potenter Vasokonstriktor. Es wirkt u. a. an Vas afferens und Vas efferens und verringert so den RBF. Im ZNS löst Angiotensin II Durst aus und führt zur Ausschüttung von ADH. Zudem bewirkt Angiotensin II, dass die Nebennierenrinde Aldosteron und das Nebennierenmark Catecholamine ausschütten; RR = Blutdruck, RBF = renaler Blutfluss, ADH = antidiuretisches Hormon.

Tab. 10.2 Mediatoren für die Regulation der Nierendurchblutung.

Faktor	Angriffspunkt	Effekt
Catecholamine	vorwiegend α-Rezeptoren am Vas afferens	Vasokonstriktion
	β-Rezeptoren	Reninfreisetzung
Dopamin (niedrigdosiert)	Vas afferens und Vas efferens	Vasodilatation
Adenosin	Vas afferens	Vasokonstriktion
Acetylcholin	M-Rezeptoren am Vas afferens	Vasodilatation
atriales natriuretisches Peptid (ANP)	Vas afferens	Vasodilatation
	Vas efferens	Vasokonstriktion
Prostacyclin	Vas afferens und Vas efferens	Vasodilatation vor allem im Nierenmark
Angiotensin II	Vas afferens und Vas efferens	Vasokonstriktion

dessen Fenster einen mittleren Porenradius von 25 – 50 nm haben. Das Endothel liegt einer Basalmembran auf, die wohl die eigentliche Filtrationsbarriere ist – zusammen mit den Schlitzen (Radius 5 – 25 nm) zwischen den Fußfortsätzen (Podozyten) der Bowman-Kapsel. Die Podozytenporen sind mit Sialoproteinen versehen und mit einer Membran ausgekleidet. Sie liegen der Basalmembran fest an. Durch diese Anordnung ist der effektive Porenradius auf ca. 1 – 5 nm begrenzt. Alle 3 Filtrationsbarrieren tragen negative Festladungen. Die Permeationsfähigkeit eines Makromoleküls hängt damit ab von (➤ **Abb. 10.4**):

- seiner Größe: Makromoleküle um 10 kDa werden von der Filtration teilweise, noch größere Moleküle vollständig ausgeschlossen. Bezüglich der Molekülgröße liegt die Grenze der Filtration bei 2 – 3 nm.
- seiner Ladung: Negativ geladene Makromoleküle werden durch weitaus mehr an der Permeation gehindert als neutrale und positiv geladene Makromoleküle.

MERKE

Das in den Nierenkörperchen gebildete Ultrafiltrat enthält alle Plasmabestandteile mit einem Molekulargewicht von weniger als 5 – 10 kDa. Daher ist der Primärharn beim Gesunden praktisch frei von Zellen und enthält kaum Proteine.

Vorgang der Filtration Glomeruläre Filtration ist ein druckabhängiger passiver Prozess (**Ultrafiltration**). Nach dem Ohm-Gesetz gilt ($P_{eff.}$ = effektiver Filtrationsdruck, Lp = Permeabilität des Filters für Wasser pro Fläche, F = Fläche, Lp und F werden zu K_F zusammengefasst = Filtrationskoeffizient):

(4) $GFR = Lp \times F \times P_{eff.} = K_F \times P_{eff.}$

$P_{eff.}$ hängt ab von den hydrostatischen Drücken $P_{Kap.}$ (in der Kapillare) und P_{Bowman} (in der Bowman-Kapsel) und vom kolloidosmotischen Druck $P_{onk.}$

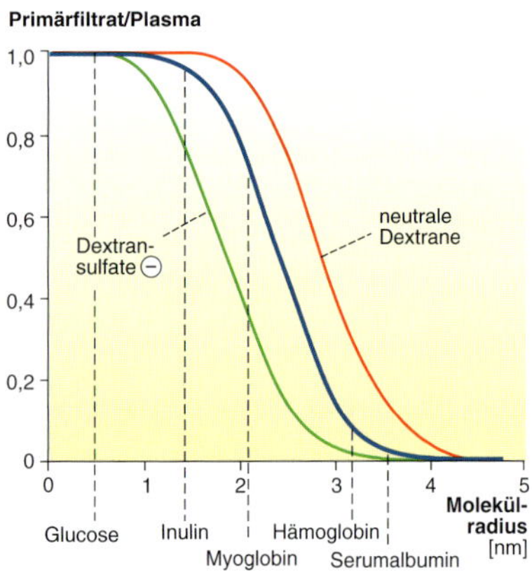

Abb. 10.4 Filtereigenschaften des Glomerulus. Die Konzentration im Primärfiltrat im Verhältnis zur Konzentration im Plasma (also die Filtrierbarkeit) ist als Funktion des Molekülradius aufgetragen. Die dick durchgezogene blaue Kurve zeigt, dass Moleküle mit < 2 nm (z. B. Inulin, ein neutrales Polysaccharid mit einer Molekülmasse von 5500) praktisch frei filtriert werden. Moleküle mit > 3 nm werden dagegen kaum mehr filtriert (Hämoglobin und Serumalbumin mit Molekülmassen von 64 000 bzw. 66 000). Moleküle mit einem Radius von 2 – 3 nm werden teilweise filtriert (z. B. Myoglobin mit einer Molekülmasse von 17 000). Neutrale Makromoleküle (z. B. neutrale Dextrane) lassen sich leichter filtrieren als negativ geladene (z. B. Dextransulfate).

(onkotisch wirksame Teilchen befinden sich nur auf der Blutseite):

$$(5)\ P_{eff.} = P_{Kap.} - P_{Bowman} - P_{onk.} = 2{,}4\ \text{kPa}\ (18\ \text{mmHg}).$$

Die hydrostatische Triebkraft für die Filtration ($P_{Kap.} - P_{Bowman}$) nimmt über die ganze Kapillarlänge nur wenig ab. Ihr wirkt der onkotische Druck entgegen, der Flüssigkeit ins Kapillarlumen „zurückzieht". Dieser Druck nimmt über die Kapillarlänge zu, weil immer mehr Ultrafiltrat „abgepresst" wird und dadurch die Konzentration der onkotisch wirksamen Teilchen steigt. Schließlich ist das sog. **Filtrationsäquilibrium** erreicht ($P_{onk.}$ ist dann = $P_{Kap.} - P_{Bowman}$) – bei niedriger glomerulärer Perfusion früher im Verlauf der Kapillaren, bei zunehmender renaler Perfusion später.

10.4.2 Messung der GFR SHK 490

Methoden Für die Messung der GFR eignen sich alle Substanzen, die glomerulär frei filtriert, aber tubulär weder resorbiert noch sezerniert und auch nicht in der Niere gebildet oder metabolisiert werden. Dazu kommen infrage:

- Creatinin als körpereigene, im Muskelstoffwechsel entstehende Substanz (wird aber in höheren Konzentrationen auch tubulär sezerniert),
- Inulin, das eine genauere Bestimmung der GFR erlaubt (muss aber intravenös infundiert werden),
- ^{51}Cr-EDTA ermöglicht eine relativ genaue Bestimmung der GFR (muss aber ebenfalls infundiert werden und erfordert Isotope).

Creatinin-Clearance Täglich wird Creatinin im Körper gebildet und im Urin ausgeschieden. Daraus berechnet sich die GFR wie folgt ($\dot{V}$ = Urinvolumen/min):

$$(6)\ \text{GFR} = \frac{\dot{V} \times [\text{Creatinin}]_{\text{Urin}}}{[\text{Creatinin}]_{\text{Plasma}}} = 120\ \text{ml/min}$$

Der rechte Teil dieser Gleichung ist die Creatinin-Clearance, also das Plasmavolumen, das pro Minute von Creatinin „geklärt" wird. Analog dazu lässt sich für jeden Bestandteil des Ultrafiltrats die renale Clearance errechnen, also jenes Plasmavolumen, das pro Minute von der jeweiligen Substanz befreit wird.

MERKE

Im Fall von Creatinin ist die Creatinin-Clearance mit der GFR praktisch identisch. GFR ist umgekehrt proportional zur Creatinin-Konzentration im Plasma.

10.4.3 Autoregulation der GFR SHK 491

Die Autoregulation der Nierendurchblutung dient der GFR-Homöostase (➤ Abb. **10.2**). Die GFR nimmt – auch wenn die obere Autoregulationsgrenze von 27 kPa (200 mmHg) durchbrochen wird – im Gegensatz zum RBF zunächst nur wenig zu. Physiologische Schwankungen der GFR werden insofern ausgeglichen, als sich die tubuläre Transportrate an die GFR anpasst. Dies gilt auch umgekehrt, sodass von einer glomerulotubulären Balance gesprochen werden kann.

10.5 Tubuläre Transportmechanismen SHK 492

10.5.1 Voraussetzungen SHK 492

Gliederung Das Tubulussystem eines Nephrons gliedert sich in (➤ Abb. **10.5**, ➤ Abb. **10.6**, ➤ Tab. **10.3**):

- proximalen Tubulus: Resorption aller wichtigen Stoffe und von etwa 2 Dritteln der filtrierten Flüssigkeit,
- Henle-Schleife: Aufbau eines osmotischen Gradienten,
- distalen Tubulus: Regulierung (und ggf. entsprechende Resorption) des Wasser- und Elektrolythaushalts unter Einfluss von Hormonen,
- Verbindungsstück: Überleitung zum Sammelrohr.

Proximaler und distaler Tubulus bestehen aus je einem geraden (gehört jeweils zur Henle-Schleife) und einem gewundenen Teil.

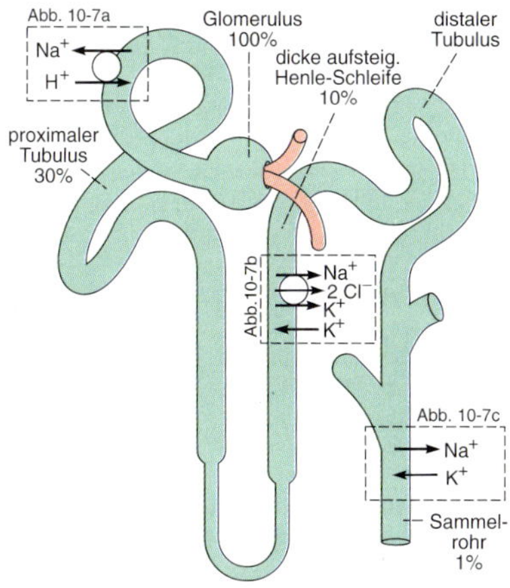

Abb. 10.5 Nephron und Sammelrohr im Überblick. Die Prozentangaben stehen für die Wiederfindungsraten von Na^+ und Cl^-, die Transportprinzipien werden in ➤ Abb. **10.7** weiter erläutert.

Tab. 10.3 Vergleich der einzelnen Nephronabschnitte.

Kriterium	Proximales Nephron	Henle-Schleife	Distales Nephron/ Sammelrohr
anatomische und physiologische Voraussetzungen	Bürstensaum, große luminale Oberfläche, daher gut resorptionsfähig, relativ offene Schlussleisten, daher keine großen Konzentrationsdifferenzen möglich	Schlussleisten mäßig dicht, keine Wasserresorption im aufsteigenden Teil der Henle-Schleife	Schlussleisten sehr dicht, große Konzentrationsdifferenzen möglich, Zwischenzellen sezernieren H^+ (Typ A) bzw. $HCO3^-$ (Typ B)
Hauptaufgaben	Resorption von allen Substanzen, die im Körper bleiben sollen, und von Wasser	Harnverdünnung, Aufbau eines osmotischen Konzentrationsgradienten	Feinregulierung der auszuscheidenden bzw. der zu retinierenden Substanzen, Harnkonzentrierung
wesentliche Mechanismen	• Na^+-K^+-Pumpe in der basolateralen Membran • sekundär aktiver Transport • Carboanhydratase • Solvent Drag • elektrischer Gradient	• Na^+-K^+-Pumpe in der basolateralen Membran • sekundär aktiver Transport (1Na^+-2Cl^--1K^+-Kotransportsystem) • elektrischer Gradient • Harnstoffrezirkulation	• Na^+-K^+-Pumpe in der basolateralen Membran • elektrischer Gradient
wesentliche Regulationsmechanismen	glomerulotubuläre Balance	Macula densa	Aldosteron (Natrium), ADH (Wasser), ANP (Natrium)

Histologie Außer in den dünnen Teilen der Henle-Schleife wird die Membranoberfläche der Epithelzellen luminal durch Mikrovilli (sog. Bürstensaummembran, besonders im proximalen Tubulus; ➤ Abb. **10.6a**) und basolateral durch tiefe Einfaltungen vergrößert. Miteinander sind die Zellen teilweise durch Desmosomen und an den luminalen Zellpolen durch sog. Schlussleisten verbunden. Diese Schlussleisten sind im proximalen Tubulus sehr einfach gebaut und berühren sich nur an wenigen Stellen, im distalen Nephron sind sie dagegen weitaus komplexer und sehr dicht.

Sauerstoffverbrauch Die Resorption von NaCl und Wasser ist eine aktive Transportleistung der Tubuluszellen, die dafür relativ viel Sauerstoff verbrauchen (ca. 18 ml O_2/min) – deutlich mehr, als für die basalen Erhaltungsprozesse der Tubuluszellen notwendig ist (3 ml O_2/min).

10.5.2 Funktionen von Nephronabschnitten und Sammelrohr SHK 493

Proximales Nephron

In diesem Nephronabschnitt werden ca. 60 – 70% der filtrierten Menge an NaCl und Wasser resorbiert, des Weiteren über 90% des filtrierten Bicarbonats.

Transzellulärer Weg Extrazellulär ist 10-mal mehr **Na^+** vorhanden als in den Tubuluszellen. Es gelangt über ein Na^+/H^+-Austauschsystem (das durch intrazelluläre Azidose aktiviert wird) in die Zelle. An der basolateralen Membran wird Na^+ unter ATP-Verbrauch im Austausch gegen K^+ aus der Zelle in die Blutbahn transportiert (➤ Abb. **10.6a**). Extrazelluläres **Bicarbonat** verbindet sich mit den sezernierten Protonen zu Kohlensäure. Die membranständige Carboanhydratase ist dafür verantwortlich, dass aus dieser Kohlensäure das leicht membrangängige CO_2 und intrazellulär aus CO_2 wieder Kohlensäure gebildet wird. Diese dissoziiert dann in HCO_3^- und H^+. HCO_3^- verlässt die Zelle über die basolaterale Membran mithilfe eines Carriersystems (1Na^+-3HCO_3^--Kotransportsystem).

Parazellulärer Weg Die HCO_3^--Konzentration ist in den basolateralen Einfaltungen und lateralen Spalten zwischen den Zellen erhöht. Da HCO_3^- die Schlussleisten nicht überwindet, übt es einen osmotischen Druck aus, der Wasser (und kleine Teilchen wie Na^+ und Cl^-) mitreißt (Solvent Drag). Die Gesamtosmolarität diesseits und jenseits des Tubulusepithels bleibt dabei konstant bei ca. 300 mosmol/l.

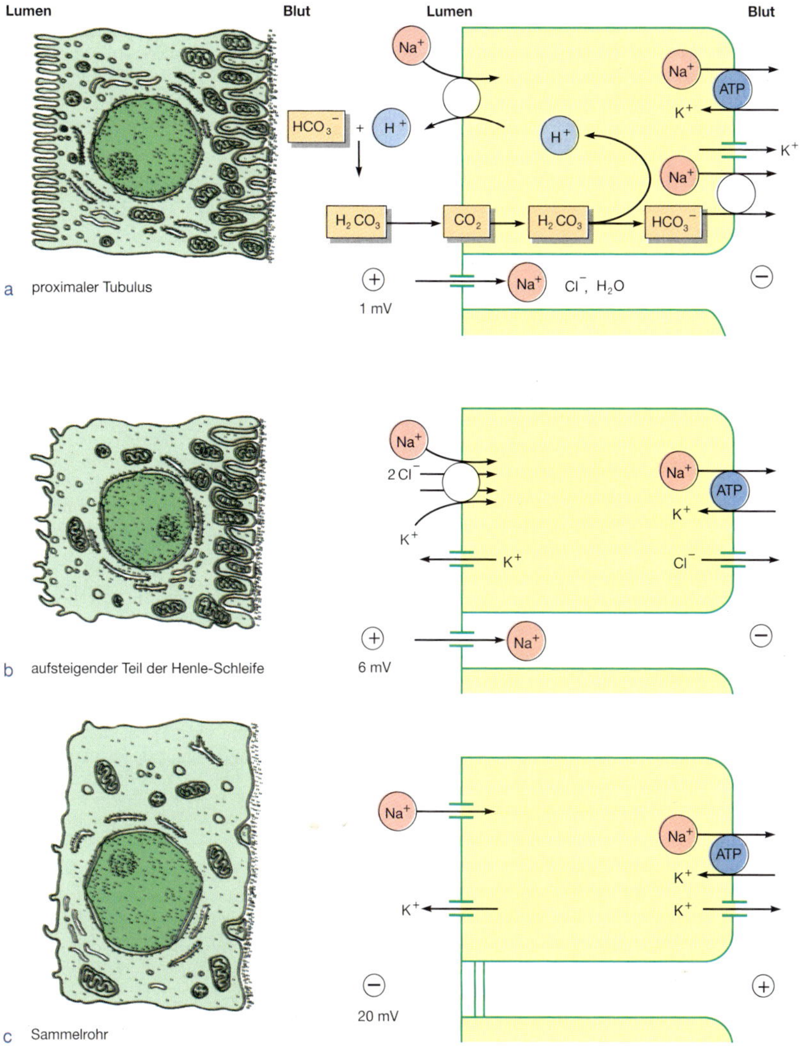

Abb. 10.6 Prinzipien des tubulären Transports von NaCl.

a Im proximalen Tubulus werden Na^+ und Bicarbonat in der Bilanz transzellulär transportiert. Am Ende des proximalen Tubulus ist die Tubulusflüssigkeit im Vergleich zum Plasma isoton.

b Am Ende der dicken aufsteigenden Henle-Schleife beträgt die tubuläre NaCl-Konzentration ca. 30 mmol/l.

c Im Sammelrohr wird die luminale Na^+-Konzentration auf ein Minimum reduziert.

Bilanz Für Na^+, Cl^- und HCO_3^- ergibt sich:

- Na^+ wird zu 2 Dritteln parazellulär resorbiert, zu einem Drittel transzellulär,
- Chlorid wird fast vollständig parazellulär transportiert,
- das gesamte HCO_3^- wird transzellulär resorbiert.

Stöchiometrisch gesehen ist dabei der parazelluläre Weg besonders ökonomisch.

Glomerulotubuläre Balance Die Abstimmung zwischen GFR und tubulärer Resorption ist dringend erforderlich, um bei „überrannter" Autoregulation, sozusagen an letzter Front, erhebliche Kochsalz- und Wasserverluste zu vermeiden.

Dicke aufsteigende Henle-Schleife

Die Henle-Schleife ist ein Verdünnungssegment: Es werden etwa 30% des filtrierten NaCl, aber kaum Wasser resorbiert, sodass die Tubulusflüssigkeit am Ende dieses Nephronabschnitts deutlich hypoton ist.

10

Transzellulärer Weg Na^+ wird über die luminale Membran von einem $1Na^+$-$2Cl^-$-$1K^+$-Kotransportsystem aufgenommen. K^+ rezirkuliert über die luminale Membran durch K^+-Kanäle. Na^+ wird auf der Blutseite durch die Na^+-K^+-ATPase im Austausch gegen K^+ aus der Zelle transportiert (> Abb. **10.6b**). Cl^- verlässt die Zelle ebenfalls auf der Blutseite durch Cl^--Kanäle.

MERKE

Na^+-gekoppelte Aufnahmesysteme wie das des $1Na^+$-$2Cl^-$-$1K^+$-Kotransportsystems werden als sekundär aktive Transportsysteme bezeichnet, weil sie energetisch an die Na^+-K^+-ATPase gekoppelt sind.

Parazellulärer Weg Durch die polare Verteilung der Ionenkanäle in diesem Segment entsteht ein transepitheliales, elektrisches, lumenpositives Potenzial von ca. 5 – 10 mV, das der Motor für den parazellulären Na^+-Transport ist. Na^+ als kleines Kation kann nämlich die in diesem Segment etwas komplizierteren Schlussleisten passieren, Anionen und Wasser dagegen nicht.

Bilanz In der Bilanz werden 2 Cl^- und 1 Na^+ transzellulär und ein weiteres Na^+ passiv parazellulär resorbiert. Weil die Tubulusflüssigkeit am Ende des Segments deutlich hypoton ist (ca. 60 – 100 mosmol/l), kann sich ein transepithelialer osmotischer Gradient aufbauen.

Macula densa Die Macula-densa-Zellen registrieren mit dem gleichen $1Na^+$-$2Cl^-$-$1K^+$-Kotransportsystem der dicken aufsteigenden Henle-Schleife die Zusammensetzung der frühdistalen Tubulusflüssigkeit. Steigt die luminale NaCl-Konzentration auf Werte um 50 mmol/l und darüber an, melden die Macula-densa-Zellen dies an „ihren" Glomerulus und lösen damit eine Verminderung der Filtrationsrate aus.

Sammelrohr

Das Sammelrohr besitzt 3 unterschiedliche Zelltypen:

- protonensezernierende A-Zwischenzellen,
- bicarbonatsezernierende B-Zwischenzellen,
- Na^+-resorbierende Hauptzellen.

Transportprozesse der Hauptzellen Die luminale Membran der Hauptzellen („principal cells") enthält Na^+- und K^+-Kanäle. Durch die Na^+-Kanäle strömt Na^+ in die Zelle ein (> Abb. **10.6c**) – die Triebkraft für diesen Einstrom beträgt ca. 100 – 150 mV (Membranpotenzial von – 40 bis – 80 mV plus Na^+-Konzentrationsgradient von ca. 60 mV). Durch die K^+-Kanäle verlässt K^+ die Zelle, und zwar umso mehr, je mehr Na^+ resorbiert wird – und umgekehrt.

Bilanz, Regulierung der Hauptzellen Die Schlussleisten sind hier sehr dicht, d. h., der Solvent Drag entfällt. Damit ist die Resorption nicht sehr ökonomisch, es ist aber ein sehr starker Na^+-Konzentrationsgradient und damit die Feinregulierung der NaCl-Resorption möglich. Diese steht außerdem unter dem Einfluss von Aldosteron (es werden mehr Na^+-Kanäle in die luminale Membran eingebaut) und ADH (es werden Wasserkanäle [Aquaporine] in die luminale Membran eingebaut).

Zwischenzellen

In den oberen Bereichen des Sammelrohrs tauchen sog. Zwischenzellen (Schaltzellen; „intercalated cells") auf. Sie transportieren entweder H^+ (protonensezernierende A-Zwischenzellen) oder HCO_3^- (bicarbonatsezernierende B-Zwischenzellen) in die Tubulusflüssigkeit. Muss der Organismus viel Säure loswerden, dominiert der Typ A. Bei drohendem Basenüberschuss ist es umgekehrt.

10.5.3 Harnkonzentrierung im Gegenstromsystem SHK 498

Drei Strukturen sind beteiligt:

- gerader Teil des absteigenden proximalen Nephrons (Flussrichtung papillenwärts),
- die dünne und die dicke aufsteigende Henle-Schleife (Flussrichtung rindenwärts),
- das Sammelrohr (Flussrichtung papillenwärts).

Der einzige aktive Antrieb für das Gegenstromsystem ist die **NaCl-Resorption** in der dicken aufsteigenden Henle-Schleife (➤ Kap. 10.5.2): NaCl wird ins Interstitium gepumpt, ohne dass Wasser nachfolgen kann. Der vorhergehende dünne aufsteigende Schleifenschenkel ist zwar wasserundurchlässig, dafür aber gut permeabel für NaCl und **Harnstoff:**

- Aus dem geraden Teil des absteigenden Tubulus folgt Wasser dem osmotischen Gradienten, der durch die NaCl-Resorption in der dicken aufsteigenden Henle-Schleife entsteht, ins Interstitium.
- Aus dem medullären Sammelrohr diffundieren in Anwesenheit von ADH Wasser und Harnstoff ins Interstitium. Harnstoff diffundiert auch in die dünne, aufsteigende Henle-Schleife.
- Im osmotischen Ausgleich verlässt NaCl den dünnen aufsteigenden Schleifenschenkel und die erhöhte NaCl-Konzentration im Interstitium zieht wiederum Wasser aus den absteigenden dünnen Henle-Schleifen und aus dem Sammelrohr ab.
- Je mehr Wasser aus dem Sammelrohr abgezogen wird, desto höher ist wiederum die luminale Harnstoffkonzentration, wodurch der Harnstoff leichter ins Interstitium diffundieren kann.

Die Konzentrationen im Endharn betragen 50 mosmol/l bei maximaler Wasserdiurese und etwa 1400 osmol/l bei maximaler Antidiurese (im Blutplasma beträgt die Konzentration vergleichsweise 300 mosmol/l).

10

MERKE

Solange das Sammelrohr unter dem Einfluss von ADH seine Wasser- und Harnstoffpermeabilität behält und solange Harnstoff vorhanden ist (kein Eiweißmangel), rezirkuliert er zwischen Sammelrohr und aufsteigenden dünnen Henle-Schleifen.

10.5.4 Diuretika SHK 499

Alle Diuretika greifen an der luminalen Membran an. Zusätzlich zu den in ➤ Abb. **10.7** dargestellten Diuretika sind:

- **Osmodiuretika** (z. B. Mannit) frei filtrierbare, aber nicht oder nur schlecht resorbierbare Substanzen,

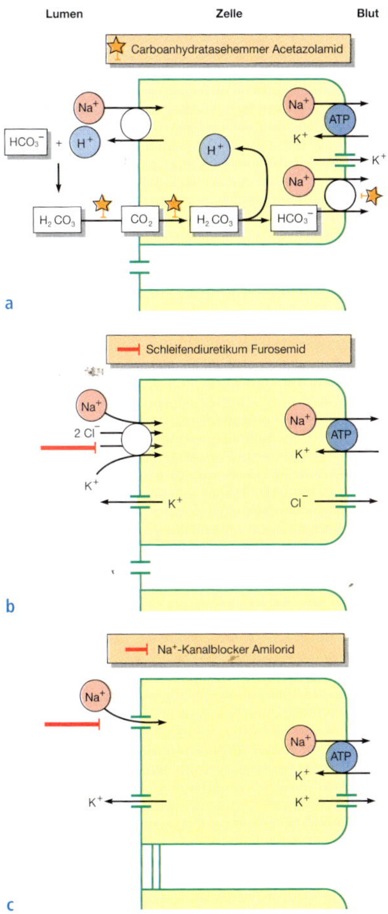

Abb. 10.7 Wirkungsweise von Diuretika. Die meisten dieser Substanzen werden im proximalen Nephron sezerniert und konzentrieren sich so im Lumen. Auf diese Weise kommt ihre „Organselektivität" zustande.

a Im proximalen Nephron hemmen sog. Carboanhydratasehemmer die Carboanhydratase.

b In der dicken aufsteigenden Henle-Schleife hemmen die sog. Schleifendiuretika (z. B. Furosemid) das $1Na^+$-$2Cl^-$-$1K^+$-Kotransportsystem und bewirken eine massive Diurese (bis zu 30 % der GFR) und Salurese (Salzmehrausscheidung, K^+-, Ca^{2+}- und Mg^{2+}-Verluste).

c An den Hauptzellen des Sammelrohrs hemmen Natriumkanalblocker (z. B. Amilorid) und Aldosteronantagonisten die Aufnahme von Na^+ in die Zelle. Der diuretische und saluretische Effekt ist sehr gering. Allerdings führt die geringere Na^+-Aufnahme in die Hauptzellen dazu, dass auch weniger K^+ sezerniert wird und damit verloren geht.

Tab. 10.4 Ionentransport im Nephron mit Wiederfindungsraten in Prozent der filtrierten Mengen.

Ion	Glomerulus	Proximal	Früh-distal	Spät-distal	Sammelrohr	Regulation
Na^+	100	30	10–15	3	< 1	Angiotensin, Aldosteron, ANP, Sammelrohr
K^+	100	30	20	20	5–> 100	Aldosteron, pH, Flussrate distal, Sammelrohr
Cl^-	100	30	10–15	3	< 1	ähnlich wie Na^+
HCO_3^-	100	8	5	3	0	Säure-Basen-Haushalt, proximal und Sammelrohr
Ca^{2+}	100	45	10	5	1	PTH, Calcitonin, dicke aufsteigende Henle-Schleife
Mg^{2+}	100	70	20	10	10	
HPO_4^{2-}	100	5–25	2–20	2–20	2–20	PTH, Calcitonin, proximaler Tubulus

- **Thiazide** Hemmstoffe des für die NaCl-Resorption verantwortlichen NaCl-Kotransportsystems im frühdistalen Nephron, die weniger stark wirken wie die Schleifendiuretika, dafür aber antikalziuretisch.

10.5.5 Tubulärer Transport im Einzelnen SHK 501

Natrium Im proximalen Nephron werden ca. 70% des filtrierten Na^+ resorbiert (➤ Abb. **10.5**, ➤ Tab. **10.4**). Die luminale Konzentration beträgt hier etwa 145 mmol/l. Frühdistal finden sich noch ca. 10–15%. Die Konzentration ist auf 30–50 mmol/l erniedrigt. Im distalen Nephron werden dann weitere 5–10% und im Sammelrohr die letzten Prozente resorbiert.

Kalium Im proximalen Nephron wird genauso viel K^+ resorbiert (zu einem Großteil parazellulär) wie Na^+ und Wasser (➤ Tab. **10.4**). Dies geschieht im dicken aufsteigenden Teil der Henle-Schleife vorwiegend transzellulär. In den Sammelrohren wird K^+ dagegen sezerniert, und zwar umso mehr, je stärker die luminale Membran der Hauptzellen durch den Na^+-Einstrom depolarisiert wird.

Chlorid Wegen der bevorzugten HCO_3^--Resorption im proximalen Tubulus steigt die Cl^--Konzentration von 115 mmol/l auf Werte um 140 bis 150 mmol/l an. Sie ist damit um ca. 30 mmol/l höher als die im Plasma. Im frühdistalen Tubulus und in der dicken aufsteigenden Henle-Schleife wird Cl^- dann transzellulär resorbiert.

Bicarbonat Bicarbonat wird zu 92% im proximalen Nephron (➤ Tab. **10.4**) resorbiert. Steigt bei metabolischer Alkalose die HCO_3^--Konzentration im Filtrat deutlich an, wird HCO_3^- nicht mehr vollständig resorbiert, und größere Mengen gelangen in den Urin. Damit gehört HCO_3^- zu den sog. **Schwellensubstanzen,** bei denen eine gesteigerte Konzentration im Filtrat zu einer Mehrausscheidung führt, weil die maximale Transportkapazität überschritten wird (s. a. ➤ Abb. **10.11**).

MERKE

Steigt die filtrierte Menge von HCO_3^-, weil das Filtrat zunimmt, nimmt die Resorption entsprechend zu und der Urin bleibt HCO_3^--frei. Steigt dagegen die HCO_3^--Konzentration im Filtrat bei normaler GFR, wird Bicarbonat im Urin ausgeschieden.

Die Bicarbonatausscheidung hängt auch vom Na^+/H^+-Austausch im proximalen Nephron ab:

- Ist der zytosolische pH relativ niedrig, z. B. bei respiratorischer Azidose, dann wird der Na^+/H^+-Austausch aktiviert und die HCO_3^--Resorption entsprechend verstärkt.
- Eine Alkalose vermindert die Rate des Na^+/H^+-Austauschs und damit die HCO_3^--Resorption.

Calcium, Magnesium Beide werden wegen ihrer Bindung an Plasmaproteine nur zu ca. 60% filtriert (➤ Tab. **10.4**). Im proximalen Nephron werden ca. 60% des filtrierten Ca^{2+}, aber nur 30% des Mg^{2+} – jeweils vermutlich passiv und parazellulär – resorbiert. Damit steigt die Mg^{2+}-Konzentration im Gegensatz zur Ca^{2+}-Konzentration am Ende des proximalen Nephrons deutlich an. In der dicken aufsteigenden Henle-Schleife werden beide Ionen resorbiert. Dabei kommt dem lumenpositiven elektrischen Potenzial offenbar eine Schlüsselrolle zu.

Phosphat Phosphat wird praktisch frei filtriert und ausschließlich im proximalen Nephron (inkl. spätproximaler Tubulus = dicke absteigende Henle-Schleife) transzellulär resorbiert (➤ Abb. **10.8a**). Phosphat ist eine Schwellensubstanz, wobei durch eine Mehrausscheidung von Phosphat gleichzeitig mehr Protonen abgepuffert und ausgeschieden werden können (➤ Abb. **10.8b**).

Ammoniak, Ammonium Die normalen Ammoniak-(NH_3-) und Ammonium-(NH_4^+-)Konzentrationen sind im Plasma sehr gering. Ammoniak wird in der Niere (durch Glutaminase aus Glutamin) und in der Leber gebildet. Die renale NH_3-Produktion steigt bei metabolischer Azidose und sinkt bei Alkalose.

Protonen Protonen werden nur in sehr geringem Umfang filtriert. Im proximalen Nephron werden sie sezerniert (➤ Kap. 10.5.2), wobei das dort verwendete Na^+/H^+-Austauschsystem maximal einen pH-Wert von 6,4 ermöglicht, weil dann der Protonengradient und der Na^+-Gradient über die luminale Membran im Gleichgewicht sind. Im Sammelrohr der Niere werden Protonen unter ATP-Verbrauch und ausschließlich in den A-Zwischenzellen über die luminale Membran sezerniert (➤ Abb. **10.9b**). Die Extremwerte im Endharn betragen dann 4,5 bei Azidose (bzw. 7,5 bei Alkalose, während der pH-Normalwert 5,8 beträgt).

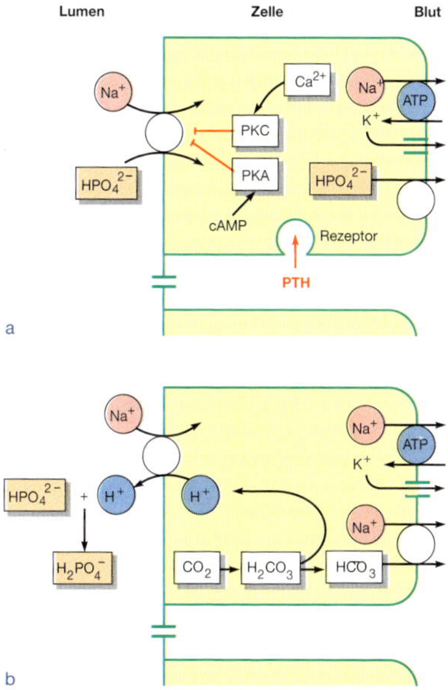

Abb. 10.8 Phosphatresorption und -ausscheidung.

a Mechanismus der Phosphatresorption im proximalen Nephron. Phosphat liegt im proximalen Tubulus in einfach ($H_2PO_4^-$) und 2-fach negativ geladener Form (HPO_4^{2-}) vor. Zu Beginn des Tubulus überwiegt HPO_4^{2-}, das vorwiegend vom $2Na^+$-1Phosphat-Kotransportsystem aufgenommen wird. PKC = Proteinkinase C, PKA = Proteinkinase A.

b Nicht resorbiertes Phosphat dient als Protonenakzeptor. HPO_4^{2-} nimmt ein H^+ auf und wird so zu $H_2PO_4^-$.

MERKE

Die Aufgaben der Niere bei der Regulation des Säure-Basen-Haushalts sind:

- (normalerweise fast vollständige) HCO_3^--Resorption je nach intrazellulärem pH-Wert und intrazellulärem CO_2 (s. a. ➤ Kap. 10.5.2),
- Protonensekretion (s. o., ➤ Abb. **10.9b**) mit Regulierung der distalen Protonensekretion durch den Säure-Basen-Haushalt (als im Urin ausgeschiedene Protonenakzeptoren dienen im Wesentlichen Phosphat und NH_3),
- vermehrte Bicarbonatsekretion durch die B-Zwischenzellen des Sammelrohrs als Anpassung an eine metabolische Alkalose.

Glucose Täglich werden 850 mmol oder 153 g D-Glucose filtriert und weniger als 1 g ausgeschieden. D-Glucose wird ausschließlich im proximalen Nephron resorbiert (➤ Abb. **10.10**) und verlässt die Zelle wieder über die basolaterale Membran mithilfe eines anderen (Na^+-unabhängigen) Carriersystems. Das mit D-Glucose aufgenommene Na^+ wird mithilfe der Na^+-K^+-ATPase aus der Zelle herausgepumpt.

MERKE

Die Triebkraft für die Aufnahme von Glucose aus dem proximalen Tubuluslumen in die Zelle entstammt einem chemischen (Na^+ über der luminalen Zellmembran) und einem elektrischen Gradienten (MP von –70 mV auf der Zytosolseite).

Aminosäuren und Peptide Ähnlich wie Glucose werden **Aminosäuren** ausschließlich im proximalen Nephron durch Na^+-abhängige Kotransportsysteme in der luminalen Membran in die Zelle aufgenommen:

- ein System für saure Aminosäuren (Glu, Asp),
- ein System für basische Aminosäuren (Arg, Lys, Orn),
- fünf Systeme für neutrale Aminosäuren.

Oligopeptide werden entweder in der luminalen Membran durch spezifische Hydrolasen gespalten

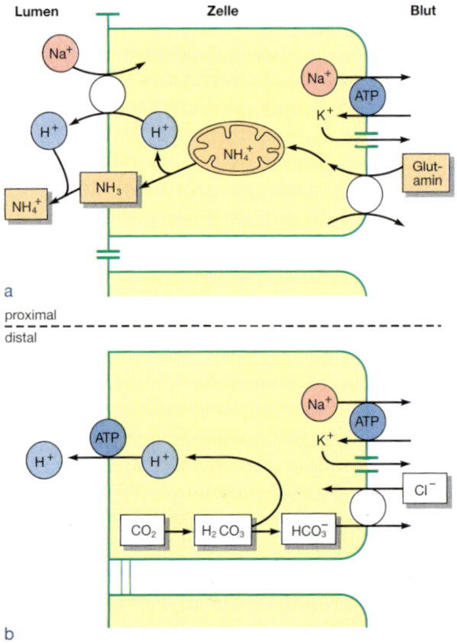

Abb. 10.9 Mechanismus der renal-tubulären Azidifizierung. Der primär aktive Transport im Sammelrohr (b) kann viel höhere Protonengradienten erzeugen und halten als der sekundär aktive Transport im proximalen Nephron (a). Ein weiterer Mechanismus der Azidifizierung ist die Phosphatpufferung (➤ Abb. **10.8b**).

a Sekretion von NH_4^+ ins Lumen, indem NH_3 durch die Zellmembran diffundiert und H^+ über den Na^+/H^+-Austauscher transportiert wird. Weil der pK-Wert des Gleichgewichts zwischen NH_3 und NH_4^+ bei 9 liegt, wird das NH_3 bei einem pH-Wert von 6,8 im endproximalen Tubulus sofort protoniert. NH_4^+ wird im Urin ausgeschieden.

b Aktive Protonensekretion in den A-Zwischenzellen des Sammelrohrs. Protonenquelle ist Kohlensäure, welche unter Zuhilfenahme von Carboanhydratase aus CO_2 gebildet wird. Bicarbonat verlässt die Zellen über ein HCO_3^-/Cl^--Austauschsystem an der basolateralen Membran.

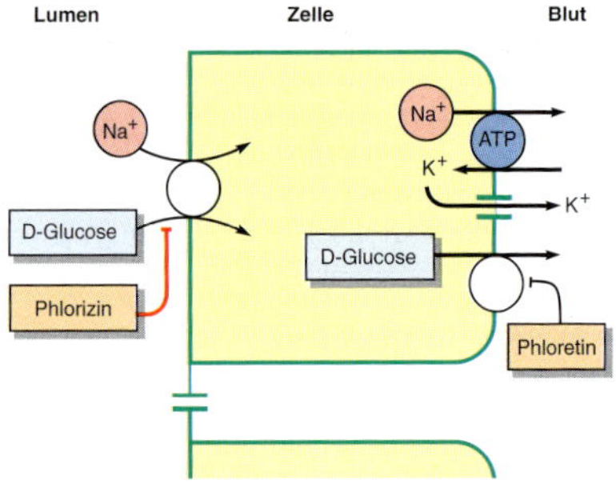

Abb. 10.10 Proximale tubuläre Glucoseresorption. Glucose wird zusammen mit Na^+ durch ein Kotransportsystem sekundär aktiv in die Zelle aufgenommen. Die Affinität dieses Carriers für Glucose nimmt von frühproximal nach spätproximal zu, die maximale Transportkapazität liegt beim etwa 2- bis 3-Fachen der normal filtrierten Menge (➤ Abb. **10.11**). Das luminale $1Na^+$-1Glucose-Kotransportsystem wird durch Phlorizin (= Phloretin + D-Glucose), das Na^+-unabhängige basolaterale Glucoseauswärtstransportsystem durch Phloretin gehemmt.

(die Dipeptide oder Aminosäuren werden dann resorbiert) oder direkt tubulär resorbiert. **Proteine** werden nur in geringem Umfang im Glomerulus gefiltert. Sie werden vor allem von den proximalen Tubuluszellen durch Endozytose aufgenommen und in den endozytotischen Vesikeln durch Hydrolyse gespalten. Die Spaltprodukte werden metabolisiert bzw. basolateral aus der Zelle heraustransportiert.

Harnstoff Etwa 850 mmol Harnstoff (51 g) werden pro Tag frei filtriert und 50–80% davon (25–40 g) ausgeschieden. Diese renale Ausscheidung ist sehr effektiv, wenn man berücksichtigt, dass Harnstoff klein ist, sehr leicht durch die meisten biologischen Membranen hindurchdiffundiert und darüber hinaus ständig für die Harnkonzentration im Gegenstromsystem benötigt wird (➤ Kap. 10.5.3).

Harnsäure Harnsäure ist beim Menschen und wenigen anderen Primaten das Stoffwechselprodukt von Purinkörpern. Sie wird annähernd frei filtriert und im proximalen Nephron über entsprechende Carriersysteme sezerniert und resorbiert. Der Harnsäuretransport ist Na^+-unabhängig und wird im Austausch durch andere Anionen getrieben.

Oxalsäure Oxalat wird frei filtriert und ähnlich wie Harnsäure proximal bidirektional transportiert. Im Gegensatz zu Harnsäure überwiegt aber die sekretorische Komponente. Die Oxalat-Clearance beträgt im Normalfall das 1,1- bis 1,5-Fache der GFR.

Organische Anionen und Kationen Organische Säuren, die bei physiologischen pH-Werten als Anionen vorliegen, sind z. B. Salicylat, Barbiturat, Penicillin und Schleifendiuretika. Organische Basen, die als Kationen vorliegen, sind z. B. Tetraethylammonium, Nikotinamid oder Morphin. Diese Substanzen werden durch eine relativ unspezifische tubuläre Sekretion ausgeschieden (➤ Abb. **10.12**).

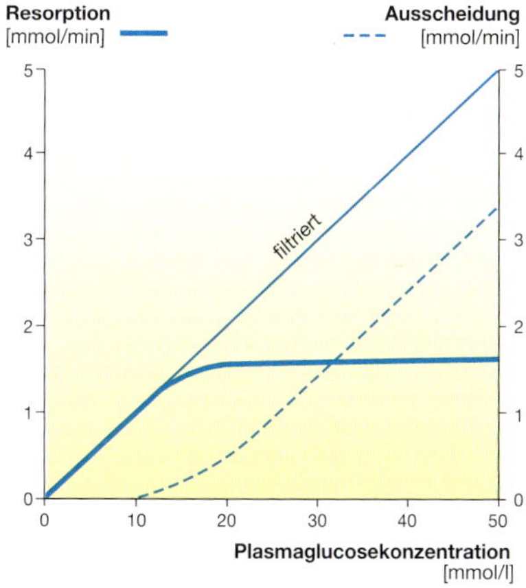

Abb. 10.11 Glucoseresorption bzw. Glucoseausscheidung als Funktion der Plasmakonzentration. Der Urin bleibt so lange glucosefrei, bis eine Konzentration von ca. 10 mmol/l (180 mg/dl) im Filtrat überschritten wird. Bei ca. 20 mmol/l (360 mg/dl) wird die maximale Transportrate erreicht. Von diesem Punkt an steigt die Glucoseausscheidung linear mit der Plasmaglucosekonzentration an. Die dünn durchgezogene Gerade entspricht der Glucosekonzentration im Ultrafiltrat. Die begrenzte Dichte von Na^+-Glucose-Kotransportern in der luminalen Membran erklärt die Sättigbarkeit (maximale Umsatzrate). Die Form der Sättigungskurve bzw. die Konzentration, bei der die halbmaximale Transportrate erreicht wird, gibt die Affinität des Kotransporters wieder.

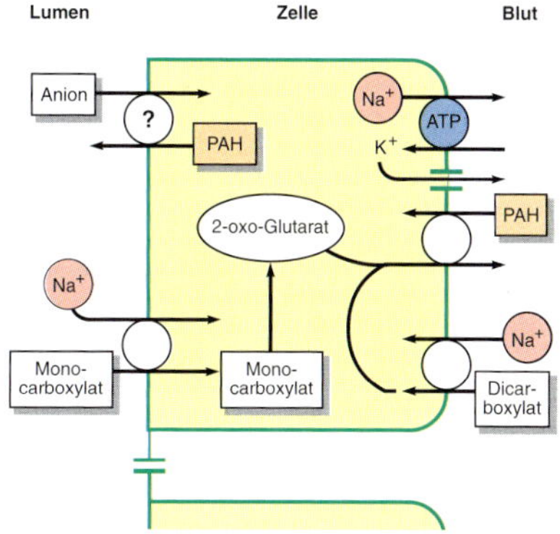

Abb. 10.12 Mechanismus der proximalen Sekretion organischer Säuren am Beispiel von Paraaminohippurat (PAH). PAH wird peritubulär von einem Anionen-Austauscher aufgenommen. Für diesen Austausch kommt z. B. α-Ketoglutarat (2-oxo-Glutarat) infrage, das in der Zelle stark angereichert wird. Verantwortlich für diese Akkumulation von α-Ketoglutarat ist ein Na^+-abhängiges Carriersystem, das ebenfalls in der basolateralen Membran lokalisiert ist. Damit ist die PAH-Aufnahme in die Zelle tertiär aktiv: Die primär aktive Na^+-K^+-ATPase erzeugt einen Na^+-Gradienten, den das Na^+-abhängige Dicarboxylat-Carriersystem sekundär aktiv nutzt, um α-Ketoglutarat in die Zelle zu transportieren, und α-Ketoglutarat wird schließlich gegen PAH ausgetauscht. Der Austrittsmechanismus von PAH in das Lumen ist bislang nicht sicher geklärt. Auch hier scheint es sich um einen Anionen-Carrier zu handeln.

10.6 Endokrine Funktionen der Niere SHK 510

10.6.1 Lokal wirksame Hormone und Mediatoren SHK 510

Renin Renin wird von spezialisierten glatten Muskelzellen des Vas afferens freigesetzt. Es spaltet Angiotensinogen in Angiotensin I (> Abb. **10.3**). Angiotensin I wird dann durch ein Converting-Enzym in Angiotensin II umgesetzt, das wiederum auf afferente und efferente Arteriolen vasokonstriktorisch wirkt (> Kap. 10.3.1). Es steigert die proximale NaCl-Resorption und erhöht die Aldosteronsekretion aus der Nebennierenrinde.

Prostaglandine Prostaglandine (vor allem PGE) werden vorwiegend im Nierenmark gebildet. Sie wirken vor allem dort vasodilatatorisch und erhöhen die Nierenmarkdurchblutung und die glomeruläre Filtration tiefer Nephrone. Daneben wirken sie saluretisch, indem sie die NaCl-Resorption in der dicken aufsteigenden Henle-Schleife und im Sammelrohr hemmen.

Kinine Kinine werden durch das Enzym Kallikrein im distalen Nephron gebildet und hemmen wahrscheinlich die NaCl-Resorption in diesem Nephronabschnitt oder im Sammelrohr.

Adenosin Adenosin fällt als Metabolit von ATP an. Ihm wird eine bedeutsame vasokonstriktive Rolle im Rahmen der tubuloglomerulären Rückkopplung zugeschrieben (> Kap. 10.3.3).

10.6.2 Systemisch zirkulierende Hormone SHK 511

Erythropoietin Zellen, die Erythropoietin produzieren, befinden sich in der Nierenrinde, scheinen aber weder mit den Tubulus- noch mit den Endothelzellen identisch zu sein. Erythropoietin, das in geringem Umfang auch in der Leber gebildet wird, steigert die Blutbildung (Erythropoese) im

Knochenmark. Der adäquate Reiz für die Erythropoietinausschüttung ist eine Hypoxämie, die über O_2-Sensoren in der Nierenrinde registriert wird.

Vitamin D_3 1,25-$(OH)_2$-D_3 (1,25-Dihydroxycholecalciferol) ist das eigentlich wirksame D_3-Hormon. Es entsteht unter der Kontrolle von PTH aus Dehydrocholesterin. 1,25-$(OH)_2$-D_3 wirkt auf den Darm, indem es dort die Ca^{2+}-Resorption erhöht, und auf den Knochen, indem es die Ossifizierung steigert. Die Wirkungsweise der anderen D_3-Metaboliten ist noch ungeklärt.

10.7 Steuerung der Nierenfunktionen SHK 512

10.7.1 Hormone SHK 512

Eine Vielzahl von Hormonen steuern die Niere (➤ Abb. **10.13**).

Aldosteron Die Ausschüttung von Aldosteron aus der Zona glomerulosa der NNR wird durch Volumenmangel über Renin und Angiotensin II sowie direkt durch Hyperkaliämie gesteigert. Aldosteron dient der Konservierung von Na^+ und wirkt dabei an vielen Epithelien: Es verstärkt die Na^+-Resorption im Kolon, in Schweißdrüsengängen, im proximalen Tubulus und besonders im Sammelrohr. In der Niere ist die Na^+-Resorption mit einer K^+-Sekretion gekoppelt.

ADH (Adiuretin) Osmorezeptoren im Hypothalamus und Volumenrezeptoren im Niederdrucksystem steuern die ADH-Freisetzung aus dem HHL. ADH wirkt in der Niere an der dicken aufsteigenden Henle-Schleife (Steigerung der NaCl-Resorption, verstärkender Einfluss auf die Ca^{2+}- und Mg^{2+}-Resorption) und vor allem an den Hauptzellen des Sammelrohrs (Erhöhung der Wasserpermeabilität durch Einbau sog. Aquaporine in die luminale Tubulusmembran, s. a. ➤ Kap. 18.2.4).

ANP (Atriopeptin) Dieses 39-Aminosäuren-Peptid wird in Granula der Herzvorhöfe gebildet und von dort bei Dehnung an das Blut abgegeben. Die Niere besitzt Rezeptoren für ANP in den afferenten Arteriolen und Nierenkörperchen sowie in den Sammelrohren des Nierenmarks.

MERKE

ANP ist ein sehr schnell wirksames System zur Wasser- und Salzausscheidung, sozusagen ein endogenes Diuretikum und Saluretikum. In vieler Hinsicht lässt sich ANP als Gegenspieler zu ADH auffassen.

Parathyrin (PTH, Parathormon) Das Peptidhormon PTH (84 Aminosäuren) wird bei Hypokalzämie aus den Nebenschilddrüsen ausgeschüttet. Am Knochen wirkt es gegensätzlich: Es aktiviert einerseits den Knochenabbau, indem es auf die Osteoklasten wirkt, und fördert andererseits (indirekt über 1,25-$(OH)_2$-D_3) die Mineralisierung des Knochens. Über seine Wirkung an der Niere erhöht PTH die Plasma-Ca^{2+}-Konzentration und erniedrigt die Plasmaphosphatkonzentration (s. a. ➤ Kap. 10.5.5).

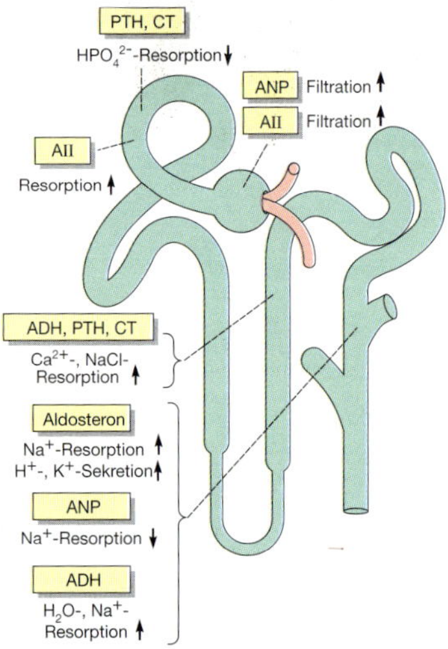

Abb. 10.13 Wirkung der Hormone (Schema). PTH = Parathyrin, ANP = atriales natriuretisches Peptid, CT = Calcitonin, AII = Angiotensin II, ADH = antidiuretisches Hormon = Adiuretin.

Calcitonin Das Peptidhormon Calcitonin (32 Aminosäuren) wird in der Schilddrüse gebildet und bei Hyperkalzämie ausgeschüttet. An der Niere wirkt es in vieler Hinsicht synergistisch zu PTH: Calcitonin wirkt proximal phosphaturisch und in der dicken aufsteigenden Henle-Schleife antikalziurisch und antimagnesiurisch.

10.7.2 Vegetative Innervation der Niere SHK 514

Die Niere wird nur sympathisch innerviert. Die durch Noradrenalin vermittelte Innervation ist synergistisch zu den Effekten von Aldosteron und ADH. Dopamin hat in niedrigen Konzentrationen einen dem Noradrenalin entgegengesetzten Effekt. Es wirkt vasodilatatorisch und erhöht damit die Nierendurchblutung.

10.8 Urämie SHK 515

11 Säure-Basen-Haushalt

11.1 pH-Wert und Puffer SHK 519

Schwankungsbreite Der pH-Wert ist als der negativ dekadische Logarithmus der H^+-Konzentration definiert. Er liegt in der extrazellulären Flüssigkeit bei 7,4 (Schwankungsbreite 7,35 – 7,45).

MERKE

Die Grenzen, die für die Lebensprozesse noch gerade tolerabel sind, liegen mit pH 7,0 und pH 7,8 nur rund 50 nmol/l vom Normalwert entfernt.

Puffer Für die notwendige Konstanz der H^+-Konzentration sorgen chemische und physiologische Puffer sowie die Regulationsorgane Niere, Lunge und Leber. Die Puffer sind etwa zu gleichen Teilen im IZR (Proteine, organische Phosphate) und im EZR bzw. Blut (Hämoglobin, Plasmaproteine und insbesondere Bicarbonat) verteilt. Die Summe aller pufferwirksamen Anionen wird als Gesamtpufferbasen bezeichnet (oder kurz Pufferbasen bzw. BB = „buffer base"). Ihre Konzentration ist unabhängig von Änderungen des P_{CO_2} und beträgt im Normalfall 48 mmol/l. Abweichungen von diesem Wert sind in beide Richtungen möglich und werden als positiver Basenüberschuss (BE = Base Excess) bzw. negatives Basendefizit bezeichnet (etwa ± 3 mmol/l).

MERKE

Ein Puffer ist ein chemisches System, das einen konstanten pH-Wert anstrebt, wenn eine kleinere Menge Säure oder Base zugefügt wird.

11.2 Bicarbonat-Kohlensäure-System SHK 520

Henderson-Hasselbalch-Gleichung

MERKE

Das Bicarbonat-Kohlensäure-System ist getrennt regulierbar (HCO_3^- über die Niere, CO_2 über die Lunge) und ist damit ein offenes System.

Bicarbonat wird in den Erythrozyten gebildet. Die Bildungsreaktion lautet:

$$(1)\ CO_2 + H_2O \leftrightarrow H_2CO_3 \leftrightarrow HCO_3^- + H^+$$

Berücksichtigt man dabei nur die für den menschlichen Organismus relevanten Größen, ergibt sich nach Logarithmierung und Umstellung die Henderson-Hasselbalch-Gleichung (pK ist der negativ dekadische Logarithmus der Massenwirkungskonstante K):

$$(2)\ pH = pK + \log \frac{[HCO_3^-]}{[CO_2]}$$

Die Pufferkapazität des Systems ist am größten, wenn der pH beim pK-Wert (= 6,1) liegt. Dann führt die Aufnahme oder Abgabe von H^+-Ionen zu den relativ geringsten pH-Änderungen.

Bei der Berechnung des physiologischen pH-Werts müssen die folgenden Konzentrationen berücksichtigt werden:

- HCO_3^- im Zähler: Die Bicarbonatkonzentration im Plasma $[HCO_3^-]_{Pl}$ wird durch Niere und Leber reguliert und liegt im Normalzustand bei 24 mmol/l.
- CO_2 im Nenner: Die physikalisch gelöste CO_2-Konzentration ($[CO_2]$) ist dem (alveolären) P_{CO_2} proportional. Der Proportionalitätsfaktor α_{CO_2} beträgt im Plasma 0,03 mmol × l^{-1} × $mmHg^{-1}$. P_{ACO_2} ist eine Funktion der alveolären Ventilation und wird normalerweise auf 40 mmHg eingestellt.

Daraus ergibt sich der physiologische pH-Wert von 7,4:

$$(3)\ pH = 6{,}1 + \log \frac{24}{1{,}2} = 6{,}1 + 1{,}3 = 7{,}4$$

Bicarbonatkonzentration (BCK)

Aktuelle BCK Die aktuelle BCK im Plasma ist abhängig vom:

- HCO_3^--Metabolismus, weil die Niere Protonen, die aus der Dissoziation von CO_2 entstehen, aktiv in den Harn sezerniert, während die Bicarbonationen ins Blut abgegeben werden (damit ist die BCK im Blut 800-mal größer, als es der reinen Dissoziation vom vorhandenen CO_2 entspricht),
- CO_2-Partialdruck (➤ Abb. **11.1**), weil die Nicht-Bicarbonat-Puffer (NBP) bei einem Anstieg des CO_2-Partialdrucks Protonen binden und somit HCO_3^- entsteht.

Standard-BCK Die Standard-BCK ist jene BCK, die sich bei Standardbedingungen einstellt: normaler CO_2-Druck von 40 mmHg (➤ Abb. **11.1**), Temperatur von 37 °C und vollständige Sättigung des Hb mit O_2 (zur Eliminierung des Haldane-Effekts, ➤ Abb. **9.11**).

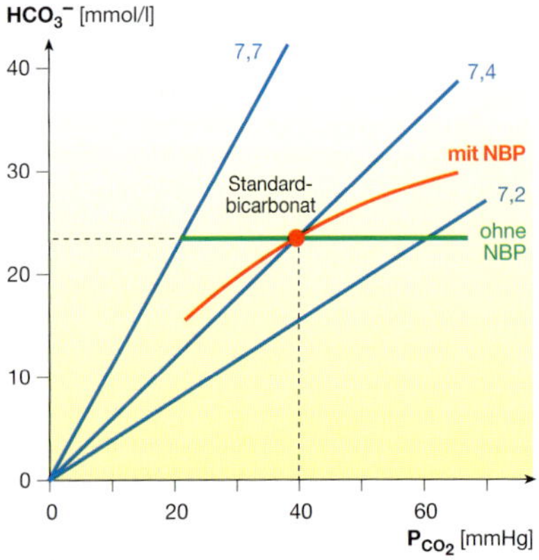

Abb. 11.1 Bicarbonatkonzentration im Plasma in Abhängigkeit vom CO_2-Druck. Der Kurvenverlauf (rot) entspricht der CO_2-Bindungskurve in ➤ Abb. **9.11**). Standardbicarbonat ist jene Bicarbonatkonzentration, die sich bei einem normalen CO_2-Partialdruck von 40 mmHg, 37 °C und bei vollständiger Sättigung des Hb mit Sauerstoff einstellt. Die grüne Gerade entspricht der hypothetischen Plasma-HCO_3^--Konzentration bei vollständigem Fehlen der NBP; blaue Geraden entsprechen den Isohydren für 3 verschiedene pH-Werte.

11.3 Störungen des Säure-Basen-Haushalts SHK 522

11.3.1 Definition der Störungen SHK 522

Folgende Abweichungen sind möglich:

- Azidose = Abweichung in den sauren Bereich, H^+-Konzentration ↑, pH-Wert ↓,
- Alkalose = Abweichung in den basischen Bereich, H^+-Konzentration ↓, pH-Wert ↑.

Die Abweichung kann jeweils respiratorisch (primäre Störung der Atmung) oder metabolisch bedingt sein (primäre Störung der Säureelimination oder des Stoffwechsels).

Respiratorische Azidose Die alveoläre Ventilation reicht nicht aus, um einen ausreichenden Gasaustausch sicherzustellen und das anfallende CO_2 abzuatmen. Der arterielle P_{CO_2} ist dann erhöht (Hyperkapnie), die Pufferbasen unverändert. Mögliche Ursachen sind:

- Störungen des zentralen Atemantriebs,
- Störungen der Atemmuskulatur und der Thoraxbeweglichkeit,
- Störungen der zuführenden Nerven,
- schwere Formen von Asthma bronchiale,
- Störungen des Gasaustauschs.

Respiratorische Alkalose CO_2 wird durch eine Hyperventilation vermehrt abgeatmet und der P_{CO_2} im Blut sinkt (Hypokapnie). Die Pufferbasen sind unverändert. Mögliche Ursachen sind:

- Höhenhyperventilation infolge O_2-Mangels,
- psychogene Ursachen.

Nichtrespiratorische Azidose Bei dieser relativ häufigen Störung sind die Atmungsfunktion und P_{CO_2} normal, aber die Pufferkonzentration nimmt ab, was viele Ursachen haben kann, z. B.:

- Niereninsuffizienz mit unzureichender H^+-Elimination,
- Diarrhö mit Verlust alkalischen Darmsafts,
- vermehrte Bildung von Ketosäuren bei Diabetes mellitus,
- vermehrte Lactatbildung bei Gewebehypoxie (z. B. durch schwere körperliche Arbeit).

Nichtrespiratorische Alkalose Bei dieser selteneren Störung sind die Pufferbasen erhöht. Mögliche Ursachen sind:

- länger andauerndes Erbrechen,
- iatrogen überhöhte HCO_3^--Infusion,
- Hyperaldosteronismus.

MERKE

Metabolische Alkalose → erhöhtes Standardbicarbonat, metabolische Azidose → vermindertes Standardbicarbonat. Respiratorische Azidose → unverändertes Standardbicarbonat, leicht erhöhte BCK im Plasma, respiratorische Alkalose → unverändertes Standardbicarbonat, erniedrigte BCK im Plasma (➤ Kap. 11.2).

11.3.2 Kompensationen der Störungen SHK 523

Alle Kompensationsmechanismen des Organismus sind darauf ausgerichtet, wieder den optimalen pH-Wert von 7,4 einzustellen, d. h. einen $[HCO_3^-]/[CO_2]$-Quotienten herzustellen, der auf der pH-7,4-Isohydre liegt (➤ Abb. **11.2**). Dafür kann

- die Niere verstärkt H^+-Ionen oder Bicarbonat ausscheiden oder aber zusammen mit der Leber Bicarbonat erzeugen,
- die Lunge vermehrt CO_2 abatmen.

Säureausscheidung durch die Niere

H^+-Sekretion und Bicarbonatresorption H^+-Ionen können in der Niere von Tubuluszellen produziert und sezerniert werden (➤ Kap. 10.5.5, ➤ Abb. **11.3a**).

Bei Störungen kommt es zu folgenden Änderungen:

- **Metabolische Alkalose:** Die BCK im Glomerulusfiltrat ist erhöht. Da der Na^+/H^+-Mechanis-

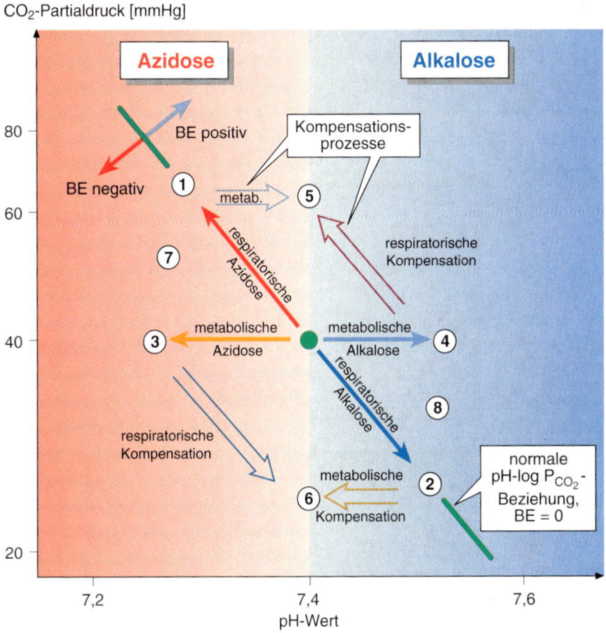

Abb. 11.2 Störungen des Säure-Basen-Haushalts und ihre Kompensation im pH-Wert-log P_{CO_2}-Diagramm. 1 = rein respiratorische Azidose, 2 = rein respiratorische Alkalose, 3 = rein metabolische Azidose, 4 = rein metabolische Alkalose, 5 = kompensierte respiratorische Azidose oder kompensierte metabolische Alkalose, 6 = kompensierte respiratorische Alkalose oder kompensierte metabolische Azidose, 7 = Kombination einer respiratorischen und metabolischen Azidose, 8 = Kombination einer respiratorischen und metabolischen Alkalose. Der BE ist positiv bei nichtrespiratorischer Alkalose und negativ bei nichtrespiratorischer Azidose (➤ Kap. 11.3.3).

mus Bicarbonat aber nur bis zu einem Gradienten von rund 20 mmol/l resorbieren kann, bleibt der Überschuss an Bicarbonat unresorbiert in der Tubulusflüssigkeit.

- **Respiratorische Alkalose:** Der alveoläre bzw. arterielle P_{CO_2} – und proportional auch der P_{CO_2} in den Tubuluszellen – ist erniedrigt. Dadurch werden weniger H^+-Ionen gebildet und sezerniert und dadurch auch weniger Bicarbonat resorbiert (s. a. ➤ Kap. 10.5.5).
- **Respiratorische Azidose:** Das Standardbicarbonat ist unverändert, die aktuelle BCK ist etwas erhöht. Da bei normalem P_{CO_2} nahezu das gesamte Bicarbonat resorbiert wird, lässt sich die respiratorische Azidose nur kompensieren, indem saure Valenzen eliminiert werden und gleichzeitig die BCK steigt.
- **Metabolische Azidose:** Bei primär nicht veränderten P_{CO_2} ist die H^+-Konzentration im Blut und im Gewebe erhöht. Es werden die Puffer beansprucht, entsprechend ist die BCK erniedrigt.

Ausscheidung titrierbarer Säure Der Harn des Menschen kann maximal auf einen pH-Wert von 4,5 gebracht werden (= H^+-Konzentration von 0,03 mmol/l). Bei einem Harnvolumen von 1,5 l/d werden also nur 0,05 mmol/d an freier Säure ausgeschieden, es fallen aber ca. 60 – 100 mmol an. Die Hälfte davon wird daher als sog. titrierbare Säure ausgeschieden, d. h., die H^+-Ionen werden mit NBP, vornehmlich Phosphat, abgefangen (➤ Abb. 11.3b).

Ammoniakausscheidung Sie lässt sich bei Bedarf auf das über 10-Fache steigern und ist daher die effektivste Möglichkeit, saure Valenzen zu eliminieren. Ammoniak (NH_3) fällt reichlich beim Aminosäureabbau an und ist giftig. Bei Störungen des Säure-Basen-Haushalts kommt es zu folgenden Änderungen:

- **Azidose:** Bei Azidose (Bicarbonatmangel) koppelt die Leber Ammoniak an Glutamat und bildet dabei Glutamin (➤ Abb. 11.4a). Daraus werden in den proximalen Tubuluszellen 2 NH_4^+ abgespalten. Das verbleibende α-Ketoglutarat wird unter Aufnahme von 2 H^+-Ionen zu Glucose umgebaut (Gluconeogenese). Die H^+-Ionen werden in der durch Carboanhydratase katalysierten Reaktion von CO_2 mit Wasser bereitgestellt, wobei 2 Bicarbonationen entstehen. Das NH_4^+ wird in die Tubulusflüssigkeit exportiert

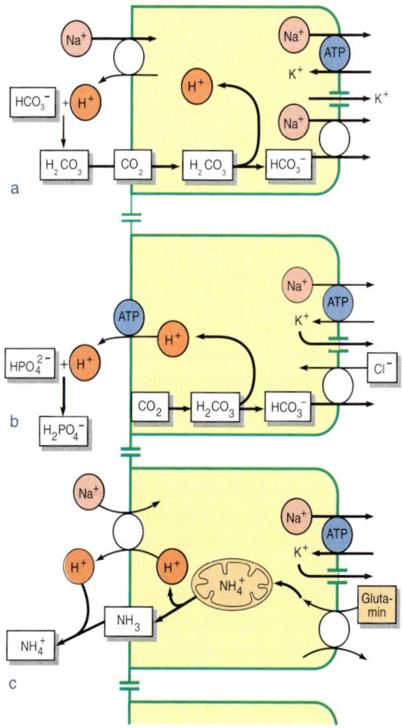

Abb. 11.3 Renale Regulation des Säure-Basen-Haushalts im proximalen Tubulus.

a Bicarbonatresorption. H^+-Ionen werden über einen Na^+/H^+-Austauscher in die Tubulusflüssigkeit sezerniert und verbinden sich zum größten Teil mit den HCO_3^--Ionen des Glomerulusfiltrats zu Kohlensäure, welche unter Carboanhydratase-Einwirkung in H_2O und CO_2 zerfällt. CO_2 diffundiert leicht in die Zellen, daraus entsteht wieder unter Carboanhydratase-Einwirkung H_2CO_3, die wiederum in H^+ und HCO_3^--Ionen dissoziiert. Während die H^+-Ionen erneut für den Na^+/H^+-Austausch zur Verfügung stehen, kann das HCO_3^-, einem elektrochemischen Gradienten folgend, auf der basalen Zellseite zum Blut hin transportiert werden, wobei in einem Kotransport auch noch Na^+-Ionen mitgenommen werden.

b Ausscheidung von Protonen mithilfe des Phosphatpuffers (im Endharn erscheint $H_2PO_4^-$ als sog. titrierbare Säure). Bei einem pH von 7,4 liegen nur 20 % des Puffers als $H_2PO_4^-$ vor, bei einem pH von 4,5 aber 99,5 %.

c Ausscheidung von Protonen mithilfe des Ammoniakmechanismus. Das zellulär gebildete NH_4^+ steht mit Ammoniak (NH_3) und H^+ im Gleichgewicht. Daher können H^+-Ionen über den Na^+/H^+-Austauscher in die Tubulusflüssigkeit transportiert werden. Das gut membrangängige NH_3 folgt durch Diffusion (sog. nichtionische Diffusion) und verbindet sich in der sauren Tubulusflüssigkeit sofort wieder mit H^+-Ionen zu NH_4^+ (wodurch es nicht wieder zurückdiffundieren kann = „trapping"). Andererseits kann der Na^+/H^+-Austauscher auch das NH_4^+-Ion als solches transportieren.

(➤ Abb. **11.3c**). In der Bilanz wird mit jedem ausgeschiedenen Ammonium-Ion ein H^+-Ion eliminiert und ein Bicarbonation regeneriert. Gleichzeitig braucht jedes renal eliminierte NH_3/NH_4^+ in der Leber nicht zu Harnstoff umgewandelt zu werden und erspart daher den Verbrauch von Bicarbonat.

- **Alkalose:** Bei einer Alkalose wird NH_4^+ zur Harnstoffsynthese herangezogen (➤ Abb. **11.4b**). Nach der Summenformel $2\,NH_4^+ + 2\,HCO_3^- \rightarrow H_2N\text{-}CO\text{-}NH_2 + CO_2 + H_2O$ wird dabei Bicarbonat verbraucht und so die erhöhte Bicarbonatkonzentration gesenkt. Zusätzlich scheidet die Niere bei Alkalosen so lange Bicarbonat aus, bis die Bicarbonatkonzentration der Tubulusflüssigkeit wieder den Schwellenwert erreicht hat.

Abatmung von CO_2 durch die Lunge

Störungen des Säure-Basen-Haushalts sind letztendlich nur zu beheben, wenn sowohl die renale Säure- und Bicarbonatausscheidung als auch der Bicarbonatverbrauch in der Leber angepasst werden. Für die akute Kompensation einer pH-Störung hingegen spielt die Atmung eine wesentliche Rolle.

Durch die Atmung kann eine **nichtrespiratorische Azidose** teilweise kompensiert werden: Die erhöhte extrazelluläre H^+-Konzentration erregt die Chemorezeptoren in der Medulla oblongata (➤ Kap. 9.6) und löst damit eine rhythmische, sehr tiefe und geräuschvolle Atmung aus (große Atmung, Azidosenatmung, Kußmaul-Atmung). Eine **nichtrespiratorische Alkalose** könnte zwar respiratorisch kompensiert werden, die dazu notwendige Hypoventilation würde jedoch die O_2-Versorgung gefährden.

11.3.3 Analyse des Säure-Basen-Status
SHK 527

Siggaard-Andersen-Diagramm Dabei handelt es sich um eine semilogarithmische, grafische Darstellung der Henderson-Hasselbalch-Gleichung, bei der also die BCK, der pH-Wert (x-Achse) und der P_{CO_2}-Wert (y-Achse) berücksichtigt werden. Zunächst wird der pH-Wert der Blutprobe bestimmt. Anschließend wird die Blutprobe nach dem sog.

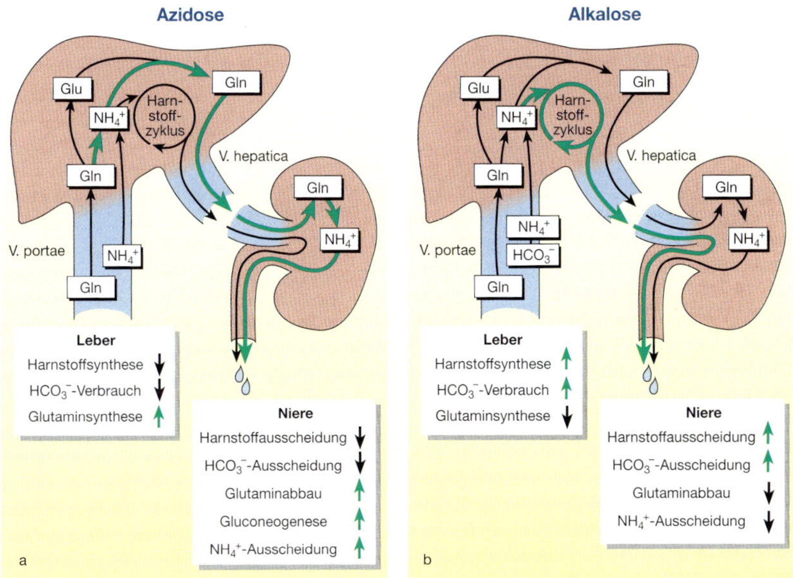

Abb. 11.4 Zusammenspiel von Niere und Leber bei der Regulierung von Säure-Basen-Störungen.

a Bei Azidose wird in der Leber vermehrt aus Ammoniak (NH_4^+) und Glutamat (Glu) das Glutamin (Gln) gebildet und gleichzeitig die Harnstoffsynthese und der Bicarbonatverbrauch gedrosselt. In der Niere wird aus Gln NH_4^+ abgespalten und ausgeschieden.

b Bei Alkalose wird in der Leber vermehrt Bicarbonat zur Harnstoffsynthese verbraucht, während die Glutaminsynthese gedrosselt ist. In der Niere wird unterstützend so lange Bicarbonat ausgeschieden, bis die erhöhte Bicarbonatkonzentration in Plasma und Ultrafiltrat wieder unter die Nierenschwelle abgesunken ist. Gleichzeitig ist die H^+-Elimination über den Ammoniakmechanismus weitgehend gedrosselt.

Astrup-Verfahren mit 2 bekannten CO_2-Konzentrationen äquilibriert und der jeweilige pH-Wert gemessen. Aus diesen Messwerten ergeben sich 2 Eichpunkte, die eine Gerade definieren, anhand deren sich Pufferbasen und Base Excess ablesen lassen.

Pufferbasen Die Pufferbasen sind vom P_{CO_2} unabhängig und bei nichtrespiratorischen Störungen verändert (bei Azidose erniedrigt, bei Alkalose erhöht). Titriert man bei einer solchen nichtrespiratorischen Störung die aktuelle Pufferbase mit einer starken Säure bzw. Base auf den Normal-pH von 7,4, bei dem normalerweise die Pufferbase 48 mmol/l betragen sollte, dann ergibt die Differenz den BE (➤ Abb. **11.2**).

11.4 Ausblick

12 Wasser- und Salzhaushalt

12.1 Wasser als Baumaterial des Körpers SHK 531

Wasserverteilung im Körper Der Wassergehalt des Körpers ist proportional zum Körpergewicht, hängt dabei aber vom geschlechts-, ernährungs- und altersbedingten Fettanteil ab. Ein Neugeborenes besteht zu ca. 75% seines Körpergewichts aus Wasser, ein junger Erwachsener etwa zu 65%, ein Greis zu 55%. Das Körperwasser ist auf verschiedene Flüssigkeitsräume (Kompartimente) verteilt, die durch Membranen voneinander getrennt sind (➤ Abb. **12.1**).

MERKE

Fettgewebe enthält nur 10% Wasser, sehr adipöse Personen (> 50% Fettanteil des Körpergewichts) haben daher einen Gesamtwassergehalt von nur noch etwa 1 Drittel des Körpergewichts.

Messung der Flüssigkeitsräume Das Volumen (V) der einzelnen Räume bestimmt sich aus der Menge (M) eines injizierten Teststoffs, dividiert durch die Konzentration (c) des Stoffs nach gleichmäßiger Verteilung im betreffenden Volumen (s. a. Bestimmung des HMV, ➤ Kap. 8.4.2, und Bestimmung der Lungenvolumina, ➤ Kap. 9.3).

$$(1)\ V = \frac{M}{c}\ [l]$$

Praktisch bewährt haben sich für die Bestimmung von:

- Gesamtkörperwasser: Antipyrin, schweres Wasser D_2O, tritiummarkiertes Wasser THO,
- Extrazellulärraum: Inulin, Thiosulfat,
- Plasmavolumen: an Plasmaproteine bindende Substanzen wie Evans Blue, Jod-131.

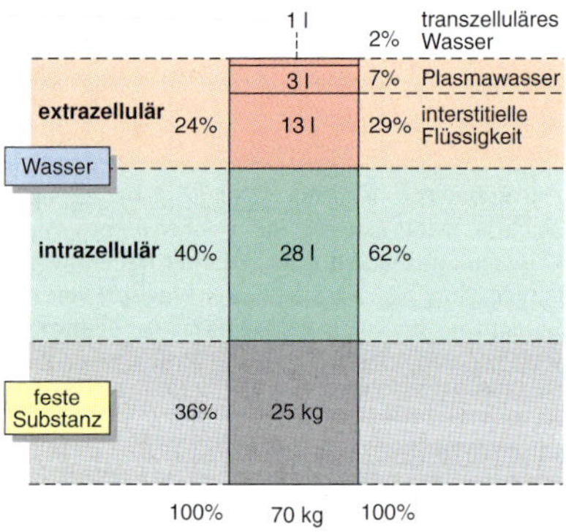

Abb. 12.1 Feste Substanz und Flüssigkeitsräume im Körper. Die dunkle Säule in der Mitte gibt die Absolutwerte in Liter bzw. kg an. Die Zahlenwerte links davon zeigen den prozentualen Anteil am Körpergewicht an, die Zahlen auf der rechten Seite schlüsseln die prozentuale Verteilung der Flüssigkeitsvolumina auf. Dabei befinden sich also ca. 2 Drittel des Gesamtkörperwassers im IZR, etwa 1 Drittel im EZR, der sich noch einmal in 3 Bereiche einteilen lässt.

12.2 Wasserbilanz SHK 532

12.2.1 Wasserverluste SHK 533

Täglich verliert der Mensch etwa 5% seines Wasserbestandes, der immer wieder ergänzt werden muss.

Obligate Wasserverluste Mithilfe des Konzentrierungsmechanismus (➤ Kap. 10.5.3) gelingt es der Niere zwar, das notwendige Lösungsvolumen für die Ausscheidung von Stoffwechselendprodukten zu reduzieren, aber deren Gesamtmenge von rund 1200 mosmol/d erfordert doch ein Harn(wasser)volumen von mindestens einem Liter.

Ein weiterer Wasserverlust resultiert aus der Perspiratio insensibilis, einer unbemerkt bleibenden Wasserabgabe über die Haut durch Diffusion und Verdunstung, sowie durch das Abatmen der wasserdampfgesättigten Exspirationsluft. Da bei 37 °C und vollständiger Wasserdampfsättigung der Wasserdampfdruck 47 mmHg (6 kPa, entspricht 6% des atmosphärischen Luftdrucks) beträgt, sind 6% der ausgeatmeten Luft Wasserdampf. Das summiert sich pro Tag zu 30 mol bzw. 540 ml Wasser, sodass insgesamt über die Perspiratio insensibilis und die Abatmung etwa 900 ml Wasser verloren gehen. Eine geringe Menge an Wasser (ca. 100 ml) geht auch mit dem Kot verloren.

MERKE

Der obligate Wasserverlust des Körpers summiert sich auf etwa 2 l/d.

Fakultative Wasserverluste Unter Wärmebelastung ist die Schweißproduktion erhöht, und in Verbindung mit schwerer körperlicher Anstrengung (z. B. Hochofenarbeiter, Sportler) können die täglichen Wasserverluste dann bis zu 20 l erreichen.

12.2.2 Wasseraufnahme SHK 533

Die tägliche Wasseraufnahme beinhaltet neben dem präformierten Wasser (in der Nahrung enthaltenes Wasser, ca. 900 ml) und dem Oxidationswasser (durch oxidative Verbrennung der Nahrung entstehendes Wasser, ca. 300 l) in jedem Fall mindestens 800 ml Trinkwasser.

Minimale Aufnahme Wird nur dieses obligate Minimum getrunken, müssen dennoch etwa 10 l/d absorbiert werden, weil die wässrigen Sekrete von Speicheldrüsen, Magen, Darm, Galle und Pankreas hinzukommen. Von diesen 10 l werden etwa 2 Drittel im Dünndarm resorbiert, der Rest (bis auf 1 % = 100 ml, das im Kot verbleibt) im Kolon.

Wasser im Überschuss Während das im Überschuss aufgenommene Wasser noch mit Elektrolyten versehen (damit es isoton wird) und im Dünndarm resorbiert wird, scheidet die Niere bereits vermehrt Wasser aus. So bleibt der Wasserhaushalt des Körpers weitgehend ungestört.

12.3 Regulation des Wasserhaushalts SHK 534

Der Wasserbestand wird außerhalb der Niere durch Volumen- und Osmorezeptoren im EZR registriert. Reguliert wird er dann vor allem über die Nieren, die in dieser Funktion durch extrarenal erzeugte Hormone gesteuert werden.

12.3.1 Osmoregulation SHK 534

ADH bestimmt den Wasserhaushalt des Körpers entscheidend mit. Die ADH-Freisetzung wird dabei hauptsächlich von der Osmolarität und dem Gesamtvolumen der EZR-Flüssigkeit bestimmt:

- Nimmt die Osmolarität im EZR zu, wird mehr ADH im Hypothalamus produziert und aus dem HHL sezerniert. ADH stimuliert die Wasserresorption in der Niere (➤ Kap. 10.7.1, ➤ Kap. 17.2.4) und konserviert damit das vorhandene Körperwasser. Gleichzeitig wird ein Durstgefühl (osmotischer Durst) ausgelöst, um die Wasseraufnahme zu steigern.
- Nimmt die Osmolarität im EZR ab, wird die ADH-Produktion und -sekretion gedrosselt, wodurch in der Niere eine Wasserdiurese in Gang gesetzt und aufrechterhalten wird, bis der Wasserüberschuss eliminiert ist.

12.3.2 Volumenregulation SHK 535

Isotone Volumenänderungen werden wesentlich über den Füllungsgrad des Kreislaufsystems erfasst. Dies geschieht über Volumensensoren des Niederdrucksystems (in der Wand der großen intrathorakalen Hohlvenen sowie in den Herzvorhöfen) und über Barosensoren des Hochdrucksystems (im Aortenbogen und im Karotissinus).

Volumenüberschuss Die Sensoren melden den Überschuss/steigenden Füllungsgrad der Gefäße an den Hypothalamus. Die ADH-Sekretion wird gehemmt, und die Nieren scheiden mehr Wasser aus.

Volumenmangel Erst ein starker Volumenmangel von mehr als 10 % (Blutverlust > 350 ml) stimuliert die ADH-Sekretion. Diese reagiert normalerweise nur auf Anstieg des osmotischen Drucks und würde bei Wasserzufuhr (Durst bei Volumenmangel) eigentlich gehemmt.

MERKE

ADH spielt für die Volumenregulation des Körpers eine Notfallrolle und ist nicht geeignet, eine Feinregulierung des Volumenhaushalts und damit die Volumenkonstanz des Körpers zu gewährleisten.

12.4 Regulation des Elektrolythaushalts SHK 535

Wichtigstes Regulationsorgan des Elektrolythaushalts ist die Niere.

12.4.1 Regulation des Kochsalzhaushalts SHK 535

Kochsalzaufnahme und -ausscheidung 90 % der extrazellulären Elektrolyte sind Na^+-Salze (2 Drittel NaCl, 1 Drittel $NaHCO_3$). Na^+-Salze sind daher auch hauptsächlich für den osmotischen Druck in der extrazellulären Flüssigkeit und damit für das Volumen des EZR verantwortlich. Dies nutzt der Körper, um umgekehrt den Natriumhaushalt hauptsächlich über die Erfassung des EZR-Volumens durch den Füllungszustand des Hoch- und Niederdrucksystems zu regeln.

MERKE

NaCl wird im Körper nicht metabolisiert, sodass die täglich aufgenommene Menge auch exakt wieder ausgeschieden werden muss.

Kochsalzmangel Bei einem NaCl-Defizit und damit verbundenem Volumenmangel wird mehr Renin in der Niere sezerniert (➤ Kap. 10.3.3), d. h. das **RAAS** aktiviert (➤ Abb. 12.2). Das dabei gebildete Angiotensin II ist ein starker Vasokonstriktor, sodass im Gesamtkreislauf der Blutdruck steigt. In der Niere drosselt Angiotensin II die GFR durch lokale Vasokonstriktion und erhöht die Na^+-Resorption in den proximalen Tubuli. In der Zona glomerulosa der NNR induziert Angiotensin II die Produktion und Sekretion von Aldosteron, das

- in den Verbindungstubuli und im Sammelrohrsystem die Na^+-Resorption stimuliert, sodass der Endharn fast Na^+-frei wird,
- den Na^+-Gehalt von Tränen, Schweiß, Speichel und Rektum reduziert,
- im Hypothalamus ein Durstgefühl auslöst (hypovolämischer Durst),
- ebenfalls im Hypothalamus – wenngleich meist weniger ausgeprägt – einen Salzappetit anregt.

Das NaCl-Defizit steigert auch die renale **Sympathikusaktivität,** was sowohl die NaCl-Resorption in den proximalen Tubuli erhöht als auch die Reninsekretion stimuliert.
Regulationssysteme, welche die Na^+-Ausscheidung fördern, wie **natriuretische Peptide,** werden bei Salzmangel unterdrückt.

Kochsalzüberschuss Salzüberschuss führt bei freier Wasserzufuhr zur Expansion des EZR. Dies hemmt die renale Sympathikusaktivität und die Reninsekretion. Gleichzeitig schütten die Herzvorhöfe mehr ANP aus, das die GFR steigert und sowohl die Na^+-Resorption im Sammelrohr als auch die Renin- und die Aldosteronproduktion senkt. Damit wird mehr NaCl filtriert, weniger tubulär resorbiert und letztlich mehr Kochsalz ausgeschieden.

12

12.4.2 Regulation des Kaliumhaushalts

SHK 537

90% des gesamten K^+-Bestandes finden sich in den Zellen. K^+-Ionen sind als Osmolyte bestimmend für den IZR und außerdem essenziell für die Bioelektrizität der Zellen. Daher muss der Körperkaliumbestand konstant bleiben.

Kaliumaufnahme und -ausscheidung Der Mensch nimmt 2–6 g Kalium/d auf und scheidet die gleiche Menge hauptsächlich über die Nieren (Darm 10%) aus. Da ca. 30 g Kalium/d glomerulär filtriert und K^+-Ionen zusätzlich noch rückresorbiert werden, ist die auszuscheidende Menge von bis zu 20% des Filtrats (= 6 g) nur erreichbar, wenn die Niere K^+-Ionen zusätzlich sezerniert. Dies geschieht in den Hauptzellen der Sammelrohre (➤ Kap. 10.5.5). Vier Faktoren beeinflussen dabei die K^+-Sekretion:

- Aldosteron (erhöht die K^+-Sekretion über einen vermehrten Na^+-Einstrom und die Aktivierung des Na^+/H^+-Austauschers),
- intrazellulärer pH-Wert (je niedriger, desto eher sind die Kanäle geschlossen und umgekehrt),
- extrazellulärer pH-Wert (Azidose → vermehrte Aufnahme von H^+ in die Zellen → Abfall des intrazellulären pH-Werts → Kaliumkanäle schließen sich),
- extrazelluläre K^+-Konzentration (Hyperkaliämie aktiviert die K^+-Kanäle und steigert damit die K^+-Ausscheidung, bei Hypokaliämie umgekehrt).

Hyperkaliämie Ist der K^+-Bestand des Organismus ausgeglichen und sind die Zellen mit genügend

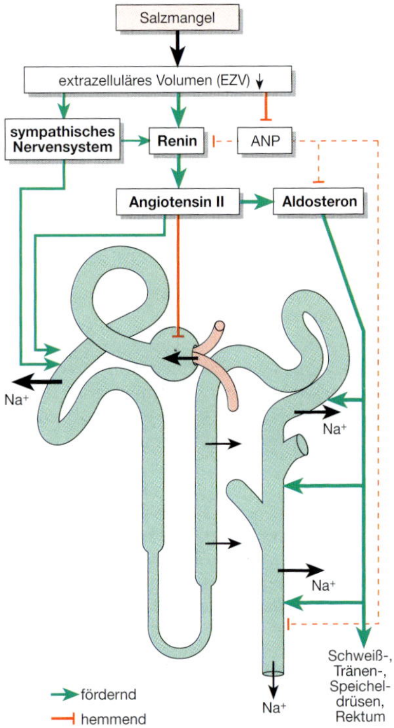

Abb. 12.2 Regulation des Kochsalzhaushalts bei Salzmangel. Salzmangel führt bei freier Wasserzufuhr zur Verringerung des Extrazellulärvolumens. Diese Verringerung stimuliert sowohl die renale Sympathikusaktivität als auch die Reninsekretion, was zu einer Aktivierung des RAAS führt. Angiotensin II reduziert die Kochsalzfiltration und erhöht zusammen mit der Sympathikusaktivierung die Kochsalzresorption im proximalen Tubulus. Aldosteron steigert die Kochsalzresorption im Sammelrohrsystem. Parallel dazu wird bei Salzmangel die Freisetzung natriuretischer Hormone (ANP) aus den Herzvorhöfen gehemmt. Aldosteron wirkt auch in extrarenalen Geweben natriumretinierend.

K^+ aufgefüllt, dann erhöht jede weitere K^+-Aufnahme die extrazelluläre K^+-Konzentration (Hyperkaliämie). Dies steigert die Aldosteronproduktion in der NNR, und Aldosteron steigert seinerseits die K^+-Sekretion in der Niere (s. o., bis auf 20 g/d), aber auch in Tränen-, Schweiß- und Speicheldrüsen sowie im Rektum.

Hypokaliämie Eine Hypokaliämie (K^+ im Plasma < 3,5 mmol/l) kann entstehen, wenn zu wenig Kalium mit der Nahrung zugeführt wird, aber auch bei verstärkten Verlusten über die Niere oder den Magen-Darm-Trakt (Diarrhö). Die tägliche renale Kaliumausscheidung kann bis auf ca. 400 mg/d herabgesetzt werden.

12.4.3 Regulation des Calciumphosphathaushalts SHK 539

$CaPO_4$ ist der wichtigste Baustein von Knochen und Zähnen. Infolge der großen Masse des Skeletts ist der Ca^{2+}-Bestand des Körpers etwa 10-mal größer als der von Na^+ oder K^+. Die Konzentration von ionisiertem Calcium ist dagegen niedriger: 1,3 mmol/l im EZR und ca. 100 nmol/l im IZR. Die Gesamtplasmakonzentration beträgt 2,5 mmol/l, wovon über die Hälfte an Protein gebunden ist.

Calciumaufnahme und -ausscheidung Erwachsene müssen täglich 0,8 g Calcium zuführen, um die obligaten Verluste zu decken, Kinder und Schwangere bzw. Stillende bis zu 1,5 g. Davon wird aber nur etwa 1 Drittel im Darm resorbiert, der Rest geht mit dem Stuhl verloren. Nur das ionisierte Calcium wird glomerulär frei filtriert und anschließend in den proximalen Tubuli, Henle-Schleifen und distalen Tubuli zu 99% wieder resorbiert. Zwischen 150 und 450 mg Ca^{2+} pro Tag werden normalerweise mit dem Urin ausgeschieden. Die Regulation des Calciumhaushalts ist relativ komplex:

- Fällt die Ca^{2+}-Konzentration im Plasma (Hypokalzämie), sezernieren die Nebenschilddrüsen mehr PTH und es wird (indirekt) mehr Calcitriol freigesetzt. Gleichzeitig ist die Sekretion von Calcitonin aus den C-Zellen der Schilddrüse gehemmt.
- Steigt die Ca^{2+}-Konzentration (Hyperkalzämie), wird mehr Calcitonin sezerniert und weniger PTH freigesetzt.

Hypokalzämie PTH wirkt zwar einem Absinken der Ca^{2+}-Konzentration schnell entgegen, seine Halbwertszeit beträgt jedoch nur etwa 20 min. Gleich kurz und deutlich schwächer wirkt Calcitonin. Calcitriol wirkt dagegen langfristiger und ergänzt damit die Wirkungen der beiden anderen Hormone (➤ Abb. **12.3**).

Hyperkalzämie Sie ist infolge der schon primär begrenzten Resorptionsfähigkeit des Darms für Ca^{2+} selten. Der Stimulus zur PTH-Freisetzung entfällt und die Calcitriolproduktion der Niere sistiert. Damit resorbiert der Darm weniger Ca^{2+}, während die Niere mehr Ca^{2+} ausscheidet.

12.4.4 Regulation des Magnesiumhaushalts SHK 542

Magnesium findet sich vorwiegend in den Zellen und ist insbesondere für die Herzmuskulatur wichtig. Die enterale Magnesiumresorption ist durch Calcitriol, Parathyrin und Somatotropin steigerbar. Unter Calcitonin und Aldosteron ist sie eingeschränkt. Auf die renale Magnesiumresorption wirkt Calcitriol fördernd und Calcitonin hemmend.

12.5 Störungen der Salz-Wasser-Bilanz SHK 542

Wenn Wasser- und Elektrolytverluste nicht unmittelbar ersetzt werden können oder wenn die Regulationsmechanismen nicht angemessen funktionieren, kann es zu generalisierten Störungen kommen (➤ Tab. **12.1**).

MERKE

Isotonie = osmotische Normalkonzentration im EZR (ca. 290 mosmol/l), Hypotonie = Werte kleiner, Hypertonie = Werte größer 290 mosmol/l. Dehydratation = negative Wasserbilanz (es geht mehr Wasser verloren, als aufgenommen wird), Hyperhydratation = positive Wasserbilanz.

12.5.1 Isotone Hydratationsstörungen SHK 542

Sie sind die häufigsten Hydratationsstörungen. Da sich nur das Volumen des EZR ändert, dessen osmotische Konzentration aber gleich bleibt (Wasser und Kochsalz gehen im gleichen Verhältnis verloren oder werden zurückgehalten), entsteht keine osmotische Differenz zum IZR. Daher bleibt das Volumen des IZR konstant (➤ Tab. **12.1**).

12.5.2 Hypotone Hydratationsstörungen SHK 543

Bei dieser Art der Störung wird Wasser im Überschuss aufgenommen, die Wasserausscheidung über die Niere ist aber nicht in ausreichendem Maße möglich. In der Folge sinkt der osmotische Druck im EZR. Der osmotische Druckunterschied zwischen EZR und IZR treibt dann Wasser in die Zellen und lässt diese anschwellen (➤ Tab. **12.1**).

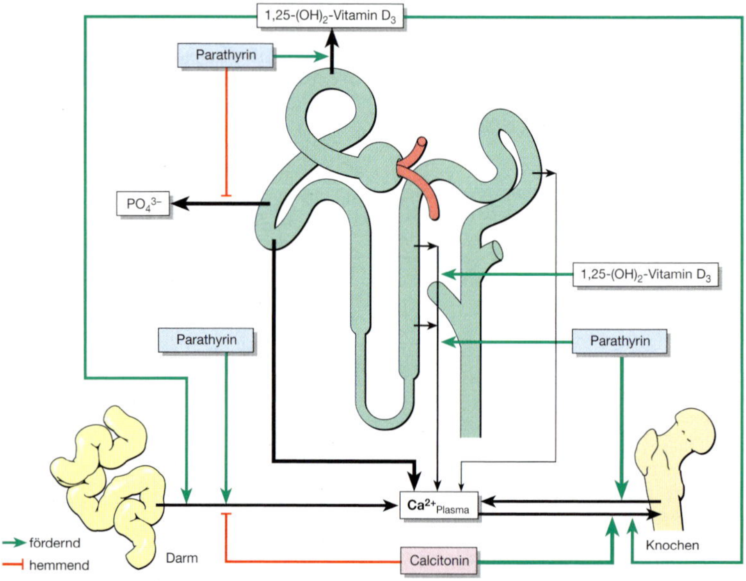

Abb. 12.3 Regulation des Calciumhaushalts. Die Ca^{2+}-Konzentration im Plasma hängt davon ab, wie viel Ca^{2+} enteral resorbiert, renal ausgeschieden, in die Knochen aufgenommen oder aus ihnen freigesetzt wird. Reguliert wird dies über die 3 Hormone Parathyrin, Calcitonin und Calcitriol.
Unter PTH steigt die Ca^{2+}-Konzentration: Es stimuliert die Ca^{2+}-Resorption in der Niere und im Darm und aktiviert die $CaPO_4$-Freisetzung aus den Knochen. Gleichzeitig stimuliert es die renale Bildung von Calcitriol und hemmt die renale Phosphatresorption.
Calcitonin senkt die Ca^{2+}-Konzentration: Es stimuliert besonders den $CaPO_4$-Einbau in die Knochen und hemmt die enterale Ca^{2+}-Resorption (die Wirkungen an der Niere sind nicht eingezeichnet).

12.5.3 Hypertone Hydratationsstörungen SHK 543

Hier führt ein erhöhter osmotischer Druck im EZR zu einem Wasserentzug aus dem IZR (➤ Tab. **12.1**).

12.6 Ausblick SHK 544

Tab. 12.1 Störungen der Salz-Wasser-Bilanz. EZV = Extrazellulärvolumen, IZV = Intrazellulärvolumen, c_{osmol} = Osmolarität des Extra- und Intrazellulärraums.

Störung	Mögliche Ursache	EZV	IZV	c_{osmol}
Isotone Dehydratation	Blutverlust, Verbrennungen, Durchfall	↓↓	normal	normal
Isotone Hyperhydratation	Aszites, Ödeme, Störung der Na^+-Ausscheidung	↑↑	normal	normal
Hypotone Dehydratation	Wasserzufuhr nach isotonen Volumenverlusten	↓	↑	↓
Hypotone Hyperhydratation	Wasserzufuhr bei Nierenversagen, exzessive Wasserzufuhr	↑	↑	↓
Hypertone Dehydratation	starkes Schwitzen, Diabetes insipidus, Höhenbergsteigen	↓	↓	↑
Hypertone Hyperhydratation	Trinken von Salzwasser (Schiffbrüchige)	↑	↓	↑

13 Magen-Darm-Trakt

Der Magen-Darm-Trakt dient der Nahrungsaufnahme, der Verdauung und der Absorption der Nährstoffe. Dazu koordiniert er in autonomer Weise motorische, sekretorische und resorptive Vorgänge. Die einzigen Ausnahmen sind die Nahrungszufuhr (Essen und Kauen) und die Stuhlentleerung (Defäkation). Diese beiden Vorgänge erfolgen willentlich, laufen aber reflektorisch gesteuert ab.

13.1 Motilität SHK 546

13.1.1 Allgemeine Prinzipien der Motorik des Magen-Darm-Trakts SHK 546

Die Motorik des Magen-Darm-Trakts schiebt den Nahrungsbrei langsam vorwärts und durchmischt ihn mit den Verdauungssekreten.

Anatomische Grundlage Die anatomische Grundlage dieser Transport- und Mischbewegungen ist die glatte Muskulatur, die an der Außenwand des Darms in Längsrichtung (longitudinal) und darunter ringförmig (zirkulär) angeordnet ist. Einer dünnen Muskelschicht, der Muscularis mucosae, ist zum Lumen hin die Schleimhaut zottenartig aufgesetzt. Einzelne Muskelzellen erstrecken sich in den Zotten bis zur Basalmembran. Sogar die einzelnen Mikrovilli der Darmmukosazellen enthalten kontraktile Proteine.

Enterisches Nervensystem Die Peristaltik ist im gesamten Magen-Darm-Trakt das elementare Bewegungsmuster, das den Vorschub des Speisebreis (Chymus) gewährleistet. Sie wird nur im oralen Drittel des Ösophagus zentral-reflektorisch gesteuert. Neural wird sie über das in die Darmmuskulatur eingeflochtene enterische Nervensystem (ENS) reguliert (➤ Kap. 18.1.2).

MERKE

Intrinsische Innervierung über die Plexus myentericus und submucosus, extrinsische Innervierung über Parasympathikus und Sympathikus.

13.1.2 Nahrungsaufnahme SHK 546

Kauen Die Nahrung wird zerkleinert (erleichtert den enzymatischen Abbau und die Geschmackswahrnehmung) und mit Speichel durchmischt (fördert die Gleitfähigkeit des Bissens).

Schlucken Der Schluckakt wird willentlich oder reflektorisch eingeleitet. Der Schluckreflex, der daraufhin im Hirnstamm („Schluckzentrum“) entsteht, umfasst die koordinierte Innervation von über 25 Muskeln im Oropharynx, Larynx und Ösophagus und führt über efferente Impulse (über die Hirnnerven V_1, VII und XII) zu Mundverschluss, Atemstillstand und Glottisverschluss.

Motorik des Ösophagus Peristaltik ist das am Magen-Darm-Trakt zu beobachtende Bewegungsmuster, das aus einer sich in aboraler Richtung fortpflanzenden Druckwelle besteht, der eine Erschlaffungswelle vorausgeht:

- **primäre Peristaltik:** die Druckwelle, die als Fortsetzung des willkürlichen Schluckens entsteht, wird vor allem vagal über das Schluckzentrum gesteuert,
- **sekundäre Peristaltik:** Druckwellen infolge lokaler Wanddehnung durch Fremdkörper oder Ballonsonden, wird zusätzlich durch kurze, nur über den Plexus myentericus vermittelte Reflexbögen unterstützt.

Druckverhältnisse im Ösophagus Am oberen und unteren Ösophagussphinkter steigt der Druck nach Passage eines Bolus, um ein Zurückfließen (Regurgitation oder Reflux) des Bolus zu verhindern:

- beim oberen Sphinkter von 5 kPa (ca. 40 mmHg) auf einen bis zu dreimal so hohen Wert,
- beim unteren Sphinkter von 10 – 40 mmHg auf den 2-fachen Wert.

13.1.3 Magen SHK 548

Interdigestive Phase Im leeren Magen (Füllvolumen ca. 50 ml) entstehen in Abständen von 90 – 120 min für etwa 5 min peristaltische Kontraktionswellen, die im oralen Teil des Korpus entstehen und zum Antrum wandern. Auch zwischen diesen Kontraktionen lässt sich ein sog. basaler elektrischer Rhythmus (BER, „gastric slow wave“) nachweisen. Durch humorale Faktoren (vorwiegend Motilin; ➤ Tab. 13.4) und vagale Efferenzen werden diese unterschwelligen Depolarisationen verstärkt, sodass Kontraktionswellen entstehen, die sich im gleichen Rhythmus wie der BER ausbreiten (myoelektrischer Motorkomplex = MMC).

Füllung Durch die Füllung des Magens wird die Wand im oberen Korpusteil und Fundus gedehnt, was über einen vagovagalen Reflex dazu führt, dass die Magenmuskulatur in dieser Region relaxiert (rezeptive Relaxation). Sie erlaubt die Füllung des

Magens bis zu einem Volumen von 1,5 l ohne Druckerhöhung und wird durch NANC, vermutlich NO und VIP, induziert (➤ Tab. **13.4**).

Entleerung Kontraktionswellen des Magens transportieren den Speisebrei (Chymus) zum Pylorus, durchmischen ihn mit Magensaft und pressen ihn in Portionen von ca. 10 ml durch den Pylorus, der sich dann schließt und den Chymus zurückschleudert (was seine effiziente Durchmischung und Zerkleinerung gewährleistet). Die Magenentleerung wird durch neurale und humorale Faktoren sowie durch die Beschaffenheit des Chymus reguliert (➤ Kap. 13.3.2).

MERKE

Während Flüssigkeiten entsprechend dem Druckgradienten vom Magen zum Duodenum rasch entleert werden, verbleiben kalorienhaltige breiige Nahrung 1–2 h und feste, fettreiche Nahrung bis zu 5 h im Magen.

13.1.4 Dünndarm SHK 548

Interdigestive Phase Sie teilt sich in 4 Phasen:

- Phase 1: Ruhephase (ca. 1,5 h),
- Phase 2: sporadische, ungerichtete Kontraktionen (wenige Minuten bis Stunden),
- Phase 3: peristaltische Wellen (ca. 10–20 min, Frequenz der Wellen 12/min, Geschwindigkeit 6–8 cm/min, jeweils in aboraler Richtung abnehmend),
- Phase 4: Verebben der motorischen Aktivität.

Wie im Magen findet sich während der Ruhephase ein BER mit unterschwelligen Depolarisationen. AP treten nur phasenweise auf und führen zum MMC, dem man eine Reinigungsfunktion zuschreibt.

Digestive Phase Beim Eintritt des Chymus in den Dünndarm trennen sich feste und flüssige Bestandteile, wobei die flüssigen bereits nach 1,5–2 h ins Zäkum übertreten, der feste Chymus aber etwa 3 und mehr Stunden verweilt. Misch- und Segmentationsbewegungen entstehen, indem sich die zirkuläre Muskulatur mit einem dem BER entsprechenden Rhythmus etwa eine Minute lang kontrahiert, worauf eine Minute der motorischen Inaktivität folgt (Minutenrhythmus). Zusätzlich kontrahieren sich auch die Muscularis mucosae, die Muskulatur der Zotten (Villi) und vermutlich auch die einzelnen Mikrovilli des Bürstensaums. Schließlich wird der Chymus ins Zäkum weitergeschoben, wobei die Ileozäkalklappe einen Reflux verhindert.

13.1.5 Kolon SHK 550

Motorik Die Motorik des Kolons besteht aus Segmentationsbewegungen, Peristaltik in aboraler – im Colon ascendens und transversum auch in oraler Richtung – (Antiperistaltik) und der Massenbewegung (Holzknecht). Letztere tritt 1–3-mal pro Tag auf (oft bei Nahrungsaufnahme, sog. gastrokolischer Reflex, der über Gastrin vermittelt wird), geht vom mittleren Transversum oder vom Sigmoideum aus und schiebt die Fäzes in einigen Sekunden mit einer einzigen peristaltischen Welle zum Rektosigmoideum vor, was den Defäkationsdrang entstehen lässt. Insgesamt ist die Kolonpassagezeit sehr variabel und erstreckt sich über 12–48 h.

Defäkation Bei der Defäkation spielen willkürlich beeinflussbare und reflektorisch gesteuerte Abläufe zusammen. Ihre Steuerung wird im ➤ Kap. 18 beschrieben.

Erbrechen Das Erbrechen **(Emesis)** ist wie das Schlucken zentral-reflektorisch gesteuert. Dieser Vorgang erfordert eine somatomotorische Koordination der Kontraktionen des Zwerchfells und der Bauchmuskulatur, den Verschluss der Trachea und des Nasopharynx (Würgen) und den Atemstillstand. Diese Vorgänge sind im ➤ Kap. 18.1.2 beschrieben.

13.2 Sekretion SHK 550

Die spezifische Sekretzusammensetzung – Säure (Magen), Bicarbonat (Pankreas), Hydrolasen (z. B. Pankreas) und Emulgatoren (Galle) – ermöglicht die Verdauung der Nahrung und somit ihre Bereitstellung zur Absorption im Darm.

13.2.1 Allgemeine Funktion SHK 550

Sekrete des Magen-Darm-Trakts werden durch spezialisierte Zellverbände (z. B. Hepatozyten), exokrine Drüsen (z. B. Azini) oder Ausführungsgänge und Epithelien mit eingelagerten sekretorischen Zellen (z. B. Magenschleimhautepithel) gebildet (➤ Tab. **13.1**).

13.2.2 Mechanismen der Sekretion SHK 551

Speicheldrüsensekretion

Der Speichel wird durch 3 große, paarige Drüsen sezerniert, die Ohrspeicheldrüsen (Gl. parotis), die Unterkieferdrüsen (Gl. submandibularis) und die Unterzungendrüsen (Gl. sublingualis). Die Speichelflussrate unterliegt einer Regulation (➤ Kap. 13.3.2) und schwankt zwischen 0,1 ml/min bis max. 4 ml/min; der Mittelwert liegt bei ca. 1 ml/min (ca. 1,5 l/d). Speichel erleichtert Kauen, Schlucken und Sprechen. Er enthält die α-Amylase (Ptyalin), die bereits beim Kauen Stärke zu Oligosacchariden

Tab. 13.1 Sekrete des Magen-Darm-Trakts und ihre Bildungsorte.

Zell-/Drüsensystem		Sekretzusammensetzung (wichtigsteKomponenten)
Exokrine „Drüsensysteme"		
Speicheldrüsen	Azini	Amylase, Lysozym, Immunglobuline, R-Proteine
	Ausführungsgänge	Bicarbonat
Pankreas	Azini	Amylase, Proteasen, Lipasen
	Ausführungsgänge	Bicarbonat
Leber	Hepatozyten	Gallensäuren, Cholesterin, Phospholipide, Bilirubin
	Gallengänge	Bicarbonat
Sekretorische Epithelien		
Magen (Magendrüsen)	Belegzellen	HCl, Intrinsic-Faktor
	Hauptzellen	Pepsinogen
	Nebenzellen	Muzine
Ösophagus		Muzine
Dünndarm	Brunner-Drüsen	Amylase, Peptidase, Bicarbonat
	Becherzellen	Muzine
	Kryptenepithelzellen	Elektrolyte
Dickdarm	Becherzellen	Muzine
	Kryptenepithelzellen	Elektrolyte

(2 – 9 Glucosemoleküle) abbaut. IgA, Lysozym und eventuell auch Rhodanidionen dienen der Abwehr von Krankheitserregern.

Magensekretion

Der Magen sezerniert täglich 2 – 3 l Magensaft, eine blutisotone Flüssigkeit. Magendrüsen enthalten 3 Zelltypen (➤ Abb. **13.1a**):

- **Hauptzellen:** hauptsächlich in tieferen Regionen lokalisiert, sezernieren Pepsinogen, die inaktive Vorstufe der Protease Pepsin,
- **Belegzellen (Parietalzellen):** sezernieren Salzsäure (HCl) und Intrinsic-Faktor (für die intestinale Resorption von Vitamin B_{12}),
- **Nebenzellen:** am Drüsenhals lokalisiert, ihr Sekret ist alkalisch, enthält Bicarbonat und viele Muzine (schützen das Magenepithel einerseits vor Säureschäden, indem sie eine Diffusionsschranke für Säure bilden, und andererseits vor mechanischer Beanspruchung, indem sie als Gleitmittel dienen).

Säuresekretion Eine K^+-H^+-ATPase in der kanalikulären Membran befördert Protonen im Austausch gegen K^+ und unter Hydrolyse von ATP in das Lumen der Magendrüsen (➤ Abb. **13.1b**). Bei erhöhter HCl-Sekretion kann es zu einer Alkalisierung des venösen Blutes („Alkaliflut") kommen, weil die durch die Protonensekretion entstandenen intrazellulären Basenäquivalente die Belegzelle im Austausch gegen Cl^- verlassen.

Bicarbonat und Muzinsekretion Muzine werden durch Exozytose abgegeben. Die Bicarbonatsekretion vollzieht sich aktiv. Daran sind ein luminaler Cl^-/HCO_3^--Austauschmechanismus und ein basolateraler Na^+/H^+-Austauschmechanismus beteiligt (s. a. ➤ Abb. **13.2**).

Pepsinogensekretion Pepsinogen wird durch die hohe HCl-Konzentration in die aktive Protease Pepsin umgewandelt, die ihrerseits autokatalytisch die Umwandlung von Pepsinogen in Pepsin fördert. Pepsin findet bei einem pH-Wert < 2 im Magenlumen die idealen Voraussetzungen für den ersten Schritt der Proteinverdauung, die Umwandlung von Proteinen in Peptide.

Pankreassekretion

Die Bauchspeicheldrüse ist sowohl endokrines (Glucagon, Insulin) als auch exokrines Sekretionsorgan (Pankreassaft). Der Pankreassaft enthält Bicarbonat (wird in hoch spezialisierten Epithelzellen der Schaltstücke gebildet, ➤ Abb. **13.2**) und

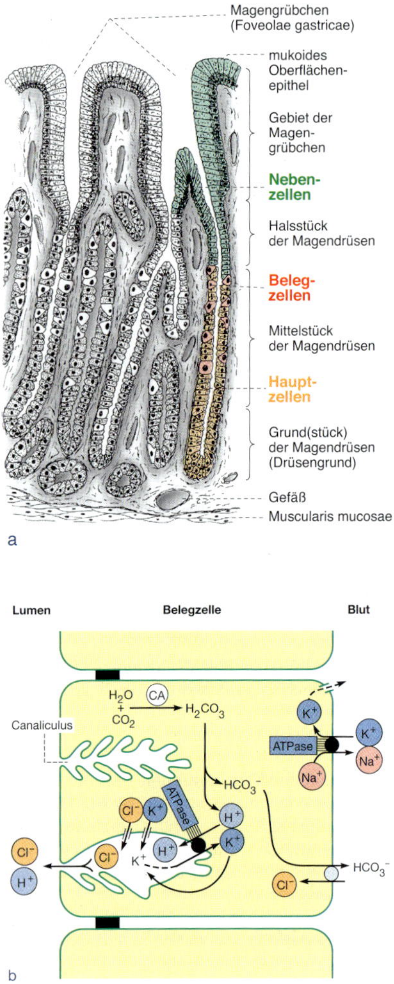

Abb. 13.1 Magendrüsen und ihre Sekretionsfunktion.

a Fundusregion des Magenepithels. Die verschiedenen Zelltypen und deren Lokalisation innerhalb der Magendrüsen [13-1].

b Belegzelle im Zustand erhöhter HCl-Sekretion mit den bei der Säuresekretion beteiligten Mechanismen. Eine K^+-H^+-ATPase treibt die Protonen in den kanalikulären Raum. Bicarbonationen werden über einen Anionenaustauschmechanismus auf der Blutseite abgegeben. K^+ und Cl^- gelangen über Kanalproteine in den Canaliculus. CA = Carboanhydratase.

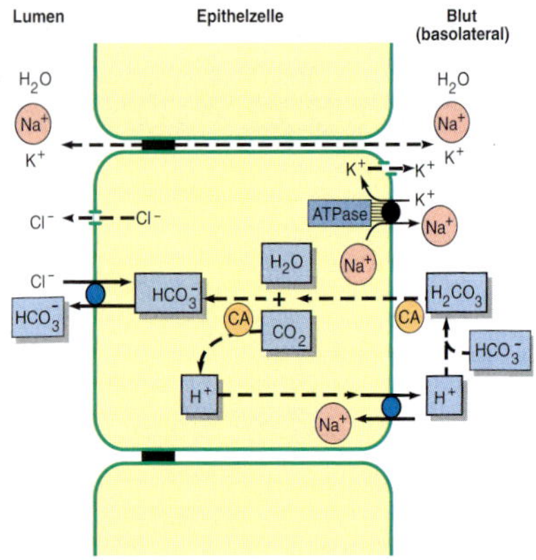

Abb. 13.2 Zellulärer Mechanismus der Sekretion von Bicarbonationen in den Schaltstücken des Pankreas. Protonen treten durch einen Na^+/H^+-Austauschmechanismus basolateral aus der Zelle aus und bewirken somit eine Aufnahme von Bicarbonationen in Form von CO_2 und H_2O (die aus H_2CO_3 durch die Wirkung der Carboanhydratase entstehen). Das zellulär unter Mitwirkung einer zytosolischen Carboanhydratase gebildete Bicarbonat tritt über ein Cl^-/HCO_3^--Austauschsystem ins Lumen über. Protonen stehen wiederum zur Abgabe ins Interstitium (Blutseite) zur Verfügung. Kationen, v. a. Na^+, folgen der Sekretion von Bicarbonat parazellulär, d. h. durch die Schlussleisten, und ziehen eine osmotisch entsprechende Menge Wasser nach. Die basolateral gelegene Na^+-K^+-ATPase hält die transmembranären Gradienten von Na^+ und K^+ aufrecht und bietet die Voraussetzung für die Funktion des Na^+/H^+-Austauschsystems. Man spricht daher von einem sekundär aktiven Transport von Protonen, der durch die primär aktive Na^+-K^+-ATPase angetrieben wird. Der Mechanismus gleicht dem der Bicarbonatresorption in der Niere zur Regulation des Säure-Basen-Haushalts (➤ Abb. **11.3a**). CA = Carboanhydratase.

Hydrolasen (➤ Tab. **13.2**, werden in den Azinuszellen gebildet). Dabei werden:

- lipolytische (mit Ausnahme der Phospholipase A), nukleolytische und amylolytische Enzyme in aktiver Form sezerniert,
- proteolytische Enzyme und die Phospholipase A inaktiv abgegeben und erst im Darmlumen aktiviert.

Gallensekretion (Lebersekretion)

Die Galle wird von den Hepatozyten gebildet (➤ Abb. 13.3) und in die von 2 Zellen gebildeten Canaliculi (Gallenkapillaren) ausgeschieden.

Tab. 13.2 Hydrolasen des Pankreassafts. Der optimale Wirkungsbereich von Hydrolasen liegt bei neutralen pH-Werten.

Enzym	Spezifität
Proteolytische Wirkung (Eiweiß)	
Trypsin	Endopeptidase, basische Reste
Chymotrypsin	Endopeptidase, aromatische Reste
Elastase (Elastin)	Endopeptidase, hydrophobe Reste
Carboxypeptidase A	Exopeptidase, nichtbasische Reste
Carboxypeptidase B	Exopeptidase, basische Reste
Aminopeptidasen	Exopeptidase, Aminoende
Amylolytische Wirkung (Stärke)	
α-Amylase	Endoglycosidase, 1,4-α-Glycosidbindungen
Nukleolytische Wirkung (Nukleinsäuren)	
Ribonuklease	Phosphodiesterbindungen in Ribonukleinsäuren
Desoxyribonuklease	Phosphodiesterbindungen in DNA
Lipolytische Wirkung (Fett)	
Cholesterinesterase	Cholesterinester
Phospholipase A	Fettsäureester in Position 2 (z. B. in Lecithin)
Lipase	Fettsäureester in Position 1 und 3

MERKE

Die Plasmamembran der Leberzelle ist – wie bei Transportepithelzellen – polarisiert: die Membranproteine der dem Canaliculus zugewandten kanalikulären Membran unterscheiden sich von denen der sinusoidalen (basolateralen) Membran auf der Blutseite.

Die wichtigsten Komponenten der Galle sind Gallensäuren, Cholesterin, Phospholipide (Lecithin) und Gallenfarbstoffe. Außerdem werden über die Galle verschiedene andere fettlösliche Substanzen (z. B. Fremdstoffe/Xenobiotika, Steroidhormone) ausgeschieden.

Gallensäurenabhängige Sekretion Darunter wird verstanden, dass die Menge der ausgeschiedenen Gallensäuren vom Volumen der Galle abhängig ist. Die Gallensäuren (Cholsäure, Chenodesoxycholsäure; primäre Gallensäuren) werden zum Teil im Hepatozyten aus Cholesterin gebildet. Dazu kommen aus dem enterohepatischen Kreislauf (s. u.) zusätzlich sekundäre, teilweise an Albumin gebundene Gallensäuren über die Pfortader zur Leber (Desoxycholsäure, Lithocholsäure; sekundäre Gallensäuren), wo sie über natriumabhängige Transportsysteme (➤ Abb. 13.3) in den Hepatozyten aufgenommen werden. Primäre wie sekundäre Gallensäuren werden in der Leber hauptsächlich mit Glycin oder Taurin konjugiert (konjugierte Gallensäuren) und über ein spezifisches Transportsystem in die Gallenkapillaren abgegeben. Neben dieser gallensäurenabhängigen Sekretion gibt es auch einen Sekretionsmechanismus, der von den Gallensäuren unabhängig ist (➤ Abb. 13.3).

Entgiftung Zusammen mit der Galle scheidet die Leberzelle auch Bilirubin, Steroidhormone und Fremdstoffe/Xenobiotika aus. Diese werden aus dem Blut aufgenommen, in den Leberzellen metabolisiert, mit Glucuronsäure konjugiert und dann ausgeschieden. Für die Aufnahme an der sinusoidalen Membran wie für die Abgabe in den Canaliculus stehen spezifische Transportsysteme zur Verfügung.

Enterohepatischer Kreislauf Nach Passage durch den Dünndarm werden die Gallensäuren im terminalen Ileum wieder aufgenommen. Dieser Resorptionsmechanismus ist sekundär aktiv und natriumabhängig (Na^+-Kotransport). Etwa 0,6 g/d Gallensäuren – vorwiegend Lithocholsäure – treten in den Dickdarm über – eine Menge, die der täglichen Neusynthese in den Hepatozyten entspricht. Der Gesamtpool an Gallensäuren beträgt 2 – 4 g und wird über den enterohepatischen Kreislauf 6 – 10-mal täglich rezirkuliert.

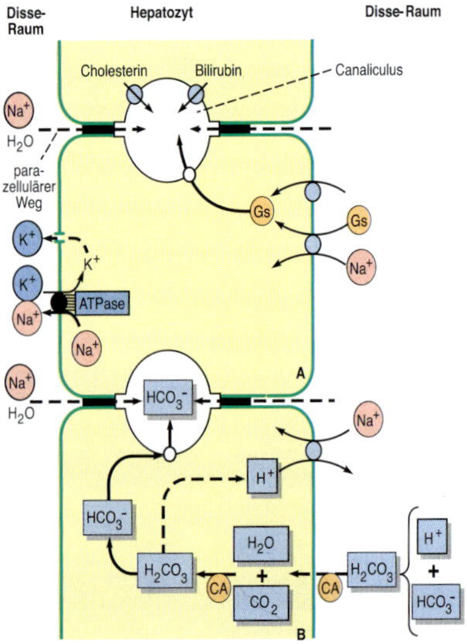

Abb. 13.3 Zelluläre Mechanismen der Gallenbildung. In Zelle A sind die Mechanismen der gallensäurenabhängigen Sekretion dargestellt. Gallensäuren (Gs) werden über Na^+-gekoppelte Transportmechanismen aus dem Disse-Raum in den Hepatozyten aufgenommen. Die Abgabe in die Gallencanaliculi erfolgt über eine erleichterte Diffusion. Die sekundär aktive Aufnahme von Gallensäuren wird durch die Na^+-K^+-ATPase angetrieben.
Zelle B zeigt vereinfacht die Mechanismen der gallensäurenunabhängigen Gallenbildung. Protonen werden über einen Na^+/H^+-Austauschmechanismus ins Interstitium abgegeben und titrieren Bicarbonat. Unter Mitwirkung von Carboanhydratase (CA) tritt CO_2 in die Zelle ein und liefert Bicarbonat und Protonen. Protonen werden erneut ins Interstitium abgegeben. Bicarbonationen treten in den Canaliculus über. Na^+ und Wasser folgen aufgrund von Osmose den Anionenbewegungen passiv, hauptsächlich parazellulär. Die Na^+-K^+-ATPase ist für die Aufrechterhaltung des Na^+-Gradienten verantwortlich und damit auch für die sekundär aktive Sekretion von H^+ in den Disse-Raum. Dies ist die Voraussetzung für die Sekretion von Bicarbonat aus dem Disse-Raum in die Canaliculi.

Klinik

Ikterus Bei Gelbsucht (Ikterus) ist die Ausscheidung der Häm-Abbauprodukte (Biliverdin, Bilirubin) gestört. Übersteigt der Gehalt an freiem oder konjugiertem Bilirubin die Serumkonzentration von 34 µmol/l, färben sich Skleren, Haut und Schleimhäute gelb.

- Beim **prähepatischen** Ikterus ist als Folge einer Hämolyse vor allem das unkonjugierte (d. h. an Albumin gebundene) Bilirubin erhöht.
- Beim **intrahepatischen** Ikterus führen Stoffwechselveränderungen in der Leber (genetische Defekte, Entzündungen, Vergiftungen) dazu, dass Bilirubin von der Leberzelle nur ungenügend aufgenommen und/oder konjugiert wird. Daher ist ebenfalls das unkonjugierte Bilirubin erhöht.
- Beim **posthepatischen** Ikterus sind die Gallenausführwege durch Gallensteine oder Tumoren verlegt. Das konjugierte Bilirubin kann nicht abfließen und tritt ins Blut über.

Extrahepatische Gallenkonzentrierung Die Blasengalle ist anders zusammengesetzt als die Lebergalle: Gallensäuren, Bilirubin, Cholesterin und Lecithin sind etwa 8-mal stärker konzentriert.

Fettemulgierung Gallensäuren sind gleichzeitig hydro- und lipophil. Bei Überschreiten der Löslichkeit bilden sie Mizellen, also Molekülaggregate, deren hydrophile Seiten nach außen und deren hydrophobe Seiten nach innen gerichtet sind. Die Fettemulgierung durch Gallensäuren ist wesentliche Voraussetzung für die Fettverdauung durch die Pankreaslipasen und somit für die Fettresorption (➤ Kap. 13.4.3).

Darmsekretion

Brunner-Drüsen Das Sekret der Brunner-Drüsen im Duodenum gleicht dem Pankreassekret: Es ist reich an α-Amylase, Bicarbonat und Peptidasen mit einer geringen Menge an Muzinen.

Becherzellen Becherzellen kommen in sämtlichen Abschnitten des Dünndarms und besonders im Kolon vor. Sie sezernieren den Mukus, der aus Muzinen besteht. Die Muzine lagern sich auf den Epithelzellen ab und bilden als Teil einer Glykokalix eine Gleithilfe und schützen vor Proteasen. Ihre Ausscheidung aus intrazellulären Speichergranula kann durch verschiedene Stimuli ausgelöst werden (Acetylcholin; Choleratoxin, E.-coli-Enterotoxin).

13.3 Regulation der Magen-Darm-Funktionen SHK 559

13.3.1 Mechanismen der Regulation SHK 559

Motorik und Sekretion werden durch neurale und humorale Mechanismen koordiniert.

Myogene und neurale Regulation Es gibt 4 aufeinander aufbauende Regulationsmechanismen:

- **Basaler elektrischer Rhythmus (BER):** Er bildet die unterste Stufe mit unterschwelligen Depola-

Tab. 13.3 Biogene Amine und kleinmolekulare Neurotransmitter.

Transmitter	freigesetzt aus	durch	Agonist für	Wirkungen*	Antagonist
Acetylcholin	Ganglien des ENS	Reizung präganglionärer vegetativer Neuronen	nikotinische Rezeptoren postganglionärer Neurone	S Neurotransmission im vegetativen Nervensystem	Hexamethonium
	postganglionäres Neuron des Parasympathikus	Parasympathikus	muskarinische Rezeptoren auf sekretorischen Zellen	S Sekretion des Magensafts; Sekretion von H_2O und Elektrolyten im Darm	Atropin
			muskarinische Rezeptoren der glatten Muskulatur	K fördert Motorik des Magen-Darm-Trakts	Atropin
NO (Stickstoffmonoxid)	Neurone des myenterischen Plexus	elektrische Reizung, Bradykinin, ADP, Glutamat	Guanylatcyclase	R glatte Muskulatur	Glucocorticoide
Noradrenalin Adrenalin	postganglionäres Neuron des Sympathikus	Sympathikus	präsynaptische α_2-Rezeptoren cholinerger Neurone	H der cholinergen Neurotransmission, dadurch H der Motorik und Sekretion	Phentolamin
			postsynaptische α_1-Rezeptoren glatter Muskel- und sekretorischer Zellen	S geringe Wirkung, K Sphinkteren	
			β-Rezeptoren der glatten Darmmuskulatur	R durch direkte Wirkung auf glatte Muskulatur	
			Speicheldrüsen	S enzymreiche, visköse Speichelsekretion	
Serotonin	enterochromaffine Zellen (ECL-Zellen), Neurone des ENS	Parasympathikus	Interneuronen des ENS	S Neurotransmission im Rahmen der Peristaltik	Methysergid
			glatte Muskulatur	K Blutgefäße der Magenschleimhaut	
Histamin	Mastzellen im Fundus, enterochromaffine Zellen (ECL-Zellen)	Gastrin (?)	H2-Rezeptoren der Belegzellen	S Säuresekretion	H2-Rezeptor-Antagonisten wie Cimetidin
ATP, ADP, AMP, Adenosin	Neurone des ENS	Parasympathikus	„purinerge" Rezeptoren der Muskulatur	R glatte Muskulatur	

* Wirkungen: K (Kontraktion); R (Relaxation); S (Stimulation); H (Hemmung)

13

risationen (im Magenkorpus 3-mal/min, im proximalen Dünndarm 12-mal/min, im distalen Dünndarm 9-mal/min und im Kolon 3–6-mal/min). Diese Depolarisationen führen nur in variablen Zeitabständen zu Kontraktionen. Der BER entsteht wahrscheinlich in nichtneuronalen Zellen, den interstitiellen Zellen von Cajal zwischen der Längs- und Ringmuskulatur. Er breitet sich elektrotonisch, d. h. durch direktes Übergreifen der Depolarisation auf die Nachbarzelle aus. Eine Durchtrennung des Plexus myentericus hat keinen Einfluss auf den BER. Allerdings wird dadurch die aborale Ausbreitung des myoelektrischen Motorkomplexes (MMC) verhindert.

- **Enterisches Nervensystem (ENS):** Es erzeugt die Peristaltik, wobei sein Reaktionsmuster vorgegeben ist und nicht durch „Lernen" verändert werden kann (s. a. ➤ Kap. 18.1.2). Seine Funktion ist an intakte Plexus gebunden, aber von extrinsischer Innervierung unabhängig. Dabei steuert der myenterische Plexus besonders die Motorik, der submuköse Plexus besonders die Sekretion und Absorption.
- **Neurovegetative Innervierung:** Der Parasympathikus fördert Motorik und Sekretion über cholinerg muskarinische Neurotransmission, wogegen der Sympathikus über noradrenerge Nervenendigungen einen hemmenden Einfluss ausübt. Die Sympathikuswirkung wird vorwiegend über eine Hemmung der cholinergen Neurotransmission (➤ Tab. **13.3**) vermittelt, in geringerem Maße durch eine direkte myotrope Wirkung.
- **ZNS:** Das ZNS als vierte und hierarchisch höchste Stufe der Funktionssteuerung ist mit dem ENS über die neurovegetative Innervierung verknüpft. Permanent erreichen Afferenzen von Dehnungs-, Chemo- und Glucorezeptoren das ZNS, die die Darmmotorik mit regulieren und möglicherweise das Essverhalten steuern. Bewusst werden diese Afferenzen nur, wenn es sich um Schmerzreize handelt.

Eine andere Art der Regulation sind genetisch gesteuerte tageszeitliche Schwankungen der Enzymexpression und der Erneuerung des Darmschleimhautepithels. Beide sind auch bei der Effizienz der Verdauung und Resorption beteiligt. Diese Rhythmen dürften durch sog. „Clock"-Gene synchronisiert werden.

Humorale Regulation Die Darmwand ist von vielen verschiedenen, immunhistochemisch identifizierbaren endokrinen Zellen durchsetzt, deren Sekretionsprodukte auf para- (Diffusion im Gewebe) oder endokrinem Weg (über die Blutbahn) zur Zielzelle gelangen. Als Hormone im engeren Sinne – also Substanzen, die auf einen bestimmten adäquaten Reiz freigesetzt werden, danach in der Blutbahn nachweisbar sind und durch parenterale Verabreichung eine ähnliche Wirkung wie in vivo entfalten – gelten nur Gastrin, Sekretin, Cholecystokinin (CCK) und GIP. Die anderen Peptide (➤ Tab. **13.4**) sind sog. Hormonkandidaten. Peptidhormone entstehen i. d. R. durch zellspezifische Abspaltung der aktiven Peptide aus ihren Vorläufern.

13.3.2 Phasen der Regulation SHK 563

Interdigestive Phase

Von der interdigestiven Phase, die etwa mit der Entleerung des Dünndarms einsetzt, bis zur Nahrungsaufnahme stehen vor allem Motilin und Ghrelin als regulierende Faktoren im Vordergrund. Motilin steuert die myoelektrischen Motorkomplexe, Ghrelin erzeugt vermutlich über seine hypothalamischen Wirkungen Hunger und stimuliert die Magen- und Pankreassekretion.

Digestive Phase

Die digestive Phase wird durch die Nahrungsaufnahme eingeleitet. Ihr folgen in zeitlicher Staffelung Verdauung, Absorption und Defäkation. Dieser Folge von Vorgängen entspricht die kephale, gastrale und intestinale Phase der Magen-Darm-Funktionen.

Kephale Phase Sie wird eingeleitet durch den Anblick, Geruch oder Geschmack der Speise. Für die Stimulation der **Speichelsekretion** genügt schon die bloße Vorstellung von Speise (Pawlow-Versuche zum „bedingten Reflex"). Der Parasympathikus bewirkt eine lang anhaltende Sekretion eines serösen, proteinarmen Speichels, die sich durch Atropin hemmen lässt. Der Sympathikus induziert dagegen die vorübergehende Sekretion eines muzinhaltigen, viskösen Speichels. Bei länger dauerndem Sympathikotonus versiegt die Sekretion und führt zu einer störenden Mundtrockenheit. Auch die **Magensaftsekretion** wird in der kephalen Phase induziert – sie setzt innerhalb weniger Minuten ein und verebbt nach 15–30 min, wenn keine Nahrung aufgenommen wird. Bis zu 40% der Maximalsekretion sind hierbei möglich.

Gastrale Phase Die Füllung des Magens führt über vagale Afferenzen einerseits zur rezeptiven Relaxation, andererseits zu einer Stimulierung der Magendrüsen über cholinerg-muskarinische Rezeptoren. Die Dehnungsreize bei der Füllung regen auch die Gastrinfreisetzung im Antrum (und darü-

Tab. 13.4 Intestinale Peptidhormone.

Substanz und Struktur (Aminosäurenzahl)	Sekretionsort Zellen und Organe	Regulation der Freisetzung	Zielzellen	Wirkungsweise	Wirkungen
Sekretin	S-Zellen in Duodenum und Jejunum	S pH < 4,5 im Duodenum, Oleat, Galle	Pankreasausführungsgang	endokrin	S bicarbonatreiche, wässrige Sekretion
			Gallengangepithelzelle		S bicarbonatreiche Cholerese
			G-Zelle		H Gastrinsekretion
GIP	K-Zellen in Duodenum und Jejunum	emulgiertes Fett, Glucose im proximalen Dünndarm und Aminosäuren	Magendrüse	endokrin	H Magensaftsekretion (Teil der „Enterogastron"-Wirkung)
			B-Zelle des endokrinen Pankreas		S Insulinsekretion (identisch mit „glucose-dependent insulinotropic peptide", GIP)
VIP	Neurone des Plexus	S cholinerg-nikotinisch	glatte Muskelzelle	neurokrin	R Sphinkteren und Gefäßmuskulatur, Erhöhung der Durchblutung H Gastrinsekretion
			Pankreas, Azinuszelle Darmmukosa		S Elektrolytsekretion in Dünndarm und Pankreas
Gastrin PP101	G-Zelle Antrum und Pylorus Duodenum	S Peptide, Aminosäuren (Phe, Trp), Ca^{2+} H pH < 3 und Somatostatin GRP (Vagus)	Magendrüsen	endokrin	S Sekretion des Magensafts trophische Wirkung auf Magenschleimhaut
			Muskulatur des Korpus		K Aktivierung der Peristaltik
			D-Zelle		S Somatostatinsekretion
Cholecystokinin – CCK PP115	I-Zelle Antrum, Duodenum und Jejunum	S mizellarisierte Fettsäuren mit > 9 C-Atomen, Peptide, Aminosäuren (Trp, Phe), Glucose	azinäre Pankreaszelle (➢ Abb. **13.4**)	endokrin	S enzymreiche Pankreassekretion trophische Wirkung auf Pankreas
			glatte Muskelzelle der Gallenblase	endokrin	K Entleerung der Gallenblase
			postganglionäre inhibitorische Neurone Sphincter Oddi	endokrin	R Sphincter Oddi, fördert Gallenfluss
			Muskelzellen im Antrum		K verzögerte Entleerung des Magens
	ZNS		ZNS		bewirkt Sattheit, vor allem CCK-8

13

Tab. 13.4 *(Fortsetzung)* **Intestinale Peptidhormone.**

Substanz und Struktur (Aminosäurenzahl)	Sekretionsort Zellen und Organe	Regulation der Freisetzung	Zielzellen	Wirkungsweise	Wirkungen
Somatostatin PP116	D-Zellen im gesamten Magen-Darm-Trakt	S Fett, Protein, im Magen	Belegzellen, Hauptzellen	parakrin	H Magensaftsekretion
		S β-adrenerge Reize	azinäre Pankreaszelle	endokrin	H Enzymsekretion
		H cholinerg-muskarinisch	G-Zelle	parakrin	H Gastrinsekretion
Motilin	M-Zellen Jejunum	S Ansäuerung im Duodenum	glatte Muskelzelle des Magen-Darm-Trakts	endokrin	K induziert myoelektrische Motorkomplexe
„gastrin releasing peptide" PP148	Duodenum, Antrum	S Vagusreizung	G-Zelle	neurokrin	S Gastrinsekretion
Ghrelin	Gr-Zellen der Magendrüsen		Magendrüsen, exokrines Pankreas	para- und endokrin	S Nahrungszufuhr, Gewichtszunahme, orektische Wirkung
	Hypothalamus		Adenohypophyse (STH-Zellen)		
	Hirnstamm		Nucleus arcuatus (Neuropeptid Y)		

Abkürzungen: S (Stimulation); H (Hemmung); K (Kontraktion); R (Relaxation); PP (Prä-Prohormon)

ber die Magensaftsekretion) an. Über chemische Reize führen Peptide und Aminosäuren (u. a. Phenylalanin und Tryptophan) ebenfalls eine Gastrinsekretion herbei. Andere mit der Nahrung aufgenommene Substanzen regen die Magensaftsekretion direkt an. Dazu gehören Kaffee (auch koffeinfrei), hochprozentiger Alkohol, Calcium, aber auch Wein und Bier – unabhängig vom Alkoholgehalt. Die gastrale Phase wird durch Ansäuerung des Mageninhalts im Antrum auf pH 2 beendet. Der niedrige pH-Wert setzt Somatostatin frei, welches die Sekretion von Gastrin hemmt. Damit wird die Magensaftsekretion auf effiziente Weise reguliert. Nach Erschöpfen der Pufferkapazität des Speisebreis sinkt sein pH-Wert ab, was eine weitere Säuresekretion unterbindet.

MERKE

Als „Enterogastron" werden mehrere humoral wirkende Substanzen zusammengefasst, die die Magensaftsekretion bei Übertritt des Chymus in das Duodenum hemmen. Dazu gehören CCK, GIP, Peptid YY und Neurotensin.

Intestinale Phase Saurer Chymus im Duodenum, aber auch der Übertritt von Fett oder hyperosmolarer Flüssigkeit aktiviert die Pankreassekretion, hemmt die Magensaftsekretion und führt zur Kontraktion der Gallenblase. Diese Wirkungen werden vor allem humoral (Sekretin, CCK [➤ Abb. **13.4**] und GIP, ➤ Tab. **13.4**), zum Teil aber auch durch sympathische Efferenzen als enterogastrischer Hemmreflex vermittelt.

13.3.3 Regulation des intestinalen Blutflusses SHK 565

Die intestinale Durchblutung ist sehr anpassungsfähig: Während das Splanchnikusgebiet unter Ruhebedingungen etwa ein Drittel des Herzzeitvo-

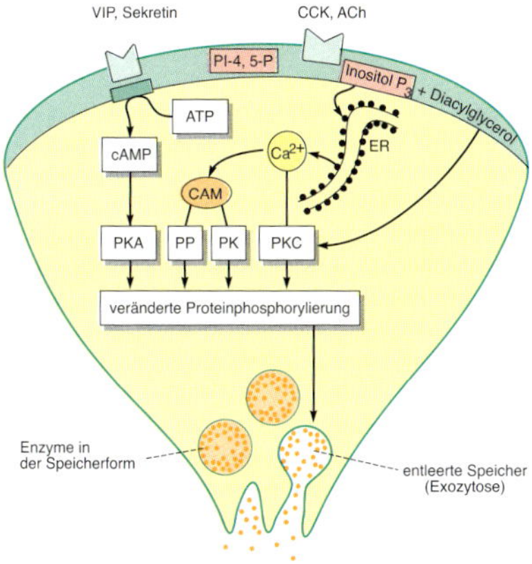

Abb. 13.4 Stimulations-Sekretions-Kopplung der azinären Pankreaszelle. VIP und Stimulin regen die Adenylatcyclase über spezifische Rezeptoren an. CCK und Acetylcholin (muskarinisch) wirken ebenfalls über spezifische Rezeptoren und bewirken eine Aktivierung des Phosphoinositolsystems. Die entsprechenden Transmitter stimulieren Phosphorylierungsreaktionen und bewirken damit die Exozytose von Zymogengranula. An den Phosphorylierungsreaktionen sind die cAMP-abhängige Proteinkinase A (PKA), die calmodulinabhängige (CAM) Proteinkinase (PK) und Proteinphosphatase (PP) sowie die diacylglycerolabhängige Proteinkinase C (PKC) beteiligt.

lumens erhält, reduziert sich die intestinale Durchblutung bei erhöhter körperlicher Aktivität und verdoppelt sich – im Vergleich zum Ruhezustand – nach Nahrungsaufnahme. Eine Besonderheit ist die Durchblutung der Leber: Sie bezieht arterielles Blut aus der A. hepatica (ca. 0,5 l/min) und venöses Blut aus der Pfortader (ca. 1 l/min). Der Druck in der Pfortader beträgt 10 mmHg, ist also doppelt so hoch wie in der V. hepatica (5 mmHg).

13.4 Verdauung SHK 565

Ziel der Verdauung ist die Zerlegung der Nahrung in eine absorbierbare Form. Damit geht eine Auflösung antigener Eigenschaften der Nahrungsstoffe einher. Die kleinmolekularen Verdauungsprodukte wie Glucose, aromatische Aminosäuren und Fettsäuren stimulieren enteroendokrine Zellen und üben damit auch eine regulatorische Funktion aus. ➤ Abb. 13.4 zeigt, auf welchem Weg Verdauungsenzyme aus der azinären Pankreaszelle freigesetzt werden.

13.4.1 Kohlenhydrate SHK 565

Die Verdauung der Kohlenhydrate ist in ➤ Abb. 13.5 zusammengefasst.

13.4.2 Proteine/Peptide SHK 565

Proteine werden im sauren Milieu des Magenlumens denaturiert, durch Pepsin angedaut und im neutralen Milieu des Darmlumens durch die pankreatischen Proteasen (➤ Tab. 13.2) weiter hydrolysiert. Es entstehen freie Aminosäuren (30 – 40%) und Oligopeptide (6 – 7 Aminosäuren). Absorbierbar sind freie L-Aminosäuren und vor allem auch Di- und Tripeptide, die erst intrazellulär zu Aminosäuren hydrolysiert werden.

13.4.3 Fette SHK 566

Die Verdauung der Lipide ist in ➤ Abb. 13.6 zusammengefasst. Wesentlicher Teil der Fettverdauung ist die Mizellarisierung durch die Gallensäuren. Die Mizellen vergrößern die Oberfläche der Fetttröpfchen und transportieren die Lipidmoleküle zum Ort ihrer Absorption. Sie enthalten hauptsächlich konjugierte Gallensäuren und freie Fettsäuren, sowie Lysophospholipide, Cholesterin und auch fettlösliche Vitamine.

13.5 Absorption SHK 567

Im Dünn- und Dickdarm wird viel Flüssigkeit resorbiert, und die organischen Nahrungsbestandteile werden fast vollständig absorbiert. Das Flüssigkeitsangebot an den Darm besteht aus:

- 1 – 2 l oraler Flüssigkeitsaufnahme,
- 1 – 1,5 l hypo-/isotonem Speichelsekret (je nach Flussrate),
- 2 – 3 l isotonem Magensekret,
- 1 – 1,5 l isotonem Gallen-Pankreas-Sekret,
- 3 l isotoner Dünndarmflüssigkeit.

Dieser intestinalen, isotonen Wasserzufuhr (9 l) steht eine isotone Wasserresorption von 8,5 l im Dünndarm und weniger als 0,5 l im Kolon gegenüber. Somit wird nur eine geringe Menge (100 ml/d) über den Stuhl ausgeschieden. Die organischen Nahrungsstoffe werden, soweit sie verdaubar sind, im Dünndarm absorbiert. Im Kolon werden nur wenige organische Substanzen (kurzkettige Fettsäuren) absorbiert.

Der intestinalen Absorption liegt eine stark vergrößerte epitheliale Oberfläche zugrunde. Salz und Wasser werden trans- und parazellulär absorbiert:

- mit großen Transportraten und großen parazellulären Anteilen im Dünndarm,
- mit kleineren Transportraten und geringen parazellulären Anteilen im Dickdarm.

Die Transportleistungen der Epithelzellen werden durch spezifische Transportsysteme bewirkt, deren unterschiedliche zelluläre Lokalisation Grundlage

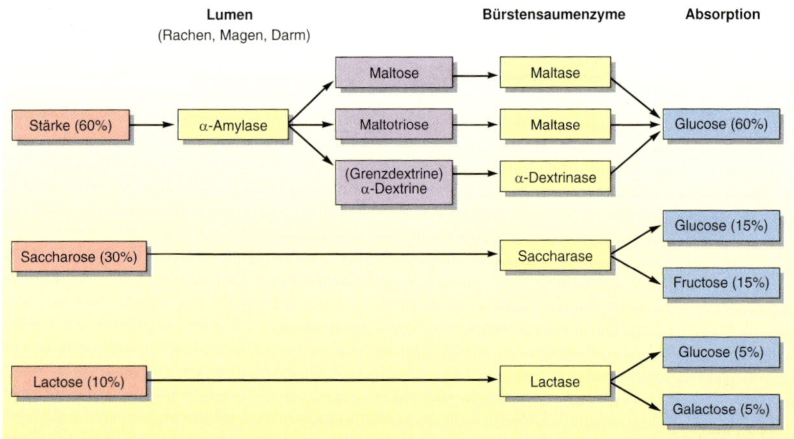

Abb. 13.5 Verdauung der Kohlenhydrate. Dargestellt ist die jeweilige Lokalisation der am Kohlenhydratabbau beteiligten Enzymsysteme, die absorbierbare Kohlenhydratform sowie deren prozentuale Verteilung (100% = aufgenommene Menge).

zur Absorption bzw. auch zur Sekretion sein können. Die Na^+/K^+-ATPase ist der unmittelbar energieverbrauchende Mechanismus und ist basolateral gelegen. Der parazelluläre Transport wird durch transepitheliale Gradienten (Osmolyten, Ionen), die zum Teil durch die zelluläre Transportleistung aufgebaut werden, angetrieben.

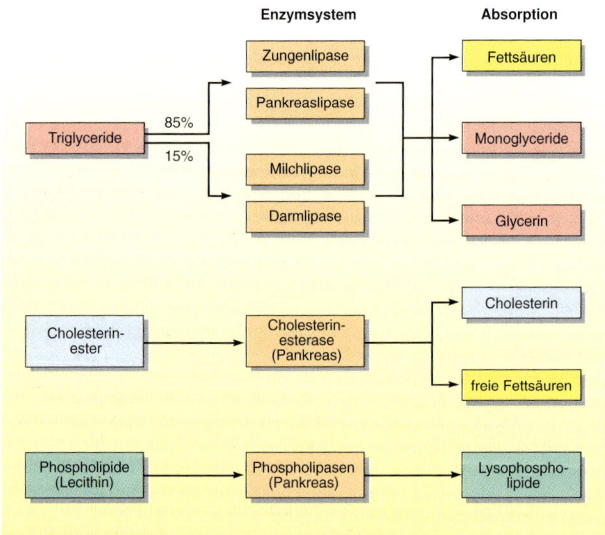

Abb. 13.6 Verdauung der (Nahrungs-)Lipide. Dargestellt sind die wichtigsten Abbauwege für Lipide und ihre resorbierbaren Formen.

13.5.1 Allgemeine Prinzipien SHK 568

Funktionelle Anatomie

Dünndarm Der Dünndarm ist 3 – 4 m lang, seine absorptive Gesamtoberfläche beträgt infolge von Faltungen ca. 200 m², wobei die mikroskopischen Faltungen die effektivste Oberflächenvergrößerung ergeben:

- ca. 1 cm hohe Falten von Mukosa und Submukosa (nur 3 - 4-fache Flächenzunahme),
- Zottenfaltung des Epithels (Villi) mit einer Höhe von ca. 1 mm und einem Durchmesser von 0,1 mm,
- fingerartige Ausstülpungen der absorptiven Epithelzellen (Bürstensaum der Enterozyten, Mikrovilli).

Enterozyten an den Zotten absorbieren viel, die in den Krypten wenig. Dort sind dagegen die Mechanismen zur Salz- und Wassersekretion ausgeprägt. Außer den Enterozyten enthält das Epithel Becherzellen (Muzine) und in den Krypten (Lieberkühn-Krypten, Gll. intestinales):

- mitotisch aktive Stammzellen, aus denen die Enterozyten hervorgehen,
- endokrine Zellen (argentophile Zellen) zur Abgabe verschiedener gastrointestinaler Hormone (➤ Tab. 13.4),
- Paneth-Zellen, deren Funktion unklar ist.

Dickdarm Der Dickdarm ist ca. 120 – 150 cm lang, seine Mukosa enthält ca. 1 mm tiefe Einsenkungen (Krypten). Die Kolonoberfläche sowie die oberen Regionen der Krypten tragen Kolonozyten mit dichtem, jedoch kürzerem Mikrovillibesatz als im Dünndarm. Zotten (Villi) fehlen im Kolon. Die Krypten sind besonders reich an muzinproduzierenden Becherzellen, enthalten sonst aber die gleiche Zellpopulation wie die Dünndarmkrypten. Die absorptiven Mechanismen gleichen denen des Dünndarms in Bezug auf Salz und Wasser. Organische Stoffe werden im Kolon jedoch nur beschränkt absorbiert (➤ Kap. 13.5).

Epithelialer Salz- und Wassertransport

MERKE
Absorption ist die Aufnahme aus dem Darmlumen, Sekretion ist die entgegengesetzte Abgabe ins Lumen. Der Nettotransport ergibt sich aus der Differenz dieser beiden Flüsse.

Transportwege 2 Transportwege sind zu unterscheiden (➤ Abb. 13.7):

- transzellulär: durch die Zelle hindurch,
- parazellulär (passive Permeabilität): durch die Schlussleisten hindurch. Die Permeabilität der Schlussleiste entspricht der „Porengröße" für ungeladene Moleküle und der Ionenselektivität. Der ungefähre Durchmesser der Poren beträgt im Jejunum 0,8 nm, im Ileum 0,4 nm und im Kolon 0,2 nm.

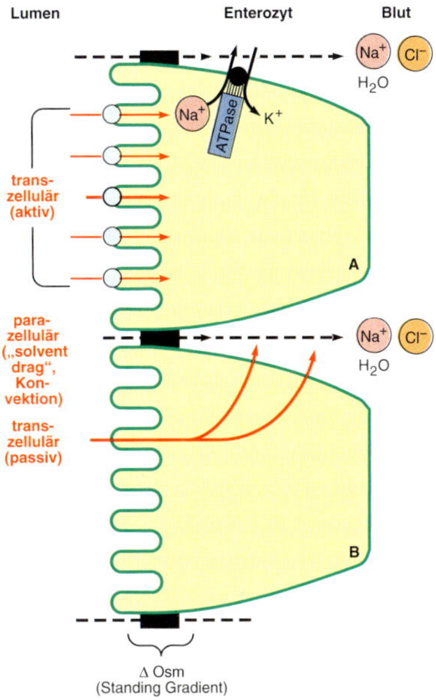

Abb. 13.7 Prinzipien des transepithelialen Transports von Salzen und Wasser. Zelle A: Ein aktiver transzellulärer Transport führt durch Aufbau geringer osmotischer Gradienten zu einem Wasserfluss. Metabolische Energie wird in Form von ATP in der basolateral gelegenen Na^+-K^+-ATPase verbraucht. Passive Flüsse von Salzen erfolgen transzellulär (Zelle B) und parazellulär. Ihre Triebkraft ist oft auch der vom aktiven Transport abhängige Wasserfluss (Solvent Drag, Konvektion).

MERKE
Im Dünndarm werden bis zu 90% der Substanzen parazellulär transportiert, im Kolon ist das Epithel dagegen 3–4-mal „dichter".

Transportmechanismen Ein **aktiver Transport** ist ausschließlich transzellulär möglich. Für den Na^+-Transport, der die Triebkraft für sehr viele Absorptionsmechanismen ist, erfolgt der Einstrom an der Bürstensaummembran (oder apikal) passiv. Basolateral ist der Na^+-Transport aber aktiv.

Über **sekundär aktive Transportmechanismen** (➤ Abb. **13.8**) werden sehr verschiedene Substrate im Dünndarm resorbiert (z. B. Hexosen, verschiedene Aminosäuren, kurzkettige [Hydroxy-]Fettsäuren, Phosphat, Sulfat, Gallensäuren, verschiedene wasserlösliche Vitamine).
Der transepitheliale Wasserfluss ist Grundlage für das **Solvent-Drag-Phänomen.** Im Wasserstrom können je nach Permeabilitätseigenschaften der Schlussleisten gelöste Moleküle mitgerissen werden. Wenn Stoffe nicht als Einzelmoleküle durch Diffusion transportiert werden, sondern im Flüssigkeitsvolumen mitgerissen werden, wird der Transport als „konvektiv" bezeichnet („konvektiver" Stofftransport, ➤ Abb. 13.7). Der transepitheliale Wasserfluss ist konvektiv. Wegen der hohen Permeabilität im Dünndarm ist dort der Solvent-Drag-Anteil am Gesamttransport einer Substanz von größter Bedeutung (bis zu 90%), nimmt jedoch nach aboral hin stark ab.

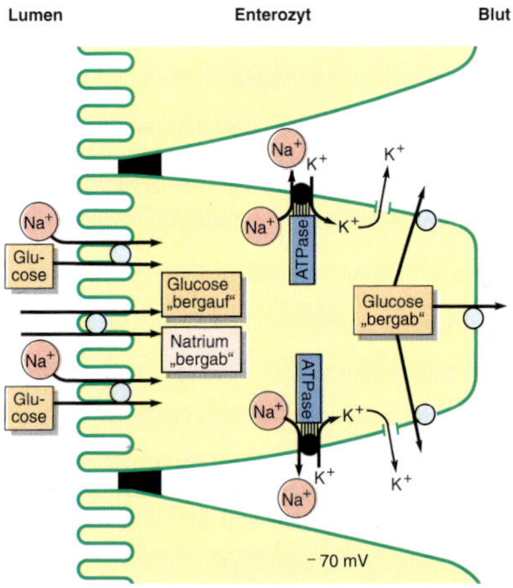

Abb. 13.8 Prinzip des sekundär aktiven Transports. Na^+-abhängiger Transport von D-Glucose im Dünndarm als Beispiel eines sekundär aktiven Transports. Der zelleinwärts gerichtete elektrochemische Gradient für Na^+ ist Triebkraft für die Aufnahme von Glucose aus dem Darmlumen über ein 1Na^+-1Glucose-Kotransportsystem. Dadurch kann Glucose in der Zelle konzentriert werden („bergauf"). Glucose verlässt die Zelle durch erleichterte Diffusion an der basolateralen Zellseite („bergab"). Die Na^+-K^+-ATPase ist verantwortlich für die Aufrechterhaltung des elektrochemischen Gradienten für Na^+. K^+ tritt teilweise über einen basolateral gelegenen Kanal aus und verhindert damit ein osmotisches Anschwellen der Zelle.

13.5.2 Resorption von NaCl, K^+ und Bicarbonat SHK 571

Dünn- und Dickdarm verfügen über effektive Mechanismen zur NaCl-Resorption, die Grundlage für die osmotische Wasserresorption sind. Quantitativ fällt die isotone Salz- und Wasserresorption im Dünndarm am meisten ins Gewicht (s. o.). Die Resorptionsmechanismen von Salzen im Dünndarm (➤ Abb. **13.9**) unterscheiden sich von denjenigen im Dickdarm (➤ Abb. **13.10**).

13.5.3 Absorption verschiedener Nährstoffe SHK 574

Die Absorption von Nährstoffen, Mineralstoffen und Vitaminen erfolgt fast ausschließlich im Dünndarm.

Kohlenhydrate Die durch die „Verdauungssäfte" bzw. Bürstensaumenzyme zu Monosacchariden hydrolysierten Polysaccharide werden mit Ausnahme der Fructose über einen sekundär aktiven Transportmechanismus im Dünndarm absorbiert (➤ Abb. **13.8**).

Aminosäuren und Peptide Auch die Absorption von Aminosäuren folgt – zumindest teilweise – dem sekundär aktiven Transportschema, wobei mindestens 5 verschiedene Na^+-abhängige Transportsysteme mit teils überlappender Spezifität in der Bürstensaummembran unterschieden werden:

- für die meisten neutralen Aminosäuren,
- für Iminosäuren (Prolin),
- für Phenylalanin/Methionin,
- für saure Aminosäuren,
- für β-Aminosäuren (β-Alanin).

Daneben gibt es in der Bürstensaummembran ein natriumunabhängiges System für basische Aminosäuren und Cystin. Die Systeme in der basolateralen Membran entsprechen denjenigen in Plasmamembranen anderer (nichtpolarer) Zellen. Die beim Proteinabbau auch anfallenden Di- und Tripeptide (➤ Kap. 13.4.2) können über spezifische Protonen-Kotransportsysteme über die Bürstensaummembran transportiert werden.

Fette, fettlösliche Vitamine und Gallensäuren In Form von Monoglyceriden, Fettsäuren und zum Teil auch Glycerin werden die **Triglyceride** in die Epithelzellen aufgenommen. Der Transport durch die Bürstensaummembran erfolgt vermutlich über freie Diffusion. Intrazellulär werden sie unter Mitwirkung von Acetyl-CoA zu Triglyceriden resynthetisiert und treten dann als Chylomikronen in die intestinale Lymphe über (➤ Abb. **13.11**). Die **fettlöslichen Vitamine** gehen – zumindest bei phy-

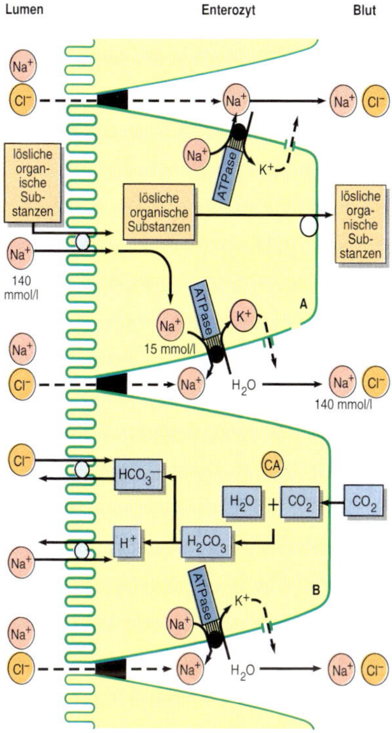

Abb. 13.9 Mechanismen der Salzresorption im Dünndarm. In Zelle A sind sekundär aktive Transportmechanismen vereinfacht dargestellt. Verschiedene Na^+-Substrat-Kotransportsysteme befinden sich in der Bürstensaummembran. Für die entsprechenden Substrate gibt es in der basolateralen Zellmembran erleichterte Diffusionssysteme für den Austritt aus der Zelle. In Zelle B ist der wichtigste Mechanismus der elektroneutralen NaCl-Absorption aufgeführt. Ein Na^+/H^+- sowie ein Cl^-/HCO_3^--Austauschsystem sind parallel angelegt und funktionell über die zytoplasmatischen Konzentrationen von Protonen und Bicarbonationen gekoppelt. Die Na^+-K^+-ATPase liegt in der basolateralen Zellmembran und ist verantwortlich für die Aufrechterhaltung einer niedrigen intrazellulären Na^+-Konzentration sowie einer hohen K^+-Konzentration. K^+ rezirkuliert teilweise über einen basolateralen K^+-Kanal.

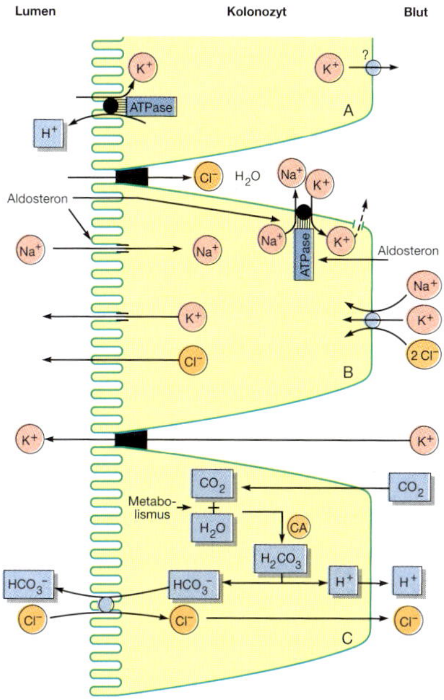

Abb. 13.10 Mechanismen der Absorption von Na^+, K^+ und Cl^- im Kolon. In Zelle B sind die Mechanismen der Absorption von Na^+ aufgeführt. Na^+ tritt über ein Kanalprotein (epithelialer Na^+-Kanal) in die Zelle ein und wird über die Na^+-K^+-ATPase ins Interstitium abgegeben. K^+ geht teilweise über ein Kanalprotein ins Lumen über (Gegenläufigkeit). Aldosteron vermehrt die Natriumkanalproteine und erhöht die Aktivität der Na^+-K^+-ATPase. In Zelle A ist der Mechanismus aufgeführt, der bei K^+-Mangelzuständen zusätzlich aktiviert werden kann. In Zelle C ist der Mechanismus für die transzelluläre Aufnahme von Cl^- dargestellt. K^+ kann auch transzellulär durch das Na^+-Transportpotenzial (20 mV) getrieben ins Lumen abgegeben werden. Cl^- wird ebenfalls teilweise parazellulär absorbiert.

siologischen Konzentrationen – von den Mizellen in die Bürstensaummembran über und werden dann in Chylomikronen weitertransportiert. Für Vitamin A und Vitamin E ist auch eine intestinale Aufnahme in veresterter Form möglich. **Cholesterin** wird passiv als Monomer vermutlich über erleichterte Diffusion absorbiert. Es tritt aus den Mizellen in die Bürstensaummembran und schließlich in die Chylomikronen über. Die nach Resorption der Fette aus den Mizellen übrig gebliebenen **Gallensäuren** werden im Ileum sekundär aktiv mit einem Na^+-Kotransportsystem quantitativ rückresorbiert.

Chylomikronen haben einen Durchmesser von 70 – 600 nm und eine mittlere Lebensdauer von 5 min. Sie bestehen zu 86 – 92% aus Triglyceriden, zu 0,8 – 1,4% aus Cholesterinestern, zu 0,8 – 1,6% aus freiem Cholesterin, zu 6 – 8% aus Phospholipi-

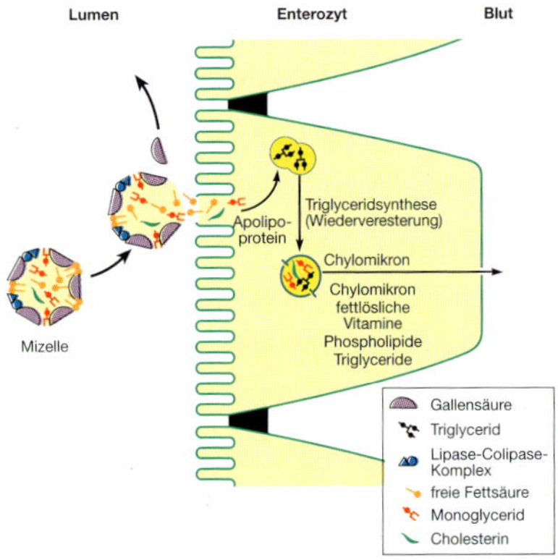

Abb. 13.11 Absorption von Fetten und fettlöslichen Vitaminen im Duodenum und Jejunum. Mithilfe der Gallensäuren werden Fette in mizellärer Form an die Bürstensäume der Enterozyten herangeführt. Dort treten die Abbauprodukte der Fette in die Zelle über. Nach teilweiser Neusynthese verlassen die Fette und fettlöslichen Vitamine die Zelle an der basolateralen Seite hauptsächlich in Form von Chylomikronen.

den, zu 1 – 1,5% aus Proteinen und enthalten außerdem geringe Mengen an fettlöslichen Vitaminen. Chylomikronen werden an der basolateralen Zellseite durch einen exozytoseähnlichen Mechanismus abgegeben (insbesondere bei sehr fettreicher Ernährung). Sie sind am Lipidtransport von der Zelle in die intestinale Lymphe und schließlich in die Leber beteiligt (s. a. > Kap. 14.4.3, > Abb. 14.5).

MERKE

Die meisten wasserlöslichen Nährstoffe (Glucose, Galactose, Aminosäuren, wasserlösliche Vitamine, Sulfat und Phosphat, Gallensäuren) werden sekundär aktiv durch einen Na^+-aktivierten Transport resorbiert, während die fettlöslichen Nährstoffe teils durch spezifische Carrier, teils durch Diffusion aufgenommen werden. Spurenelemente und Ionen wie Fe^{2+} und Ca^{2+} verfügen über spezifische Absorptionsmechanismen.

13.6 Mikroorganismen im Gastrointestinaltrakt SHK 579

Der Magen-Darm-Trakt ist bis zur Ileozäkalklappe keimarm. Der Dickdarm wird postnatal bakteriell besiedelt. Die Dickdarmflora macht etwa 30% des Stuhltrockengewichts aus. Sie umfasst anaerobe Keime wie E. coli, Enterobacter aerogenes, Enterokokken oder Bacteroides. Die Darmbakterien sind wesentlich für die Entstehung der Darmgase verantwortlich. Einige der Keime produzieren Vitamin K und Folsäure, andere verbrauchen Vitamine (Vitamin C und B_{12}). Erfahrungen aus der Tierernährung zeigen jedoch, dass Antibiotikazusätze zur Tiernahrung, welche die intestinale Flora unterdrücken, die Futterverwertung wesentlich verbessern.

13.7 Darmimmunsystem SHK 579

13.7.1 Grundlage des Darmimmunsystems SHK 579

13.7.2 Orale Antigene SHK 580

13.7.3 Immunantwort SHK 580

13.7.4 Passive Immunisierung SHK 580

13.8 Ausblick SHK 580

14 Energiehaushalt und Ernährung

14.1 Ernährungszustand SHK 584

Der Ernährungszustand ist das Ergebnis von Zufuhr, Verdauung, Speicherung, Verbrauch und Verlust von Nährstoffen. Makronährstoffe sind organische Bestandteile der Ernährung wie z. B. Kohlenhydrate und Eiweiß, die mit der Nahrung in täglichen Mengen von bis zu mehreren 100 g aufgenommen werden (Mikronährstoffe sind z. B. Mineralstoffe und Vitamine). Der größte Teil der Makronährstoffe dient als Energiequelle. Ihre Bilanz (Zufuhr minus Verbrauch) bestimmt die Körpergröße (im Wachstum) und das Körpergewicht sowie deren mögliche Veränderungen (Gewichtszunahme und -abnahme).

14.1.1 Body-Mass-Index, BMI SHK 584

Der „Body-Mass-Index" (BMI = Gewicht in Kilogramm/Quadrat der Körpergröße in Metern) wird heute weltweit für alle Altersgruppen zur Beurteilung des Ernährungszustandes angewendet (➤ Tab. **14.1**).

MERKE

Bei Übergewicht und Adipositas zeigt der BMI eine enge Beziehung zur prozentualen Körperfettmasse. Bei hoher Muskelmasse ist die Bedeutung des BMI für die Einschätzung des gesundheitlichen Risikos dagegen gering.

Normwerte zur Beurteilung des Ernährungszustandes können festgelegt werden, indem die Beziehung des BMI zu Morbidität und Mortalität ermittelt wird. Populationsspezifische Referenzwerte zur Beurteilung eines gesundheitlich optimalen Ernährungszustandes sind dagegen heute ungeeignet, weil die Prävalenz des Übergewichts steigt und sich damit die für die Referenzwerte notwendigen BMI-Perzentilen verschieben.

Tab. 14.1 Charakterisierung des Ernährungszustandes von Erwachsenen durch den BMI [14-1].

Beurteilung des Körpergewichts	BMI (kg/m²)
Untergewicht	< 18,5
Normalgewicht	18,5–24,9
Übergewicht	≥ 25
präadipös	25–29,9
Adipositas Grad 1	30–34,9
Adipositas Grad 2	35–39,9
Adipositas Grad 3	≥ 40

14.1.2 Fettverteilung SHK 585

Bei Übergewicht und Adipositas wird das gesundheitliche Risiko nicht allein durch den BMI oder den Körperfettanteil, sondern auch durch die Fettverteilung bestimmt. Das gesundheitliche Risiko ist bei einer „bauchbetonten" (androiden bzw. männlichen) Fettverteilung höher als bei einem „hüft"- und „oberschenkelbetonten" (gynoiden) Fettverteilungstyp (➤ Abb. **14.1**).

14.1.3 Körperzusammensetzung SHK 586

Die Erfassung der Körperzusammensetzung ermöglicht ein genaueres Bild des Ernährungszustandes als der BMI. Dafür werden verschiedene Modelle und Begrifflichkeiten verwendet (➤ Tab. **14.2**, ➤ Abb. **14.2**).

14.2 Energieverbrauch SHK 587

Der Energieverbrauch ist eine vitale Kenngröße des Organismus. Die Energiegewinnung aus dem Abbau von Nährstoffen dient dabei sowohl dem Strukturerhalt als auch für Stoffwechselleistungen, Atmung, Wärmeproduktion und Bewegung. Der Energiebedarf des Organismus wird maßgeblich durch die fettfreie, aktive Körpermasse bestimmt und sinkt im Alter ab.

14.2.1 Grundlagen des Energiestoffwechsels SHK 587

Energieverbrauch und Sauerstoffaufnahme

Der Energieverbrauch wird in Joule oder Kalorien (veraltet) pro Zeiteinheit (t ≅ Sekunde, Minute oder Tag) oder in Watt angegeben. Dabei ist 1 J = 1 Ws =

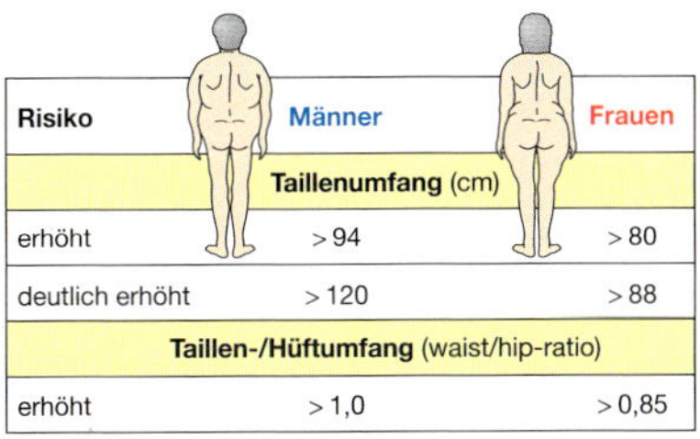

Abb. 14.1 Bewertung des gesundheitlichen Risikos anhand der Fettverteilung [14-1].

Tab. 14.2 Terminologie der Körperzusammensetzung [14-2].

Kompartiment	Definition
Körperfettmasse (FM)	Menge der Triglyceride im Körper
fettfreie Masse (FFM)	Körpergewicht – FM, „funktionelle" Körpermasse
Körperzellmasse (BCM)	Zellen inkl. des intrazellulären Wassers, Gesamtheit der Sauerstoff verbrauchenden Zellen
extrazelluläre Masse (ECM)	extrazelluläres Wasser + feste extrazelluläre Bestandteile

0,23892 cal, 1 cal = 4,1855 J und 1 W = 1 J/s = 14,3352 cal/min. Ein normalgewichtiger junger Erwachsener verbraucht pro Stunde etwa 420 kJ (100 kcal) oder 116 W. Dies entspricht einer O_2-Aufnahme von 15,8 l/h bzw. 380 l/d.

ATP-Synthese ATP ist die wichtigste energiereiche Verbindung für den Zellstoffwechsel. Der wesentliche Teil der ATP-Synthese erfolgt durch die Endoxidation der Nahrungssubstrate in den Mitochondrien (➤ Abb. 14.3). Die beim Abbau der Substrate über Glykolyse, β-Oxidation, Citratzyklus und Alkoholdehydrogenase entstandenen Reduktionsäquivalente (NADH und $FADH_2$) sind wiederum Substrate der Atmungskette.

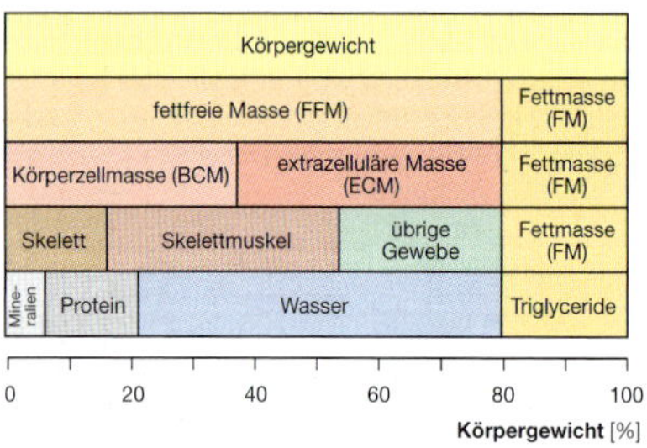

Abb. 14.2 Modelle der Körperzusammensetzung. Ein 2-Kompartiment-Modell (2-KM, 2. Zeile) unterscheidet zwischen Fett- (FM) und fettfreier Masse (FFM), beim 3-KM (3. Zeile) wird die FFM in die Körperzellmasse („body cell mass", BCM) und die Extrazellulärmasse unterteilt. Alternativ ist auch eine Einteilung auf der Ebene der Gewebe (4. Zeile) oder auf molekularer Ebene (5. Zeile) möglich.

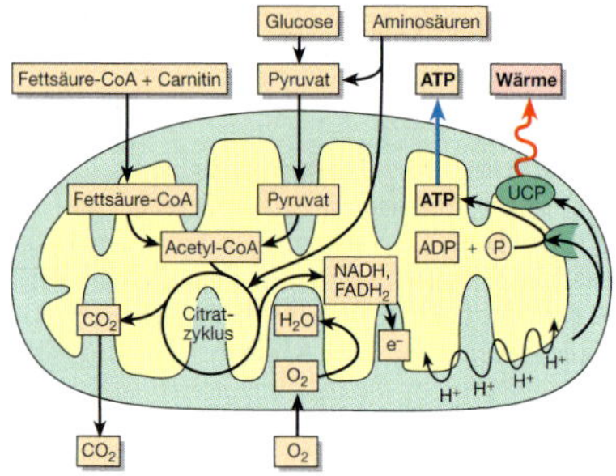

Abb. 14.3 Endabbau der Makronährstoffe im Mitochondrium. Über die innere Mitochondrienmembran wird ein Protonengradient aufgebaut. Der Wiedereintritt der Protonen durch die ATP-Synthase ermöglicht die ATP-Synthese, pro 10 übertragenen Protonen werden dabei 3 ATP synthetisiert (hier entstehen 90 % der gesamten zellulären Energie). Im Ergebnis werden etwa 9 × 10^{20} Moleküle ATP pro Sekunde gebildet. In Ruhe entspricht dies einem ATP-Umsatz von etwa 65 kg/d. Protonen können auch ohne Kopplung an die ATP-Synthese über die innere Mitochondrienmembran zurücktransportiert werden, d. h., es wird Wärme statt ATP gebildet. Für diesen „proton leak" in der inneren Mitochondrienmembran sind Entkopplungsproteine („uncoupling proteins", UCP) zuständig.

14.2.2 Komponenten des Energieverbrauchs SHK 588

Komponenten des täglichen Energieverbrauchs sind:

- **Ruheenergieverbrauch (REE):** Er erklärt 50–75% des täglichen Energieverbrauchs. Der spezifische Energieverbrauch (d. h. REE pro kg FFM) variiert jedoch nach Höhe der FFM: Er ist bei niedriger FFM höher als bei hoher FFM.
- **Nahrungsinduzierte Thermogenese (DIT):** Sie entsteht durch die spezifisch dynamische oder thermogene Wirkung der Makronährstoffe und ist abhängig von der Nahrungsmenge und -zusammensetzung,
- **Aktivitätsabhängiger Energieverbrauch (PAEE):** Er wird von Ausmaß und Dauer der körperlichen Belastung bestimmt und weiter unterteilt in Energieverbrauch für strukturierte bzw. geplante Aktivitäten („excercise activity thermogenesis", EAT) und Energieverbrauch für spon-

MERKE

Um gesund zu bleiben, wird ein PAL-Wert von 1,75 empfohlen. Dieses entspricht bei einer sonst sitzenden Lebensweise einem täglichen Spaziergang von 60–80 min Dauer.

Tab. 14.3 Prinzip der indirekten Kalorimetrie. Oxidationsgleichungen der Makronährstoffe am Beispiel von Glucose, Triglyceriden und Protein [14-3].

1 mol Glucose							
$C_6H_{12}O_6$	+	$6\ O_2$	→	$6\ CO_2$	+	$6\ H_2O$	Wärmeproduktion
180 g		6 × 22,4 l		6 × 22,4 l		6 × 18 g	2,8 MJ
1 mol Triglycerid (bestehend aus je 1 mol Palmitinsäure, Stearinsäure und Ölsäure)							
$2\ C_{55}H_{106}O_6$	+	$157\ O_2$	→	$110\ CO_2$	+	$16\ H_2O$	Wärmeproduktion
2 × 862 g		157 × 22,4 l		110 × 22,4 l		106 × 18 g	68,0 MJ
1 mol eines „Standardproteins"							
$C_{100}H_{159}N_{32}O_{32}S_{0,7}$	+	$104\ O_2$	→	$86{,}6\ CO_2$		$50{,}6\ H_2O$ + andere Endprodukte [1]	Wärmeproduktion
2257 g		104 × 22,4 l		86,6 × 22,4 l		50,6 × 18 g	45,4 MJ

[1] andere Endprodukte sind Harnstoff (11,7 mol), Ammoniak (1,3 mol), Creatinin (0,43 mol) und Schwefelsäure (0,7 mol)

tane Aktivitäten („non-exercise activity thermogenesis", **NEAT**).

Das Ausmaß körperlicher Aktivität wird durch den „physical activity level" (**PAL-Wert,** Quotient aus 24-h-Energieverbrauch und REE) charakterisiert.

Ein anderes Konzept verfolgt der Begriff „**Grundumsatz**", mit dem der Energieumsatz des seit 12 h nüchternen, völlig entspannten Probanden bei Indifferenztemperatur (bekleidet 20 °C, unbekleidet 30 °C) gemeint ist. Der Grundumsatz setzt sich aus dem für die Lebensvorgänge der Zellen erforderlichen Stoffwechsel und aus dem Energieumsatz aller vegetativ gesteuerten Vorgänge zusammen. Er ist abhängig von Geschlecht (Frauen ca. 3,8 kJ/kgKG/h, Männer ca. 4,2 kJ/kgKG/h), Alter (mit zunehmendem Alter abnehmend) und Körpergröße.

14.2.3 Bestimmung des Energieverbrauchs SHK 589

Kalorimetrie

Prinzip und Rechenweg Das Leben ist ein „Verbrennungsprozess". Während die direkte Kalorimetrie die Wärmeabgabe erfasst, misst die indirekte Kalorimetrie den Sauerstoffverbrauch ($\dot{V}O_2$) und die Kohlendioxidproduktion ($\dot{V}CO_2$), woraus die Wärmeproduktion berechnet werden kann (➤ Tab. **14.3**). Für das kalorische Äquivalent von 1 l Sauerstoff ergibt sich dabei:

- bei Glucose 20,8 kJ/l (2,8 MJ/[6 × 22,4 l]),
- bei Triglyceriden 19,3 kJ/l (68,0 MJ/[157 × 22,4 l]),
- bei Eiweiß (Endprodukt Harnstoff) 19,4 kJ/l (45,4 MJ/[104 × 22,4 l]).

Die Wärmeproduktion pro Liter Sauerstoffverbrauch ist bei allen Makronährstoffen vergleichbar, sodass der Energieverbrauch (Energie pro Zeiteinheit) vereinfachend allein aus dem Sauerstoffverbrauch berechnet werden kann:

Energieverbrauch [kJ/t] = 20,2 [kJ/l] × $\dot{V}O_2$ [l/t]

Durchführung Sowohl die direkte Kalorimetrie als auch die indirekte Kalorimetrie können in geschlossenen Messkammern (z. B. einer Respirationskammer) auch über längere Zeiträume (z. B. 1 – 2 Tage) durchgeführt werden. Hierbei sind Untersuchungen des 24-h-Energieverbrauchs, des Ruheenergieverbrauchs, der nahrungsinduzierten Thermogenese und bei definierter Belastung auch des aktivitätsabhängigen Energieverbrauchs möglich. Demgegenüber erlaubt die indirekte Kalorimetrie mit einer Atemhaube kurzfristige Untersuchungen (z. B. über 6 h zum postprandialen Stoffwechsel).

14.2.4 Energieverbrauch und Körperzusammensetzung SHK 592

Die FFM bestimmt den Ruheenergieverbrauch, sie erklärt 60 – 85% seiner Varianz. Der spezifische Energieverbrauch (Energieverbrauch, bezogen auf kg FFM) ist bei schwereren Menschen niedriger als bei leichten.

14.3 Regulation der Energiebilanz SHK 593

Die Energiebilanz ist das Ergebnis von Energiezufuhr und Energieverbrauch. Abweichungen der Energiebilanz führen zu einer Zu- oder Abnahme des Körpergewichts. Sowohl die Energieaufnahme als auch der Energieverbrauch unterliegen zahlreichen endokrinen und neuronalen Regulationsmechanismen. Eine wichtige Rolle bei der Regulation des Grundumsatzes spielen u. a. die Schilddrüsenhormone.

14.3.1 Regulation der Energieaufnahme

SHK 593

Die Nahrungsaufnahme wird durch verschiedene periphere Signale und Rückkopplungssysteme reguliert (➤ Abb. 14.4). Wichtige Elemente in den Regelkreisen von Appetit, Stoffwechsel und Energiebilanz sind die Hormone Insulin und Leptin.

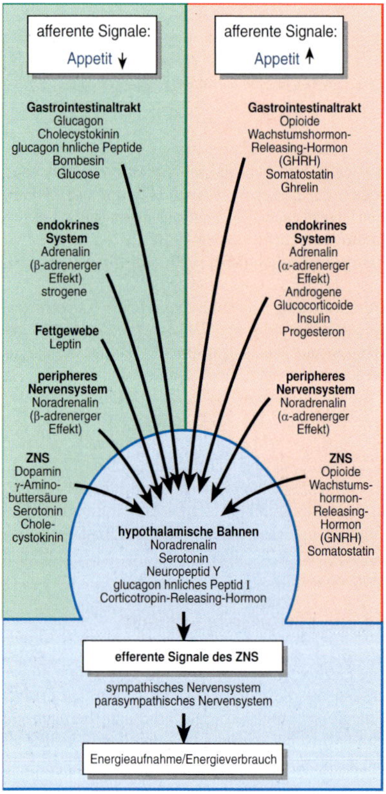

Abb. 14.4 Regulation der Energieaufnahme und des Energieverbrauchs. Die Regulation verläuft über afferente Signale, welche „zentral" integriert und dann in efferente Signale „umgesetzt" werden [14-4].

14.3.2 Regulation des Energieverbrauchs

SHK 595

Durch Über- oder Unterernährung verändert sich die FFM bzw. Körperzellmasse. Dadurch passt sich auch der Energieverbrauch entsprechend an.

Überernährung Übersteigt die Energiezufuhr den Energieverbrauch z. B. um 0,125 MJ/d (30 kcal/d), wird das Körpergewicht im Laufe der Zeit um etwa 4 kg ansteigen. Bei einem Normalgewichtigen werden 75% der Gewichtszunahme durch Fett (3 kg) und 25% durch FFM (1 kg) erklärt. Bei hochkalorischer Ernährung steigt die Plasmakonzentration von Insulin, Leptin und Trijodthyronin (T_3), während gleichzeitig die Sekretion von Glucagon vermindert ist. Dieses hormonelle Muster entspricht der Zunahme von Substratverbrauch (T_3 ↑, Insulin ↑) und -speicherung (Insulin ↑, Leptin ↑) bei gleichzeitiger Hemmung kataboler Stoffwechselprozesse wie Lipolyse und Glykogenabbau (Insulin ↑ und Glucagon ↓). Bei „gefüllten" Energiespeichern (Leptin ↑) sollte gleichzeitig der Appetit abnehmen.

Hunger Wird ein normalgewichtiger Mensch über einen längeren Zeitraum mit nur 50% seines Energiebedarfs ernährt, wird die Fettmasse von 15–25% auf bis zu 5% des Körpergewichts abgebaut. Die FFM nimmt sogar bis zu 25–30% des Ausgangswerts ab. Ein Verlust der Körperzellmasse um mehr als 30–40% ist als kritisch anzusehen. Der niedrigste mit dem Überleben vereinbare BMI liegt bei 13,5 kg/m^2.

Leptin Die Konzentration von Leptin im Plasma korreliert über einen weiten Gewichtsbereich eng mit der Körperfettmasse und so auch mit dem BMI. Das Verhältnis von Leptin zum BMI (d. h. der Leptin/BMI-Quotient) ist dabei über einen weiten Bereich des BMI relativ konstant.

Klinik

Ernährungstherapie bei Übergewicht Bei Adipösen ist eine drastische Kalorien- und Gewichtsreduktion (z. B. um ca. 1–2 kg pro Woche) wenig erfolgversprechend, da sein Leptinspiegel dann im Vergleich zum BMI relativ niedrig (und sein Appetit eher gesteigert) ist. Für eine vollständige Rekonstitution der hormonellen Regelkreise des Körpergewichts ist eine langsame Gewichtsveränderung also sinnvoller.

14.4 Substratstoffwechsel SHK 597

14.4.1 Respiratorischer Quotient SHK 597

Der Substratstoffwechsel des Körpers kann anhand des respiratorischen Quotienten (RQ, Verhältnis von CO_2-Produktion und O_2-Verbrauch) charakterisiert werden. Der Gesamtkörper-RQ bildet nicht den Stoffwechsel einzelner Organe, z. B. der Leber, ab. Im RQ drückt sich das Verhältnis der oxidierten Makronährstoffe aus („Brennstoffgemisch", „fuel mix"):

- RQ < 0,7: Oxidation von Ketonkörpern und die Gluconeogenese überwiegen (RQ bei Synthese von Glucose aus Aminosäuren = 0,4); evtl. auch Alkohol (RQ = 0,67) als vierter Brennstoff,
- RQ = 0,71: ausschließlich Fettoxidation,
- RQ =1,0: ausschließlich Verbrennung von Kohlenhydraten,
- RQ > 1: Bildung von Fetten aus Kohlenhydraten (kohlenhydratinduzierte Lipogenese).

Wenn O_2-Aufnahme und -verbrauch sowie CO_2-Abgabe und -produktion nicht im Gleichgewicht sind, verfälscht dies den RQ.

MERKE

$$\text{Respiratorischer Quotient (RQ)} = \frac{CO_2\text{-Produktion}}{O_2\text{-Verbrauch}}$$

Energiegewinnung im Hungerzustand Nach 8 – 12 h Nahrungskarenz (morgens nüchtern) liegt der RQ bei einem gesunden, normalgewichtigen Menschen zwischen 0,78 und 0,80. Die Fettoxidation ist dann im Vergleich zur Verbrennung von Kohlenhydraten gesteigert. Nach 3 Tagen Nahrungskarenz mobilisieren Gesunde Speicherfette in einer Größenordnung von 450 kJ/h und die Ketogenese steigt. In diesem Zustand kann das Gehirn bis zu 50% seines Energiebedarfs durch Verstoffwechslung von Ketonkörpern decken. Der Anstieg der Ketogenese belegt, dass die Rate der Lipolyse im Fettgewebe die oxidative Kapazität (d. h. die Oxidationsrate für Fettsäuren) übersteigt und somit die Fettsäuren inkomplett (d. h. nicht zu CO_2, sondern zu Ketonkörpern) abgebaut werden.

Postprandiale Energiegewinnung Nach einer gemischten Mahlzeit (50 – 55% Kohlenhydrate, 30 – 35% Fett, 10 – 20% Eiweiß) steigt der Energieverbrauch um etwa 15%, der RQ beträgt 0,82 – 0,88. Postprandial verändert sich also der „fuel mix" (d. h. das „Brennstoffgemisch"). Kohlenhydrat- und Eiweißverbrennung steigen an, während die Fettoxidation sinkt.

RQ einzelner Organe Die Substrate des Energiestoffwechsels und damit der RQ sind für jedes Organ verschieden. Darüber hinaus bestimmen die endogenen Nährstoffspeicher und das Verhältnis der zugeführten Makronährstoffe den RQ.

14.4.2 Oxidativer und nichtoxidativer Substratstoffwechsel SHK 599

Stoffwechsel Erwachsene nehmen unter den gegenwärtigen Ernährungsbedingungen zu viel Protein täglich auf. Ein großer Teil davon wird oxidiert. Auch bei den Kohlenhydraten wird ein Großteil oxidiert. Erst bei einer übermäßigen Glucosezufuhr (> 4 g/kgKG/d) wird die Glucose nichtoxidativ verstoffwechselt (Glykogenspeicherung, Lactatproduktion, anaerobe Glykolyse, Lipogenese). Während der Beitrag der Lipogenese zur Fettbilanz eher gering ist, können nur maximal 30% der Nahrungsfette oxidiert werden, sodass ein großer Teil im Fettgewebe gespeichert wird.

Speicherung Die Speicher für Kohlenhydrate und Eiweiß befinden sich in Muskel und Leber, während Fette im Fettgewebe (und zum Teil in der Muskulatur) gespeichert werden. Die Glykogenspeicher sind klein, die Eiweißspeicher mittelgroß und die Fettspeicher sehr groß.

14.4.3 Postprandialer Stoffwechsel SHK 600

Postprandialer Glucosestoffwechsel

Über die Nahrung nehmen wir täglich 200 – 300 g Glucose auf. Der Plasmaglucosespiegel liegt nüchtern bei etwa 5 mmol/l (90 mg/dl) und steigt postprandial innerhalb von 15 – 60 min auf bis zu 7,8 mmol/l (140 mg/dl) an. Für diesen Anstieg ist neben der Menge und der Art der Nahrungskohlenhydrate die hormonelle Regulation des Glucosestoffwechsels durch Insulin verantwortlich. Der Insulinspiegel ist nach einer Mahlzeit vorübergehend um das 4- bis 5-Fache erhöht (von etwa 60 auf 300 pmol/l), während der Glucagonspiegel gleichzeitig um etwa 50% erniedrigt ist. Dies hemmt die endogene Glucoseproduktion in der Leber und steigert gleichzeitig den Glucoseverbrauch im Muskel- und Fettgewebe. In diesen Organen stimuliert Insulin die Glucoseaufnahme durch eine vermehrte Synthese und Aktivität des Glucosetransporters (Glut 4) in der Zellmembran. Intrazellulär werden durch Insulin sowohl die Glucoseoxidation als auch die Glykogensynthese stimuliert. Innerhalb von 5 h nach einer Mahlzeit werden so von 100 g aufgenommener Glucose etwa 25% gespeichert und 75% oxidiert.

Bei hohen Glucosemengen (und hohen Insulinspiegeln wie z. B. während einer hochkalorischen parenteralen Ernährung) wird der Glucoseverbrauch gesteigert. Die Glucoseoxidationsrate erreicht jedoch schnell ein Maximum, sodass die hohen Glucosemengen nur nichtoxidativ (d. h. zu Glykogen, Lactat und Lipiden) verstoffwechselt werden können. Es ist also sinnvoll, eine Obergrenze für die parenterale Glucosegabe (täglich ca. 3 – 4 g/kgKG) festzulegen.

Postprandialer Lipidstoffwechsel

Chylomikronen und VLDL ➤ Abb. 14.5 zeigt den exogenen (d. h. aus der Nahrung stammende Lipide) und endogenen (dem Stoffwechsel des Körpers entstammende Lipide) Transfer der Plasmalipide. Nach einer Mahlzeit erscheinen zunächst die Chylomikronen im Blut (➤ Kap. 13.5.3). Im Fettgewebe und in der Muskulatur werden die Chylomikronen durch die membranständige Lipoproteinlipase (LPL) gespalten. Dabei entstehen Chylomikronen-Remnants und freie Fettsäuren. Die Leber produziert VLDL, die zu 50% aus Triglyceriden bestehen. Sie werden ebenfalls durch die LPL (zu VLDL-Remnants und freien Fettsäuren) gespalten. 50% der VLDL-Remnants werden von der hepatischen Lipase zu LDL umgewandelt, die anderen 50% von der Leber aufgenommen.

Cholesterin und LDL Der Körper enthält 140 g Cholesterin, 8 g zirkulieren im Blut. Der Cholesterinumsatz beträgt 5 g/d. Die Leber bildet täglich etwa 500 mg Cholesterin, etwa genauso viel wird nach Resorption des Nahrungscholesterins aus dem Pfortaderblut in die Hepatozyten aufgenommen. Fettreiche Ernährung und eine hohe Zufuhr von gesättigten Fettsäuren bewirken eine Herunterregulierung des LDL-Rezeptors, d. h., die Leber nimmt weniger LDL auf. Umgekehrt kann der LDL-Rezeptor durch mehrfach (z. B. Linolsäure) und einfach ungesättigte Fettsäuren (z. B. Ölsäure) aktiviert werden.

HDL Lipide befinden sich im Serum in einem ständigen Austausch zwischen den Lipidfraktionen. Bei hohem Triglyceridspiegel (z. B. bei postprandial hoher VLDL-Produktion oder bei niedriger Aktivität der LPL) werden Triglyceride in LDL und HDL transferiert. Diese werden von der hepatischen Lipase gespalten und so zu kleineren, dichteren HDL und LDL umgewandelt.

Postprandialer Aminosäurestoffwechsel

Eiweißbestand des Körpers Das Körpereiweiß macht etwa 16% des Körpergewichts aus (also 11 kg bei 70 kgKG). Der größte Teil davon befindet sich im Muskel (etwa 43%), jeweils etwa 15% in der Haut und im Blut. Die Hälfte des Gesamtkörpereiweißes besteht aus 4 Proteinen, nämlich Kollagen, Hämoglobin, Aktin und Myosin. Der Proteinbestand des Körpers ist über längere Zeit konstant. Die zentralen Organe des Eiweißstoffwechsels sind Muskulatur sowie Leber und Darm. Die Eiweißsynthese wird durch anabole Hormone (wie Insulin, Testosteron und Wachstumshormon) stimuliert, der Proteinabbau wird durch Insulin gehemmt und durch die Schilddrüsenhormone und Cortisol erhöht.

Eiweißsynthese Zur Eiweißsynthese werden 20 verschiedene Aminosäuren benötigt. Nicht essenzielle Aminosäuren können vom Körper selbst gebildet werden, essenzielle nicht. Da einige Aminosäuren in besonderen Situationen (z. B. in der frühen Kindheit) endogen nicht oder nicht ausreichend gebildet werden können, werden sie auch als semi-essenziell oder „konditional essenziell" bezeichnet.

Eiweiß- und Aminosäurenabbau Eine eiweißreiche Ernährung (> 1,5 g/kgKG/d) erhöht die Proteinsynthese. Gleichzeitig sind aber auch der Proteinabbau und die Proteinoxidation (Harnstoffproduktion) disproportional gesteigert, die „Effizienz" der Eiweißverwertung (in Bezug auf die Proteinsynthese) ist relativ vermindert.

14.5 Ernährung SHK 608

Der Nährstoffbedarf wird durch Faktoren wie Alter, Geschlecht, Erkrankungen, Energieaufnahme und körperliche Aktivität beeinflusst. Referenzwerte für die Nährstoffzufuhr berücksichtigen sowohl den nutritiven (d. h. für den Erhalt der Stoffwechselhomöostase wichtigen) als auch den präventiven (vor Erkrankungen schützenden) Bedarf eines Menschen.

14.5.1 Nährstoffbedarf und Ernährungsempfehlungen SHK 608

Nährstoffe Nährstoffe werden unterteilt in:

- Makronährstoffe (Kohlenhydrate, Fett, Eiweiß, Alkohol und Ballaststoffe) und
- Mikronährstoffe (Mineralstoffe, Spurenelemente und Vitamine).

Als essenziell wird ein Nährstoff bezeichnet, wenn er nicht oder nur in zu geringen Mengen im menschlichen Organismus gebildet werden kann. Dazu gehören Wasser, essenzielle Fett- und Aminosäuren, Calcium, Kalium, Jod, Eisen, Spurenelemente und Vitamine.

Ballaststoffe Ballaststoffe sind Bestandteile pflanzlicher Nahrung (z. B. unverdauliche Kohlenhydrate wie Cellulose, Pektin, resistente Stärke,

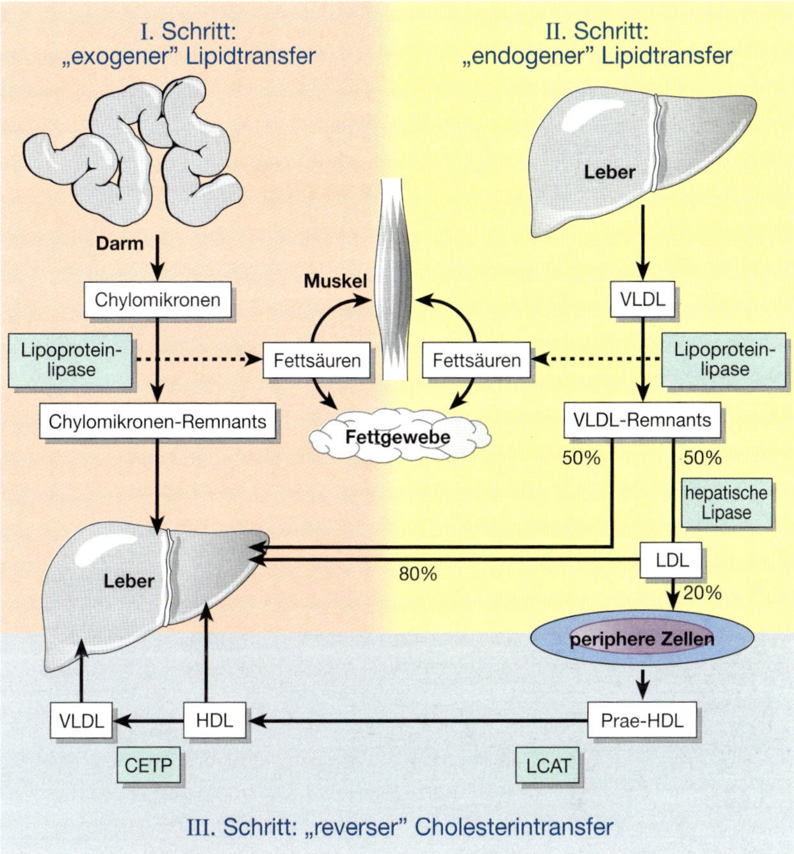

Abb. 14.5 Postprandialer Lipidstoffwechsel. Der postprandiale Lipidstoffwechsel wird in einen exogenen, endogenen und reversen Lipidtransfer unterteilt. CETP = Cholesterinester-Transfer-Protein, HDL = High-Density-Lipoprotein, LCAT = Lecithin-Cholesterin-Acyltransferase, LDL = Low-Density-Lipoprotein, VLDL = Very-Low-Density-Lipoprotein [14-5].

nicht verdauliche Oligosaccharide), welche im Dünndarm nicht abgebaut werden können. Ballaststoffe werden im Dickdarm bakteriell fermentiert und zu kurzkettigen Fettsäuren (Acetat, Butyrat, Propionat) abgebaut. Diese werden von Kolonozyten verstoffwechselt oder gelangen nach Resorption über das Mesenterialsystem zur Leber, wo sie abgebaut (d. h. überwiegend oxidiert) werden. Sie schützen vor Erkrankungen wie Obstipation, Divertikulose und Kolonkarzinom. Darüber hinaus vermindern sie den Blutzuckerspiegel und die Plasmacholesterinkonzentration. Der Richtwert für die Ballaststoffaufnahme beträgt 30 g/d oder, bezogen auf die Energieaufnahme, 3 g/MJ (12,5 g/1000 kcal).

Einzelempfehlungen Eine „gesunde Ernährung" enthält bis zu 55% der Nahrungsenergie als Kohlenhydrate, 30 – 35% als Fett und 10 – 15% als Eiweiß. Dabei gilt:

- Jeweils 1 Drittel der **Nahrungsfette** sollten gesättigte, einfach ungesättigte und mehrfach ungesättigte Fettsäuren sein.
- Die für den Erhalt des Körpereiweißbestandes ausreichende **Proteinzufuhr** beträgt 0,8 g/kgKG täglich.

- Mit der mitteleuropäischen Ernährung nehmen wir 250 – 300 g **Kohlenhydrate** auf.

Wasser ist der quantitativ wichtigste essenzielle Nährstoff. Der Wassergehalt eines 70 kg schweren Mannes beträgt etwa 42 – 45 l oder 0,6 – 0,65 l/kgKG (s. a. ➤ Kap. 12.1). Der tägliche Wasserumsatz beträgt beim Erwachsenen ca. 6% des Körperwassers, bei einem Säugling ca. 20%. Die Gesamtzufuhr an Wasser sollte beim Erwachsenen 250 ml/MJ Energieaufnahme (1 ml/kcal) und beim Säugling 360 ml/MJ (15 ml/kcal) betragen.

Die Referenzwerte für **Vitamine, Mineralstoffe und Spurenelemente** sind in ➤ Tab. **14.4** bzw. ➤ Tab. **14.5** angegeben.

14.5.2 „Gesunde Ernährung": Praktische Aspekte SHK 611

14.5.3 Diäten SHK 612

Tab. 14.4 Vitamine. Funktion, Absorption und Referenzwerte (saT = sekundär aktiver Transport).

Vitamin	Funktion	Referenzwert für die tägliche Zufuhr
Vitamin B_1 (Thiamin)	Coenzym	1,0 – 1,3 mg
Vitamin B_2 (Riboflavin)	Vorstufe von FAD	1,2 – 1,5 mg
Vitamin B_6 (Pyridoxin)	Kofaktor	1,2 – 1,6 mg
Vitamin B_{12} (Cobalamin)	Coenzym, Methylgruppendonator	3,0 µg oder 0,28 – 0,43 µg/MJ
Folsäure	Methylgruppendonator	400 µg oder 38 – 58 µg/MJ
Vitamin C	Redoxstatus Antioxidans	100 mg oder 9 – 14 mg/MJ
Niacin, Nikotinsäure	Bestandteil von NAD und NADP	13 – 17 mg
Biotin	Coenzym	30 – 60 µg
Pantothensäure	Bestandteil von Coenzym A	6 mg
Vitamin A	Synthese von Rhodopsin, Zellwachstum	0,8 – 1,1 mg RE[1] oder 0,09 – 0,12 mg/MJ
Vitamin D	Calcium- und Phosphatresorption	5 – 10 µg oder 0,5 – 1,4 µg/MJ
Vitamin E	Antioxidans	11 – 15 mg/TE[2]
Vitamin K	Synthese von Gerinnungsfaktoren (II, VII, IX, X)	60 – 80 µg

[1] RE, Retinoläquivalent = 1 mg Retinol = 6 mg all-trans-β-Carotin = 12 mg andere Provitamin-A-Carotinoide = 1,15 mg all-trans-Retinylacetat = 1,83 mg all-trans-Retinylpalmitat; 1 RE = 0,3 µg Retinol

[2] TE, Tocopheroläquivalent = 1 mg RRR α-Tocopherol = 1,49 IE

Tab. 14.5 Mineralstoffe und Spurenelemente. Funktion und Referenzwerte.

Mineralstoff/ Spurenelement	Funktion	Referenzwert für die tägliche Zufuhr
Calcium	Knochenmineralisierung, elektromechanische Kopplung, Second Messenger	100–1200 mg oder 94–145 mg/MJ
Chlorid	Zell-pH, extrazelluläres Anion	830 mg
Phosphor	Knochen- und Zahnmineralisierung	700–1250 mg
Kalium	Membranpotenzial	200 mg
Natrium	Membranpotenzial, Extrazellulärraum	550 mg
Magnesium	Kofaktor, Mineralisierung, neuromuskuläre Übertragung	300–400 mg
Eisen	Sauerstofftransport	10–15 mg
Zink	Enzymbestandteil, Immunsystem	7–10 mg
Jod	Schilddrüsenhormone	180–200 µg oder 19–26 µg/MJ
Selen	Bestandteil von Enzymsystemen wie Glutathionperoxidase, Deiodase	30–70 µg
Fluorid	Knochen- und Zahnmineralisierung	2,9–3,8 mg
Kupfer	Bestandteil von Metalloenzymen	1,0–1,5 mg
Mangan	Bestandteil von Metalloenzymen	2,0–5,0 mg
Chrom	Glucosetoleranz	30–100 µg
Molybdän	Bestandteil von Oxidase	50–100 µg

15 Wärmehaushalt und Temperaturregulation

15.1 Wärmehaushalt SHK 615

15.1.1 Wärmegleichgewicht SHK 616

Der Mensch benötigt im Körperkern eine relativ konstant hohe Körpertemperatur (homoiotherm = gleichwarm), die zwischen 36,4 und 37,4 °C liegt (Normaltemperatur). Abweichungen der Körperkerntemperatur können nur in einem sehr geringen Schwankungsbereich toleriert werden. Um diese Körpertemperatur auch bei niedrigeren Umwelttemperaturen zu gewährleisten, sind Isolationsschichten notwendig, um Wärmeverluste zu vermindern (subkutanes Unterhautfettgewebe, Behaarung). Außerdem bedarf es einer entsprechend hohen eigenen Wärmebildung.

MERKE

Wechselnde Umgebungsbedingungen (Lufttemperatur, relative Luftfeuchtigkeit, Luftbewegung) und eine sich ändernde innere Wärmeproduktion (körperliche Arbeit) verändern das Wärmegleichgewicht und erfordern ein effektives Temperaturregulationssystem (Durchblutungsregulierung, Evaporation).

Temperaturbereiche

Neutralzone und Indifferenztemperatur Als thermische Neutralzone bezeichnet man den Bereich der Umgebungstemperatur (ca. 25 – 30 °C), in dem durch Anpassung der Hautdurchblutung eine ausgeglichene Wärmebilanz erzielt werden kann. Die Indifferenztemperatur ist der Temperaturbereich, der als behaglich oder komfortabel empfunden wird. Sie entspricht

- für den gesunden, unbekleideten, liegenden und ruhenden Erwachsenen
- unter Grundumsatzbedingungen,
- bei einer relativen Luftfeuchtigkeit von 50% und
- nahezu unbewegter Luft (Windgeschwindigkeit 0,1 m/s)

einer Lufttemperatur von ca. 27 – 31 °C.

MERKE

Die Höhe der individuellen Indifferenztemperatur ist beim nackten Menschen hauptsächlich von der Dicke des subkutanen Fettgewebes abhängig.

Körperkern und Körperschale Der Bereich im Körper, dessen Gewebetemperaturen überwiegend ca. 37 °C aufweisen, wird als Körperkern (homoiotherm) angesehen. Vor allem in den stoffwechselaktiven Organen im Körperkern wie Herz, Gehirn und Leber wird in Ruhe Wärme gebildet. Im Bereich der Extremitäten und der Haut sowie der darunterliegenden Schichten kann die mittlere Gewebetemperatur stärker variieren (poikilotherme Körperschale). Die Verhältnisse von Körperkern zu Körperschale sind nicht konstant (➤ Abb. **15.1**).

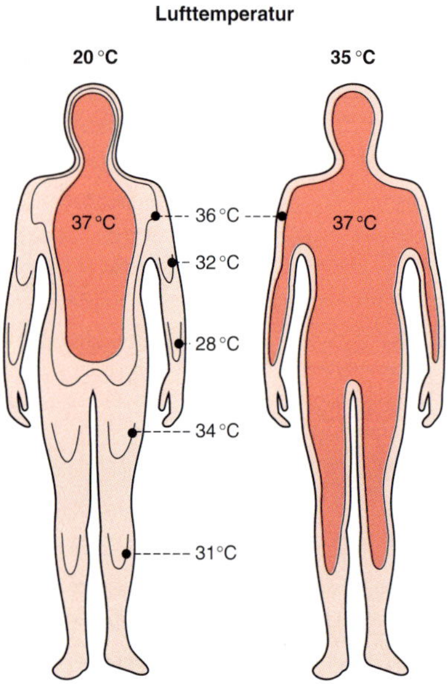

Abb. 15.1 Verlauf der Isothermen im Körper des ruhenden, unbekleideten Menschen bei 20 und 35 °C Lufttemperatur. Bei niedriger Lufttemperatur ist der homoiotherme Körperkern verkleinert (dunkelrot) und es bilden sich radiale und axiale Temperaturgradienten in der verbreiterten Körperschale aus (hellrot) [15-1].

MERKE

Eine Körperkerntemperatur über 37,5 °C wird als Hyperthermie, eine unter 35,5 °C als Hypothermie bezeichnet.

Klinik

Messung der Körperkerntemperatur Beim Menschen ist der „Goldstandard" für die Körperkerntemperatur die Bluttemperatur in der Aorta ascendens, die jedoch nur invasiv mit thermischen

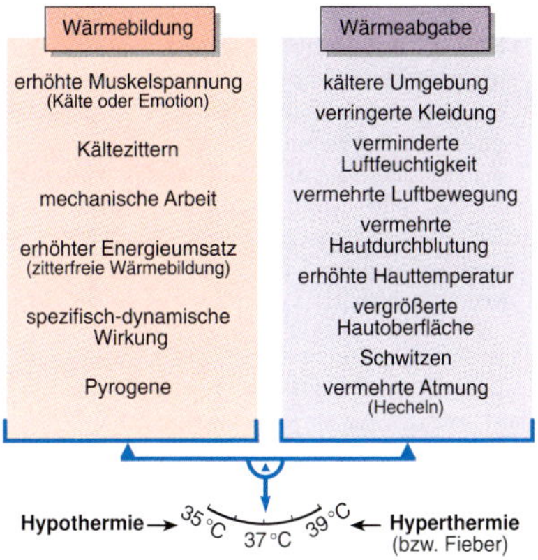

Abb. 15.2 Faktoren, die die Wärmebildung bzw. die Wärmeabgabe erhöhen. Die Umkehrung der einzelnen Faktoren hat eine Verminderung der Wärmebildung bzw. der Wärmeabgabe zur Folge [15-2].

Sonden (Herzkatheter) zu erfassen ist. Alle anderen Methoden können zwar einfach und schnell durchgeführt werden, sind aber fehleranfällig. Das gilt besonders für die am häufigsten praktizierte sublinguale und axilläre Messung.

Wärmebildung und -abgabe

Energieumsatz Dies ist die Bezeichnung dafür, dass die Energie der Nahrungsstoffe in körpereigene Energieformen umgewandelt und genutzt wird. Für den Energieumsatz bei verschiedenen Tätigkeiten verwendet man die Einheit „MET" („metabolism"), wobei 1 MET den Energieumsatz bei sitzender Tätigkeit kennzeichnet (ca. 400 kJ/h).

Wärmeabgabe Die Kleidung ist ein Faktor, der die Wärmeabgabe beeinflusst (➤ Abb. 15.2). Ein Isolationswert von 1 clo (von engl. „clothing") entspricht dabei $0{,}155\ °C \times m^2 \times s \times J^{-1}$.

MERKE

Die Behaglichkeitstemperatur liegt umso niedriger, je höher der Energieumsatz bei körperlicher Arbeit und je größer der Isolationswert der Kleidung ist.

Wärmebildung Bei körperlicher Ruhe werden rund 80% der Wärme in den inneren Organen gebildet, während die übrigen Körperteile nur etwa 20% dazu beitragen (➤ Abb. 15.3). Unter Grundumsatzbedingungen liegen die Organe mit hoher Wärmebildung ausschließlich in der Schädel-, Brust- und Bauchhöhle, also im Körperkern. Bei **physischer Arbeit** dient die hohe Durchblutung des arbeitenden Muskels nicht nur dem An- und Abtransport von Stoffwechselprodukten, sondern auch dem Transport von überschüssiger Wärme (da der Wirkungsgrad mechanischer Muskelarbeit nur bei ca. 20–30% liegt, fallen ca. 70–80% der chemischen Bindungsenergie der für die äußere Arbeit verbrannten Nährstoffe als Wärme an). Da die thermische Leitfähigkeit von nicht durchblutetem Gewebe in der gleichen Größenordnung liegt wie die von Fett, einem sehr guten Isolator, ist die Wärmeabgabe an die Umgebung vor allem auf die gleichzeitig gesteigerte Durchblutung und Öffnung von arteriovenösen Anastomosen in Haut und Akren zurückzuführen. Der Energieumsatz bei **geistiger Arbeit** nimmt messbar zu, doch ist dieser Anteil im Wesentlichen auf einen gleichzeitigen, reflektorischen Anstieg des Muskeltonus zurückzuführen.

MERKE

Der Anstieg der Wärmebildung nach Nahrungsaufnahme wird als postprandiale Energieumsatzzunahme bezeichnet.

Beeinflussung des Wärmegleichgewichts

Eine konstante Körpertemperatur in einem engen Temperaturbereich setzt voraus, dass sich Wärmebildung (Energieumsatz) und Wärmeabgabe aus-

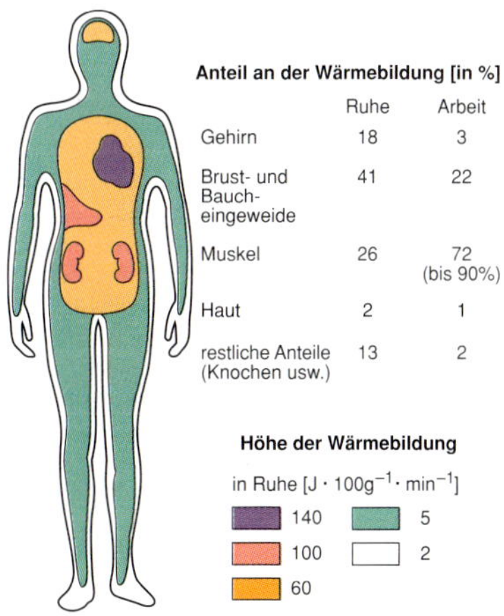

Abb. 15.3 Topographie der Wärmebildung in Körperkern und Körperschale. Die Ruhe-Energieumsätze der verschiedenen Organgebiete sind mit unterschiedlichen Farben dargestellt. Die prozentuale Beteiligung der verschiedenen Organe an der Gesamtwärmebildung in Ruhe und bei Arbeit sind tabellarisch aufgeführt [15-1].

gleichen. Der hierzu notwendige Grundumsatz (morgens, liegend, in Ruhe, nüchtern, bei Indifferenztemperatur und normaler Körpertemperatur) steigt mit der (wärmebildenden) Körpermasse (M) an, aber nicht direkt proportional (dann wäre der Exponent 1), sondern in Form einer Potenzfunktion, womit indirekt die (wärmeabgebende) Körperoberfläche berücksichtigt ist:

Grundumsatz = $288{,}58 \times M^{0{,}75}$ [kJ/d].

15.1.2 Hitze- und Kältebelastung SHK 620

Alle Faktoren, die bei der Temperaturregulation eine Rolle spielen, sind in ➤ Abb. **15.5** zusammengefasst.

Wärmebelastung Wie bei allen chemischen Reaktionen beeinflusst die Temperatur den Ablauf der Stoffwechselprozesse im Organismus entscheidend (Reaktions-Geschwindigkeits-Temperatur-Regel). Eine zusätzliche Wärmebelastung oberhalb der Neutralzone erhöht den Energieumsatz, weil die Körperkerntemperatur steigt und vom Organismus Wärmeabwehrmechanismen (gesteigerte Herz-Kreislauf-Aktivität) eingeleitet werden.

Kältebelastung Sinkt die Lufttemperatur unter 27 °C und fällt hierdurch die mittlere Hauttemperatur unter 32 °C, greifen folgende Kälte-„Abwehrmechanismen“:

- periphere Vasokonstriktion und Erweiterung der Körperschale (Erhöhung der Isolation),
- Verhaltensanpassung (z. B. willkürliche Muskeltätigkeit in Form von Arbeit),
- **Kältezittern** (wenn die o. g. Mechanismen nicht ausreichen): Der Rhythmus wird im Rückmark generiert und ist offensichtlich abhängig von der Körpermasse (ca. 10 Hz), die tonischen Signale hingegen kommen über zentrale efferente Stimuli aus der dorsomedialen Region des hinteren Hypothalamus und werden über die zentrale Zitterbahn durch die Formatio reticularis im unteren Hirnstamm und im Rückenmark auf Segmentebene weitergeleitet. Das stärkste Kältezittern wird dann beobachtet, wenn die Körperkerntemperatur 2 – 3 °C unterhalb der Normaltemperatur (37 °C) liegt. Bei gefülltem Energiespeicher der Muskulatur kann starkes Kältezittern maximal 2 – 3 h aufrechterhalten werden, da es energetisch einer Schwerstarbeit entspricht (➤ Kap. 15.2.4).
- **Zitterfreie Wärmebildung:** Das braune Fettgewebe – obwohl selten mehr als 1 – 2% der Körpermasse – kann bei Kälteexposition mehr als 30% der Gesamtwärmeproduktion übernehmen und erhält dann als reich vaskularisiertes Gewebe bis zu 20% des HMV. Für die eigentliche Wärmebildung ist der mitochondriale Protonentransport über die „uncoupling proteins“ (UCP) verantwortlich (➤ Abb. **14.3**). Das braune Fettgewebe befindet sich überwiegend unter dem Schulterblatt, an Hals, Nacken und um die Nieren. Während des postnatalen Wachstums wird es beim Menschen fortschreitend in das energetisch viel unwirksamere weiße Fettgewebe umgewandelt.

15

MERKE

Außerhalb der thermischen Neutralzone steigt der Energieumsatz sowohl bei erhöhter als auch bei erniedrigter Umgebungstemperatur rasch an. Vor allem durch das Kältezittern kann der Energieumsatz und damit die Wärmeproduktion kurzfristig auf etwa den 4 – 5-fachen Wert des Grundumsatzes gesteigert werden.

15.1.3 Wärmetransport SHK 621

Grundsätzlich ist ein Wärmeaustausch umso größer, je größer die Temperaturdifferenz ist.

Innerer Wärmetransport

Der innere Wärmetransport ist der Transfer der Wärme vom Körperkern zur kühleren Körperschale:

- Wärme wird konduktiv (passiv, s. u.) über die inaktive Muskulatur und die subkutanen Hautschichten weitergeleitet,
- Wärme wird – stark variabel – durch konvektiven (s. u.) Wärmetransport des Blutes in die Körperschale transportiert,
- Wärme wird konduktiv vom vaskularisierten Unterhautgewebe an die Körperoberfläche, in die Alveolen bzw. den Respirationstrakt weitergeleitet.

Die evtl. erforderliche Durchblutungsänderung wird sowohl systemisch reguliert (sympathisches Nervensystem, ➤ Kap. 15.1.2) als auch lokal, indem die Gefäße durch Bradykinin und andere, mit dem Schweiß ausgeschiedene Mediatoren erweitert wer-

MERKE

Eine gesteigerte innere Wärmeproduktion (körperliche Arbeit) und/oder äußere Wärmebelastung führen zu einer verstärkten Hautdurchblutung von Thorax und Extremitäten, insbesondere aber der Akren (z. B. Hände, Füße, Ohren; ➤ Abb. **15.1**). Die hohe Leistungsfähigkeit der Akren zur Regulation des inneren Wärmestroms ist vor allem in der großen Variabilität ihrer Durchblutung begründet (Finger 1 : 600, Hand 1 : 30 und Rumpf etwa 1 : 7).

den oder sich kurzfristig alle ca. 20 min erweitern, wenn sie Kälte ausgesetzt sind (Lewis-Reaktion). Der Wärmeaustausch findet nach dem **Gegenstromprinzip** statt (2 Flüssigkeiten, z. B. Arterien/Venen, die in gegenläufiger Richtung dicht aneinander vorbeiströmen). Entsprechende anatomische Strukturen sind in den Extremitäten vorhanden.

Äußerer Wärmetransport

Die physikalischen Umweltbedingungen (Luft- und Strahlungstemperaturen, relative Luftfeuchtigkeit, Wind) sowie die Hauttemperatur und die für den Wärmeaustausch zur Verfügung stehende effektive Körperoberfläche beeinflussen nachhaltig sowohl den Wärmestrom von der Körperoberfläche an die Umgebung (➤ Abb. 15.4) als auch den Wärmestrom von der Körperoberfläche zum Körperkern.

Konvektion Konvektion ist der Wärmetransport mithilfe eines bewegten Mediums. Der konvektive Wärmeaustausch zwischen Körperoberfläche und Umwelt spielt sich hauptsächlich in einer nur wenige Millimeter dicken Luftschicht (Grenzschicht), die über der Haut lagert, ab.

Befindet sich ein warmer Körper (z. B. unbekleideter Mensch) in einem kühleren Medium (z. B. Luft), kommt es entlang dem Körper zu einer Massenbewegung (im Beispiel ca. 600 l Luft pro Minute) von kühleren Anteilen im Medium (unten) zu wärmeren Anteilen nach oben (kühlere Luft ist schwerer als warme). Das Medium nimmt dabei konvektiv Wärme auf (**natürliche Konvektion**). Die auf diesem Weg abgeführte Wärmemenge liegt bei ca. 3 W/m² Austauschfläche und Grad Celsius. Bei einer Umgebungstemperatur von 25 °C und einer mittleren Hauttemperatur von 33 °C ergeben sich somit 24 W/m². Bei einem Grundumsatz für einen Erwachsenen von 0,1 J pro Quadratzentimeter und Minute sind dies 4000 – 4350 kJ/d und Quadratmeter (45 – 50 W/m²).

Eine **erzwungene Konvektion** liegt dann vor, wenn ein Körper in ein bewegtes Medium gebracht wird (Wind, Wasserströmung) oder sich selbst in diesem Medium bewegt.

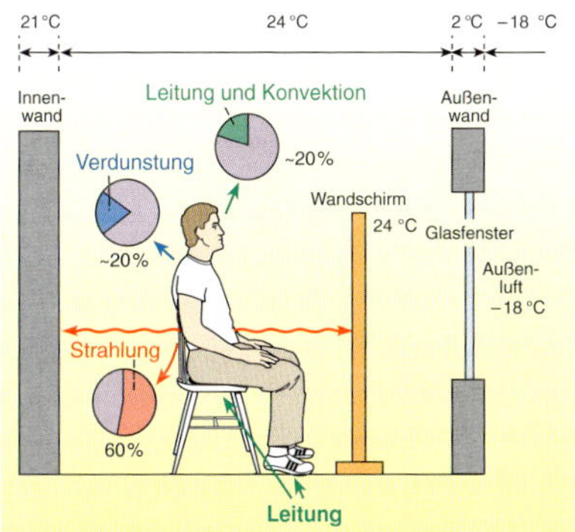

Abb. 15.4 Wärmeabgabe eines leicht bekleideten Menschen (0,5 – 0,6 clo) unter Ruhebedingungen. Leitung und Konvektion (grün), Strahlung (rot) und Verdunstung (blau) bei einer Raumtemperatur von 24 °C (thermische Neutralbedingungen). Ein Wandschirm vermindert den Wärmeverlust durch Strahlung. Die Prozentzahlen geben den etwaigen Anteil am Wärmeverlust an [15-3].

Konduktion Der direkte Wärmetransport zwischen 2 festen Stoffen, die in physischem Kontakt stehen, wird als Konduktion bezeichnet. Der Wärmestrom fließt von dem Stoff mit einer höheren zu jenem mit der niedrigeren Temperatur. Die Wärme wird bei der Konduktion auf atomarer Ebene in Form von kinetischer Energie zwischen benachbarten Molekülen ausgetauscht (Wärmeleitung). Luft hat z. B. eine nur geringe Wärmeleitfähigkeit und ist daher ein hervorragender Isolator. Im Gegensatz zum konvektiven Wärmetransport wird bei der Konduktion also keine Masse transportiert.

MERKE

Die mit dem Blut aus dem Körperinneren an die Hautoberfläche transportierte Wärmemenge wird dort in der ruhenden Grenzschicht konduktiv aufgenommen und konvektiv mit dem Luftstrom abgeführt.

Strahlung Jeder Stoff mit einer Temperatur über dem absoluten Nullpunkt (– 273,15 °C) sendet elektromagnetische Strahlung einer bestimmten Wellenlänge aus.

Evaporation Durch die Verdunstung von Schweiß (Evaporation) wird dem Organismus eine erhebliche Wärmemenge entzogen, da beim Übergang von einem flüssigen in einen gasförmigen Zustand (Wasserdampf) Energie benötigt wird. Diese Wärmeabgabe durch Evaporation ist umso schwieriger, je höher der Wasserdampfdruck in der Umgebungsluft ist (schwüle Luft, Tropen). Der **Wasserverlust** entsteht:

- passiv, indem Wasser unmerklich durch die Haut und die Schleimhäute der Atemwege diffundiert (Perspiratio insensibilis, extraglanduläre Wasserabgabe, ca. 20 – 30 ml/h),
- aktiv, indem Flüssigkeit über die Schweißdrüsen ausgeschieden werden (Perspiratio sensibilis, glanduläre Wasserabgabe).

Bei vollständiger Verdunstung reicht eine Schweißmenge von rund 2 g/min aus, um die gesamte beim

15

Grundumsatz entstehende Wärme des Erwachsenen abzuführen (80 – 90 W).
Für die glanduläre Schweißabgabe stehen beim Menschen im Durchschnitt 2 (1,5 – 3, je nach ethnischer Herkunft) × 10^6 **Schweißdrüsen** zur Verfügung. Man unterscheidet:

- **Ekkrine Schweißdrüsen:** Sie sind unterschiedlich dicht über die Körperoberfläche verteilt (Rücken ca. 55 Schweißdrüsen pro cm^2, Brust 155 – 250, Fußsohle 350 – 400, Handinnenfläche 375 – 425, Ellenbeuge bis zu 751) und werden bei mittleren Hauttemperaturen über 34 °C aktiviert. Dies geschieht über sympathische Fasern, deren Überträgerstoff Acetylcholin ist. Die Schweißdrüsen können trainingsabhängig ihre maximale Schweißmenge von 2 bis auf 4 l/h steigern und die mit dem hypotonen Schweiß (ca. 100 mmol/l) ausgeschiedene Elektrolytmenge aldosteronvermittelt reduzieren (unter maximaler Belastung 2,5 – 5 g/h).
- **Apokrine Schweißdrüsen:** Sie sind größer und kommen nur in Achselhöhlen, äußerer Gehörgang, Brustwarzenhof, Augenlider und Genitalbereich vor. Ihr Sekret ist höher konzentriert und mit individuell unterschiedlichen Duftstoffen angereichert. Sie stehen unter adrenerger Kontrolle. Ihr Gesamtbeitrag zur evaporativen Wärmeabgabe ist im Vergleich zu dem Anteil der ekkrinen Schweißdrüsen gering.

Gesamtwärmeabgabe Die Gesamtwärmeabgabe erreicht bei 31 °C ihren niedrigsten Wert.
Unterhalb des Indifferenzbereichs wird am meisten Wärme durch Strahlung abgegeben (ca. 60 %). Innerhalb des Indifferenzbereichs ist die Wärmeabgabe durch Konduktion und Konvektion zusammen ungefähr so groß wie die Abgabe über Evaporation (je ca. 30 %). Oberhalb des Indifferenzbereichs ist dann die Wärmeabgabe durch Verdunstung am höchsten.
Auch bei 100 % relativer Luftfeuchtigkeit ist eine Wärmeabgabe durch Verdunstung möglich, solange die Hauttemperatur höher als die Umgebungstemperatur und damit der Wasserdampfdruck der Haut höher als der Wasserdampfdruck der Umgebung ist.

Wärmeabgabe im Wasser Im Wasser kann der unbekleidete Mensch bereits bei Temperaturen unter 25 °C die Wärmeverluste nicht mehr ausgleichen. Die einsetzende Unterkühlung führt zu einer erhöhten Viskosität der Muskulatur, sodass ein größerer Kraftbedarf erforderlich ist. Eine kältebedingt reduzierte Nervenleitungsgeschwindigkeit führt zu einer verminderten Effektivität des motorischen Systems. Durch die sinkende Bluttemperatur ist zwar die Aufnahme von Sauerstoff in der Lunge verbessert, seine Abgabe an das Gewebe jedoch verschlechtert.

15.2 Temperaturregulation SHK 626

15.2.1 Regelsystem und Regelkreis SHK 626

Das Temperaturregulationssystem (➤ Abb. 15.5) soll die Körpertemperatur möglichst konstant halten, sodass ein Gleichgewicht zwischen Wärmebildung und Wärmeabgabe besteht. Zur Erfassung von Haut- und Kerntemperaturen (Istwerte der Regelgröße) gibt es Kalt- und Warmrezeptoren in der Haut und im Körperkern. In der präoptischen Area des vorderen Hypothalamus werden die Istwerte der Körperschale und des Körperkerns mit einem Sollwert verglichen.

Autonome Regelung Weichen Ist- und Sollwert voneinander ab, verändert das autonome Nervensystem über efferente vegetative Nervenfasern verschiedene Stellglieder im Regelkreis (➤ Abb. 15.5). Sinkt die Körperkerntemperatur unter den Sollwert, werden die Gefäße der Haut und Körperschale verengt, die Haare aufgerichtet (Pilomotorik, „Gänsehaut") und eine erhöhte Wärmebildung durch Kältezittern eingeleitet. Liegt der Istwert zu hoch, werden all jene Mechanismen, die einen weiteren Anstieg der Körpertemperatur hervorrufen könnten (motorisches System), gedämpft und die Mechanismen der Wärmeabgabe verstärkt (Vasodilatation in der Körperschale, Erhöhung der Schweißsekretion) (➤ Abb. 18.2).

MERKE

Die Maßnahmen zur Aufrechterhaltung der Körperkerntemperatur laufen reflektorisch ab und sind willkürlich nicht zu beeinflussen (autonome Regelung).

Verhaltensregelung Die bewussten Temperaturempfindungen werden im sensorischen Kortex erzeugt. Dieser erhält über den Tractus spinothalamicus und die unspezifischen medialen Thalamusregionen die Erregungen der Kalt- und Warmrezeptoren. Ein deutlicher thermischer Diskomfort ermöglicht damit die Änderung des Verhaltens, z. B. die Auswahl wärmerer Kleidung bei Kälte.

15.2.2 Zyklische Änderungen der Körpertemperaturen und hormonelle Einflüsse SHK 628

Beim Menschen sind mehr als 100 Messgrößen von Organfunktionen bekannt, bei denen eine ausgeprägte zirkadiane Rhythmik nachgewiesen ist (s. a. ➤ Abb. 5.7). Für die Körperkerntemperatur gilt,

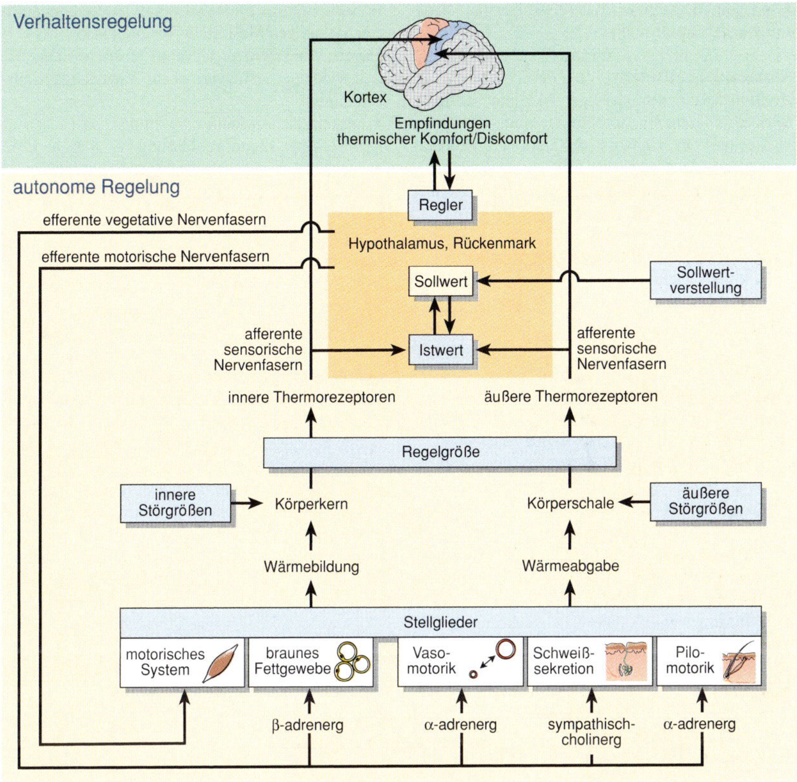

Abb. 15.5 Temperaturregulation (Schema). Verhaltensregulation (grün), autonome Regelung (orange), regeltechnische Begriffe (blau).

dass sie in der 2. Nachthälfte am niedrigsten und am späten Nachmittag bzw. frühen Abend am höchsten ist. Hormonellen Einfluss haben:

- das LH, das die Ovulation induziert, in deren Folge der rupturierte Follikel anstatt Östradiol Progesteron produziert,
- die Schilddrüsenhormone Thyroxin (T_4) und Trijodthyronin (T_3), die zu einer Steigerung des Stoffwechsels und des Grundumsatzes führen.

MERKE

Progesteron führt postovulatorisch zu einer Erhöhung der Kerntemperatur um ca. 0,5 °C in der Gelbkörperphase des Zyklus.

15.2.3 Temperaturakklimatisation und -adaptation SHK 629

Der Mensch verfügt kaum über natürliche anatomisch-morphologische Schutzmechanismen (dichtes Fell, dickes Unterhautfettgewebe). Umso wichtiger ist die Anpassung des Verhaltens an die jeweilige Umgebungsbedingung.

Kälteakklimatisation Bei extremer Kälte (Polargebiete, Hochgebirge) besteht für den Menschen ein hoher Temperaturgradient vom Körperkern über die Haut (Mikroklima) zur Umgebung (Expositionsklima; ➤ Abb. 15.6), der zu einer raschen Auskühlung (Hypothermie) des Organismus führen kann. Längere Aufenthalte in kalten Regionen können den Energieumsatz erhöhen. Als weitere An-

15

passung an die Kälte wird diese weniger schnell als unbehaglich empfunden.

Wärmeakklimatisation Zu den wesentlichen Mechanismen der langfristigen Akklimatisation an Wärme gehören auf autonomer Seite, dass man leichter und mehr schwitzt, der Schweiß aber weniger Elektrolyte enthält. Weil diese Anpassungen relativ begrenzt sind, müssen sie durch entsprechende Verhaltensanpassungen ergänzt werden.

15.2.4 Spezielle Temperaturregulation

SHK 632

Körperliche Arbeit Die maximale Sauerstoffaufnahme ($\dot{V}O_{2max}$) hängt entscheidend von der maximalen Herzfrequenz (Hf_{max}), dem maximalen Schlagvolumen (SV) und der maximalen arteriovenösen O_2-Differenz ($AVDO_2$) ab:

$$\dot{V}O_{2max}\ [ml\ O_2/min] = Hf_{max}\ [Schläge/min] \times SV_{max}\ [ml] \times AVDO_2\ [ml\ O_2/ml]$$

Aber auch die Umweltbedingungen (P_{O_2}, Lufttemperatur und Strahlungstemperaturen, Luftfeuchtigkeit, Windbewegungen) können die maximale O_2-Aufnahme nachhaltig beeinflussen, z. B., wenn die Körperschale zum Wärmeausgleich stark durchblutet werden muss und dieses Blutvolumen der stoffwechselaktiven Muskulatur verloren geht.

Die erhöhte Wärmeproduktion bei körperlicher Arbeit wird durch eine vermehrte Wärmeabgabe ausgeglichen:
- gesteigerte Muskeldurchblutung,
- gesteigerte Hautdurchblutung (> Kap. 15.1.3),
- Verdunstung von Schweiß (pro Gramm Schweiß gehen dem Organismus ca. 2,5 kJ verloren).

MERKE

Die Kühlung der Körperschale durch das Schwitzen ist wichtig, um eine niedrigere Hauttemperatur und somit einen Wärmegradienten vom Körperkern zur Körperschale aufrechtzuerhalten.

Beeinflussung anderer Regelsysteme Das **Herz-Kreislauf-System** kann bei extremen Umweltbedingungen und gleichzeitiger körperlicher Arbeit überlastet werden. Die Hautdurchblutung kann dann auf mehrere Liter pro Minute ansteigen und einen beträchtlichen Anteil des HMV ausmachen. Der **Wasser- und Salzhaushalt** kann durch das Schwitzen nachhaltig beeinflusst werden, weil mit dem Körperwasser auch Elektrolyte verloren gehen. Können die Flüssigkeits- und Elektrolytverluste nicht umgehend ausgeglichen werden, besteht die

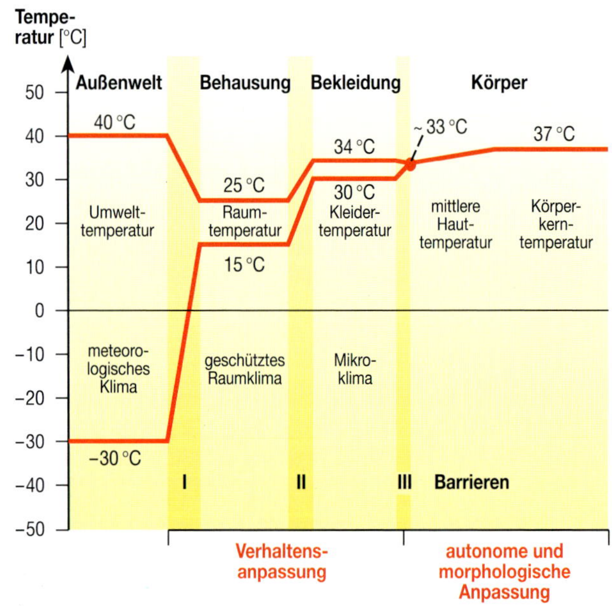

Abb. 15.6 Regulationsbreite der autonomen und morphologischen Anpassungen beim Menschen im Vergleich zur Verhaltensanpassung [15-4].

Gefahr einer Dehydratation und Hyponatriämie/Hypokalzämie. Die **Motorik** wird insofern beeinflusst, als feinmotorische Tätigkeiten bei niedrigen Temperaturen deutlich eingeschränkt sind.

15.3 Störungen des Wärmehaushalts und der Temperaturregulation SHK 635

Hypothermie

Stadien Basierend auf pathophysiologischen Untersuchungen und klinischen Erfahrungen lassen sich beim Menschen 5 Stadien der Hypothermie unterscheiden (➤ Tab. **15.1**).

MERKE

Bei zunehmender Hypothermie durchläuft der Organismus i. d. R. ein Erregungs-, Erschöpfungs- und Lähmungsstadium, bevor der Tod eintritt. Die Mortalität ist bei hypothermen Personen über 75 Jahre 5-mal höher als bei Jüngeren.

Tab. 15.1 Stadieneinteilung und Symptomatik der akzidentellen Hypothermie [15-5].

Stadium	Kerntemperatur [°C]	Bewusstsein	Stoffwechsel	Herz/Kreislauf	Atmung	Wasser-/Elektrolythaushalt	Sonstiges
I	< 35	hellwach	maximal („Postaggressionssyndrom")	Tachykardie, Blutdruck ↑, HMV ↑	Tachypnoe, Hyperventilation		Hyperreflexie, Kältezittern
		erregt	O_2-Verbrauch ↑				Schmerzen in den Akren
		verwirrt	Hyperglykämie	periphere Vasokonstriktion			Haut weiß oder zyanotisch
II	< 32	teilnahmslos	Erschöpfung der Glykogenreserven	Bradykardie	unregelmäßig	Hyponatriämie	Hyporeflexie
		somnolent	O_2-Verbrauch ↓	Rhythmusstörungen	zunehmend abgeflacht		starre Gesichtszüge, Muskelstarre
		noch erweckbar	Hypoglykämie	Hämokonzentration		Hyperkaliämie	keine Schmerzen
III	< 28	bewusstlos	Gesamtstoffwechsel im „Ruhezustand"	Puls kaum tastbar, Bradyarrhythmie, Vorhofflimmern, polytope Extrasystolie, peripherer Widerstand ↓	Bradypnoe, stark abgeflacht und sehr unregelmäßig	Hyponatriämie, Hyperkaliämie	weite, noch auf Licht reagierende Pupillen
IV (reversibel)	< 24	bewusstlos		elektromechanische Entkopplung, Kammerflimmern oder Asystolie	Atemstillstand		weite, lichtstarre Pupillen
V (irreversibel)	Zelltod	Puls nicht tastbar					

Wiederbelebung und Wiedererwärmung Durch die Hypothermie ist die Aktivität der Na^+-K^+-ATPase vermindert, dies hat einen Na^+-Einstrom und K^+-Ausstrom zur Folge. Zusätzlich gelangen bei Wiedererwärmung eines Unterkühlten saure Metaboliten aus den Zellen in den EZR, es entsteht also eine Azidose. Beides lässt sich durch eine Hämodialyse am besten kontrollieren, weil sie eine Erwärmung des Unterkühlten vom Körperkern her erlaubt. Kann man dagegen nur Wärme von extern zuführen, besteht bei stärkerer Unterkühlung die Gefahr eines Wiedererwärmungsschocks (plötzlicher Abfall der Kerntemperatur um 0,5 – 1,0 °C), weil sich die Gefäße der kalten Körperschale wieder öffnen und ihr Blut nach zentral fließt. In Verbindung mit der Azidose kann dadurch Kammerflimmern ausgelöst werden.

Hyperthermie durch Hitzeexposition

Diese Form der Hyperthermie ist gekennzeichnet durch ein Missverhältnis zwischen der Wärmeabgabe auf der einen Seite und der Wärmebildung (z. B. „endogen“ bei der malignen Hyperthermie nach Anwendung von Inhalationsnarkotika) bzw. Wärmezufuhr von außen (➤ Tab. 15.2) auf der anderen Seite, allerdings ohne dass der Sollwert dabei verstellt wäre (wie beim Fieber).

Fieber

Ursache Der Fieberanstieg beruht auf einer akuten Sollwertverstellung, die durch Pyrogene ausgelöst wird. Man unterscheidet:

- **exogene Pyrogene:** Viren, Bakterientoxine, Lipopolysaccharide sowie Muramyldipeptide von Bakterienmembranen,
- **endogene Pyrogene:** große hydrophile Polypeptide oder Proteine (IL-1β, IL-6, TNFα, Interferon), die durch Granulozyten und Makrophagen freigesetzt wurden (nach Stimulation durch exogene Pyrogene) und vermutlich gemeinsam als „Zytokin-Cocktail“ wirken.

Fieberverlauf Man unterscheidet beim Fieber 3 Phasen:

- **Fieberanstieg:** Durch die Sollwertverstellung ist die Körperkerntemperatur zu niedrig. Das führt zu Kälteempfinden, Vasokonstriktion in den Hautgefäßen und Muskelzittern (Schüttelfrost).
- **Plateauphase:** Der neue Sollwert ist erreicht, es ist kein Schwitzen zu beobachten.
- **Fieberabfall:** Der Sollwert wird auf das Niveau der Normaltemperatur zurückgestellt, dadurch ist die Körperkerntemperatur zu hoch. Die Wärmeabgabemechanismen sind entsprechend gesteigert (Schwitzen, gesteigerte Hautdurchblutung).

MERKE

Fieber folgt meist dem normalen Schwankungsmuster der Körpertemperatur, nur auf einem deutlich höheren Niveau. Daher ist Fieber – ebenso wie die normale Körpertemperatur – am Abend höher (abendliche „Spitzen“) als am Morgen.

15

Tab. 15.2 Hitzeschäden und Störungen der Temperaturregulation beim Menschen [15-5].

Krankheitsbild	Pathophysiologie
Sonnenbrand	lokale Schäden der Haut durch starke Sonneneinstrahlung (UV-Strahlung)
Hitzekrämpfe	Elektrolytstörungen: Hyponatriämie und Hypochlorämie
Hitzekollaps	orthostatische Dysregulation, Missverhältnis zwischen Blutvolumen und Volumenkapazität des Kreislaufs
Hitzeerschöpfung	Kreislaufstörungen, Blutdruckabfall, Diarrhö, Erbrechen, Elektrolytstörungen
Hitzschlag („Sonnenstich" *)	Körpertemperatur > 40,6 °C, verminderte oder völlig sistierende Schweißabgabe, Verwirrtheit, tiefe Bewusstlosigkeit

* durch starke selektive Sonneneinstrahlung auf Kopf und Nacken hervorgerufene Hyperthermie des Gehirns

16 Haut

Die Haut ist das größte Organ unseres Körpers und übernimmt lebensnotwendige Aufgaben für den Organismus.

16.1 Anatomie der Haut SHK 643

Die Haut hat eine Oberfläche von 15 000 bis 20 000 cm^2, eine Dicke zwischen 1,5 und 4 mm und ein Gewicht von bis zu 10 kg.

16.1.1 Aufbau der Haut SHK 644

Schichten Die Haut wird in Epidermis (Oberhaut), Dermis (Lederhaut, Korium) und Subkutis (Unterhaut, Hypodermis) unterteilt.

Hautbestandteile Auf einem Quadratzentimeter Haut findet man ca. 100 Schweißdrüsen, 500 Talgdrüsen, 100 Nervenenden (Tastsinn, Schmerzwahrnehmung), 12 Nervenenden für die Kälte- und 2 für die Wärmewahrnehmung. Hinzu kommen die sog. Hautanhangsgebilde (Haare, Hand- und Fußnägel).

16.1.2 Epidermis SHK 644

16.1.3 Dermis SHK 646

16.1.4 Hypodermis SHK 646

16.2 Funktionen der Haut SHK 646

Funktionen der Haut sind Barriere- und Schutzfunktionen, Temperaturregulation, Sinneswahrnehmung und Vitamin-D-Bildung.

16.2.1 Barrierefunktion SHK 646

Vor allem das Stratum corneum verhindert das Austrocknen (Wasser- und Elektrolytverlust) und unterbindet das Eindringen körperfremder Organismen bzw. die transkutane Penetration potenziell schädigender Substanzen. Diese Barrierefunktion wird überwunden, wenn die Moleküle < 800 kDa groß sind und einen amphiphilen Charakter besitzen.

16.2.2 Schutz vor UV-Licht SHK 647

Melanozyten Hauptverantwortlich für den UV-Schutz sind die Melanozyten in der Epidermis (Dichte ca. 1100 – 1300 Zellen/mm^2). Sie synthetisieren und sezernieren Melanin, das in Melanosomen verpackt ist und von Keratinozyten phagozytiert wird.

Melanin und Melaninsynthese Melanin schützt Keratinozyten und Melanozyten vor UV-Schäden durch UV-Absorption und Oxidation von Radikalen, die durch UV-Exposition entstehen. UV-Strahlen fördern sowohl die Melaninsynthese als auch die Zellteilung der Melanozyten. Die Melaninsynthese wird durch das Hormon α-MSH reguliert.

16.2.3 Schutz gegen Kälte und Hitze SHK 647

Um eine konstante Temperatur im Organismus zu gewährleisten, ist eine präzise Regulation von Durchblutung und Schweißdrüsensekretion notwendig (s. a. ➤ Kap. 15.1, 15.2).

16.2.4 Schutz gegen Kälte und Hitze SHK 648

Säureschutzmantel Auf der Hautoberfläche befindet sich ein Fettfilm aus einer hydrolipiden Emulsion mit einem pH von 4,2 – 6,5. Dieser Säureschutzmantel enthält antimikrobiell wirksame Substanzen (Defensine, Cathelicidine und Histatine). Gleichzeitig begünstigt dieses Milieu das Gedeihen der symbiotischen Hautflora (u. a. Staphylococcus epidermidis, Propionibakterien, Korynebakterien und lipophile Hefen), was zusätzlich die Ansiedlung und Proliferation pathologischer Keime erschwert.

Immunsystem Das hautassoziierte lymphatische Gewebe („skin-associated lymphoid tissue", SALT) erfüllt wichtige Funktionen im Immunsystem. Zum SALT zählt man dendritische Zellen (DZ, auch Langerhans-Zellen), Keratinozyten, Lymphozyten-Subpopulationen der Epidermis und assoziierte Lymphknoten der Haut. Beim Eindringen von Mikroorganismen wird das SALT aktiviert. Neben unspezifischen Abwehrmechanismen (Komplementsystem) wird die spezifische Immunabwehr mit der Aktivierung der DZ initiiert. DZ phagozytieren Fremdstoffe und präsentieren Antigenfragmente. Derart aktivierte DZ verlassen die Haut und wandern in die regionären Lymphknoten, wo sie T-Zellen aktivieren.

16.2.5 Signale an die Umwelt SHK 649

17 Reproduktion

17.1 Wirkungen der Sexualsteroide SHK 652

Einteilung und Wirkung Aufgrund ihrer Wirkung lassen sich männliche (Androgene) und weibliche Sexualsteroide (Östrogene und Gestagene) unterscheiden. Steroide sind lipophil und können daher rasch die Zellmembran penetrieren. Im Zellkern binden sie an einen spezifischen Rezeptor. Der Hormon-Rezeptor-Komplex bindet an spezifische DNA-Sequenzen und steigert die Transkription bestimmter Gene. Durch Translation der mRNA werden Enzyme und andere Proteine produziert, die letztlich die spezifische Hormonwirkung vermitteln.

Östrogene Östrogene haben mehrere Wirkungen:

- Sie stimulieren die Ausbildung der sekundären Geschlechtsmerkmale des Mädchens in der Pubertät, insbesondere das Brustwachstum und die subkutane Fettverteilung.
- Gemeinsam mit Androgenen sind sie für die Entwicklung der Pubes- und Achselbehaarung verantwortlich.
- Sie steigern die Durchblutung der Vagina und bewirken die Proliferation, Differenzierung und Reifung des Plattenepithels der Vagina.
- Unter Östrogeneinfluss entwickelt sich das Endometrium des Uterus in der Proliferationsphase, um dann durch Gestagene in die Sekretionsphase überführt zu werden.
- Östradiol ist direkt an der Follikelreifung und deren Steuerung durch einen positiven und negativen Rückkopplungsmechanismus im Hypothalamus-Hypophysen-Ovar-Regelkreis beteiligt.

Progesteron Progesteron ist das wichtigste Hormon des Gelbkörpers (Corpus luteum) und wird vom 23. Tag der Schwangerschaft an von der Plazenta produziert. Progesteron ist in vielen Punkten der Gegenspieler der Östrogene: Es bestimmt die Lutealphase des Menstruationszyklus, bereitet den Uterus auf die Schwangerschaft vor und hat schwangerschaftserhaltende Wirkung. Synergistisch mit Östrogenen und Prolactin fördert Progesteron das Brustwachstum.

Testosteron Testosteron ist in der fetalen Entwicklung für die sexuelle Differenzierung notwendig. Unter seinem Einfluss bilden sich Penis, Skrotum und akzessorische Geschlechtsdrüsen aus. Der Wolff-Gang wird zu Ductus deferens und Nebenhoden. Während der Pubertät ist der Testosteronanstieg für das Wachstum des Penis und der akzessorischen Geschlechtsdrüsen, den männlichen Behaarungstyp, die Talgbildung und das Wachstum des Larynx (Stimmbruch) verantwortlich. Gemeinsam mit Wachstumshormonen beeinflusst es den Wachstumsschub und die endgültigen Körpermaße und -proportionen.

17.2 Gametogenese SHK 653

17.2.1 Oogenese und Menstrualzyklus SHK 653

Oogenese

Bereits während der Fetalzeit beginnt die Entwicklung der Oozyten (Mitose und Meiose I, ➤ Abb. **17.1**). Die **Meiose I** wird dann in der Pubertät fortgesetzt. Mit Beginn der Prophase der Meiose I lagern sich um die Oozyten die Follikelzellen an. Folgende Eifollikel lassen sich unterscheiden:

- Primordialfollikel: Eizelle mit einschichtigem, glattem Epithel aus Granulosazellen (produzieren Östradiol),
- Primärfollikel: Eizelle mit jetzt prismatischem Epithel,
- Sekundärfollikel: Eizelle mit mehrschichtigem und hochprismatischem Epithel; es lagern sich Thekazellen an (synthetisieren Androgene),
- Tertiärfollikel: Eizelle mit Hohlraum (Antrum folliculi) und weiter vermehrten Granulosa- und Thekazellen.

Der reife Follikel wird als Graaf-Follikel bezeichnet. Unmittelbar vor dem Eisprung (Ovulation) wird die 1. meiotische Reifeteilung beendet. Die **Meiose II** wird nur nach Penetration der Oozyte durch ein Spermium induziert (➤ Abb. **17.1**).

Menstrualzyklus

Werden die ovulierten Eizellen nicht befruchtet, läuft der Menstrualzyklus im Rhythmus von durchschnittlich 28 Tagen ab. Er ist Ausdruck des funktionellen Zusammenspiels von Hypothalamus, Hypophyse, Ovarien und Uterus (➤ Abb. **17.2**).

MERKE

- Follikelphase (1.–12. Tag),
- Ovulationsphase (13.–15. Tag),
- Lutealphase (16.–28. Tag).

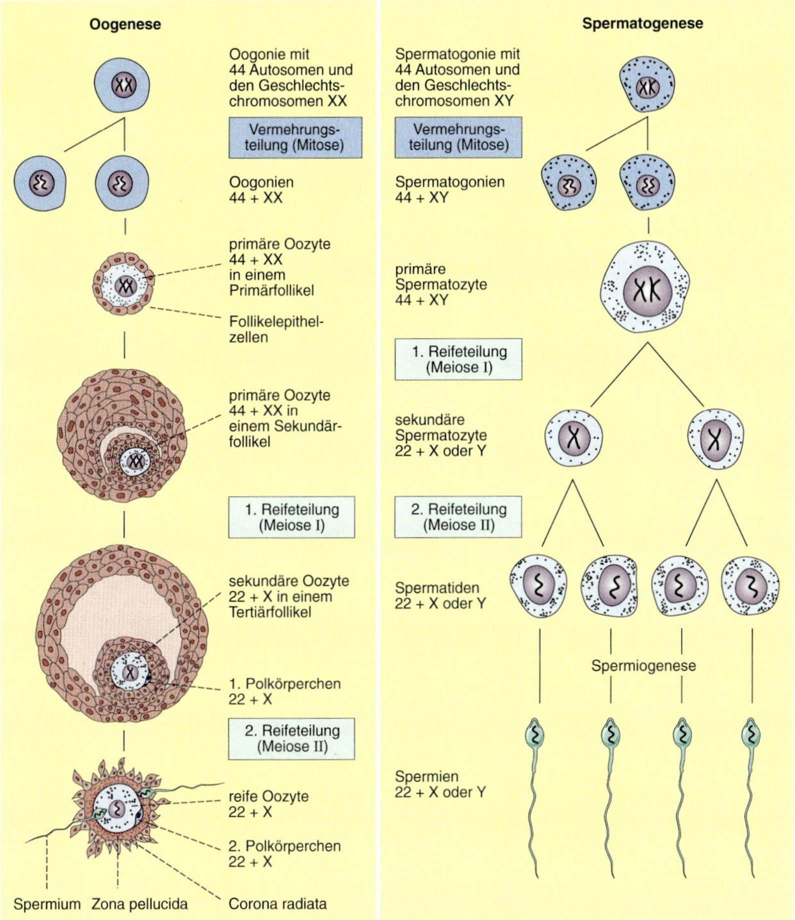

Abb. 17.1 Oogenese und Spermatogenese. Die Oogonien teilen sich mitotisch und werden bei Eintritt in die Meiose I als primäre Oozyten bezeichnet. Obwohl sich während eines Zyklus mehrere Oozyten entwickeln, erreicht nur eine Oozyte das Ovulationsstadium. Der aus der Meiose I hervorgegangene 2. zelluläre Bestandteil wird als 1. Polkörperchen bezeichnet und degeneriert nachfolgend. Im Verlauf der Meiose II bilden sich ein Ovum und das 2. Polkörperchen. Die 2. meiotische Reifeteilung wird erst nach der Befruchtung eingeleitet. Im Verlauf der Oogenese entsteht im Monatsrhythmus nur ein haploides Ovum. Dagegen findet die Spermatogenese kontinuierlich statt. Der Reifungsprozess nimmt insgesamt 70 Tage in Anspruch, täglich werden ca. 200 – 300 Mio. Spermien gebildet [17-1].

Follikelphase In der späten Lutealphase (s. u.) steigt das FSH an. Es werden neue Follikel rekrutiert, in deren Granulosazellen Östrogene produziert werden (Tag 1 – 4 des Zyklus; ➤ Abb. 17.3). Aus der Kohorte dieser heranreifenden Follikel (Tag 5 – 7) wird derjenige zum dominanten Follikel (➤ Abb. 17.2), der die höchste FSH-Bindung und Östradiolproduktion aufweist, und nur dieser entwickelt sich zum Graaf-Follikel (Tag 11 – 12). In den letzten Tagen vor der Ovulation ist der dominante Follikel fast für die gesamte Östradiolproduktion verantwortlich. Die hohen intrafollikulären Östra-

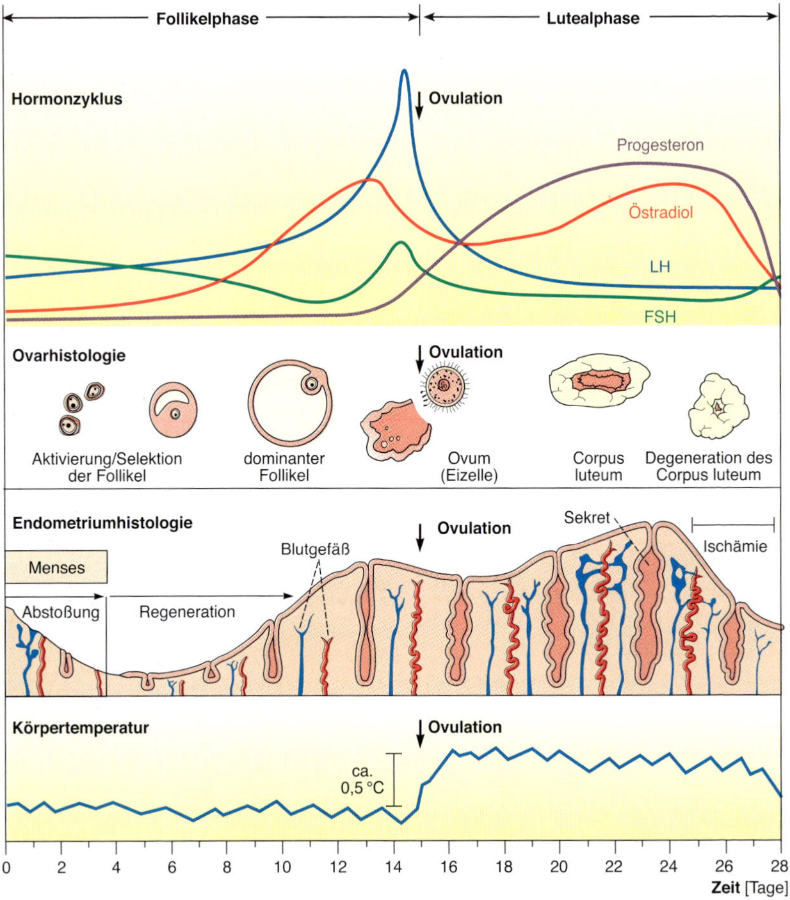

Abb. 17.2 Phasen des weiblichen Zyklus. Hormonverläufe, histologische Veränderungen des Ovars (Follikelreifung) und des Endometriums sowie der Körpertemperatur. Die Ovulation kann während der Tage 13 – 15 stattfinden (Ovulationsphase).

diolspiegel sind wichtig, weil die dadurch erhöhte Blutöstradiolkonzentration die FSH-Sekretion aus der Hypophyse unterdrückt, wodurch das Heranreifen weiterer Follikel verhindert wird.

Ovulationsphase Die hohen LH-Spiegel unmittelbar vor der Ovulation induzieren die Bildung des Corpus luteum und die Produktion von Progesteron in den Granulosazellen (Luteinisierung). Die Ovulation (Tag 13 – 15) wird durch eine Erhöhung des cAMP im Follikel und die Luteinisierung der Granulosazellen angezeigt. Progesteron hemmt sowohl die weitere Entwicklung der antralen Follikel als auch den apoptotischen Zelltod der Granulosazellen. Prostaglandine und proteolytische Enzyme (Kollagenase und Plasminogenaktivator) führen schließlich zur Ruptur des Follikels und zum Austritt der Eizelle aus dem Ovar (Ovulation).

Lutealphase Die Luteinisierung des Follikels führt zur Bildung des Gelbkörpers (Corpus luteum), der seine maximale Aktivität (Progesteronbildung) 7–8 Tage nach dem präovulatorischen LH-Anstieg entfaltet. Progesteron, das wichtigste Produkt des Gelbkörpers, überführt das Endometrium des Uterus aus der östrogenabhängigen Proliferationsphase in die Sekretionsphase. Das Endometrium ist nun zur Einnistung (Implantation) einer Blastozyste bereit. Findet diese nicht statt, stellt das Corpus luteum etwa am 26. Tag seine Funktion ein (Luteolyse). Unter dem Einfluss von Prostaglandinen kommt es zur Abstoßung des Endometriums und damit zur Menstrualblutung.

Regulation Die ovariellen Funktionen werden durch übergeordnete Zentren (Hypothalamus und Hypophyse) gesteuert (➤ Abb. 17.3).

17.2.2 Spermatogenese, Spermiogenese und Spermienreifung SHK 658

Der Hoden besteht aus:

- dem tubulären Kompartiment mit den Samenkanälchen (Tubuli seminiferi), die der Keimzellproduktion dienen,
- dem interstitiellen Kompartiment mit Leydig-Zellen (Testosteronproduktion), Makrophagen, Bindegewebszellen, Blutgefäßen, Nerven und Lymphräumen.

Spermatogenese Die fetal angelegten Gonozyten (Keimzellen) differenzieren sich postnatal in Spermatogonien (➤ Abb. 17.1). Diese Spermatogenese findet in den Samenkanälchen statt (➤ Abb. 17.4), deren samentragendes Epithel die teilungsaktiven Keimzellen und die teilungsinaktiven Sertoli-Zellen (Stütz-, Ernährungs- und Koordinationsfunktion) enthält.

Durch die mitotische Teilung einer Spermatogonie entstehen eine inaktive und eine aktive Zelle. Die inaktive Zelle fungiert als Reservezelle (Stamm-Spermatogonie). Bei Bedarf kann sie sich wiederum in eine inaktive und eine aktive Zelle teilen. Die aktive Spermatogonie beginnt die 1. meiotische Reifeteilung und wird zur primären Spermatozyte. Die Meiose I endet mit der Bildung von 2 sekundären Spermatozyten. Im Verlauf der 2. meiotischen Reifeteilung teilen sich die sekundären Spermatozyten, wobei der Chromosomensatz halbiert wird. Die daraus hervorgehenden Keimzellen sind haploid und werden als Spermatiden bezeichnet (➤ Abb. 17.1).

Spermiogenese und Spermienreifung Die Spermatiden teilen sich nicht weiter, sondern differenzieren zu Spermatozoen (Spermien). Dieser Vorgang wird als Spermiogenese bezeichnet, wobei die relativ niedrige Temperatur der Skrotalorgane (ca. 2 °C unter der Körperkerntemperatur) Voraussetzung ist für den regelrechten Ablauf der Spermatogenese und die nachfolgende Spermienlagerung. Die Spermatozoen erreichen im immotilen Zustand die Ausführungsgänge des Hodens und werden von dort in die Nebenhoden gespült. Während der Passage durch den Nebenhoden erlangen sie ihre Beweglichkeit und die Fähigkeit, Oozyten zu befruchten. Fertige Spermien bestehen aus dem Kopf mit dicht gepacktem Chromatin, einem Mittelstück, das im Wesentlichen Mitochondrien für die Energieversorgung des Schwanzes enthält, und dem der Fortbewegung dienenden Schwanz. Gespeichert werden die Spermien schließlich im Ductus deferens. Mit dem Sekret der akzessorischen Geschlechtsdrüsen (Prostata, Samenbläschen, bulbourethrale Drüsen, urethrale Drüsen) kommen sie erst zum Zeitpunkt der Ejakulation in Kontakt.

Regulation Die Bildung der männlichen Gameten wird einerseits durch **FSH und Testosteron** reguliert (➤ Abb. 17.4):

- Testosteron wird unter dem Einfluss von LH in den Leydig-Zellen produziert. Seine Biosynthese unterliegt einer negativen Rückkopplung zwischen Hypothalamus, Hypophyse und Testes.
- Das FSH wirkt direkt auf die Samenkanälchen.

Andererseits existieren zwischen den Leydig-Zellen und den Sertoli-Zellen, zwischen den Sertoli-Zellen und den Keimzellen wie auch innerhalb der Keimzellen **parakrine Regulations- und Kommunikationsmechanismen,** mit deren Hilfe die Feinregulierung der Gametogenese lokal bewerkstelligt wird. Diese Interaktionen werden vermittelt durch lokal gebildete Steroidhormone, neuroendokrine Modulatoren, Zytokine, Wachstumsfaktoren, Bindungshemmer für LH und FSH, Enzyme sowie eine Reihe bislang nur teilweise charakterisierter Proteinfaktoren.

17.3 Kohabitation SHK 662

Prozesse bei der Frau Psychische und physische sexuelle Reize werden über die Lumbal- und Sakralregion des Rückenmarks vermittelt. Die physischen Reaktionen sind:

- Lubrikation der Scheide,
- Sekretion der Gll. vestibulares,
- Aufrichtung des Uterus,
- zunehmende Durchblutung der Genitalorgane.

Während des Orgasmus kommt es zu einer Oxytocinsekretion aus dem HHL, die zu Kontraktionen des Uterus führt.

Prozesse beim Mann Beim Geschlechtsverkehr laufen beim Mann 4 aufeinanderfolgende Ereignisse ab, die durch Nerven des autonomen Nerven-

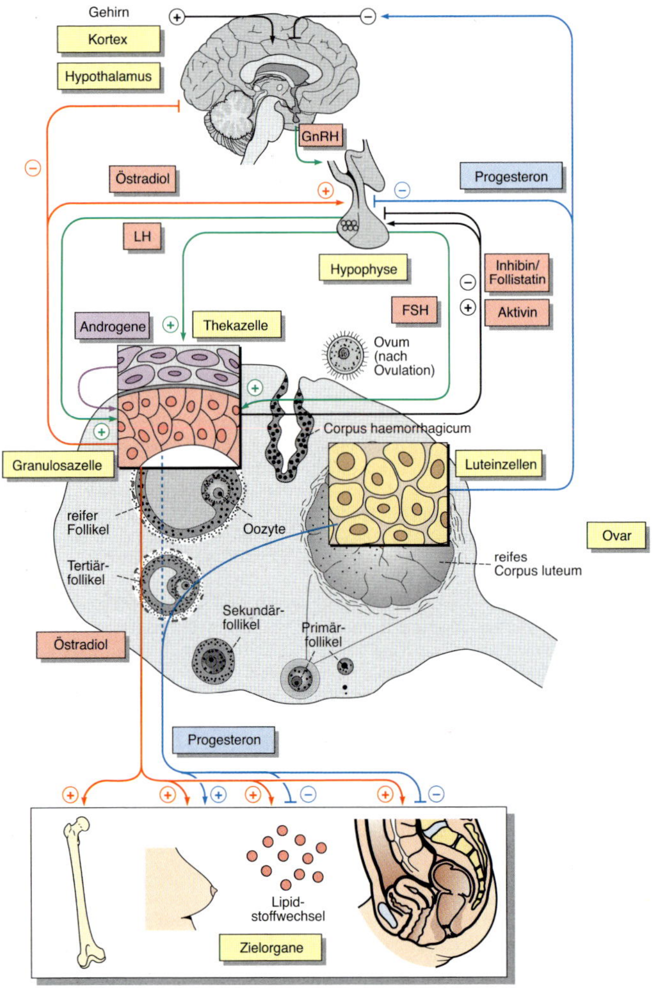

Abb. 17.3 Regulation der Ovarfunktion und Wirkung der ovariellen Hormone. Die ovariellen Funktionen werden durch die Gonadotropine, das LH und das FSH gesteuert, deren Freisetzung vom Gonadotropin-Releasing-Hormon (GnRH) kontrolliert wird. LH induziert sowohl in den Thekazellen als auch in den Granulosazellen die Bildung von Androgenen (Androstendion und Testosteron). Diese Androgene werden unter dem Einfluss von FSH, das innerhalb des Ovars nur an Granulosazellen bindet, in der Granulosazelle zu Östradiol umgewandelt. Nach dem Eisprung (Ovulation) transformieren sich die Granulosazellen unter dem Einfluss von LH und bilden Progesteron. Progesteron und Östradiol beeinflussen die Sekretion der hypophysären Gonadotropine in Abhängigkeit von der Zyklusphase. Unmittelbar vor dem Eisprung stimuliert Östradiol die LH-Freisetzung, während Progesteron die FSH-Ausschüttung unterstützt. Nach der Ovulation (Lutealphase) hemmen beide Steroide die Ausschüttung der gonadotropen Hormone durch Suppression der hypothalamischen GnRH-Sekretion. Inhibin und Follistatin hemmen die Sekretion von FSH, Aktivin stimuliert die Ausschüttung von FSH. Die allgemeinen Wirkungen von Östradiol und Progesteron auf Knochen, Brust, Lipidstoffwechsel und Genitalorgane sind unten dargestellt.

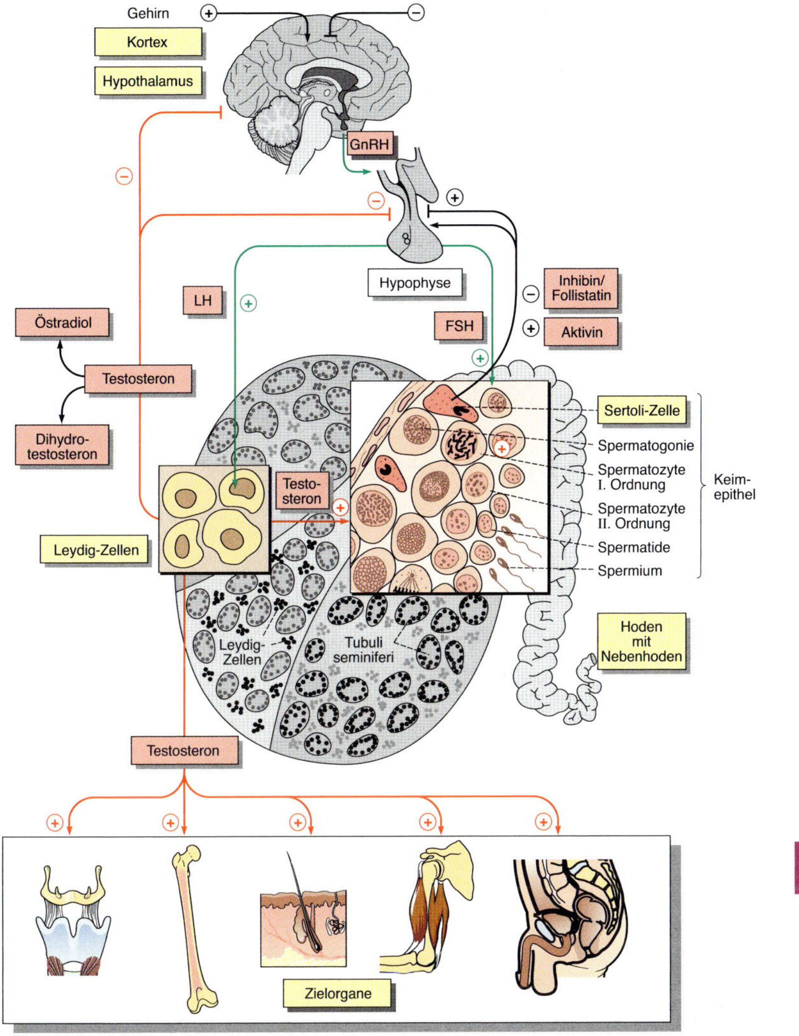

Abb. 17.4 Steuerung der Hodenfunktion und Wirkung der Androgene. Die Hodenfunktion wird durch die gonadotropen Hormone LH und FSH kontrolliert, deren Synthese und Sekretion durch das hypothalamische Gonadotropin-Releasing-Hormon (GnRH) gesteuert werden. FSH beeinflusst die Sertoli-Zellen, die den Ablauf der Keimzellreifung (Spermatogenese) koordinieren, und die Samenkanälchen (Tubuli seminiferi), in denen die Keimzellen reifen. Die Leydig-Zellen produzieren unter dem Einfluss von LH Testosteron. Das Testosteron wirkt stimulierend auf die Keimzellreifung. Zwischen den Testes und dem hypothalamisch/hypophysären System besteht eine Rückkopplung, die über das Steroidhormon Testosteron und über die Proteohormone Inhibin, Follistatin und Aktivin vermittelt wird: Testosteron wirkt hemmend auf die hypothalamische GnRH-Freisetzung und auf die hypophysäre Gonadotropinausschüttung. Inhibin und Follistatin supprimieren selektiv die hypophysäre FSH-Freisetzung, während Aktivin stimulierend wirkt. Testosteron spielt außerdem eine wichtige Rolle im Knochenstoffwechsel, für den Haarwuchs, den Muskelaufbau und die Funktion der männlichen Genitalorgane.

systems mit Ursprung in der Lumbal- und Sakralregion des Rückenmarks gesteuert werden:

- Erektion: Über parasympathische Impulse vermittelt vasodilatieren die Aa. pudendae, die die Corpora cavernosa und das Corpus spongiosum mit Blut versorgen. Der entstehende Druck auf den venösen Abfluss erhöht den Turgor der Schwellkörper, und es kommt zur Erektion, die die Einführung des Penis in die Vagina (Intromissio) ermöglicht.
- Emission: Über die hypogastrischen Nerven bewirken adrenerge Neurone eine Kontraktion der glatten Muskulatur der akzessorischen Geschlechtsdrüsen. Diese sezernieren ihren Inhalt in die Urethra.
- Ejakulation: Die Austreibung des Inhalts der Urethra während der Ejakulation wird vom Parasympathikus in der unteren Lumbal- und oberen Sakralregion gesteuert.
- Detumeszenz: Die Erektion wird durch sympathische Reizung aus der Lumbalregion beendet. Sie führt zur Noradrenalinfreisetzung und Vasokonstriktion der Arteriolen des Penis und damit zu dessen Erschlaffung.

MERKE

Das Ejakulat wird erst im Augenblick der Ejakulation zusammengesetzt und ist in seiner typischen Mischung nur außerhalb des männlichen Organismus zu finden.

Erst während der Wanderung durch den weiblichen Genitaltrakt werden die Spermien befruchtungsfähig (Kapazitation). Während der Kapazitation geben die Spermien Oberflächenproteine ab und die Spermienmembranen verändern sich so, dass sie auf Signale von der Eizelle mit motorischer Hyperaktivität reagieren und die Akrosomreaktion auslösen können. Während der Akrosomreaktion werden Enzyme freigesetzt, die eine Auflösung der Eihüllen zur Eindringen eines Spermiums erlauben.

17.4 Fertilisation und Implantation

SHK 663

Fertilisation Nach der Liquefizierung der Seminalflüssigkeit im oberen Teil der Vagina wandern die Spermatozoen weiter in den Uterus und von dort in die Tuben ipsilateral zum ovulierenden Ovar (**Aszension**). Dort verharren sie im Isthmus einige

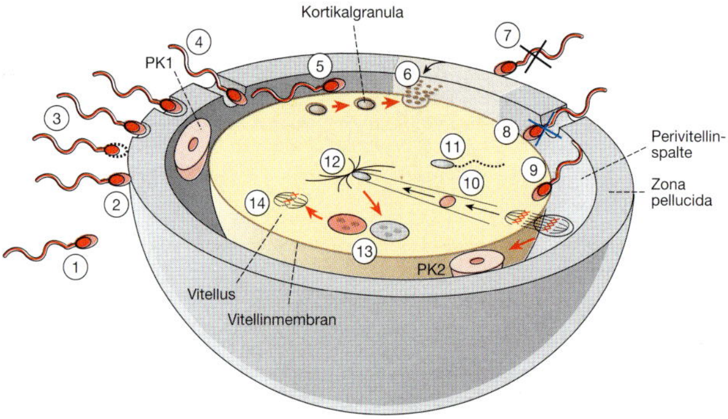

Abb. 17.5 Fertilisation. Nachdem das intakte kapazitierte Spermium durch den Cumulus oophorus gedrungen ist (1), bekommt es Kontakt mit der Zona pellucida (2), was die Akrosomreaktion auf der Zonaoberfläche auslöst (3). Das akrosomreagierte Spermium bohrt sich durch die Zonasubstanz (4) und durch die Perivitellinspalte (PVS). Die Fusion des akrosomreagierten Spermiums mit dem Vitellus (5) löst membranvermittelte, calciumabhängige elektrische Spikes aus, die neben eizellaktivierenden Faktoren die Migration der Kortikalgranula zur Oberfläche der Eizelle bewirken. An der Oberfläche der Eizelle setzen die Kortikalgranula nun ihren Inhalt in die PVS (6) frei, von wo er zur Zona pellucida diffundiert. Diese wird dadurch so verändert, dass nachfolgende Spermien nicht an die Zona binden können („Zona-Blockade gegen Polyspermie"; 7). Die Vesikelmembran wird jetzt die Eizellmembran und blockiert die Fusion von akrosomreagierten Spermien, die sich eventuell im PVS befinden („vitelline Blockade gegen Polyspermie"; 8). Penetration des fertilisierenden Spermiums (9), das die Eizelle aktiviert. Dadurch Überwindung der „metaphase promoting factors", sodass die 2. meiotische Teilung stattfindet (2. Polkörperchen [PK2] und weiblicher Pronukleus; 10). Währenddessen dekondensiert das Chromatin des Spermiums im Zytoplasma (11). Sein Protamin wird durch Histon ersetzt und der männliche Pronukleus wird gebildet. Das Zentrosom des Spermiums organisiert die Mikrotubuli (12), die die beiden Pronuklei einander annähern (13). Mit der Ausrichtung der elterlichen Chromosomen in einer gemeinsamen Metaphaseplatte ist die Syngamie abgeschlossen (14).

Zeit auf den Epithelzellen des Eileiters, um dann in der Ampulle der Tube, dem Ort der Befruchtung, auf die Eizelle treffen. Nur bewegliche, befruchtungsfähige Spermien können die zellfreie Zona pellucida und die Hüllen des Eis durchdringen und es fertilisieren (➤ Abb. 17.5). Nach der Fusion von Spermium und Eizelle können keine weiteren Spermien die schon befruchtete Eizelle penetrieren (Blockade der Zona pellucida gegen Polyspermie, ➤ Abb. 17.5).

Sobald sich das Spermium innerhalb der Oozyte befindet, beendet die Eizelle die Meiose II. Daraufhin folgt die Verschmelzung von männlichem und weiblichem Pronukleus und somit des Chromatins. Dieser Vorgang wird **Syngamie** genannt und führt zur Bildung der diploiden Zygote.

Nidation und Implantation Das befruchtete Ei entwickelt sich nach mehreren Zellteilungen zur **Morula** (➤ Abb. 17.6). Diese ist noch von der Zona pellucida umgeben und gelangt am 3.–4. Tag nach der Ovulation vom Eileiter in den Uterus. Durch weitere Proliferation bildet sich die **Blastozyste,** die aus einem äußeren Ring (Trophoblast) und der inneren Zellmasse (die pluripotente, embryonale Stammzellen enthält) besteht. Durch Sekretion ins

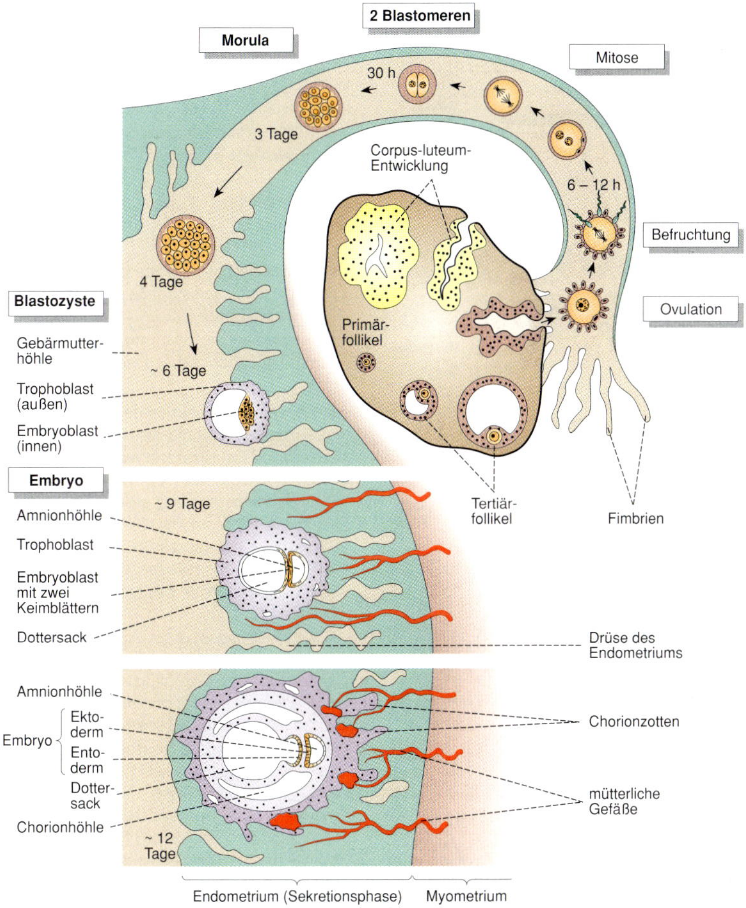

Abb. 17.6 Entwicklung der Eizelle von der Ovulation bis zum frühen Embryonalstadium.

Innere entsteht ein Hohlraum (Blastozystenhöhle). Nachdem sich die Blastozyste etwa für 3 Tage frei im Uteruskavum bewegt hat, erfolgt etwa 6–7 Tage nach der Ovulation die **Implantation** (Einnistung, Nidation; ➤ Abb. **17.6**) in die für die Einnistung vorbereitete Uterusschleimhaut (Sekretionsstadium). Aus den pluripotenten Stammzellen entstehen die Körpergewebe.

17.5 Embryonal-fetale Entwicklung und Geburt SHK 664

17.5.1 Embryonalzeit SHK 664

Entwicklung des Embryos Bereits bei der Einnistung des Keims in die Gebärmutterschleimhaut lassen sich die Anlagen für den Embryo und für die Embryonalhüllen deutlich voneinander unterscheiden. Der Embryo besteht zunächst aus 2, dann aus 3 Keimblättern. Aus ihnen entwickeln sich in rascher Folge bis zum Ende des 2. Monats alle Organsysteme des Körpers. In der Embryonalzeit entstehen auch die Embryonalhüllen Amnion und Chorion. Das Amnion umschließt die mit Fruchtwasser gefüllte Höhle, in der der Embryo schwimmt. Das Chorion bildet gemeinsam mit der mütterlichen Schleimhaut die Plazenta, um den sich entwickelnden Keim zu versorgen.

Plazenta und fetoplazentare Einheit Die Plazenta (Mutterkuchen, ➤ Abb. 17.7) entsteht aus den Chorionzotten und der mütterlichen Schleimhaut (Decidua).

MERKE

Eine direkte Verbindung zwischen kindlichem Kreislauf und mütterlichem Blut gibt es nicht. Der Stoffaustausch vollzieht sich durch eine dünne Membran mit Schrankenfunktion (Plazentaschranke; ➤ Abb. **17.7b**).

Synzytiotrophoblasten der Plazentarzotten sezernieren mehrere Peptid- und Steroidhormone (➤ Abb. 17.8):

- humanes Plazentalaktogen (HPL), das in seiner Struktur dem Wachstumshormon und dem Prolactin sehr ähnlich ist,
- humanes Choriongonadotropin (HCG), das α- und β-Untereinheiten enthält, wobei die α-Un-

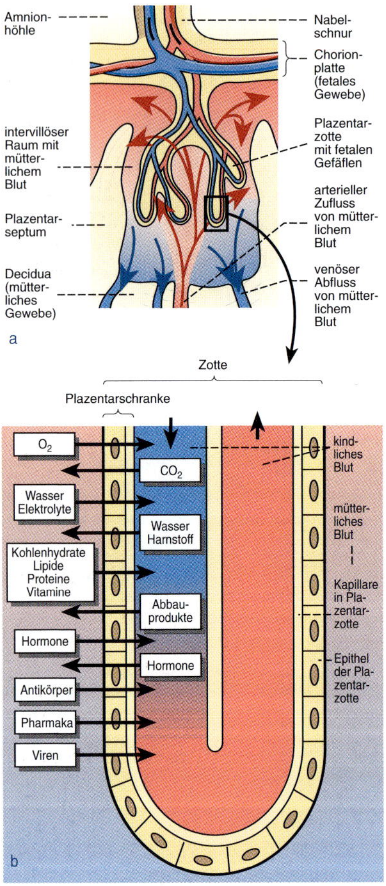

Abb. 17.7 Bau und Funktion der Plazenta.

a Mütterlicher und kindlicher Kreislauf in der Plazenta (Schema). Die Plazentarzotten enthalten kleine Verzweigungen der kindlichen Gefäße. Sie tauchen in 3- bis 4-mal pro Minute erneuertes mütterliches Blut ein, das aus Arterien der mütterlichen Schleimhaut stammt (Decidua). Aus dem blutgefüllten Zwischenzottenraum (intervillöser Raum) mit einem Fassungsvermögen von etwa 150 ml entnehmen die Chorionzotten die erforderlichen Nährstoffe.

b Austauschvorgänge zwischen mütterlichem und kindlichem Blut. Aus dem mütterlichen Blut werden zahlreiche Nährstoffe, Sauerstoff, Ionen, Wasser und Hormone aufgenommen. Kohlendioxid sowie andere Stoffwechselprodukte und Hormone werden an das mütterliche Blut abgegeben – teilweise durch aktiven Transport. Auf diese Weise erhält der Fetus auch mütterliche Antikörper (γ-Globuline), z. B. gegen Diphtherie, Pocken und Masern, nicht jedoch gegen Windpocken und Keuchhusten. Der Antikörperschutz hält einige Monate über die Geburt hinaus an, bis das Immunsystem des Kindes selbst über die erforderlichen Abwehrmechanismen verfügt. Blutzellen können die Plazentaschranke normalerweise nicht überwinden.

tereinheit mit der von LH, FSH und TSH identisch ist; das HCG kann bereits 6 Tage nach der Befruchtung im mütterlichen Blut und Harn festgestellt werden und dient der Schwangerschaftsdiagnostik; seine Funktion liegt in der Induktion und Unterstützung des Corpus luteum,

- Progesteron, das zuerst vom Gelbkörper und ab dem 23. Tag der Schwangerschaft von der Plazenta gebildet wird,
- Östrogene.

MERKE

Progesteron und Östrogene werden in das maternale und fetale Kompartiment abgegeben.

Fetaler Kreislauf Die **Nabelvene (V. umbilicalis)** führt sauerstoffreiches Blut aus den Zotten der Plazenta zum kindlichen Körper. Dort fließt das Blut in die Leber bzw. über den Ductus venosus (Ductus Arantii) in die untere Hohlvene und weiter zum rechten Vorhof des Herzens. Von dort fließt es durch eine Öffnung im Vorhofseptum (Foramen ovale) in den linken Vorhof und von dort in die linke Kammer und die Aorta. Bis auf einen kleinen Teil, der über die rechte Kammer in die noch funktionslosen Lungen gelangt, umgeht das fetale Blut damit den Lungenkreislauf. Ein weiterer Kurzschluss zur Umgehung des Lungenkreislaufs besteht zwischen Lungenarterie und Aorta (Ductus Botalli).

Die **Nabelarterien (Aa. umbilicales),** die das sauerstoffarme Blut des Embryos wieder der Plazenta zur Sauerstoffsättigung zuleiten, zweigen von den Beckenarterien (Aa. iliacae internae) ab und steigen an der vorderen Bauchwand zum Abgang der Nabelschnur auf.

Nach der Geburt wird der fetale Kreislauf völlig umgestellt, weil die Lungen ihre Funktion aufnehmen. Die Kurzschlüsse zwischen rechtem und linkem Herzen – Foramen ovale und Ductus arteriosus (Botalli) – werden verschlossen. Der Ductus venosus obliteriert nach der Geburt zum Lig. venosum.

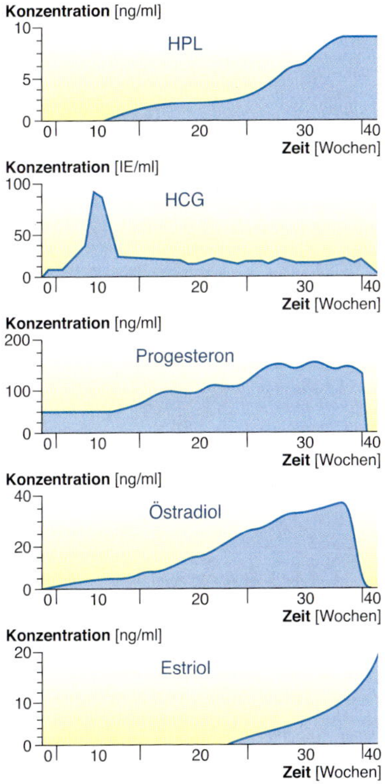

Abb. 17.8 Hormonkonzentrationen im Plasma der Mutter im Verlauf der Schwangerschaft.

17.5.2 Entwicklung des Fetus SHK 672

Ab dem 3. Monat bis zur Geburt wird der Keim als Fetus bezeichnet. Die vorhandenen Organanlagen wachsen und differenzieren sich zu funktionsfähigen Organen.

MERKE

Die Schwangerschaft wird aus praktischen Gründen in Mondmonate (Lunarmonate) eingeteilt. Ein Lunarmonat besteht aus 28 Tagen (4 Wochen). Die Schwangerschaft dauert 10 Lunarmonate (gerechnet ab der letzten Regelblutung). Bei der Berechnung des Ovulationsalters (Befruchtungsalter) sind etwa 14 Tage abzuziehen (280 – 14 Tage = 266 Tage).

17

17.5.3 Geburt SHK 673

Der normale Geburtsvorgang verläuft in mehreren Phasen:

- **Eröffnungsphase:** Es kommt zu krampfartigen Kontraktionen der Uterusmuskulatur, den Wehen. Sie drücken das Kind in das Becken hinein und dehnen dabei den Zervixkanal der Gebärmutter. Der Gebärmutterhals (Zervix) wird eröffnet und von einer Fruchtwasserblase ausgefüllt, die dem Kopf vorangeht. Unter fortgesetztem Druck platzt die Fruchtblase, das Fruchtwasser fließt ab.
- **Austreibungsphase:** Presswehen treiben das Kind durch den erweiterten Geburtskanal nach außen.

- **Nachgeburtsphase:** Eihäute und Plazenta bilden die Nachgeburt. Sie werden „nach" der Geburt des Kindes ausgestoßen. Eine Kontraktion der Uterusmuskulatur verhindert i. d. R. stärkere Nachblutungen.

17.6 Stammzellbiologische Aspekte der Reproduktionsmedizin SHK 674

Embryonale Stammzellen sind pluripotent, d. h., sie können jeglichen Zelltyp bilden. Sie werden aus der inneren Zellmasse von Blastozysten nach In-vitro-Fertilisation gewonnen. Um pluripotente Zellen von Patienten oder gesunden Spendern ableiten zu können, müssen deren adulte (somatische) Zellen zu pluripotenten Zellen umgewandelt (reprogrammiert) werden. Im Organismus kommen pluripotente Zellen lediglich in der Blastozyste und später in der Keimbahn vor.

17.6.1 Keimbahn SHK 675

17.6.2 Embryonale Stammzellen SHK 675

Aus der diploiden Eizelle (Zygote) entwickelt sich selbstständig ein gesamter Organismus **(Totipotenz).** Die Zygote teilt sich mehrfach (Morula) und proliferiert zur Blastozyste. Darin finden sich eine äußere Zellschicht (Trophoblast) und die innere Zellmasse (Embryoblast), aus der sich der gesamte Embryo entwickelt **(Pluripotenz).** Aus der inneren Zellmasse können In-vitro-Zelllinien etabliert werden: embryonale Stammzellen (➤ Abb. **17.9**).

17.6.3 Reprogrammierung SHK 676

Die populärwissenschaftliche Bezeichnung **„therapeutisches Klonen"** bezeichnet einen Kerntransfer: Chromosomen einer Oozyte werden in der Metaphase II entfernt und durch den Kern einer somatischen Zelle ersetzt (➤ Abb. **17.10**). Es werden geklonte Blastozysten (Embryonen) hergestellt, aus deren inneren Zellmasse embryonale Stammzellen abgeleitet werden können.

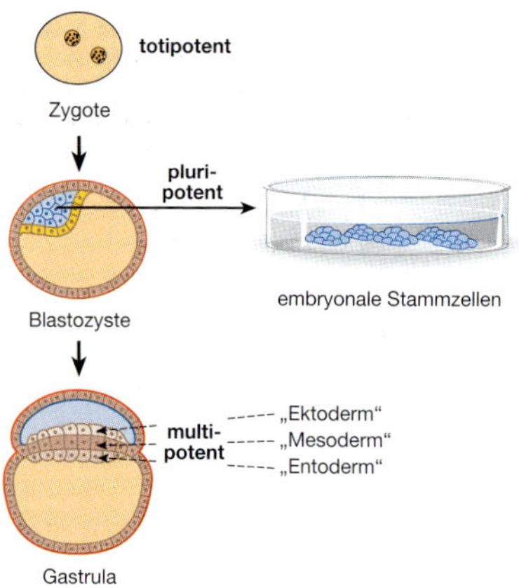

Abb. 17.9 Differenzierung pluripotenter Stammzellen. Embryonale Stammzellen sind In-vitro-Derivate der inneren Zellmasse. Genau wie diese sind sie pluripotent und können jeglichen Zelltyp aller 3 Keimblätter und Keimzellen bilden. Stammzellen aus den einzelnen Keimblattschichten sind multipotent, d. h., sie können unterschiedliche Zelltypen ihres Keimblattes bilden. Darüber hinaus scheinen sie eine gewisse Plastizität zu besitzen, sodass unter experimentellen Bedingungen eine Umwandlung (Transdifferenzierung) in Zellen anderer Keimblätter beobachtet werden kann.

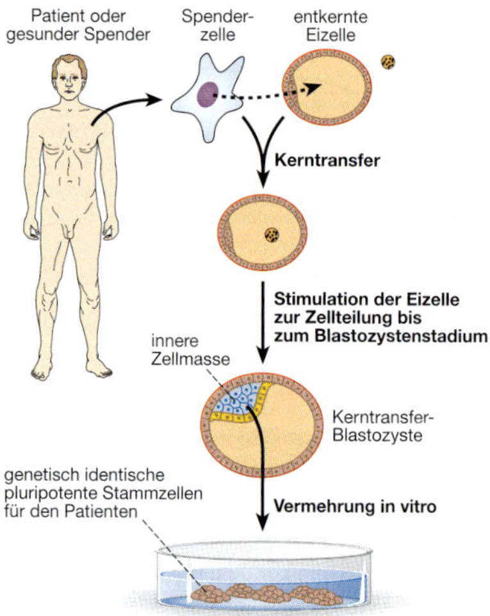

Abb. 17.10 Reprogrammierung mittels Kerntransfer. Der Kern einer somatischen Zelle des Patienten oder gesunden Spenders wird zu einer pluripotenten Stammzelle reprogrammiert, indem er in eine entkernte (enukleierte) Eizelle transferiert wird. Das so geschaffene Konstrukt wird mittels eines Stromimpulses zur weiteren Teilung stimuliert. Aus dem Blastozystenstadium können die Zellen der inneren Zellmasse in Zellkulturschalen überführt und somit embryonale Stammzellen generiert werden. Bisher ist dieses Verfahren erst für eine Reihe von Tierzellen etabliert. Dass es zukünftig aber auch mit humanen Spenderzellen prinzipiell durchführbar ist, wird nicht bezweifelt.

18 Koordination spezieller Organfunktionen

18.1 Vegetatives Nervensystem SHK 679

18.1.1 Allgemeine Physiologie des vegetativen Nervensystems SHK 680

Bauplan

Einteilung, Zielorgane Die Neurone des peripheren vegetativen Nervensystems können funktionell und anatomisch unterteilt werden in das sympathische (symNS), parasympathische (parNS) und enterische Nervensystem (ENS). Zielorgane des vegetativen Nervensystems sind die glatte Muskulatur der Organe und Blutgefäße, die meisten Drüsen des Körpers, ferner das Erregungsbildungs- und -leitungssystem sowie die Muskulatur des Herzens (> Abb. **18.1**, > Abb. **18.2**).

SymNS, parNS Grundbaustein von symNS und parNS ist eine Kette von 2 hintereinandergeschalteten Neuronen. Die Zellkörper des ersten, präganglionären Neurons liegen (> Abb. **18.1**):

- beim parNS in 5 Kerngebieten des Hirnstamms und in den Segmenten S2–S4 des Rückenmarks,
- beim symNS im Seitenhorn des Thorakalmarks und der oberen Segmente des Lumbalmarks.

Die Zellkörper des 2., „postganglionären" Neurons befinden sich in vegetativen Ganglien. Diese Ganglien sind eine Ansammlung von Nervenzellen außerhalb des ZNS, in denen die präganglionären Neurone auf die Ganglienzellen umgeschaltet werden. Die Axone der postganglionären Neurone sind nicht myelinisiert, ziehen distal des Ganglions zu den Erfolgsorganen und treten mit deren Zellen in Kontakt.

MERKE

Die Zellkörper „postganglionärer" sympathischer Neurone, die Kopf, Brustorgane, Rumpf und Extremitäten versorgen, liegen im Grenzstrang, während solche, die Becken- und Baucheingeweide versorgen, entweder im Grenzstrang oder in den prävertebralen Ganglien zu finden sind. In den Nn. splanchnici gibt es somit prä- und postganglionäre Axone, aber auch sensorische Nervenfasern (> Abb. **18.3**).

Eine weitere Besonderheit des symNS ist das Nebennierenmark als Ansammlung von Nervenzellen, die den Ganglienzellen entsprechen, aber keine Axone besitzen.

ENS Es besteht aus einem Plexus von miteinander verbundenen Ganglien. Der Plexus breitet sich in den Organwänden über die gesamte Länge des Magen-Darm-Trakts aus und unterliegt nur einer geringen zentralnervösen Kontrolle durch Sympathikus und Parasympathikus.

Viszerale Afferenzen Alle viszeralen Nerven, die Bauch- und Brustorgane versorgen, enthalten außer den efferenten auch afferente Axone, deren Zellkörper sich, wie die der somatischen Afferenzen, in den Spinalganglien befinden (> Abb. **18.3**).

Funktionsprinzipien

Antagonismus Die Funktion des symNS wird als ergotrop (Leistungsanpassung, „fight and flight") und die des parNS als trophotrop (Regenerationsfunktion, „rest and digest") bezeichnet. Einige der in > Abb. **18.2** zusammengefassten Funktionen mögen diese Deutung stützen: Werden z. B. die sympathischen Fasern des Herzens aktiviert, steigt die Schlagfrequenz, bei Erregung der parasympathischen Neurone nimmt sie ab. Da viele parasympathische und sympathische Neurone im Ruhezustand eine bestimmte spontane Entladungsfrequenz besitzen, stellt sich zwischen den antreibenden und abbremsenden Neuronen ein Gleichgewicht und eine daraus resultierende Schlagfrequenz des Herzens ein. Unter physiologischen Bedingungen werden also beide Reaktionen eingesetzt, um die gewünschte Wirkung zu erzielen. Die Koordination der verschiedenen Teile des vegetativen Nervensystems geht von höheren Hirnzentren aus (Hypothalamus, limbisches System).

Ganglionäre Organisation Ein präganglionäres Neuron innerviert einerseits viele Ganglienzellen (Divergenz), andererseits wird jede Ganglienzelle von mehreren präganglionären Axonen versorgt (Konvergenz). Divergenz und Konvergenz (> Kap. 2.5.1) sind in den Grenzstrangganglien eher weniger, in den prävertebralen Ganglien des Bauchraums jedoch stärker ausgeprägt.

Ganglionäre und postganglionäre Übertragung

Neurotransmitter Bei der ganglionären Übertragung ist der Transmitter sowohl im symNS als auch im parNS cholinerg (> Abb. **18.4**). Bei der postganglionären Übertragung ist der Transmitter im parNS Acetylcholin (ACh), im symNS meist Noradrenalin (NA). Die Transmitter sind in den postganglionären Axonen in Vesikeln gespeichert, die in charakteristische Auftreibungen (Varikositäten) in der Nähe der Zielorgane liegen.

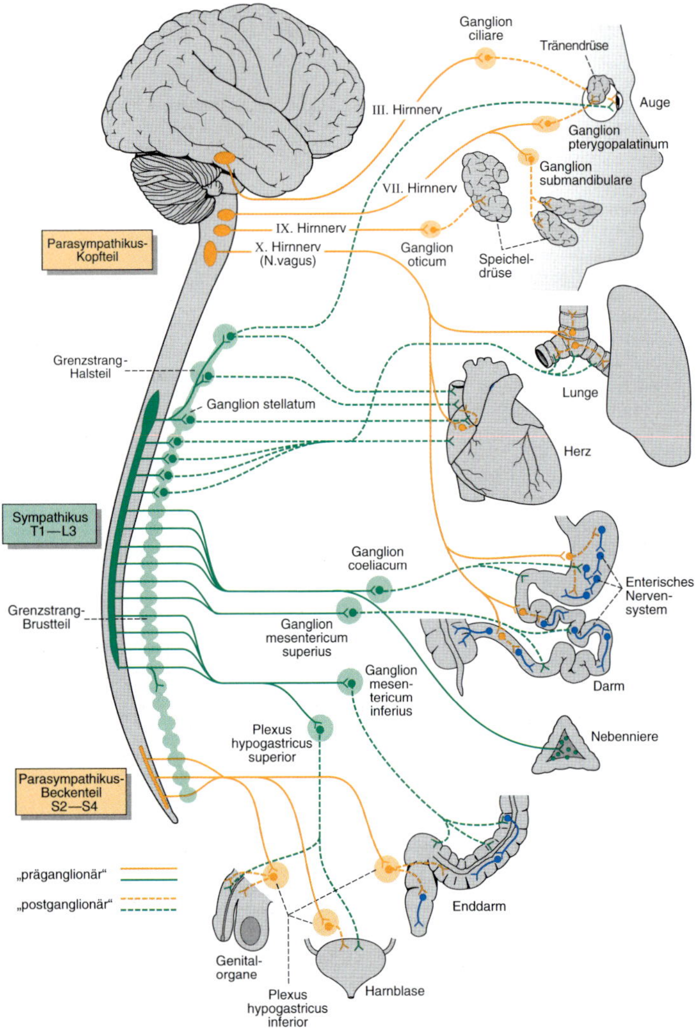

Abb. 18.1 Bestandteile und Organisation des autonomen Nervensystems. Der Parasympathikus (orange) entspringt aus Kerngebieten des Hirnstamms und des Sakralmarks und projiziert zu Ganglien, die sich organnah im Kopf-, Thorax- und Bauchraum befinden. Der Sympathikus (dunkelgrün) entspringt mit seinen präganglionären Neuronen den thorakolumbalen Segmenten des Rückenmarks. Die paravertebralen sympathischen Ganglien (hellgrün) befinden sich beidseits der Wirbelsäule. Die Neurone dieser Ganglien innervieren Kopf- und Brusteingeweide, vegetative Effektororgane der Haut und die Gefäße der Skelettmuskulatur. Die unpaaren prävertebralen Ganglien (hellgrün) liegen an den Abgängen der großen Arterien von der Aorta. Die Neurone dieser Ganglien versorgen Blutgefäße und Organe des Bauchraums. Zum Sympathikus gehört das Nebennierenmark, das Adrenalin und Noradrenalin in die Blutzirkulation freisetzen kann. Der dritte Bestandteil des autonomen Nervensystems ist das enterische Nervensystem (blau), das sowohl vom Sympathikus als auch vom Parasympathikus beeinflusst wird.

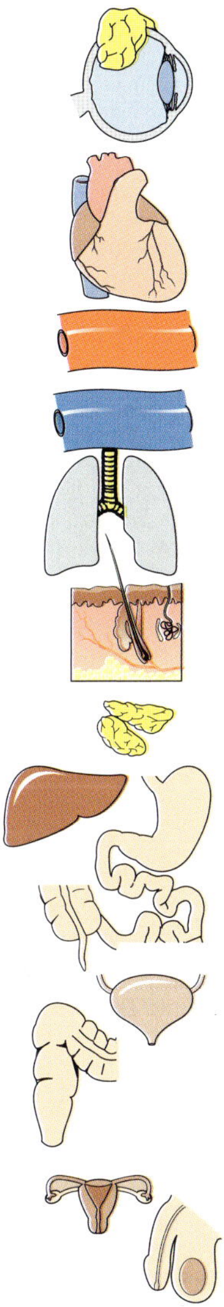

	Parasympathikus (über M-Rezeptoren)	Sympathikus (über α-und β-Rezeptoren)
Auge		
M. dilatator pupillae		Kontraktion (Mydriasis) (α_1)
M. sphincter pupillae	Kontraktion (Miosis)	
M. ciliaris	Kontraktion (Nahakkommodation)	geringe Relaxation
M. tarsalis		Kontraktion (Lidstraffung) (α_1)
M. orbitalis		Kontraktion (Bulbusprotrusion) (α_1)
Tränendrüse	Sekretion	
Herz		
Sinusknoten	Frequenzabnahme	Frequenzzunahme (β_1)
AV-Knoten	Erregungsabnahme	Erregungszunahme (β_1)
Myokard (Kontraktilität)	Abnahme (nur im Vorhof)	Zunahme (Vorhof und Ventrikel) (β_1)
Koronarien		Vasokonstriktion (α_1)
Widerstandsgefäße (Arterien)		
Splanchnikusgebiet der Nierengefäße		Vasokonstriktion (α_1)
Skelettmuskulatur, Haut		Vasokonstriktion (α_1) Vasodilatation (β_2, cholinerg?)
Kapazitätsgefäße (Venen)		Vasokonstriktion (α_1)
Trachea und Bronchien		
Muskulatur	Kontraktion	Erschlaffung (β_2)
Drüsen	Schleimsekretion	
Haut		
Schweißdrüsen		Schweißsekretion (cholinerg!)
Haarbalgmuskulatur		Piloarrektion (α_1)
Speicheldrüsen	wässrige Sekretion	muköse Sekretion (α_1)
Magen-Darm-Trakt		
Peristaltik	Motilitätszunahme	Motilitätsabnahme (α_2/β_2)
Sphinkteren	Erschlaffung	Kontraktion (α_1)
Sekretion	Zunahme	Abnahme oder kein Effekt
Pankreas		
exokrine Sekretion	Zunahme	geringe Abnahme (α_1)
Insulinausschüttung		Hemmung (α_2)
Leber	Glykogenese	Glykogenolyse (β_2)
Gallenblase	Kontraktion	Relaxation
Fettzellen		Lipolyse (β_2)
Harnblase		
Detrusor	Kontraktion	Erschlaffung (gering) (β_2)
M. sphincter internus		Kontraktion (α_1)
Enddarm		
Peristaltik	Motilitätszunahme	Motilitätsabnahme (α_2/β_2)
M. sphincter ani internus		Kontraktion (α_1)
Genitalorgane	s. Kap.17.3	s. Kap.17.3
erektiles Gewebe		
Genitaldrüsen		
Samenblase		
Prostata		
Ductus deferens		
Uterus		

Abb. 18.2 Wichtigste Funktionen von Parasympathikus und Sympathikus. Praktisch alle Organe des Körpers werden vom vegetativen Nervensystem versorgt. Im parNS ist der Transmitter das Acetylcholin. Noradrenalin und Adrenalin sind die Transmitter des symNS und die Übertragung erfolgt über Subtypen der α- und β-Rezeptoren. Alle parasympathischen Wirkungen und die cholinergen Wirkungen des Sympathikus an Effektororganen werden durch muskarinische (M-)Rezeptoren vermittelt, die über G-Proteine in den Zellen Second-Messenger-Prozesse induzieren. Auf eine Unterteilung der M-Rezeptoren wird hier verzichtet (s. Text).

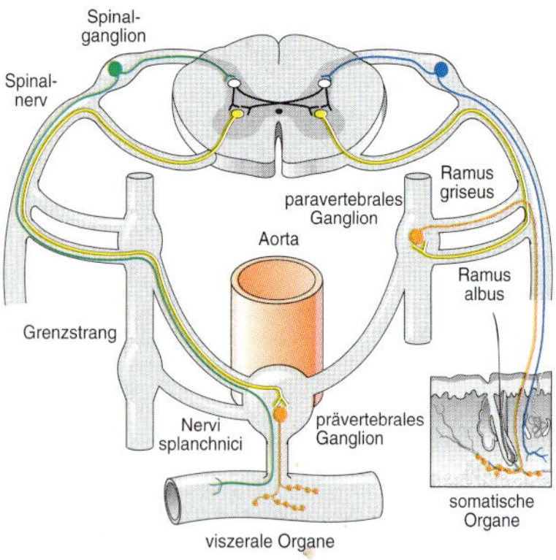

Abb. 18.3 Verschaltungen des Sympathikus. Die präganglionären Neurone (gelb) verlassen das Rückenmark durch die Vorderwurzel und verlaufen durch Spinalnerv und R. albus zu einem paravertebralen Ganglion. Hier werden einige auf postganglionäre Neurone (in der Zeichnung rechts) umgeschaltet, deren Fasern über einen R. griseus zum Spinalnerv zurückgelangen, um dann die autonomen Effektororgane des Rumpfs und der Extremitäten zu versorgen. Andere präganglionäre Neurone (links) durchqueren den Grenzstrang und erreichen über Nn. splanchnici die prävertebralen Ganglien, wo sie umgeschaltet werden. Die Axone dieser postganglionären Neurone versorgen ausschließlich viszerale Organe. Die Axone der viszeralen Afferenzen (grün) durchqueren die para- und prävertebralen Ganglien, um ihr Zielorgan zu erreichen. Die somatischen Afferenzen sind blau dargestellt.

Klinik

Pharmaka mit Wirkung auf das vegetative Nervensystem Man unterscheidet Pharmaka, die die synaptische Übertragung imitieren (Agonisten), von solchen, die sie hemmen (Antagonisten). Oft wird dafür das Begriffspaar -mimetika und -lytika verwendet, z. B. Sympathomimetika und Sympatholytika.

Neuropeptide Die Neurone des vegetativen Nervensystems synthetisieren zusätzlich zu den o. g. Neurotransmittern verschiedene Neuropeptide, die vom Zellkörper mit dem axoplasmatischen Transport in die Nervenendigungen transportiert und dort freigesetzt werden. Sie modulieren vermutlich die schnelle Informationsübertragung durch Acetylcholin und Noradrenalin:

- **Neuropeptid Y (NPY):** Es ist zusammen mit NA in vielen sympathischen Neuronen, die Blutgefäße innervieren, nachzuweisen und hat eine lang dauernde, vasokonstriktorische Wirkung.
- **VIP:** In den postganglionären Neuronen des Parasympathikus ist häufig ACh gemeinsam mit VIP lokalisiert, das bei der Steuerung der Speichelsekretion mitwirkt. Außerdem kann VIP die Affinität des muskarinempfindlichen Rezeptors für ACh steigern, sodass auch über diesen Weg eine Modulation möglich ist.

Rezeptoren und postsynaptische Strukturen Bei der ganglionären Übertragung ist der Rezeptor im symNS und im parNS nikotinempfindlich, bei der postganglionären Übertragung ist er im parNS muskarinempfindlich, im symNS α- oder β-adrenerg (➤ Abb. **18.4**).

An den Membranen von Effektorzellen des vegetativen Nervensystems existieren keine klar abgegrenzten synaptischen Strukturen (wie z. B. an der neuromuskulären Endplatte). Auch die Distanz zwischen präsynaptischer Membran und Effektorzelle ist variabel. Eine diffusere Freisetzung bewirkt, dass der Transmitter nicht nur an unmittelbar benachbarten Membranabschnitten wirkt. Außerdem sind die glatten Muskelzellen der Zielorgane durch Gap Junctions untereinander elektrisch gekoppelt, sodass sich eine Erregung elektrotonisch oder durch Aktionspotenziale über viele Zellen fortsetzen kann. So ist zu erklären, dass ein Verband aus glatten Muskelzellen einheitlich reagieren kann, obwohl die postganglionären Zellen nicht jede Effektorzelle direkt kontaktieren.

Ganglionäre Übertragung ACh aktiviert bestimmte Rezeptoren an der postsynaptischen Membran (➤ Abb. **18.5**), die bewirken, dass sich Membrankanäle für wenige Millisekunden öffnen und somit Kationen (v. a. Na^+) in die Ganglienzellen einströmen. Dieser Kationeneinwärtsstrom bewirkt ein EPSP, und bei ausreichender Depolarisation der Zelle kann ein Aktionspotenzial entstehen (➤ Kap. 2.2 und ➤ Kap. 2.4).

Klinik

Membranrezeptoren im vegetativen Nervensystem Manche Rezeptoren haben zwar denselben Agonisten, aber verschiedene Antagonisten. Curare kann z. B. die nikotinische Wirkung an der motorischen Endplatte antagonisieren (NM-Rezeptortyp), aber nicht an vegetativen Ganglien (NN-Rezeptortyp). Hexamethonium wirkt genau umgekehrt (➤ Abb. **18.5**, s. a. ➤ Abb. **4.5**).

Postganglionäre parasympathische Übertragung Die parasympathischen postganglionären Neurone sind cholinerg (➤ Abb. **18.6**). Die ACh-Rezeptoren an den Effektorzellen sind muskarinempfindlich,

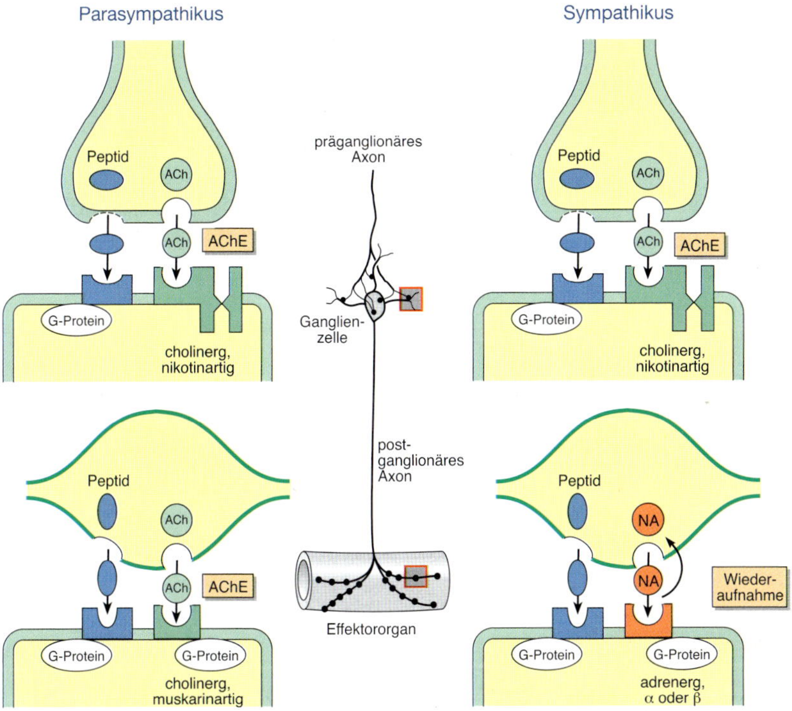

Abb. 18.4 Neurotransmittersysteme im autonomen Nervensystem. Im Parasympathikus (links) und Sympathikus (rechts) ist die Überträgersubstanz in den Ganglien Acetylcholin (ACh, oberer Bildteil). ACh bindet an nikotinempfindliche Rezeptoren und erregt Ganglienzellen. Die Transmitterwirkung wird durch das Enzym Acetylcholinesterase (AChE) unterbrochen. Im Parasympathikus ist der Transmitter, der die Erregung vom postganglionären Axon auf das Effektororgan überträgt, ebenfalls ACh (links unten). Im Gegensatz zur ganglionären Übertragung wird die Wirkung von ACh am Effektororgan über muskarinempfindliche Rezeptoren vermittelt. Im Sympathikus ist der wichtigste Neurotransmitter in den postganglionären Axonen das Noradrenalin (NA). Nach seiner Freisetzung wirkt es auch auf adrenerge Rezeptoren (vom α- oder β-Subtyp). Die Wirkung von Noradrenalin wird durch eine Wiederaufnahme in die Endauftreibung des postganglionären Axons beendet. Neben ACh und Noradrenalin, den klassischen Überträgersubstanzen im autonomen Nervensystem, sind in den meisten Neuronen auch Neuropeptide enthalten, die besonders bei hochfrequenter Entladung der Neurone – also nur bei besonderer Beanspruchung – freigesetzt werden.

18

d.h., der Rezeptor wird auch durch Muskarin, ein Gift des Fliegenpilzes, aktiviert. Pharmakologisch unterscheidet man heute mindestens 5 Subtypen von muskarinischen Rezeptoren, die zwar alle über G-Proteine wirken, aber zu unterschiedlichen Second-Messenger-Prozessen führen (➤ Abb. **18.6**).

Klinik

Subtypen des muskarinischen Rezeptors Für die Subtypen des muskarinischen Rezeptors konnten selektive Liganden entwickelt werden, z.B. Pirenzepin, das besonders stark die M-Rezeptoren im Magen und damit die Salzsäuresekretion hemmt, ohne größere Nebenwirkungen am Herzen zu entfalten.

Der physiologische Ablauf der parasympathischen Übertragung kann durch verschiedene Substanzen beeinflusst werden:

- Neben dem Muskarin, das medizinisch keine Bedeutung besitzt, wurden verschiedene **Pharmaka** entwickelt, die relativ spezifisch die Wirkung des ACh an diesen Rezeptoren imitieren.

- Andererseits wird die Wirkung von ACh an diesem Rezeptortyp durch **Atropin,** das Gift der Tollkirsche, blockiert. Da Atropin an den muskarinergen Rezeptoren der Effektorzellen bindet, verdrängt es ACh oder seine Agonisten (z. B. Muskarin) aus diesen Bindungen. Es ist ein kompetitiver Antagonist. Auf nikotinempfindliche Rezeptoren wirkt diese Substanz hingegen nicht.
- Substanzen wie das **Physostigmin** hemmen die ACh-Esterase und verzögern somit den Abbau von ACh (➤ Abb. **18.6**). Damit können sie indirekt eine parasympathische Wirkung verstärken. Diese Acetylcholinesterasehemmer greifen zwar auch an nikotinartigen Synapsen der vegetativen Ganglien und an der neuromuskulären Endplatte an, die Wirkung an den postganglionären cholinergen Neuronen steht aber im Vordergrund.

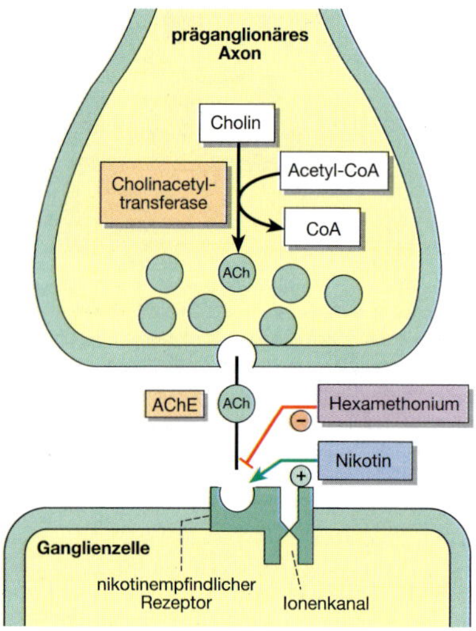

Abb. 18.5 Ganglionäre Übertragung (Schema). Bei Erregung des präganglionären Axons wird Acetylcholin (ACh) aus den Vesikeln in den synaptischen Spalt freigesetzt. An Ganglienzellen bindet ACh an nikotinempfindliche Acetylcholinrezeptoren, öffnet dadurch Ionenkanäle und bewirkt eine Erregung der Ganglienzelle. Die Wirkung von ACh wird durch Acetylcholinesterase (AChE) unterbrochen, die das Molekül in Acetat und Cholin spaltet. An den ACh-Rezeptoren der Ganglienzelle ist Nikotin ein Agonist und Hexamethonium ein Antagonist (Ganglienblocker). CoA = Coenzym A.

Postganglionäre sympathische Übertragung
NA ist der Neurotransmitter der meisten postganglionären Axone des Sympathikus (➤ Abb. **18.7**). Die Zellen des Nebennierenmarks geben vor allem Adrenalin in den Blutkreislauf ab. Beide Substanzen haben eine ähnliche chemische Struktur und werden als **Catecholamine** bezeichnet.

MERKE

Eine Ausnahme unter den postganglionären Neuronen des Sympathikus bilden Sudomotoneurone zu den Schweißdrüsen, die cholinerg sind. Dabei ist die Übertragung von den Axonen auf die Drüsenzelle muskarinerg. Deshalb verhalten sich diese Neurone in ihren pharmakologischen Eigenschaften wie postganglionäre parasympathische Neurone.

NA wird in den postganglionären Varikositäten über mehrere Zwischenschritte aus der Aminosäure Tyrosin synthetisiert (➤ Abb. **18.7**). Nach seiner Freisetzung bindet NA an Catecholaminrezeptoren (adrenerge Rezeptoren, Adrenozeptoren) in den Zellmembranen der Zielorgane. Der größte Teil von NA wird durch einen bestimmten Transportmechanismus wieder in die Varikosität aufgenommen (Re-Uptake). Der verbleibende Rest wird entweder von den Effektorzellen aufgenommen oder gelangt mit dem Blut in die Leber, wo er abgebaut wird. Zum Abbau des NA tragen auch die Enzyme Monoaminooxidase (MAO) und Catechol-O-Methyltransferase (COMT) bei.
Die Catecholaminrezeptoren an den Zielorganen werden in α- und β-Rezeptoren eingeteilt (mit je mindestens 2 Subtypen, ➤ Abb. **18.7**):

- **α-Rezeptoren:** Sowohl NA als auch Adrenalin haben eine hohe Affinität zu diesem Rezeptortyp (➤ Abb. **18.7**). An den Zellen der glatten Gefäßmuskulatur existiert vor allem der α_1-Subtyp, dessen Aktivierung zur Vasokonstriktion führt.
- **β-Rezeptoren:** Rezeptorsubtyp an den Herzmuskelzellen ist der β_1-Rezeptor, der gleichermaßen von NA und Adrenalin aktiviert wird. Er vermittelt die positiv chronotrope und inotrope Wirkung des Sympathikus. Die glatte Muskulatur anderer Organe, z. B. von Gefäßen und Bronchien, ist mit β_2-Rezeptoren ausgestattet, die vorwiegend von zirkulierendem Adrenalin aus dem Nebennierenmark und weniger von NA aus den sympathischen Nervenendigungen beeinflusst werden. Diese Rezeptoren bewirken über die Aktivierung der Myosin-leichte-Ketten-Phosphatase (MLCP) eine Erschlaffung der glatten Muskulatur.

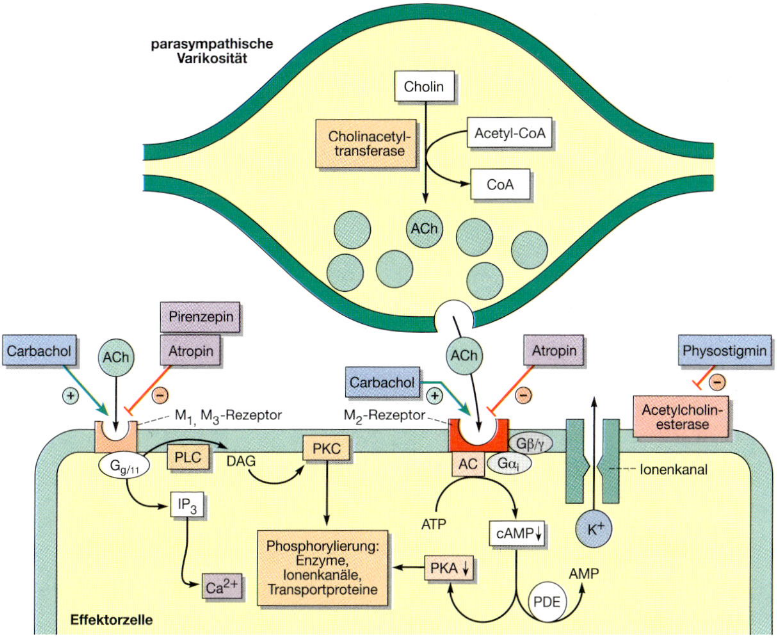

Abb. 18.6 Postganglionäre muskarinerge Übertragung. An der Effektorzelle bindet Acetylcholin (ACh) an muskarinempfindliche ACh-Rezeptoren. Nach Reizung von M1-Rezeptoren und Aktivierung eines $G_{q/11}$-Proteins werden durch die Phospholipase C aus Phosphoinositoldiphosphat (PIP_2) Diacylglycerol (DAG) und Inositoltrisphosphat gebildet (IP_3), wobei letzteres die Proteinkinase C aktiviert bzw. Ca^{2+} aus dem endoplasmatischen Retikulum freisetzt. Der M2-Rezeptor kann über die α_i-Untereinheit inhibitorischer G_i-Proteine die Aktivität der Adenylatcyclase (AC) hemmen, die cAMP-Konzentration verringern und die Aktivität der Proteinkinase A herabsetzen. Besonders am Herzen kann über die β/γ-Untereinheiten der G-Proteine auch direkt die Leitfähigkeit von K^+-Kanälen erhöht werden. Die Wirkung von ACh wird durch Acetylcholinesterase unterbrochen, die das Molekül in Acetat und Cholin spaltet. Wird das Enzym durch Physostigmin gehemmt, nimmt damit die Wirkung von ACh indirekt zu. Eine agonistische Wirkung besitzt Carbachol, das von der Acetylcholinesterase nur langsam gespalten werden kann. Atropin wirkt an allen muskarinempfindlichen Rezeptoren antagonistisch, während Pirenzepin selektiv den M_1-Rezeptor blockt. PDE = Phosphodiesterase, CoA = Coenzym A.

Autonome Kerngebiete des Gehirns

Sympathikus Direkte Projektionen zu den präganglionären Neuronen des Sympathikus stammen aus der Neuronengruppe „A5“, den Raphekernen und der rostralen ventrolateralen Medulla, aber auch aus dem Hypothalamus. Diese Neurone enthalten eine ganze Reihe von Übertragungsstoffen und setzen sie frei (➤ Abb. **18.8**):

- Vasopressin findet sich im Nucleus paraventricularis des Hypothalamus,
- Noradrenalin in der A5-Neuronengruppe,
- Serotonin in den Raphekernen,
- Noradrenalin und Adrenalin in den Zellgruppen A1 und C1 der ventrolateralen Medulla oblongata (➤ Abb. **18.8**).

Parasympathikus Die präganglionären Neurone des kranialen Parasympathikus finden sich im dorsalen Vaguskern und Nucleus ambiguus, in den Nuclei salivatorii und im Nucleus Edinger-Westphal (➤ Abb. **18.1**). Sie erhalten ebenfalls vielfältige synaptische Kontakte aus denselben und aus anderen Neuronengruppen.

Einflüsse der Medulla oblongata Die medullären Neuronengruppen tragen zur tonischen Aktivierung der sympathischen kardiovaskulären Efferenzen bei. Ihre Aktivität wird durch endogene Rhythmen (s. u.) und durch Afferenzen wie z. B. die Barosensorafferenzen beeinflusst. Die tonische Aktivität der präganglionären sympathischen Neurone

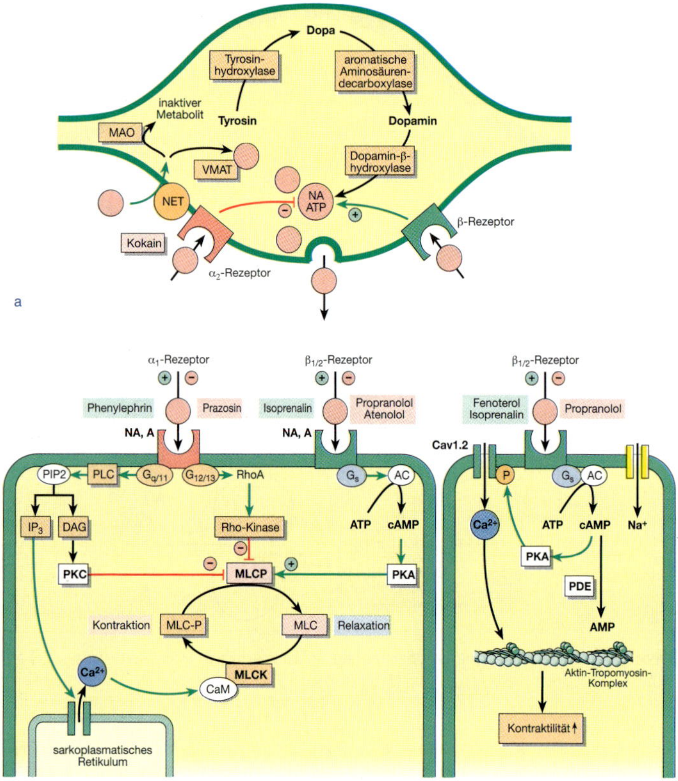

b

Abb. 18.7 Postganglionäre adrenerge Übertragung. Nach der Synthese wird Noradrenalin (NA) zusammen mit ATP in Vesikeln gespeichert (a). Nach Aktivierung von α_1-Rezeptoren durch NA (b) werden nach Aktivierung eines $G_{q/11}$-Proteins durch die Phospholipase C (PLC) aus Phosphoinositoldiphosphat (PIP2) Diacylglycerol (DAG) und Inositoltrisphosphat gebildet (IP_3), das die Proteinkinase C (PKC) aktiviert bzw. Ca^{2+} aus dem endoplasmatischen Retikulum freisetzt. Dadurch wird bei gleichzeitiger Hemmung der Myosin-leichte-Ketten-Phosphatase (MLCP) die glatte Muskelzelle zur Kontraktion gebracht. Aktivierung eines alternativen $G_{12/13}$-Proteins durch denselben Rezeptor unterstützt diesen Prozess durch Aktivierung von Rho und Rho-Kinase. β_1-Rezeptoren werden durch NA und A aktiviert und erhöhen über stimulierende G-Proteine (α_s) die Aktivität der Proteinkinase A (PKA). In glatten Muskelzellen wird durch Aktivierung der Myosin-leichte-Ketten-Phosphatase (MLCP) eine Relaxation erreicht. An der quergestreiften Herzmuskelzelle (rechts) führt die Akivierung von β_1-Rezeptoren über denselben Signalweg und Phosphorylierung von spannungsaktivierten Calciumkanälen (DHP-Rezeptoren vom Typ Cav 1.2) zur Steigerung der Kontraktilität (positiv inotrope Wirkung). Im Sinusknoten bindet cAMP an den Schrittmacherkanal (HCN) und steigert die Spontandepolarisation und damit die Entladungsfrequenz (positiv chronotrope Wirkung). Die Wirkung von Noradrenalin wird durch die Wiederaufnahme – zum größten Teil durch einen vesikulären Transporter (VMAT) – in die präsynaptische Varikosität beendet. Wird der neuronale Noradrenalintransporter (NET) durch Kokain gehemmt, nimmt die Wirkung von Noradrenalin indirekt zu. Auch präsynaptisch gibt es Rezeptoren für NA und A. Über die präsynaptischen α_2-Rezeptoren wird die Freisetzung von NA gehemmt (Autorezeptoren). Die Aktivierung der β-Rezeptoren hat eine fördernde Wirkung auf die Freisetzung von NA aus den präsynaptischen Vesikeln. Agonistisch wirkt am α_1-Rezeptor Phenylephrin, an β-Rezeptoren Isoprenalin und selektiv am β_2-Rezeptor Fenoterol. Antagonistisch wirken am α_1-Rezeptor Prazosin, an β-Rezeptoren Propranolol und selektiv am β_1-Rezeptor das Atenolol. PDE = Phosphodiesterase.

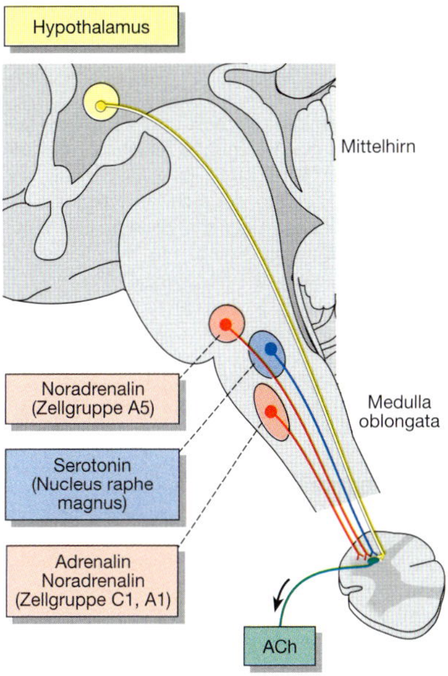

Abb. 18.8 Supraspinale Kontrolle des Sympathikus. Die sympathischen präganglionären Neurone unterliegen einer absteigenden Kontrolle durch Zellgruppen in der Medulla oblongata, dem Mittelhirn und dem Hypothalamus. Die Zellgruppen, die Adrenalin und Noradrenalin enthalten, werden als rostrale ventrolaterale Medulla zusammengefasst.

ist allerdings nicht ausschließlich vom Hirnstamm abhängig, auch spinale Afferenzen und Interneurone tragen dazu bei.

Supramedulläre Einflüsse Emotionen sind mit Reaktionen des vegetativen Nervensystems verbunden, z. B. löst Angst im Rahmen einer Verteidigungsreaktion Schwitzen und einen Anstieg der Herzfrequenz aus (➤ Abb. **18.9**). Dementsprechend beeinflusst das **limbische System** das vegetative Nervensystem.
Dem **Hypothalamus** kommt bei der Integration der supramedullären Steuerung des vegetativen Nervensystems eine Schlüsselrolle zu: Er enthält Neuronengruppen, welche die präganglionären Neurone des Sympathikus direkt innervieren.

18.1.2 Spezielle Physiologie des vegetativen Nervensystems SHK 695

Generalisierte Einflüsse auf das vegetative Nervensystem

Die generalisierte Benutzung der Begriffe „Sympathikotonus" und „Parasympathikotonus" ist unangemessen. Mit diesen Begriffen soll die Grundaktivität der beiden Systeme beschrieben werden, die man unabhängig von akuten Reizen beobachten kann.

Schlaf Im Schlaf ist die tonische Aktivität in mehreren parasympathischen Systemen gesteigert und in den entsprechenden sympathischen Systemen gedämpft. Dies resultiert u. a. in einer herabgesetzten Herzfrequenz und einem niedrigeren Blut-

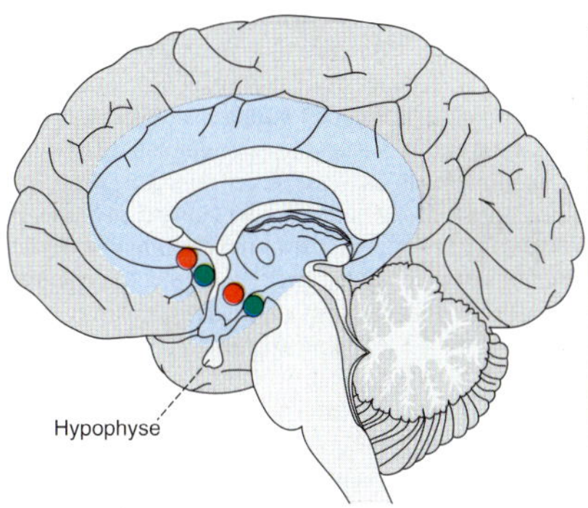

	nutritive Reaktionen	Angriffs- und Verteidigungsreaktionen
Blutdruck		+
Herzfrequenz HMV		+
Darmperistaltik	+	–
Darmdurchblutung	+	–
Muskeldurchblutung	–	+
Pupillenweite		+
Speichelsekretion	+	

Abb. 18.9 Kontrolle des vegetativen Nervensystems durch das limbische System. Nutritive und Angriffs- und Verteidigungsreaktionen lösen charakteristische Aktivierungsmuster des vegetativen Nervensystems aus. Das limbische System ist hellblau gekennzeichnet. Die Regionen des limbischen Systems, die an der Steuerung dieser Reaktionen beteiligt sind, sind beim Menschen noch nicht genau lokalisiert und deshalb nur schematisch dargestellt.

druck. Auch bei anderen Organsystemen überwiegt der Parasympathikus. So beobachtet man beim Schlafenden eine ausgeprägte Pupillenverengung (Miosis) unter den geschlossenen Augenlidern. Nur im REM-Schlaf (➤ Kap. 5.2.1) kommt es im Zusammenhang mit den raschen Augenbewegungen, die diese Schlafphase charakterisieren, zu kurzen Sympathikusaktivierungen.

Aktivierungsreaktion Der Sympathikus hat im Allgemeinen eine „ergotrope" Wirkung. Entsprechend wird er durch alle Reize aktiviert, die eine alarmierende Wirkung haben. Diese Reaktion wird „Aktivierungsreaktion" oder **„arousal reaction"** genannt und geht damit einher, dass

- die Herzfrequenz steigt,
- die Hautdurchblutung abnimmt – bedingt durch Vasokonstriktion – und
- die Schweißdrüsenaktivierung zunimmt.

Schmerz Schmerzreize eignen sich besonders zur Auslösung von Aktivierungsreaktionen. Daneben scheint es aber spezifischere, durch Nozizeptorerregung induzierte sympathische Reflexe zu geben. Im Gegensatz zur Aktivierungsreaktion habituieren sie kaum bei lange anhaltender Nozizeptorerregung.

Herz- und Kreislaufreflexe

Blutdruckkontrolle Im normalen Blutdruckbereich von 80–120 mmHg führen bereits leichte Druckänderungen zu starken vegetativen Reflexen, während diese Baroreflexe bei sehr hohen oder niedrigen Drücken weniger effizient sind. Hinzu kommt, dass die Barosensoren bei dauerndem Hochdruck adaptieren und somit weniger empfindlich werden („resetting"). Der Baroreflex dient daher weniger der Langzeitregelung des Blutdrucks als der Anpassung an kurzfristige Schwankungen. Besonders wichtig ist diese kurzfristige Anpassung bei der Orthostase (➤ Kap. 8.3.3): Unmittelbar nach dem Aufstehen ist der Blutrückstrom zum Herzen vermindert, sodass das Schlagvolumen und folglich der Blutdruck in der oberen Körperhälfte sinkt.

Klinik

Synkope Häufig wird die emotional bedingte neurovaskuläre Synkope durch Schweißausbruch und Erblassen eingeleitet, also durch Zeichen der Sympathikusaktivierung. Danach kommt es zu einem raschen Blutdruckabfall durch Erregung des Herzvagus (Verlangsamung des Herzschlags) und Hemmung der sympathischen Vasokonstriktorneurone. Durch den Blutdruckabfall wird die Hirndurchblutung vermindert, was innerhalb von Sekunden eine Synkope (Ohnmacht, begleitet vom Tonusverlust der Skelettmuskulatur) auslöst.

Anpassung an Muskelarbeit Schwere Muskelarbeit erfordert eine wesentliche Zunahme des Blutflusses in der Muskulatur: Eine Aktivierung der motorischen Zentren des Gehirns erregt gleichzeitig das retikuläre Aktivierungssystem und damit auch die medullären vegetativen Neuronengruppen. Dies aktiviert den Herzsympathikus, hemmt den Herzvagus und führt zu einer Erregung der Vasokonstriktionsneurone in weniger aktivierten Gebieten. Die zusätzlich notwendige Vasodilatation im arbeitenden Muskel wird überwiegend durch lokale Stoffwechselmetaboliten erzielt (➤ Kap. 8.3.3).

Nahrungsaufnahme und Verdauung

Regulierung Das vegetative Nervensystem beeinflusst den Transport und die Durchmischung des Nahrungsbreis durch die Peristaltik und die Verdauung durch die Sekretion von Enzymen, Wasser und Elektrolyten (➤ Kap. 13.2). Funktionell verschiedene Populationen von parasympathischen und sympathischen Neuronen sind daran beteiligt. In diese Prozesse greifen auch hormonelle Regelkreise ein, sodass das vegetative Nervensystem nur eines von mehreren Steuerungssystemen ist.

Enterisches Nervensystem Das ENS breitet sich vom Ösophagus bis zum Kolon aus (s. a. ➤ Kap. 13.1.2) und unterliegt nur einer geringen zentralnervösen Kontrolle durch das symNS und das parNS. Die beiden Anteile dieses Systems, der Plexus myentericus und der Plexus submucosus, enthalten ca. 10^8 Neurone – mehr als das Rückenmark (➤ Abb. **18.10**). Funktionell besteht das System aus überlappenden Funktionseinheiten, wobei es die einfache Verschaltung ermöglicht, Reize aufzunehmen, sie zu verarbeiten und geeignete Antworten zu produzieren. Anders als bei der Skelettmuskulatur gibt es im ENS für die Innervation der glatten Muskulatur in der Darmwand sowohl erregende (manchmal mit ACh als Transmitter) als auch hemmende (manchmal mit VIP als Transmitter) efferente Neurone.

Die Dehnung der Wand durch Nahrungsbrei an einem beliebigen Punkt des Darms bewirkt überall ein stereotypes Funktionsmuster eines Darmsegments. Zunächst wird durch den Akkommodationsreflex das Lumen lokal erweitert, um den Nahrungsbrei aufzunehmen. Der **Propulsionsreflex** besteht in einer Kontraktion der Ringmuskulatur am oralen Abschnitt und einer Erschlaffung der

Ringmuskulatur und Kontraktion der Längsmuskulatur am aboralen Ende des Segments. Die entstehenden Kontraktionswellen transportieren den Nahrungsbrei nach aboral.
In den prävertebralen sympathischen Ganglien interagiert das ENS mit dem symNS (➤ Abb. **18.10**) und kann damit in die Aktivität postganglionärer sympathischer Neurone eingreifen. Die prävertebralen Ganglien enthalten mehrere Klassen von Neuronen, deren postganglionäre Axone mit den Neuronen des ENS in Kontakt treten oder die Gefäße des Darmgebiets versorgen. In den Ganglien wird nicht nur von prä- auf postganglionäre Neurone umgeschaltet, sondern afferente Informationen werden auch verarbeitet (➤ Abb. **18.10**). Einige Axone von afferenten Neuronen des ENS verlassen den Darm und projizieren zu den prävertebralen Ganglien.

Erbrechen Übelkeit (Nausea) und Erbrechen (Emesis) sind offensichtlich Schutzmechanismen, die den Körper vor der Einnahme schädlicher Substanzen bewahren oder für eine frühzeitige Elimination sorgen. Dies ist besonders relevant im Magen: Toxine, Medikamente oder Schleimhautschädigung (z. B. Alkoholintoxikation) können Afferenzen im N. vagus erregen, die dann Erbrechen auslösen. Kurz vor dem eigentlichen Erbrechen setzt eine Retroperistaltik von Duodenum und Jejunum ein, die Darminhalt in den erschlafften Ma-

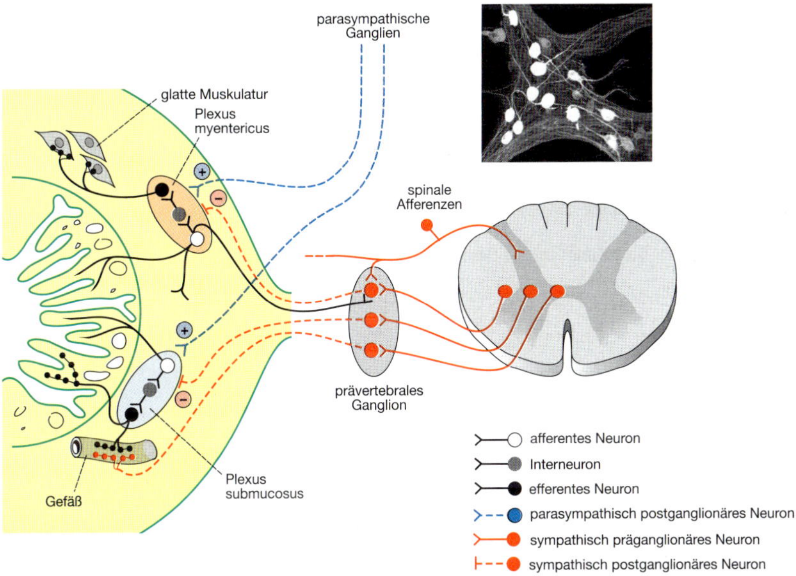

Abb. 18.10 Organisation des ENS. Ein einfacher Schaltkreis im ENS besteht aus einem afferenten Neuron, mindestens einem Interneuron und einem efferenten Neuron. Während die Neurone des Plexus myentericus (Auerbach) hauptsächlich die Motilität des Gastrointestinaltrakts steuern, regeln die Neurone des Plexus submucosus (Meissner) die Durchblutung und Sekretion. Postganglionäre sympathische Neurone haben einen hemmenden Einfluss auf diese Schaltkreise, während postganglionäre parasympathische Neurone einen fördernden Einfluss ausüben. Andere sympathische Neurone innervieren die Gefäße des Gastrointestinaltrakts und können direkt eine Vasokonstriktion bewirken. Die prävertebralen Ganglien sind einfache Integrationszentren, die nicht nur von den präganglionären Neuronen auf die sympathische Ganglienzelle umschalten, sondern auch die Aktivität von afferenten Fasern verrechnen. Dabei können einerseits afferente Neurone des ENS mit einer Axonkollaterale den Darm verlassen und zum prävertebralen Ganglion projizieren, andererseits können spinale Afferenzen, die den Gastrointestinaltrakt versorgen, beim Verlauf durch das prävertebrale Ganglion „en passant" Synapsen ausbilden. Das Schwarz-Weiß-Bild zeigt Neurone (Neurofilament-Färbung) aus dem menschlichen Plexus myentericus des Dünndarms. Sehr helle Zellen sind primär afferente (sensorische) Neurone, die anderen „zotteligen" rechts und unten sind Moto- und Interneurone (mit freundlicher Genehmigung von Prof. Dr. Axel Brehmer, Institut für Anatomie I, Erlangen).

18

gen zurücktransportiert. Die Retroperistaltik dient nicht nur dem Rückwärtstransport potenziell schädlicher Substanzen, sondern auch der Verdünnung und Pufferung des Mageninhalts durch die alkalische Gallenflüssigkeit und Sekrete des Pankreas. Dies erreichen weitere, sich wiederholende rhythmische Kontraktionen der Atem- und Bauchmuskulatur, die unmittelbar im Anschluss an die Retroperistaltik beginnen. Durch Kontraktion der quergestreiften Ösophagusmuskulatur wird der Magen trichterförmig ausgezogen. In fixierter Inspiration und mit Unterstützung einer Bauchpresse, die den intraabdominalen Druck erhöht, wird dann der Mageninhalt retrograd entleert (s. a. ➤ Kap. 13.1.7).

Kontinenz- und Entleerungsreflexe

Harnblase und Enddarm haben die Aufgabe, den Inhalt des Hohlorgans über längere Zeit zu speichern und dann in einer kurzen Periode zu entleeren. Die Sammelphase wird als Kontinenz bezeichnet, der Entleerungsvorgang der Blase als Miktion und der des Enddarms als Defäkation.

Efferente Innervation Das somatische Nervensystem innerviert die quergestreiften Muskeln, die an den Reaktionen beteiligt sind. Die Neurone in den Rückenmarksegmenten S2–S4 haben hierbei eine entscheidende Bedeutung. Die Motoneurone, die die quergestreifte Muskulatur der Sphinkteren versorgen, verlaufen im N. pudendus. Die präganglionären parasympathischen Neurone verlaufen durch die Nn. splanchnici pelvici und werden in den Ganglien des Plexus hypogastricus inferior auf die postganglionären Neurone umgeschaltet (➤ Abb. **18.11**).

Afferente Innervation Die für die reflektorische Kontrolle wichtigen Afferenzen verlaufen von Harnblase und Enddarm in den Nn. splanchnici pelvici zum Sakralmark, während die Afferenzen der Urethra und des Anus sowohl in den Nn. splanchnici pelvici als auch im N. pudendus enthalten sind.

18

Darmkontinenz und Defäkation Die kontinuierliche Ansammlung des Darminhalts führt dazu, dass die Wandspannung des Enddarms zunimmt, was dem Sakralmark durch viszerale Afferenzen der Nn. splanchnici pelvici signalisiert wird. Kompensatorisch wird die Aktivität des äußeren Schließmuskels gesteigert, und gleichzeitig entspannt sich die glatte Muskulatur der Darmwand und des inneren Schließmuskels. Diese Sammelfunktion kann bis zu einem bestimmten Füllungsvolumen aufrechterhalten werden. Wird eine gewisse Wandspannung überschritten, signalisieren die sensorischen Afferenzen in den Nn. splanchnici pelvici eine Zunahme des Stuhldrangs und können so eine Defäkation induzieren. Durch Kontraktion des Enddarms bei gleichzeitigem Erschlaffen beider Sphinkteren wird der Stuhl aus dem Enddarm befördert. Die Defäkation wird wesentlich durch die Bauchpresse und die damit verbundene Erhöhung des intraabdominalen Drucks unterstützt (s. a. ➤ Kap. 13.1.6).

Blasenkontinenz und Miktion In der Kontinenzphase steigt der intravesikale Druck der Harnblase wegen der plastischen Eigenschaften der glatten Muskulatur nur gering. Die Blasenkontinenz wird von der tonischen Aktivität des quergestreiften M. sphincter urethrae unterstützt (➤ Abb. **18.11**). Diese Aktivität unterliegt beim Erwachsenen supraspinalen Einflüssen („pontines Miktionszentrum"), d. h., sie wird über einen Teil des motorischen Kortex gesteuert. Bei der Miktion laufen die folgenden Schritte ab:

- Dehnungssensoren registrieren die zunehmende Wandspannung der Harnblase.
- Die Axone dieser Sensoren melden den zugehörigen Harndrang über die Nn. splanchnici pelvici zum Rückenmark.
- Die Miktion wird eingeleitet, indem die tonisch aktiven Motoneurone des M. sphincter urethrae gehemmt werden. Dadurch öffnet sich der Schließmuskel.
- Gleichzeitig werden präganglionäre parasympathische Neurone im Sakralmark erregt, die eine Kontraktion der glatten Muskulatur der Blasenwand (Detrusormuskel) auslösen.

Die Harnblase wird auch durch sympathische Neurone versorgt, die ihre Zellkörper hauptsächlich in prävertebralen Ganglien des Plexus hypogastricus superior haben. Dies ist insbesondere in der Kontinenzphase von Bedeutung.

18.1.3 Querschnittslähmung SHK 706

Akute Phase In der Phase des spinalen Schocks ist die Aktivität der meisten Vasokonstriktorneurone unterhalb der Läsionsstelle stark vermindert. Dies bewirkt einen starken Abfall des Blutdrucks. Außerdem sind im spinalen Schock Miktion, Defäkation und Sexualreflexe erloschen.

Chronische Phase Der Effekt einer chronischen Rückenmarkläsion auf Kreislaufreflexe hängt von der Höhe dieser Läsion ab. Nach Überwindung des spinalen Schocks entwickeln die Vasokonstriktorneurone zwar wieder eine geringe tonische Aktivität, jedoch können sie nicht mehr adäquat auf Änderungen des Blutdrucks reagieren. Bei hohen,

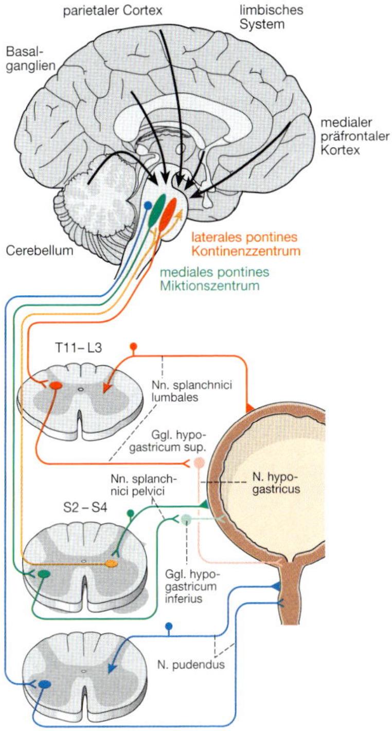

Abb. 18.11 Nervale Steuerung von Kontinenz und Miktion. Die meisten aufsteigenden afferenten Bahnen sind in der Grafik weggelassen. Zur besseren Übersicht auf dem Rückenmarkniveau sind Afferenzen (in der Zeichnung rechts) und Efferenzen (in der Zeichnung links) getrennt dargestellt. In Wirklichkeit ist die Innervation bilateral. Sympathisch efferente Neurone aus den Rückenmarksegmenten T11 bis L3 aktivieren die glatte Sphinktermuskulatur (Kontinenz). Parasympathisch efferente Neurone aus den Segmenten S2 bis S4 innervieren den Detrusormuskel (Miktion). Der M. sphincter externus wird somatomotorisch durch Fasern innerviert, die im N. pudendus verlaufen. Die spinalen Verschaltungen unterliegen der supraspinalen Kontrolle durch pontine Miktionszentren, die ihrerseits durch eine Vielzahl suprapontiner Strukturen beeinflusst werden. Bei Initiierung der Miktion durch das mediale Kontinenzzentrum werden die sympathischen Neurone und damit die Sphinktermuskulatur durch deszendierende Bahnen gehemmt, gleichzeitig kommt es zur Aktivierung parasympathischer Einflüsse auf die Detrusormuskulatur, zur Dehnung der beiden Sphinkteren und zur Miktion.

zervikalen Querschnittsläsionen bleiben von den Baroreflexen nur die des Herzvagus, welche noch die Herzfrequenz modulieren können. Für die Entleerungsreflexe gilt, dass sie nicht mehr der willkürlichen Kontrolle unterstehen. Die Entleerung kann aber über einen spinalen Reflexweg verlaufen, der beim Neugeborenen schon ausgebildet ist. Bei ausreichender Dehnung der Harnblase werden Dehnungssensoren in der Blasenwand erregt, was durch Beklopfen oder leichten Druck auf die Bauchdecken noch erhöht werden kann.

MERKE

Die Plastizität des Rückenmarks unterhalb einer Läsion ermöglicht die teilweise Wiederherstellung bestimmter vegetativer Funktionen.

18.2 Hormone SHK 709

18.2.1 Prinzipien der endokrinen Regulation SHK 709

Hormone sind Signalmoleküle, welche die Leistungen der Zellen, Organe und Gewebe aufeinander abstimmen und an die aktuellen Bedürfnisse des Gesamtorganismus anpassen. Das endokrine System ist gemeinsam mit dem Nervensystem und dem Immunsystem Teil eines Kommunikations- und Regulationsnetzwerkes.

Organisation des endokrinen Systems Hormone werden von speziellen Zellen gebildet, sezerniert und im Blut und/oder in anderen Körperflüssigkeiten zu ihren Zielzellen transportiert. Die hormonproduzierenden Zellen können in Form eines Organs als endokrine Drüse oder in diffuser Verteilung als Bestandteil verschiedener Organe oder Gewebe organisiert sein (➤ Tab. 18.1):

- **Klassisches endokrines System:** In den klassischen Hormondrüsen (Adenohypophyse, Schilddrüse, Epithelkörperchen, Nebennierenrinde, Nebennierenmark, Bauchspeicheldrüse, Eierstöcke und Hoden) werden glanduläre Hormone gebildet.
- **Diffuses endokrines System:** In Organen wie Darm, Herz, Lunge, Leber, Nieren, Haut, Fettgewebe und Nervensystem werden aglanduläre Hormone synthetisiert. Es gibt fließende Übergänge zu den Mediatoren, Transmittern, Zytokinen und Wachstumsfaktoren.

Signalübertragung Die Zielzellen des Hormons können auf verschiedenen Wegen erreicht werden:

- endokrin: durch Transport über die Blutbahn,
- parakrin: durch Diffusion,
- autokrin: die hormonproduzierende Zelle ist

selbst Zielzelle des von ihr synthetisierten Hormons.

Die wichtigsten Hormone sind in ➤ Tab. 18.1 zusammengefasst.

Stoffwechsel von Hormonen Hormone können nach ihrer chemischen Natur eingeteilt werden in:
- Protein- und Peptidhormone,
- Steroidhormone und
- Abkömmlinge der Aminosäure Tyrosin.

Nach ihrer Löslichkeit in Wasser bzw. Fett unterscheidet man:
- hydrophile (Protein- und Peptidhormone) und
- lipophile Hormone (Steroidhormone und Tyrosinabkömmlinge).

Die Löslichkeit bestimmt die biologischen Eigenschaften der Hormone mit. Lipophile Hormone benötigen für den Transport im Blut Transportproteine, welche die Halbwertszeit eines Hormons verlängern, also jene Zeit, in der die Hälfte des Hormons aus dem Plasma entfernt wird. Sie kann je nach Bindung an Plasmaproteine zwischen wenigen Sekunden (z. B. Eicosanoide) und einigen Tagen (z. B. T_4) betragen. Nur freies, nicht gebundenes Hormon ist biologisch aktiv.

Hormonelle Regelkreise, endokrine Achse Synthese und Sekretion der Hormone unterliegen der Kontrolle durch komplexe Regelkreise (➤ Abb. 18.12). Der Bedarf an Hormon wird durch den aktuellen Wert (Istwert) der zu regulierenden Größe (meist ein Stoffwechselparameter) vorgegeben. Weicht der Istwert von einem vorgegebenen Sollwert ab, wird dies an die endokrine Drüse rückgemeldet (negative Rückkopplung), die daraufhin die Freisetzung ihres Hormons so verändert (steigert oder verringert), dass sich der zu regulierende Stoffwechselparameter wieder an seinen Sollwert annähert. Viele Hormone werden in Form von endokrinen Achsen reguliert. Dies sind hierarchisch angeordnete Regelkreise, die überwiegend auf dem Prinzip der negativen Rückkopplung beruhen.

18

Hormonrezeptoren Hormone binden an ihren Zielzellen an spezifische Rezeptoren (➤ Tab. 18.2), wodurch die ebenfalls spezifischen Zellantworten ausgelöst werden. Nach ihrer Lokalisation unterscheidet man Membranrezeptoren (4 Klassen) von intrazellulären Rezeptoren (2 Typen).

Intrazelluläre Signaltransduktion und Second-Messenger-Systeme Durch die Rezeptorbindung wird eine Kaskade von Effektormechanismen ausgelöst, die zum zellulären Effekt führen (intrazelluläre Signaltransduktion). Meist leiten Second Messenger die Signale intrazellulär weiter. **Membranrezeptoren** wirken über:
- G-Protein-gekoppelte Second-Messenger-Systeme:
  a) Adenylatcyclase – cAMP – Proteinkinase A = PKA,
  b) IP_3 – Ca^{2+} – DAG und Proteinkinase C = PKC,
  c) Lipidabbauprodukte und Eicosanoide.
- Enzymgekoppelte Rezeptorsysteme:
  a) Rezeptor-Tyrosinkinasen und die mitogenaktivierte Proteinkinasenkaskade (MAPK-Kaskade),
  b) der Phosphatidylinositol-3-Kinase(PI-3-K)-Signaltransduktionsweg,
  c) Tyrosinkinase-gekoppelte Rezeptorsysteme,

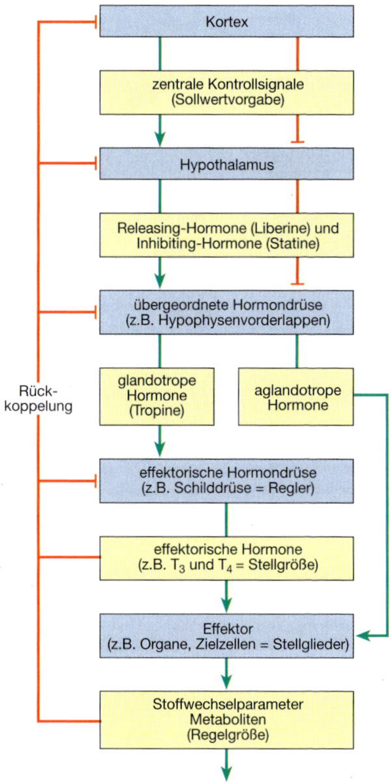

Abb. 18.12 Hormoneller Regelkreis und endokrine Achse.

Tab. 18.1 Hormone und ihre Bildungsorte.

Bildungsort	Hormon	Synonyme	Andere Bildungsorte
Hypothalamus			
	Corticotropin-Releasing-Hormon	CRH, Corticoliberin	übriges ZNS, NNM, GI-Trakt
	Gonadotropin-Releasing-Hormon	GnRH, Gonadoliberin	
	Prolactin-Releasing-Faktor	PRF, Prolactoliberin, = VIP?	
	Prolactin-Inhibiting-Faktor	PIF, Prolactostatin = Dopamin	
	Thyrotropin-Releasing-Hormon	TRH, Thyreoliberin	übriges ZNS, Pankreas
	Growth-Hormon-Releasing-Hormon	GHRH, Somatoliberin	
	Growth-Hormon-Release-Inhibiting-Hormon	GHRIH, Somatostatin	übriges ZNS
		Growth-Hormon-Inhibiting-Hormon (GHIH)	Pankreas, GI-Trakt
		Somatotropin-Release-Inhibiting-Faktor (SRIF)	
	Ghrelin	GHS, endogenes GH-Sekretagog	GI-Trakt
	Pituitary-Adenylate-Cyclase-Activating-Polypeptide	PACAP	GI-Trakt
	Oxytocin (Freisetzung im HHL)		
	antidiuretisches Hormon (Freisetzung im HHL)	ADH, Adiuretin	NNM
		AVP, Arginin-Vasopressin	
Hypophyse			
glandotrope Hormone	adrenocorticotropes Hormon	ACTH, Corticotropin	Immunzellen
	follikelstimulierendes Hormon	FSH, Follitropin	
	luteinisierendes Hormon	LH, Lutropin	
		ICSH, Interstitial-Cell-Stimulating-Hormon	
	thyreoideastimulierendes Hormon	TSH, Thyreotropin	
nichtglandotrope Hormone	Growth-Hormon, Wachstumshormon	GH, HGH, Human-Growth-Hormon	
		STH, somatotropes Hormon, Somatotropin	
	Prolactin	PRL	Brustdrüse, Dezidua, Endothel, T-Lymphozyten, best. Neurone
	melanozytenstimulierendes Hormon	MSH, Melanotropin	Haut, Monozyten
	Lipotropin	LPH, lipotropes Hormon	
	Met-Enkephalin		
	Corticotropin-Like-Intermediate-Lobe-Peptid	CLIP	

Tab. 18.1 *(Fortsetzung)* **Hormone und ihre Bildungsorte.**

Bildungsort	Hormon	Synonyme	Andere Bildungsorte
Zirbeldrüse			
	Melatonin		
Thyreoidea			
Follikel	Thyroxin	T_4	
	Trijodthyronin	T_3	
C-Zellen	Calcitonin		Lunge, Thymus, ZNS
Nebenschilddrüse			
	Parathyrin	PTH, Parathormon	
Nebenniere			
Rinde	Glucocorticosteroide, z. B. Cortisol		
	Mineralocorticosteroide, z. B. Aldosteron		
	Androgene, z. B. Dehydroepiandrosteron		Testis, Ovar
Mark	Adrenalin	Epinephrin	
	Noradrenalin	Norepinephrin	ZNS, PNS
	Dopamin		ZNS, PNS, GI-Trakt, Mastzellen
	Adrenomedullin	AM	Herz, Lunge, Niere, ZNS, Endothel
	Enkephaline		ZNS, GI-Trakt
Sexualorgane			
Ovar	Östrogene, z. B. Estradiol-17β	E_2	Plazenta, Testis
	Gestagene, z. B. Progesteron	PRG	Plazenta, Testis
	Inhibin		Testis
	Aktivin		
	Relaxin		
Plazenta	Östrogene, z. B. Estradiol-17β	E_2	Ovar, Testis
	Gestagene, z. B. Progesteron	PRG	Ovar, Testis
	humanes Choriongonadotropin	HCG	
	humanes Plazentalaktogen	HPL, HCS = humanes Chorionsomatomammotropin	
	Calcitriol		Haut, Leber, Niere
	Parathyrin-Related-Peptid	PTHrp	viele Gewebe, Parathyreoidea
Testis	Androgene, z. B. Testosteron		Ovar, NNR
	Inhibin		Ovar
	Anti-Müller-Hormon	AMH, MIH	

Tab. 18.1 *(Fortsetzung)* **Hormone und ihre Bildungsorte.**

Bildungsort	Hormon	Synonyme	Andere Bildungsorte
Pankreas			
	Insulin		
	Glucagon		
	Somatostatin	GHRIH	ZNS, GI-Trakt
	pankreatische Polypeptide	PP	ZNS, GI-Trakt
	Amylin		
Herz			
	atriales natriuretisches Peptid	ANP	
	Brain-Natriuretic-Peptid	BNP	ZNS
	Adrenomedullin		NNM, Lunge, Niere, ZNS
Niere			
	Calcitriol (mit Leber und Haut)	1,25-$(OH)_2$-D_3, 1,25-Dihydroxycholecalciferol, Vitamin-D-Hormon	
	Erythropoietin	EPO	
	Renin (Enzym)		
	Angiotensin II	AT-II	Lunge
	Thrombopoietin	TPO	Leber
Leber			
	Insulin-Like-Growth-Faktor-1	Somatomedin C, NSILA	Niere, Knochen
	Angiotensinogen (Vorstufe von AT-II)		Fettgewebe
	Erythropoietin (in Fetalzeit)	EPO	
	Thrombopoietin	TPO	Niere
	Calcitriol (mit Niere und Haut)		
Fettgewebe			
	Leptin		
	Adipokine		
	Östrogene (aus zirkulierenden Androgenen)		
	Angiotensinogen (Vorstufe von AT-II)		Leber
GI-Trakt			
	Gastrin		ZNS
	Cholecystokinin	CCK	ZNS, Pankreas, Harnblase, Uterus
	Sekretin		ZNS
	Glucose-Dependent-Insulin-Releasing-Peptid	GIP, Gastric Inhibitory Peptide	

Tab. 18.1 *(Fortsetzung)* **Hormone und ihre Bildungsorte.**

Bildungsort	Hormon	Synonyme	Andere Bildungsorte
GI-Trakt			
	vasoaktives intestinales Peptid	VIP	ZNS, Urogenitaltrakt
	Motilin		ZNS
	Somatostatin	GHRIH	ZNS, Pankreas
	pankreatisches Polypeptid	PP	ZNS, Pankreas
	Enkephaline		ZNS
	Endorphine		ZNS
	Substanz P		ZNS, PNS
	Gastrin-Releasing-Peptid	GRP, Bombesin	ZNS
	Neurotensin		ZNS, Herz
	Glucagon-Like-Peptid	GLP, Enteroglucagon	
	Calcitonin-Gene-Related-Peptid	CGRP	ZNS, PNS
	Ghrelin	GHS, endogenes GH-Sekretagog	ZNS
	Galanin		ZNS
	Pituitary-Adenylate-Cyclase-Activating-Polypeptid	PACAP	ZNS
Haut			
	Calcitriol (mit Leber und Niere)		
	melanozytenstimulierendes Hormon	MSH	HVL
Lunge			
	Angiotensin II	AT-II	
	Neuropeptide		ZNS, GI-Trakt
Zellen			
Gewebsmastzellen	Histamin		Leukozyten, Magen
Immunzellen	Zytokine		viele Gewebe
Endothelzellen	Adrenomedullin	AM	NNM, Herz, Lunge, Niere, ZNS
viele Gewebe			
	Prostaglandin E_2	PGE_2	
	Prostaglandin $F_{2\alpha}$	$PGF_{2\alpha}$	
	Prostaglandin I_2	PGI_2, Prostacyclin	
	Thromboxan A_2	TxA_2	
	Leukotriene		
	Kinine, z. B. Bradykinin		
	Serotonin	5-Hydroxytryptamin, 5-HT	
	Adenosin		

Tab. 18.2 Hormonrezeptortypen.

Subtypen	Signaltransduktionswege	Beispiele
Membranrezeptoren		
G-Protein-gekoppelte Rezeptoren	Adenylatcyclase – cAMP – Proteinkinase A (PKA)	Glucagon
	IP_3 – Ca^{2+}, DAG und Proteinkinase C (PKC)	Bildung von Arachidonsäure und Eicosanoiden
enzymgekoppelte Rezeptoren	Rezeptor-Tyrosin-Kinase, mitogenaktivierte Proteinkinasekaskaden	Insulin, IGF-1, Nerve-Growth-Faktor (NGF), Fibroblast-Growth-Faktor (FGF), Platelet-Derived-Growth-Faktor (PDGF), Epidermal-Growth-Faktor (EGF)
	Tyrosinkinase-gekoppelter Rezeptor	Wachstumshormon (GH), Prolactin, Leptin, Interleukine, Interferon-γ, Erythropoietin
	Rezeptor-Serin-Threonin-Kinase Guanylatcyclase-Membranrezeptor	Transforming-Growth-Faktor-β, ANP, Urodilatin, C-Typ-natriuretisches Peptid (CNP)
ionenkanalgekoppelte Rezeptoren	Rezeptoren sind Bestandteil eines Ionenkanals und öffnen diesen	nikotinischer Acetylcholinrezeptor, γ-Aminobuttersäure(GABA)-Rezeptoren, Glutamatrezeptoren
Rezeptoren für Transportproteine	nur Vermittlungsfunktion, keine direkte Signalfunktion	LDL, Transferrin, Immunglobuline, Glykoproteine (z. B. Thyreoglobulin), Leptin oder IGF-2
Intrazelluläre Rezeptoren		
Typ-1-Rezeptoren (Zytoplasma)	Freisetzung eines Hitzeschockproteins, DNA-Transkription im Zellkern	Glucocorticoide, Mineralocorticoide, Androgene, Progesteron
Typ-2-Rezeptoren (Zellkern)	Hormonbindung aktiviert die Rezeptoren als Transkriptionsfaktoren	Schilddrüsenhormone, Calcitriol, Östrogene, Retinolsäure (Retinoid-X-Rezeptor)

d) Serin-Threonin-Kinase-Rezeptorsysteme,
e) Guanylatcyclase-gekoppelte Rezeptoren, cGMP, Proteinkinase G (PKG) und Stickstoffmonoxid (NO).

- Ionenkanal-gekoppelte Rezeptoren: Sie sind selbst Bestandteil eines Ionenkanals und steuern direkt dessen Öffnung.
- Rezeptoren für Transportproteine: Sie üben selbst keine Signalweiterleitungsfunktion aus, vermitteln jedoch die endozytotische Aufnahme des an den Rezeptor gebundenen Hormons.

Intrazelluläre Rezeptoren fungieren als ligandengesteuerte Transkriptionsfaktoren. Ihre genomische Wirkung setzt verzögert ein, da sie die Neusynthese von Proteinen voraussetzen.

Hormonelle Störungen Störungen können klinisch unter dem Bild einer übermäßigen oder mangelnden Hormonwirkung in Erscheinung treten. Grundsätzlich können sie alle Ebenen des endokrinen Systems betreffen: Synthese, Sekretion, Transport, Metabolisierung, Wirkung am Rezeptor und die intrazelluläre Signalweiterleitung. Ursachen für eine **Hormonüberfunktion** können sein:

- Überproduktion durch die Hormondrüse selbst (autonomes Adenom) oder durch einen hormonproduzierenden Tumor (paraneoplastische Hormonproduktion),
- vermehrte exogene Hormonzufuhr (Medikamente),
- mangelnde Inaktivierung oder Ausscheidung des Hormons (Leber- oder Niereninsuffizienz),
- Mangel an Transportprotein,
- Mangel an antagonistisch wirkenden Hormonen,
- Autoantikörper, welche die Hormonrezeptoren stimulieren,
- Gain-of-Function-Mutationen des Hormonrezeptors oder
- Gain-of-Function-Mutationen von intrazellulären Signaltransduktionsmolekülen, die zu permanenter Zellaktivierung führen.

Ursache für einen **Hormonmangel** kann ein quantitativer Mangel oder eine fehlende Wirksamkeit des Hormons sein. Gründe hierfür sind:

- verminderte oder fehlende Produktion durch die Hormondrüse (Zerstörung durch Tumor, autoimmune Prozesse, Entzündung oder Ischämie),
- fehlende Sekretion oder falscher Sekretionsrhythmus,
- fehlende Aktivierung bzw. Konversion unreifer Vorstufen,
- übermäßige Inaktivierung bzw. Ausscheidung des Hormons,
- Überwiegen antagonistisch wirkender Hormone,
- Autoantikörper, welche die Bindung des Hormons an die Rezeptoren verhindern,
- Loss-of-Function-Mutationen im Rezeptorgen, die zur Expression funktionsuntüchtiger Rezeptoren führen oder
- Störungen der intrazellulären Signaltransduktion, die Zielzellen für das Hormon unempfindlich machen.

18.2.2 Hypothalamisch-hypophysäres System SHK 722

Hypothalamus und Hypophyse (➤ Abb. **18.13**) bilden eine funktionelle Einheit zur Integration des Nervensystems und des endokrinen Systems (➤ Abb. **18.12**). Die Regulation der hypothalamisch-hypophysären Hormone ist in Form von endokrinen Achsen organisiert. Die Hypophyse besteht aus der

- Neurohypophyse mit dem HHL und der
- Adenohypophyse mit dem HVL.

Der Hypothalamus bildet:

- **ADH und Oxytocin:** Sie gelangen durch axonalen Transport in den HHL und werden dort in das Blut freigesetzt.
- **Releasing- und Inhibiting-Hormone:** Sie gelangen über das Blut durch ein hypophysäres Portalgefäßsystem zum HVL und steuern dort die Bildung und Freisetzung der HVL-Hormone:
  a) Corticotropin-Releasing-Hormon (CRH), das ACTH steuert,
  b) Thyreotropin-Releasing-Hormon (TRH), das TSH steuert,
  c) Gonadotropin-Releasing-Hormon (GnRH), das FSH und LH steuert,
  d) Growth-Hormon-Releasing-Hormon (GHRH) und Growth-Hormon-(Release-) Inhibiting-Hormon (GHRIH, GHIH, Somatostatin), die GH steuern.
- Dopamin und VIP: Sie wirken als Prolactin-Inhibiting-Hormon (PIH) und als Prolactin-Releasing-Hormon.

Die Adenohypophyse bildet und setzt folgende Hormone frei:

- glandotrope Hormone, die die Funktion peripherer Hormondrüsen regulieren: ACTH, TSH, FSH und LH,
- nichtglandotrope Hormone, die direkt auf die peripheren Zielzellen einwirken: GH, Prolactin und MSH.

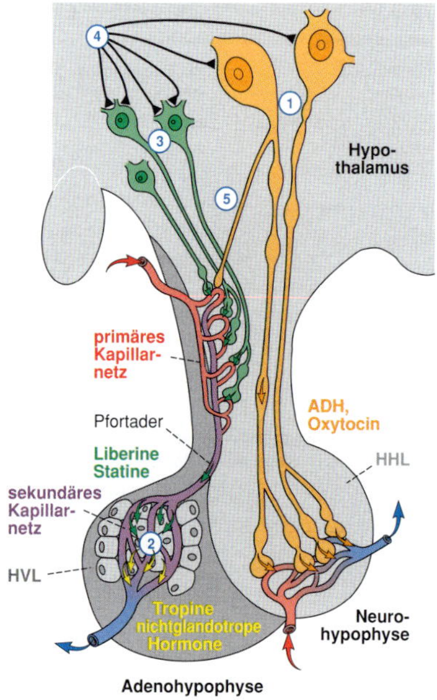

Abb. 18.13 Aufbau der Hypophyse. In den magnozellulären Kernen des Hypothalamus (1) (Nucleus supraopticus und Nucleus paraventricularis) werden ADH und Oxytocin gebildet und durch axonalen Transport in den HHL gebracht. Dort werden sie durch Neurosekretion ans Blut abgegeben. Aus den hormonproduzierenden Zellen der Adenohypophyse (2) werden glandotrope und nichtglandotrope Hormone ans Blut abgegeben. Glandotrope Hormone (Tropine) wirken auf periphere Hormondrüsen, nichtglandotrope Hormone wirken direkt an ihren Zielzellen. Die Hormone der Adenohypophyse stehen unter der Kontrolle von Releasing-Hormonen (Liberinen) und teilweise von Inhibiting-Hormonen (Statinen), die in parvozellulären neuroendokrinen Kernen des Hypothalamus (3) gebildet und in das primäre Kapillarnetz des hypophysären Pfortadersystems sezerniert werden. Sie gelangen über die Portalvenen in den Hypophysenvorderlappen (HVL). Die parvozellulären Kerne stehen ihrerseits unter der Kontrolle von hypothalamischen Neuronen (4). ADH kann über querverbindende Axone auch den Portalkreislauf der Adenohypophyse erreichen (5).

18.2.3 Hormone der Adenohypophyse SHK 725

Wachstumshormon, GH GH steht unter stimulierender und hemmender hypothalamischer Kontrolle und wirkt zum Teil unter Vermittlung von IGF-1. GH/IGF-1 haben bedeutsame Auswirkungen auf das Längenwachstum und sind für das normale Knochenwachstum unverzichtbar. Im Kohlenhydrat- und Fettstoffwechsel wirkt GH/IGF-1 insulinantagonistisch, im Proteinstoffwechsel insulinsynergistisch.

Klinik

Wachstumshormon Mangel an GH/IGF-1 führt im Kindesalter zu Zwergwuchs, ein Überschuss hingegen zu Gigantismus. Im Erwachsenenalter entwickelt sich bei GH-Überschuss das Bild der Akromegalie (Größenwachstum der Akren).

Prolactin Prolactin fördert Wachstum und Differenzierung der Brustdrüsen und der Milchgänge, bereitet diese während der Schwangerschaft auf die bevorstehende Laktationsphase vor und fördert in der Laktationsphase die Bildung und Sekretion der Muttermilch. Prolactin hemmt die GnRH-Sekretion und unterdrückt die Freisetzung der Gonadotropine.

18.2.4 Hormone der Neurohypophyse SHK 729

Antidiuretin, ADH Wichtigste Stimuli für die ADH-Ausschüttung sind ein Anstieg der Plasmaosmolarität und Hypovolämie (➤ Kap. 10.7, ➤ Kap. 12.3). ADH fördert im Sammelrohr der Niere die Wasserresorption und wirkt antidiuretisch. Es löst Durst aus, wirkt vasokonstriktorisch und fördert die ACTH-Sekretion. ADH-Mangel führt zu Diabetes insipidus, inadäquate ADH-Sekretion zu Hypoosmolarität und Hyponatriämie.

Oxytocin Oxytocin bewirkt Uteruskontraktionen (Wehen) bei der Geburt und fördert die Milchejektion beim Stillen.

18.2.5 Hormone der Schilddrüse SHK 732

Thyroxin (T_4) und Trijodthyronin (T_3) werden in den Follikeln der Schilddrüse gebildet und in Form von Thyreoglobulin gespeichert (➤ Abb. **18.14**). Zu ihrer Synthese wird Jod benötigt. Bildung und Freisetzung werden durch TRH und TSH stimuliert und unterliegen einer negativem Rückkopplung. Im Plasma werden T_3 und T_4 an Transportproteine gebunden. Durch Dejodinasen wird T_4 zum wirksameren T_3 konvertiert. Die Hormone wirken auf alle Zellen im Körper und sind für die normale körperliche und geistige Entwicklung unverzichtbar. Sie steigern Grundumsatz, Wärmeproduktion und O_2-Verbrauch und haben vielfältige Wirkungen auf Stoffwechsel und Organfunktionen. Mangel (Hypothyreose) und Überschuss (Hyperthyreose) an T_3 und T_4 führen zu Erkrankungen mit breit gefächerter Symptomatik.

18.2.6 Hormone der Nebennierenrinde (NNR) SHK 737

In der NNR werden gebildet (➤ Abb. **18.15**):

- Glucocorticosteroide; wichtigster Vertreter ist Cortisol (in der Zona fasciculata),
- Mineralocorticosteroide; wichtigster Vertreter ist Aldosteron (in der Zona glomerulosa),
- Androgene (in der Zona reticularis).

Cortisol Die Synthese von Cortisol steht unter hypothalamisch-hypophysärer Kontrolle (➤ Abb. **18.16**). Im Hypothalamus wird CRH gebildet und pulsatil ausgeschüttet. CRH stimuliert im HVL die Synthese (aus dem Vorläuferprotein Proopiomelanocortin) und Ausschüttung von ACTH. ACTH bindet an sog. Melanocortinrezeptoren und kann alle 3 Zonen der NNR stimulieren. Das in der Zona fasciculata entstehende Cortisol wird im Plasma an Transportproteine (insbesondere Transcortin, aber auch Albumin) gebunden. Es wirkt an zahlreichen Organen und Geweben und dient in erster Linie als Stresshormon.

Aldosteron Die Synthese von Aldosteron wird durch Angiotensin II und Kalium reguliert. Wichtigster Regelkreis ist das Renin-Angiotensin-Aldosteron-System (RAAS, ➤ Abb. **18.17**).

MERKE

Die Reninfreisetzung wird durch eine Abnahme der Nierendurchblutung (wichtigster Stimulus), erniedrigtes NaCl-Angebot an der Macula densa, Catecholamine (β_1-Rezeptoren), erniedrigte AT-II-Spiegel und erniedrigte ANP-Spiegel stimuliert.

Aldosteron ist eines der wichtigsten Hormone zur Regulation des Elektrolythaushalts (➤ Kap. 12.4.1), der Volumenhomöostase und des Blutdrucks (➤ Kap. 8.3.3). Es bewirkt eine vermehrte Resorption von Na^+-Ionen, bei gleichzeitig vermehrter Sekretion von K^+-, Mg^{2+}- und H^+-Ionen. Die wichtigs-

MERKE

Cortisol unterdrückt sowohl die zelluläre als auch die humorale Immunantwort. Es hat daher stark immunsuppressive und über die Hemmung der Prostaglandinsynthese auch stark entzündungshemmende Wirkung.

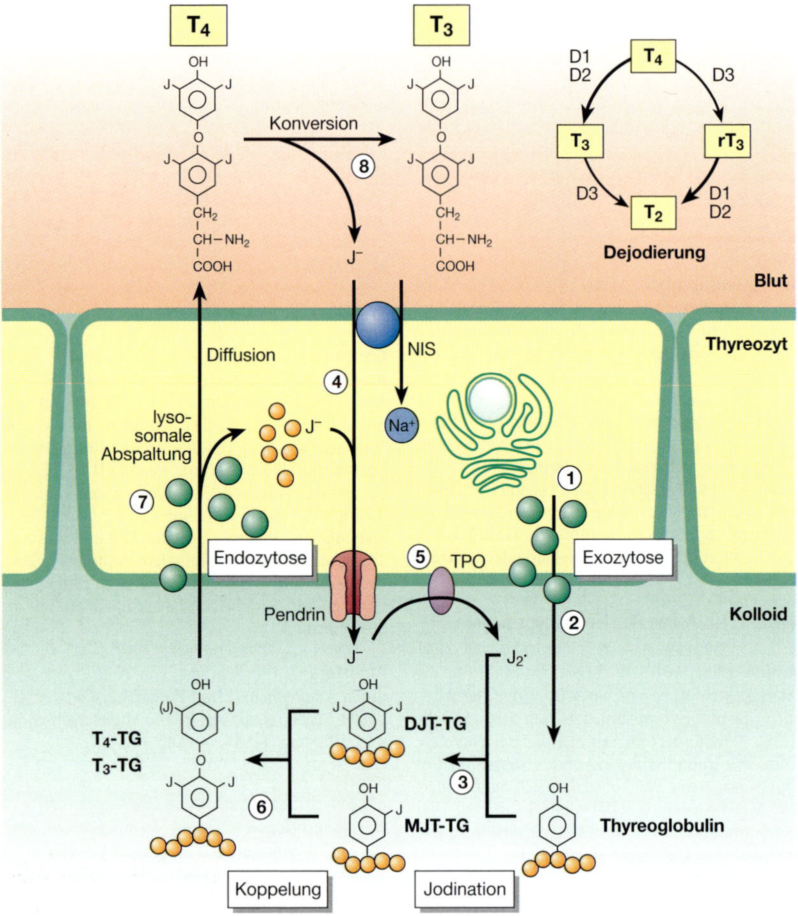

Abb. 18.14 Biosynthese von Thyroxin (T_4) und Trijodthyronin (T_3). Die Follikelzellen der Schilddrüse synthetisieren im Golgi-Apparat Thyreoglobulin (TG), ein Protein, das reich an der Aminosäure Tyrosin ist (1). TG wird in das Lumen der Follikel, das Kolloid, sezerniert (2). Dort wird Jod an Tyrosin gekoppelt (3). Das dazu notwendige Jod muss zunächst in Form von Jodidionen aus dem Blut aufgenommen (4, Na^+-gekoppelter Transport), zum Lumen transportiert und durch die Thyreoidea-Peroxidase oxidiert werden (5). Nun wird ein jodiertes Tyrosin an ein 2. jodiertes Tyrosin gekoppelt (6). Durch Abspaltung von TG werden Thyroxin (T_4) und Trijodthyronin (T_3) gebildet (7). Die Schilddrüse bildet hauptsächlich das wenig wirksame T_4. In der Peripherie wird T_4 durch Dejodinasen zum wirksameren T_3 dejodiert (8); MJT = Monojodtyrosin-TG, DJT = Dijodtyrosin-TG.

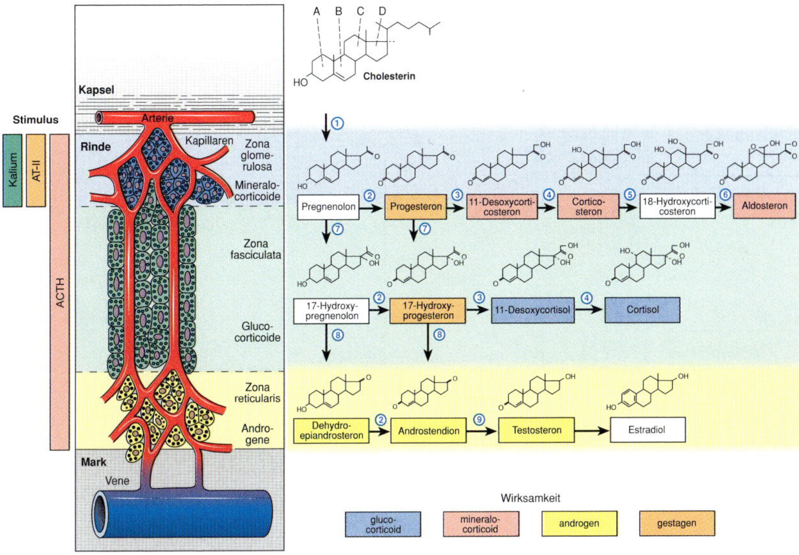

Abb. 18.15 Steroidbiosynthese. In der Zona glomerulosa werden Mineralocorticosteroide gebildet, in der Zona fasciculata Glucocorticosteroide und in der Zona reticularis entstehen Androgene. ACTH vermag alle Zonen der NNR zu stimulieren, Angiotensin II (AT-II) und Hyperkaliämie (Kalium) stimulieren ausschließlich die Zona glomerulosa. Dedydroepiandrosteron und Androstendion haben nur schwache androgene Wirksamkeit. Sie werden in der Peripherie zu Sexualhormonen umgewandelt. Die NNR synthetisiert selbst normalerweise nur sehr geringe Konzentrationen an Testosteron und Östradiol. Enzyme (neuere Enzymbezeichnungen in Klammern): 1 = 20,22-Desmolase (Side-Chain-Cleavage-Enzym; $P450_{SCC}$; CYP11A1); 2 = 3-β-Hydroxysteroid-Dehydrogenase (3-β-HSD); 3 = 21-β-Hydroxylase ($P450_{C21}$; CYP21B); 4 = 11-β-Hydroxylase ($P450_{C11}$; CYPB11B1); 5 = 18-Hydroxylase (Aldosteronsynthase; $P450_{aldo}$; CYP11B2); 6 = 18-Oxidase (Aldosteronsynthase; $P450_{aldo}$; CYPB11B2); 7 = 17-α-Hydroxylase ($P450_{C17}$; CYP17); 8 = 17,20-Lyase ($P450_{C17}$; CYP17); 9 = 17-Reduktase (17-β-HSD3). HSD = Hydroxysteroid-Dehydrogenase. CYP = Enzym aus der Cytochrom-P450-Gruppe.

ten Zielgewebe für Aldosteron sind der distale Tubulus und die kortikalen Sammelrohre der Niere (➤ Kap. 10.7.1).

Klinik

Pharmakologische Antagonisten Die Bildung von **AT-II** kann durch Hemmstoffe des Angiotensin-Converting-Enzyms (ACE-Hemmer, z. B. Enalapril, Captopril) unterdrückt werden, die peripheren AT-II-Wirkungen durch spezifische Blocker von AT_1-Rezeptoren (z. B. Losartan). Die Wirkung von **Aldosteron** (s. u.) kann man durch Aldosteronantagonisten (z. B. Spironolacton) hemmen. Diese Substanzen sind wichtige Medikamente zur Therapie von bestimmten Erkrankungen, die mit einer überschießenden Aktivierung des RAAS einhergehen.

18.2.7 Natriuretische Peptide SHK 747

Zu ihnen zählen das atriale natriuretische Peptid (ANP), Urodilatin, das Brain Natriuretic Peptide (BNP), das C-Typ-natriuretische Peptid (CNP) und Adrenomedullin. ANP und BNP werden durch Dehnung der Herzvorhöfe bei Hypervolämie ausgeschüttet (➤ Kap. 10.7.1). Urodilatin wird in der Niere gebildet. Ihre Hauptwirkungen bestehen jeweils in der Förderung der renalen Natriumausscheidung.

18.2.8 Hormone der Bauchspeicheldrüse und Blutzuckerregulation SHK 748

Den in den Langerhans-Inseln des Pankreas gebildeten Hormonen (➤ Tab. **18.3**) kommt entscheidende Bedeutung im Management des Kohlenhydrat-, Fett- und Proteinstoffwechsels zu.

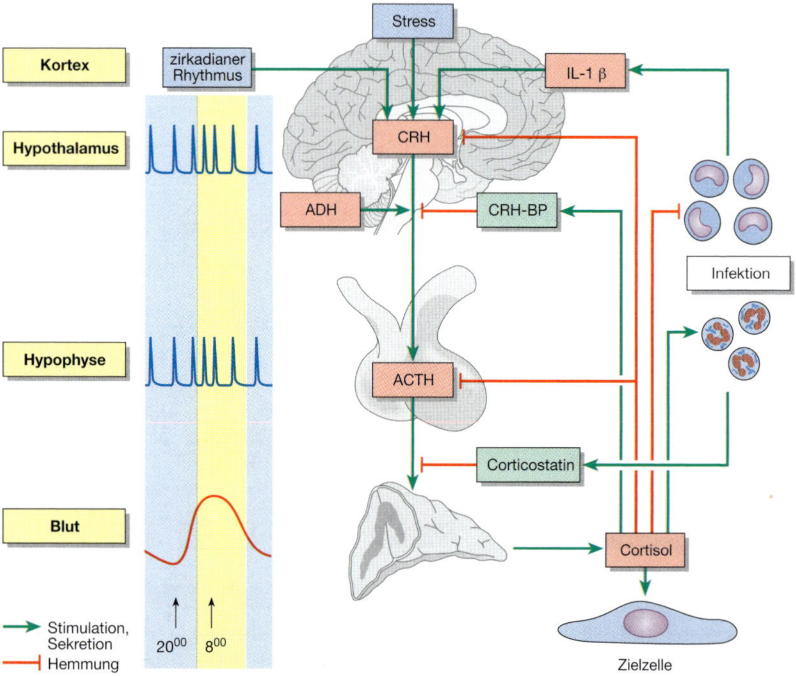

Abb. 18.16 Regulation der Cortisolsekretion. Cortisol hemmt die hypothalamische CRH-Expression und unterdrückt in der Hypophyse die Expression von POMC und CRH-1-Rezeptoren. Gleichzeitig fördert es die Bildung von CRH-Binding-Protein (CRH-BP), welches CRH bindet und dessen Wirkung an den POMC-Zellen verhindert. Cortisol steuert die Expression der genannten Proteine durch mittelfristige genomische Wirkungen, gleichzeitig unterdrückt es die ACTH-Ausschüttung kurzfristig durch eine nichtgenomische Wirkung über das Protein Annexin 1 (früher Lipocortin-I). Eine separate Rückkopplung ergibt sich unter Einbeziehung des Immunsystems: Von Monozyten gebildetes Interleukin-1β fördert über vermehrte CRH-Bildung die Cortisolfreisetzung. Cortisol seinerseits unterdrückt die Interleukin-1β-Bildung. Cortisol stimuliert auch die Bildung von neutrophilen Granulozyten. Diese setzen Corticostatin frei, ein Peptid, das als ACTH-Rezeptor-Antagonist wirkt. POMC = Proopiomelanocortin.

Tab. 18.3 Zellen der Langerhans-Inseln und dort synthetisierte Hormone.

Zellen	Hauptprodukt	Nebenprodukte
α-Zellen	Glucagon	Proglucagon, GLP-1 und GLP-2
β-Zellen	Insulin	Proinsulin, C-Peptid, Amylin, GABA, PTHrP und TRH
δ-Zellen	Somatostatin	
PP-Zellen	pankreatisches Polypeptid	

Insulin Die Aufgabe von Insulin (➤ Abb. **18.18**) besteht in der Speicherung der energiereichen Substrate. Es ist das einzige Hormon mit einer effektiven, den Blutzucker senkenden Wirkung:

- In der Leber stimuliert Insulin die Glykogensynthese, hemmt die Glykogenolyse, fördert die Glykolyse und hemmt die Gluconeogenese. Es reduziert die hepatische Glucoseproduktion.
- In den Muskelzellen stimuliert es die Aufnahme von Glucose, fördert die Glykogensynthese und hemmt die Glykogenolyse.
- Im Fettgewebe fördert es die Aufnahme von FFS sowie von Glucose und stimuliert die Synthese und Speicherung von Triglyceriden.

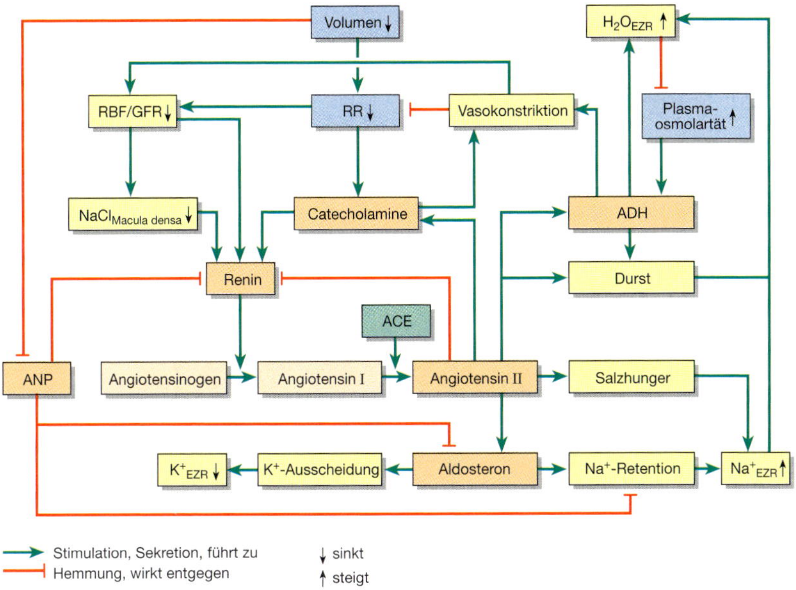

Abb. 18.17 Renin-Angiotensin-Aldosteron-System (RAAS) und sein Zusammenwirken mit anderen Hormonen und dem autonomen Nervensystem zur Regulation des Salz-Wasser-Haushaltes; RBF = renaler Blutfluss; GFR = glomeruläre Filtrationsrate; $NaCl_{Macula\ densa}$ = luminales NaCl-Angebot an der Macula densa; ANP = atriales (A-Typ) natriuretisches Peptid; ACE = Angiotensin-Converting-Enzym; ADH = Adiuretin; K^+_{EZR} = extrazelluläre K^+-Konzentration; Na^+_{EZR} = extrazelluläre Na^+-Konzentration; H_2O_{EZR} = extrazelluläres bzw. intravasales Volumen.

Insulin wirkt anabol, indem es die zelluläre Aufnahme von Aminosäuren und die Proteinsynthese stimuliert und die Proteolyse hemmt. Außerdem aktiviert es die Na^+-K^+-ATPase und andere Ionentransporter (➤ Abb. **18.18**). Insulinmangel führt zu Hyperglykämie und Insulinüberschuss zu Hypoglykämie. Diabetes mellitus ist durch absoluten (Typ 1) oder relativen (Typ 2) Insulinmangel verursacht.

Glucagon Glucagon bewirkt die Mobilisierung der energiereichen Substrate. Seine Wirkungen sind größtenteils denen des Insulins entgegengesetzt:

- In der Leber stimuliert es Glykogenolyse und Gluconeogenese und hemmt Glykogensynthese und Glykolyse, wodurch Glucose bereitgestellt wird. Es fördert die β-Oxidation der FFS, die Bildung von Ketonkörpern und von VLDL.
- Im Fettgewebe fördert es die Lipolyse.

18.2.9 Hormone, die den Calcium- und Phosphathaushalt regulieren SHK 756

Der Calcium- und Phosphathaushalt wird wesentlich durch Parathyrin, PTHrp, Calcitriol (Vitamin-D-Hormon) und Calcitonin gesteuert (s. a. ➤ Kap. 12.4.3).

Parathyrin (PTH) wird in den Gll. parathyreoideae gebildet. Es steigert die Calciumkonzentration und senkt die des Phosphats. Maßgebliche Regelgröße ist die extrazelluläre Calciumaktivität, die über eigene Calciumrezeptoren gemessen wird. PTH mobilisiert Calciumphosphat aus dem Knochen (➤ Kap. 4.1) und fördert die renale Resorption von Calcium, während es die von Phosphat hemmt. PTH stimuliert auch die Bildung von Calcitriol. **Parathyroid Hormone Related Peptid (PTHrp)** ist für die fetale und frühkindliche Skelettentwicklung wichtig. **Calcitriol** (Vitamin-D-Hormon, 1,25-Dihydroxycholecalciferol) ist ein Steroidhormon, das ge-

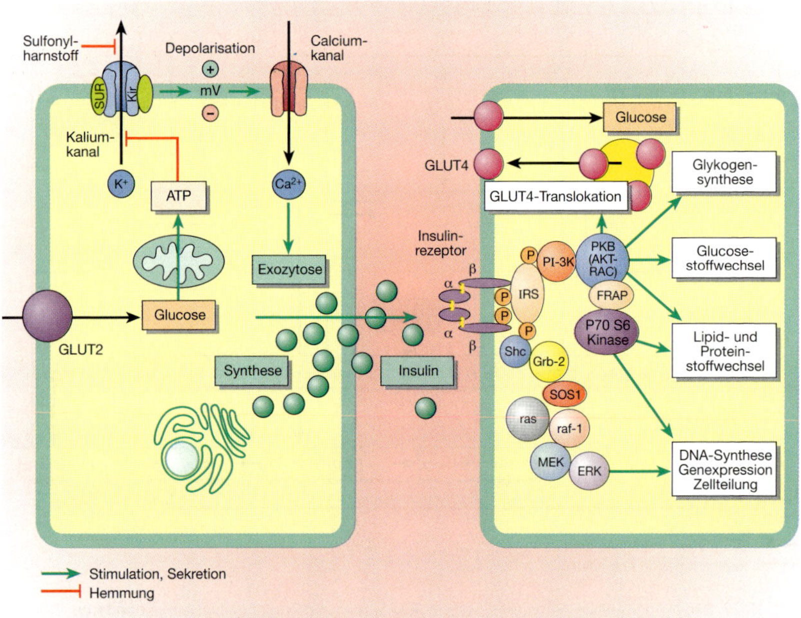

Abb. 18.18 Sekretion, Signaltransduktion und zelluläre Wirkmechanismen von Insulin. Die linke Zelle stellt den Vorgang der metabolischen Koppelung in einer pankreatischen β-Zelle dar. Glucose wird durch den Glucosetransporter GLUT2 in die Zelle aufgenommen und oxidiert. Es wird vermehrt ATP gebildet, das an die SUR-Untereinheit eines Kaliumkanals bindet und diesen verschließt. Dadurch depolarisiert das Zellmembranpotenzial, was wiederum zum Öffnen von spannungsabhängigen Calciumkanälen führt. Durch den Anstieg des intrazellulären Calciums wird die Exozytose der insulinhaltigen Granula ausgelöst und die Neusynthese von Insulin stimuliert. Die rechte Zelle symbolisiert eine Zielzelle für Insulin. Nach Bindung an den Insulinrezeptor löst das Hormon eine Signaltransduktionskaskade und entsprechende zelluläre Wirkungen aus. Die wesentlichen Schritte der intrazellulären Signalweiterleitung sind in ➤ Kap. 18.2.1 (enzymgekoppelte Membranrezeptoren) beschrieben; IRS = Insulin-Receptor-Substrate, Grb-2 = Growth-Factor-Receptor-Binding-Protein Typ 2, SOS = „son of sevenless", ras = Rat-Sarcoma-Protein, MEK = MAP/ERK-Kinase, ERK = „extracellular-signal-regulated-kinase" (= MAPK), PI-3K = Phosphatidylinositol-3'-Kinase, PBK = Protein-kinase B (= AKT), FRAP = FKBP-Rapamycin-Associated-Protein, P70S6-Kinase = Protein-70-kDa-S6-Ribosomal-Subunit-Kinase, GLUT4 = Glucosetransporter Typ 4.

18

meinsam von Haut, Leber und Nieren gebildet wird (➤ Abb. **18.19**). Die wichtigste Wirkung von Calcitriol besteht in der Stimulation der enteralen und renalen Calcium-, aber auch Phosphat- und Magnesiumresorption. Es hebt den Calcium- und Phosphatspiegel im Plasma und schafft so indirekt die wichtigste Voraussetzung für die Mineralisierung des Knochens (➤ Kap. 4.1). Calcitriolmangel führt zu Rachitis bzw. Osteomalazie. **Calcitonin** hemmt die Entmineralisierung des Knochens durch Unterdrückung der Osteoklastentätigkeit. Über Stimulation der Calcitriolbildung kann es die enterale Resorption von $CaHPO_4$ fördern. In der Niere hemmt es die tubuläre Resorption von Phosphat und Calcium (➤ Kap. 4.1).

18.2.10 Hormone des Fettgewebes: Leptin SHK 762

Leptin wird in Adipozyten gebildet. Der Plasmaleptinspiegel ist streng proportional zur Fettgewebsmasse und zum BMI (➤ Kap. 14.1.1). Leptin kommt eine zentrale Rolle für die Regulation des Körpergewichts und des Energiehaushalts zu. Seine Wirkungen werden über Leptinrezeptoren vermittelt, die mit den Zytokinrezeptoren verwandt sind. Leptin wird über die Blut-Hirn-Schranke aufgenommen und wirkt in erster Linie im Hypothalamus. Es hemmt die Nahrungsaufnahme und steigert den Energieverbrauch.

Klinik

Adipositas Bei Adipositas sind zwar die Plasmaleptinspiegel erhöht, aber Leptin kann seine anorektische Wirkung nicht entfalten (Leptinresistenz oder fehlende Leptinbildung).

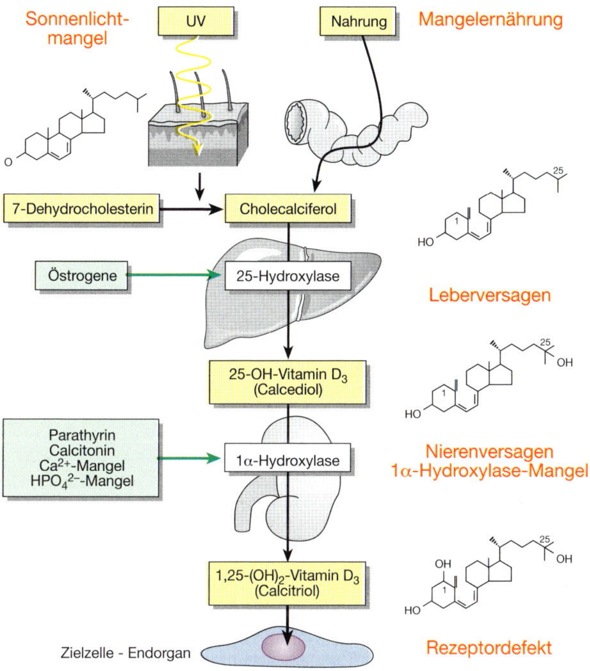

Abb. 18.19 Calcitriolsynthese. Cholecalciferol wird unter UV-Einwirkung in der Haut gebildet und mit der Nahrung zugeführt. In der Leber entsteht durch die Wirkung der 25-Hydroxylase 25-Hydroxycholecalciferol (Calcediol) und in der Niere durch die 1α-Hydroxylase das biologisch aktive 1,25-Dihydroxycholecalciferol (Calcitriol). Die Synthese wird durch stimulierende Faktoren (grüne Pfeile) angeregt und ist unter pathologischen Bedingungen (rot) gehemmt.

19 Leistung

Gesundheit ist an körperliche Aktivität gebunden. Zu wenig Bewegung führt rasch zu einem beträchtlichen Abbau der Muskulatur und steigert langfristig das Risiko einer Herz-Kreislauf-Erkrankung. Zu viel Aktivität kann z. B. zu einem Muskelfaserriss führen. Innerhalb eines weiten Bereichs gilt, dass die Leistungsfähigkeit des Körpers bei reduzierter Aktivität sinkt und bei erhöhter regelmäßiger Aktivität steigt.

19.1 Begriffsbestimmungen SHK 770

Folgende Begriffe sind im Zusammenhang mit Leistung relevant:

- Leistung (im physikalischen Sinn) ist die pro Zeitintervall in eine andere Energieform umgesetzte Arbeit (Arbeit pro Zeit). Ihre Einheit ist Watt (W). Es gilt 1 W = 1 J/s.
- Wirkungsgrad ist das Verhältnis aus erbrachter und aufgewendeter Arbeit.
- Leistungsumsatz ist die für die Leistung aufgewendete Energie.
- Leistung (eines Menschen) ist das Resultat einer körperlichen oder geistigen Tätigkeit bei der Lösung einer Aufgabe. Sie lässt sich einteilen in die automatisierten Leistungen, die physiologische Leistungsbereitschaft, die gewöhnlichen Einsatzreserven und die autonom geschützten Reserven. In einer zirkadianen Rhythmik erreicht sie Maxima morgens zwischen 6 und 8 Uhr sowie abends zwischen 18 und 20 Uhr. Die niedrigste Leistungsfähigkeit besteht um 3 Uhr nachts.
- Leistungsfähigkeit ist die Güte, mit der eine Aufgabe erfüllt werden kann.
- Belastung ist die einem Menschen gestellte Aufgabe bzw. geforderte Leistung. Sie kann sowohl physischer als auch psychischer Art sein.
- Belastbarkeit ist die Leistung, die ein Mensch ohne gesundheitliches Risiko erbringen kann.
- Beanspruchung sind die durch Belastung bedingten individuellen Veränderungen im Körper.
- Ermüdung ist die aufgrund körperlicher Grenzen resultierende Abnahme der Leistungsfähigkeit.

19.2 Körperliche Leistung SHK 770

19.2.1 Kurzfristige Anpassung – maximale Leistung SHK 770

Anaerobe Muskeltätigkeit Für die anaerobe Muskeltätigkeit greift der Organismus auf ATP, Creatinphosphat und die anaerobe Glykolyse zurück (> Abb. 19.1):

- ATP liegt im Zytosol der Muskelzelle in einer Konzentration von ca. 5 mmol/l vor, ist sofort verfügbar und reicht bei maximalen Kontraktionen für 2 – 4 Sekunden aus. ATP wird dabei in ADP gespalten.
- Aus ADP und Creatinphosphat entsteht durch die Creatinkinase Creatin und ATP. Dadurch kann die ATP-Konzentration für 20 – 30 Sekunden aufrechterhalten werden.
- Die lactatproduzierende anaerobe Glykolyse (Glucose → 2 ATP + Lactat) läuft im Zytosol ab und kann als Substrat nur Glucose bzw. Glykogen verstoffwechseln. Die Lactatbildung führt zu einer metabolischen Azidose. Lactat wird über die Gluconeogenese in der Leber und über

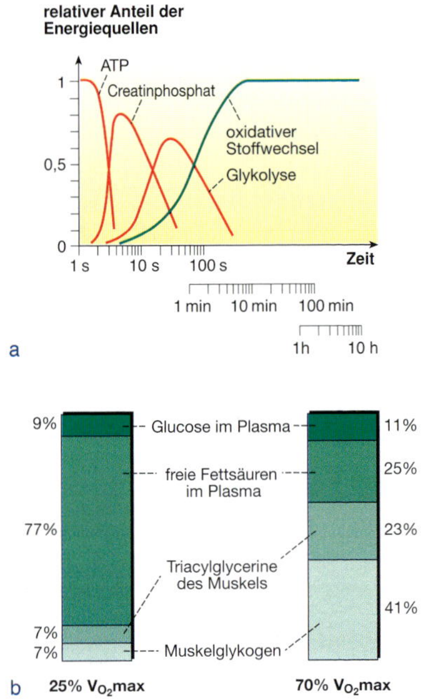

Abb. 19.1 Energiequellen bei fortgesetzter Arbeit.
a Relativer Anteil anaerober Energiequellen (rote Kurven) und der summarischen aeroben Energiequellen (grüne Kurve) als Funktion der Zeit.
b Anteil aerober Energiequellen bei 25% und 70% der maximalen Sauerstoffaufnahme.

den Citratzyklus im Herzmuskel verstoffwechselt. Während der ersten 7 Sekunden der Kontraktion wird noch kein Lactat produziert.

Kurzzeitleistungen Der Mensch kann seine Muskeln mit maximaler Kraft bis zu etwa 20 Sekunden kontrahieren und damit sehr hohe Leistungen entwickeln. Man kann 3 Arten von Kraft unterscheiden:

- **Maximalkraft:** maximal mögliche, statische oder dynamische, willkürliche Kraftentwicklung eines Nerv-Muskel-Systems. Wesentliche Determinanten sind der physiologische Muskelquerschnitt sowie der Grad intra- und intermuskulärer Koordination.
- **Schnellkraft:** Fähigkeit des Nerv-Muskel-Systems, gegen eine Kraft eine hohe Bewegungsgeschwindigkeit zu entwickeln. Die Schnellkraft wird wesentlich bestimmt vom Muskelquerschnitt, von der Kontraktionsgeschwindigkeit der motorischen Einheiten der FT-Fasern („fast twitch" = „fast-fatigable", ➤ Abb. **4.8**, **Explosivkraft**) und der Zahl der bei Kontraktionsbeginn gleichzeitig einsetzbaren motorischen Einheiten (**Startkraft**).
- **Kraftausdauer:** Eine bestimmte Kraft kann nur über eine bestimmte Zeit aufrechterhalten werden. Bei einer kleinen Kraft kann die benötigte Energie zunehmend auch aerob gewonnen werden (➤ Abb. **19.1**).

19.2.2 Mittelfristige Anpassung – Ausdauerleistung SHK 772

MERKE

Allgemein kann man Ausdauer als Widerstandsfähigkeit gegen Ermüdung definieren.

Mittelfristig (Minuten bis Stunden) passt sich der Körper an veränderte Umweltbedingungen an, indem die oxidative Phosphorylierung gesteigert wird und sich Atmung und Kreislauf entsprechend umstellen.

Energiebedarf Der Energiebedarf für Ausdauerleistungen wird aerob gedeckt. Dabei beträgt die Ausbeute 36 Mol ATP pro Mol Glucose und ist somit wesentlich höher als die der anaeroben Glykolyse (2 Mol ATP pro Mol Glucose).

Änderung an den Organsystemen Ausdauerleistungen sind nur möglich, wenn das Sauerstofftransportsystem über die Atmung und den Blutkreislauf hochreguliert wird.

- **Herz-Kreislauf-System:** Anhand der Herzfrequenz kann eine ermüdende von einer nicht ermüdenden Belastung unterschieden werden (➤ Abb. **19.2**). Das Schlagvolumen kann über eine Steigerung der Kontraktilität um 20% (Untrainierter) bis 50% (Sportler) erhöht werden.
- **Atmung:** Die arbeitende Muskulatur führt die gesteigerte Tätigkeit zuerst anaerob durch. Hinsichtlich des oxidativen Stoffwechsels existiert also ein initiales Defizit für Sauerstoff. Der weitere O_2-Bedarf hängt davon ab, ob es sich um eine leichte oder eine schwere Arbeit handelt (➤ Abb. **19.3**). Bei extremer Belastung kann der Atemgrenzwert (maximale Ventilation) für kurze Zeit auf bis zu 140 l/min anwachsen, das Atemzeitvolumen erreicht damit die größte prozentuale Änderung. Das Atemäquivalent (ventiliertes Volumen pro Volumen aufgenommenen Sauerstoffs) bleibt konstant bei 25, bis die Dauerleistungsgrenze erreicht ist. Bei stark gesteigerter Ventilation kann es Werte bis 50 annehmen.

Leistungsgrenzen Bei Ausdauerleistungen kommt es umso schneller zur **physischen** Ermüdung, je länger und weiter die Dauerleistungsgrenze über-

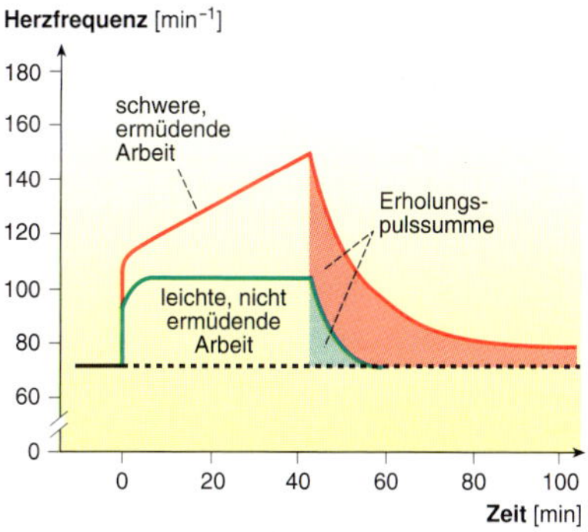

Abb. 19.2 Belastungstypen und Erholung. Verlauf der Herzfrequenz bei Einsetzen und Beendigung von ermüdender und nicht ermüdender Arbeit. Bei leichten Belastungen steigt die Herzfrequenz an und erreicht dann ein Gleichgewicht (Steady State) auf erhöhtem Niveau. Dieses Gleichgewicht kann über Stunden aufrechterhalten werden. Die Grenze für eine leichte Belastung liegt bei 130 Schlägen pro Minute. Bei mittelmäßigen und schweren Belastungen kann die Herzfrequenz nicht konstant gehalten werden und steigt weiter an. Die Arbeit muss wegen Erschöpfung abgebrochen werden. Die Erholungspulssumme (Summe der Herzschläge, die nach dem Ende der Belastung über der Ruheherzfrequenz liegt) ist nach ermüdender Arbeit erheblich größer (rote Fläche) als nach nicht ermüdender Arbeit (grüne Fläche).

MERKE

Der wichtigste leistungsbegrenzende Faktor bei dynamischer Arbeit ist (für gesunde Probanden) das maximal erreichbare HMV, nicht das Atemminutenvolumen.

schritten wurde. Eine zentrale oder **psychische** Ermüdung tritt ein, wenn das zentralnervöse System ermüdet, d. h., wenn sich Sensomotorik, Aufmerksamkeit und Sinneswahrnehmungen verschlechtern.

MERKE

Merkmale von Arbeit unterhalb der Dauerleistungsgrenze sind:

- Herzfrequenz bleibt auf Plateauwert (< 130/min),
- HMV < 10 l,
- O_2-Aufnahme konstant, O_2-Schuld < 4 l,
- Lactat < 2 mmol/l,
- Erholungszeit < 5 min, Erholungspulssumme < 100.

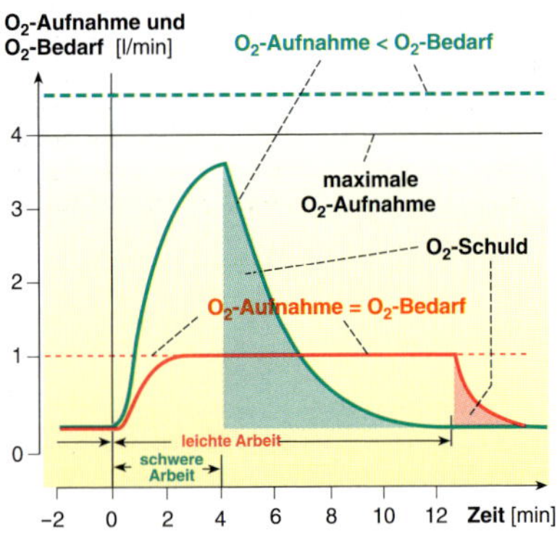

Abb. 19.3 Sauerstoffaufnahme bei leichter und schwerer Arbeit. Bei leichter Arbeit ist die Bilanz zwischen O_2-Aufnahme und O_2-Bedarf ausgeglichen. Aber auch nach dem Ende einer leichten Arbeit wird zusätzlich O_2 verbraucht (Sauerstoffschuld, rote Fläche). Er wird zur Resynthese der energiereichen Phosphate verwendet und kann maximal 4 l O_2 betragen. Der Säure-Basen-Status ändert sich bei leichter Arbeit nicht. Bei schwerer Arbeit übersteigt der O_2-Bedarf die O_2-Aufnahme, d. h., während der gesamten Arbeitsperiode wird zusätzlich anaerob ATP gebildet. Die unmittelbare Folge ist eine metabolische Azidose (pH-Wert im Blut bis zu 6,8). Die respiratorische Kompensation besteht in einem gesteigerten Atemantrieb und der daraus resultierenden Hyperventilation. Die Arbeit wird abgebrochen, wenn der Grad der Azidose zu hoch ist. Die Sauerstoffschuld (grüne Fläche) ist erheblich größer als bei leichter Arbeit (bis zu 20 l O_2).

19.2.3 Langfristige Anpassung – Änderung der Leistungsfähigkeit SHK 774

Die Leistungsfähigkeit eines Menschen hängt davon ab, wie regelmäßig die an der Lösung einer Aufgabe beteiligten Systeme des Körpers beansprucht werden.

Training der Kraft

Der erste Effekt eines Krafttrainings ist, dass bei einer maximalen tetanischen Kontraktion zunehmend mehr Fasern für die Kontraktion verwendet werden, was man elektromyographisch nachweisen kann. Bei einer geeigneten Methode führt Krafttraining dann aber dazu, dass der Muskel hypertrophiert, sodass der Muskelquerschnitt zunimmt. Diese Hypertrophie kommt durch eine Verdickung der einzelnen Muskelfasern zustande, was in erster Linie auf eine vermehrte Expression der kontraktilen Proteine Aktin und Myosin zurückzuführen ist. Hinsichtlich des Fasertyps vergrößern vor allem die FF-Fasern ihren Querschnitt, die bei mehr als 25% der Maximalkraft selektiv beansprucht werden.

MERKE

Die Muskelhypertrophie ist dann am größten, wenn der ATP-Abbau am intensivsten gefördert wird.

Für eine maximale Hypertrophie benötigt der Körper genügend Proteine (am besten vor dem Training). Die normalerweise ausreichende tägliche Menge von 1 g/kg Körpermasse muss dazu auf 2–3 g/kg Körpermasse erhöht werden.

Die schnellste Kraftzunahme erreicht man durch eine Kombination aus isometrischem und dynamischem Training, gefolgt von rein isometrischem und rein dynamischem Training. Dabei ist ein hoher Testosteronspiegel wichtig. Dies erklärt zum einen, warum sich Muskeln mit zunehmendem Lebensalter schlechter trainieren lassen, und zum anderen den geringeren Trainingsgewinn bei Frauen.

Training der Ausdauer

Steigerung der aeroben Langzeitausdauer Der Körper versucht beim Training der aeroben Langzeitausdauer immer die durch regelmäßige Trainingsreize hervorgerufene Beanspruchung zu senken, indem er die leistungsbegrenzenden Systeme anpasst. In der **Muskulatur** ist so einerseits die Vermehrung der Glykogenspeicher möglich, wenn die Ernährung adäquat ist und die Glykogenvorräte wiederholt entleert (durch Belastung) und wieder aufgefüllt (durch Erholung) werden. Bei richtig gesetzten Trainingsreizen (➤ **Abb. 19.4**) kann das Glykogen so um bis zu 100% anwachsen. Anderer-

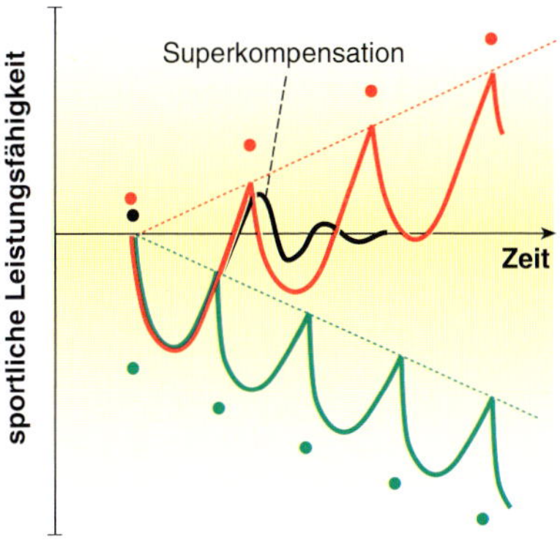

Abb. 19.4 Sportliche Leistungsfähigkeit und Training. Die Punkte kennzeichnen Belastungsreize. Ein einmaliger Belastungsreiz (schwarze Kurve) bewirkt nach dem Ende der Belastung zunächst ein Sinken der Leistungsfähigkeit, dann einen Wiederanstieg und eine erhöhte Leistungsfähigkeit (Superkompensation), bis schließlich der Ausgangswert wieder erreicht ist. Belastungsreize in der Phase der Superkompensation ermöglichen eine Steigerung der Leistungsfähigkeit (rote Kurve, Training), während zu rasch aufeinanderfolgende Belastungen zu einer Abnahme der Leistungsfähigkeit führen (grüne Kurve).

seits übersteigt der ATP-Verbrauch bei aerober Belastung die mitochondriale Kapazität, was eine gesteigerte Expression mitochondrialer Enzyme sowie eine Vergrößerung der Mitochondrien bzw. ihrer Oberfläche nach sich zieht. Die oxidative Kapazität steigt dadurch an.

Ausgeprägtes Ausdauertraining führt zu einer Hypertrophie der **Herzwände** und einer Dilatation der Herzhöhlen (Sportlerherz). Während der obere Grenzwert für die Herzfrequenz nicht anwächst (ca. 190/min), steigen das Schlagvolumen in Ruhe um bis zu 100% und das maximale Schlagvolumen bzw. das HMV um bis zu 90%. Andererseits sinkt durch eine gesteigerte vagale Aktivität die Herzfrequenz in Ruhe deutlich ab und kann Werte unter 40/min erreichen.

19.3 Geistige Tätigkeit SHK 777

„Reine" geistige Leistung ist eine Leistung des Gehirns, die allerdings einige lebenserhaltende Körperfunktionen voraussetzt. Immer wieder zeigen herausragende geistige Leistungen körperlich schwerstbehinderter Menschen, dass der Großteil der körperlichen Funktionen gesunder Menschen für geistige Leistungen nicht erforderlich ist.

Mentales Training Jeder willkürlichen Bewegung geht eine hochkomplexe Planung im Gehirn voraus. Die motorische Leistungsfähigkeit kann dabei allein durch intensives Vorstellen von Bewegungsabläufen (ideomotorisches Training) verbessert werden oder z. B. dadurch, dass man mit sich selbst über den Bewegungsablauf spricht (subvokales Training).

19.4 Bewertung der Leistung SHK 778

19.5 Doping SHK 778

20 Altern und Tod

Altern und Sterben sind für den Menschen schwer begreifliche, aber unentrinnbare Fakten des Lebens. Im 20. Jahrhundert war die mittlere Lebenserwartung von Männern von 45 auf 73 Jahre und von Frauen von 48 auf 79 Jahre gestiegen. Zu Anfang des 21. Jahrhunderts scheint sich dieser Trend weiter fortzusetzen. Dennoch blieb das maximal erreichbare Lebensalter praktisch gleich. So lebte z. B. in Schweden kein Mensch länger als 110 Jahre. Das bisher höchste – von einer Französin erreichte – Alter beträgt 122 Jahre. Auf der Ebene des Organismus kann Leben als interne Homöostase definiert werden. Wenn diese durch äußere Faktoren gestört wird, ermöglicht es die Organreserve, das Gleichgewicht wiederherzustellen. Diese Organreserve nimmt im Lauf des Lebens fast linear ab, und zwar bereits vom 30. Lebensjahr an. Schließlich kann selbst die kleinste Störung nicht mehr kompensiert werden. Dann tritt ohne eine wesentliche Krankheit der natürliche Tod ein.

20.1 Altern SHK 782

In praktisch allen Organen treten mit zunehmendem Alter Veränderungen auf (➤ Abb. 20.1). Im Herz-Kreislauf-System ist die Erhöhung des Blutdrucks mit Entwicklung einer altersphysiologischen Herzhypertrophie charakteristisch. An den Gelenken treten Verschleißerscheinungen auf (Arthrose). Besonders bei Frauen kommt es zur Osteoporose, die häufig zu Knochenbrüchen führt (Oberschenkelhalsfraktur). Das Alter selbst ist ein Risikofaktor. Die Zahl und die Schwere der Erkrankungen nehmen zu (Multimorbidität).

20.1.1 Altersbedingte Veränderungen des Organismus SHK 782

Die physische Leistungsfähigkeit des Menschen hängt stark vom Alter ab. Diese Abnahme ist jedoch vom Ausgangs- und Trainingszustand abhängig: So haben ältere Athleten und Spitzensportler eine mindestens genauso große maximale O_2-Aufnahme wie junge untrainierte Personen. Die altersbedingte Minderung der Leistungsfähigkeit betrifft die ein-

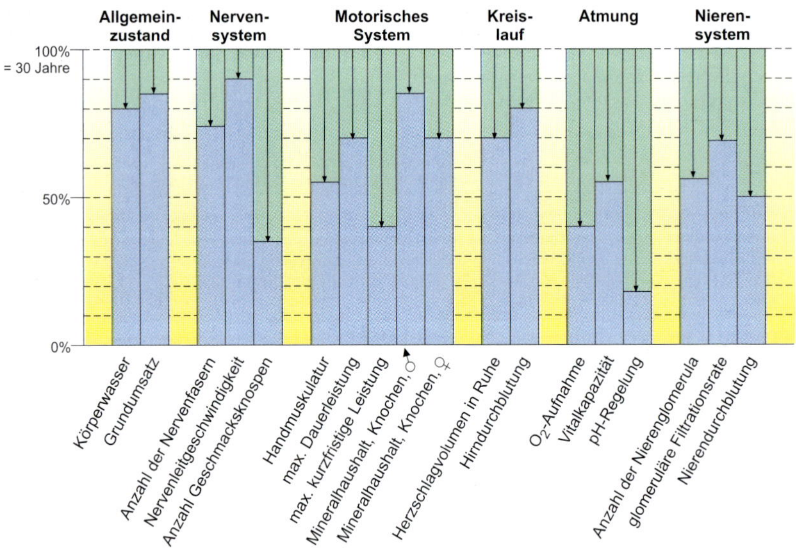

Abb. 20.1 Relative Veränderungen (↓) des Funktionszustandes verschiedener Organe eines 75-Jährigen im Vergleich zu einem 30-Jährigen.

zelnen Organsysteme in unterschiedlicher Weise, je nach ihren spezifischen Gegebenheiten.

Kardiovaskuläres System

Morphologische Veränderungen Der Blutdruckanstieg ist die Summe von altersphysiologischen und alterspathologischen Vorgängen der **Gefäße,** wird aber auch von psychosozialen Faktoren beeinflusst. Parallel zum Blutdruckanstieg nimmt zwischen dem 30. und 80. Lebensjahr auch das **Herzgewicht** zu, was überwiegend auf einer Vermehrung der Muskelmasse beruht. Wie bei der Aorta nehmen die Wanddicke, der Gefäßdurchmesser und die Gefäßlänge der **Koronargefäße** zu.

Funktionsveränderungen Im **Sinusknoten** nimmt die Zahl der Schrittmacherzellen – verglichen mit der Zellzahl im jugendlichen Alter – um ca. 15% ab. Es kommt zu einer Bindegewebsinfiltration. Obwohl der **AV-Knoten** seine Zellpopulation im Wesentlichen beibehält, wird die AV-Überleitung verzögert. Während die maximal mögliche Herzfrequenz bei Jugendlichen zwischen 180 und 200 Schlägen/min liegt, ist sie im 70. Lebensjahr auf etwa 140 – 160 Schläge/min reduziert.

Der Noradrenalinspiegel im Plasma steigt um ca. 10 – 15% pro Lebensdekade an. Die **β-adrenergen Rezeptoren** sprechen im Alter schlechter an, weshalb die Herzfrequenz bei älteren Menschen weniger stark ansteigt und die isovolumetrische Relaxation 15 – 20% länger dauert. Die verlängerte Relaxation hat zur Folge, dass die frühe diastolische Füllung verkürzt ist. Auch die zunehmende Steifheit des Ventrikels trägt dazu bei, dass die Ventrikelfüllung beeinträchtigt wird (diastolische Dysfunktion).

Typische Erkrankungen Häufig ist eine arterielle Hypertonie (Blutdruck über 160/95 mmHg), die zur Entwicklung einer Herzhypertrophie und nachfolgend einer Herzinsuffizienz beitragen kann. Auch die koronare Herzerkrankung wird mit dem Alter immer häufiger, bei Männern stärker als bei Frauen.

Atemwege

Morphologische Veränderungen Die **Nasenschleimhaut** wird trockener und die nasalen Sekrete sind visköser. Als Folge davon schnarchen von den 60- bis 65-Jährigen mehr als 60% der Männer und etwa 40% der Frauen. In der **Lunge** kommt es zum Umbau der elastischen und kollagenen Fasern sowie zu Änderungen in der Lokalisation und Lagerung der Fasern zueinander. Im Alter von 80 Jahren ist die Lungenoberfläche um ca. 30% reduziert. Die Vitalkapazität nimmt vom 20. bis zum 65. Lebensjahr um ca. 22% ab.

Funktionsveränderungen Mit zunehmendem Lebensalter nimmt der arterielle P_{O_2} linear ab. Bei Männern sinkt er bis zum 70. Lebensjahr unter 80 mmHg. Ab einem arteriellen P_{O_2} von 60 mmHg ist mit einer hypoxiebedingten Widerstandserhöhung im Pulmonalkreislauf zu rechnen, da die Pulmonalgefäße im Gegensatz zu den Gefäßen des großen Kreislaufs bei Sauerstoffmangel mit einer Konstriktion reagieren.

Typische Erkrankungen Im Falle von chronischen Bronchitiden kommt es zur Entwicklung von Bronchiektasen und eines Altersemphysems.

Gehirn

Morphologische Veränderungen Die morphologisch fassbaren Veränderungen im alternden Gehirn sind relativ gering. Intellektuelle Fähigkeiten und kognitive Funktionen bleiben erstaunlich lange erhalten. Das Alter wird heute nicht mehr als eine Lebensphase angesehen, die primär mit einem Verlust von Fähigkeiten und Fertigkeiten einhergeht, sondern als ein Lebensabschnitt, in dem neue Qualitäten, Kenntnisse und neues Wissen entstehen können.

Funktionsveränderungen Im **EEG** wird der α-Rhythmus jenseits des 60. Lebensjahrs beim Öffnen der Augen schlechter blockiert. Der Gipfel des α-Frequenzbandes wird zu langsameren Frequenzen hin verschoben, die ϑ- und δ-Aktivität nehmen ebenso wie die schnelle β-Aktivität eher zu. Der **Schlaf** wird häufig flacher, Gesamtschlafdauer und Tiefschlafphasen sind verkürzt. Im Alter kommt es zu einem Rückgang der „fluiden" **Intelligenz** (an neurale Strukturen gebundene Fähigkeit zur Lösung von abstrakten, komplexen und neuartigen Problemen), während die „kristalline" Intelligenz (bestimmt die inhaltliche Ausgestaltung von Denken, Wissen und Ausdrucksfähigkeit und schließt das Vermögen ein, sich Kulturwissen und Lebenserfahrungen anzueignen) eine höhere Stabilität zeigt und sogar zunehmen kann („Weisheit des Alters").

MERKE

Schlechteres Selbstbild, geringes Selbstvertrauen, Unsicherheit und Ängstlichkeit behindern ältere Menschen nicht nur bei der Aufnahme, sondern auch beim Abrufen von Informationen. Ältere Menschen benötigen mehr Zeit in Erinnerungstests. Auch im hohen Alter ist die Lernkapazität noch deutlich ausgeprägt, die Leistungsgrenze wird allerdings früher erreicht.

Typische Erkrankungen Eine Demenz kann verschiedene Ursachen haben:

- Alzheimer-Krankheit: Hauptrisiko dafür ist das Alter, potenzielle Risikofaktoren sind Hypothyreose, Östrogenmangel und Depressionen,
- zerebrale Durchblutungsstörungen,
- Basalganglienerkrankungen (z. B. Morbus Parkinson mit Demenz in bis zu 40% der Fälle, Demenz mit kortikalen Lewy-Körpern).

Weitere Veränderungen im Alter

Stimme Die mittlere Stimmlage ändert sich im Laufe des Lebens 2-mal: In der Pubertät sinkt sie mit der Größenzunahme des Kehlkopfs und der Längenzunahme der Stimmlippen beim Jungen um etwa eine Oktave, beim Mädchen um etwa eine Terz. Jenseits des 60. Lebensjahrs erhöht sich bei Männern die mittlere Stimmlage, bei Frauen sinkt sie.

Blut Das periphere Blutbild ändert sich im Zuge des Alterns nicht, obwohl das aktive Knochenmark durch Fett- und Bindegewebe ersetzt wird.

Immunsystem Die Größe des Thymus nimmt mit Beginn des Erwachsenenalters regelmäßig und erheblich ab (Thymusinvolution). Während der Gesamtimmunglobulin-Spiegel gleich bleibt, steigen die IgG- und IgA-Spiegel im Serum altersabhängig an. Die IgM-Konzentration dagegen bleibt konstant oder fällt ab. Die Iso- und Heteroantikörper nehmen ab, während die Autoantikörper zunehmen. Diese Autoantikörper sind z. B. gegen Thyreoglobulin, Zellkern-Antigen, DNA und gegen körpereigene Immunglobuline (z. B. Rheumafaktoren) gerichtet, verursachen aber keine klinischen Erscheinungen.

Niere Nach der Geburt nimmt das absolute Volumen des renalen Kortex zu und erreicht während der 3. Lebensdekade ein Maximum. Danach atrophiert die Niere langsam, und zwar in der Rinde stärker als im Mark. Funktionell nimmt die GFR ab dem 30. Lebensjahr langsam ab und beträgt bei 80- bis 90-Jährigen nur noch 50% des Durchschnittswertes von 20-Jährigen. Außerdem ist die Fähigkeit der Niere zur Natriumretention und zur Säureausscheidung vermindert.

20

MERKE

Da viele Medikamente renal eliminiert werden, muss die Einschränkung der Nierenfunktion im Alter bei der Pharmakotherapie berücksichtigt werden.

Gastrointestinaltrakt Wegen der enormen Funktionsreserven des Magen-Darm-Trakts sind altersbedingte Ausfallerscheinungen relativ gering. Am **Ösophagus** kann es zu Motilitätsstörungen kommen, die entweder durch eine Organdilatation oder eine fehlende Peristaltik bedingt sind. Etwa 70% der über 70-Jährigen haben eine Hiatushernie (Zwerchfellbruch mit [teilweiser] Verlagerung des Magens in den Brustkorb). Am **Magen** nimmt die Motilität im Alter deutlich ab. Als klassische Alterserscheinung gilt die Magenschleimhautatrophie, die mit einer verminderten Säureproduktion einhergeht. Im **Dickdarm** entstehen häufig Divertikel, die sich entzünden, und Polypen, die maligne entarten können. Eine Obstipation kommt häufig vor.

Sexualfunktionen Ein einschneidendes Ereignis im Leben einer **Frau** ist das Klimakterium. Es umfasst den Übergang vom Fortpflanzungsalter in die Periode der reproduktiven und hormonellen Ruhe der Ovarien. Die Menopause beschreibt den Zeitpunkt der letzten Menstruation, der ein Jahr lang keine ovariell gesteuerte uterine Blutung folgt. Das mittlere Menopausenalter beträgt in Mitteleuropa 52 Jahre. Beim **Mann** nimmt die Funktion der Gonaden später ab als bei der Frau.

Bewegungsapparat Die häufigste generalisierte Knochenerkrankung ist die Osteoporose. Sie betrifft Frauen im Alter von 50–60 Jahren sechsmal häufiger als Männer und führt nicht selten zu Frakturen (insbesondere Oberschenkelhalsfraktur).

Haut Der Kollagengehalt der Haut des alten Menschen ist deutlich vermindert, die Haut wird atrophisch.

Sinnesorgane Die bekannteste Alterserscheinung am **Auge** ist die Presbyopie, d. h. der Verlust der Akkommodationsfähigkeit aufgrund einer Verminderung der Eigenelastizität der Linse. Trübungen der Linse werden als grauer Star bezeichnet. Am Ohr ist die Altersschwerhörigkeit (Presbyakusis) durch eine Degeneration der Sinneszellen des Corti-Organs vor allem an der Basalwindung charakterisiert, was zum Hochtonverlust führt. Auch Störungen der **Geruchs- und Geschmacksempfindung** treten im Alter gehäuft auf.

20.1.2 Hypothesen zum Alterungsprozess SHK 789

Von den zahlreichen Theorien zum Alternsprozess kommt der Genregulationstheorie (Hutchinson-Gilford-Progerie-Syndrom) und der Theorie der freien Radikale eine besondere Bedeutung zu.

Hypothese der „Lebenssubstanz" Auf einer mehr philosophischen Betrachtung beruht die Ansicht, dass das Altern durch das Aufbrauchen der Lebenssubstanz bedingt ist.

Hypothese der kosmischen Strahlung Auslösender Faktor soll die kosmische Strahlung sein, der besonders Piloten und Stewardessen ausgesetzt sind. Die Mortalität ist bei dieser Berufsgruppe allerdings nicht erhöht.

Hypothese der Bakteriengifte Demnach sind Gifte und Stoffwechselprodukte von Bakterien für das Altern verantwortlich (Fibroblastenkulturen wachsen im Serum von alten Probanden langsamer und sterben früher ab).

Hypothese der Abnutzung Die Abnutzungstheorie geht davon aus, dass Teile des Organismus Verschleißerscheinungen – ähnlich dem Verschleiß von Teilen einer Maschine – aufweisen. Schließlich sind die Schädigungen so groß, dass lebenswichtige Organe ihre Funktion einstellen.

Hypothese des genetischen Programms Diese Hypothese stützt sich darauf, dass auch die Nachkommen von Personen, die ein sehr hohes Alter erreicht haben, älter werden. Weiterhin setzt die Alterung bei Säugetieren umso später ein, je länger die Zeit bis zum Eintritt in die Fortpflanzungsphase dauert. Die Genregulationstheorie nimmt an, dass die 3 Abschnitte des Lebens „Entwicklung", „Fortpflanzung" und „Alter" durch die Aktivierung oder Repression bestimmter Gene gesteuert werden. Mit dieser Theorie lässt sich u. a. das Hutchinson-Gilford-Progerie-Syndrom erklären. Bei der Geburt sind Kinder mit dieser Erkrankung normal. Am Ende des 1. Lebensjahres vermindert sich das Wachstum, und es setzt eine vorzeitige Alterung ein mit Arthritis, Arteriosklerose und koronarer Herzerkrankung. Die Lebenserwartung beträgt zwischen 7 und 27 Jahren. Die Gene für die normale Entwicklung und Reifung scheinen bei dieser seltenen Krankheit nicht aktiviert werden zu können.

Hypothese der freien Radikale Zwischen spezifischem Energieumsatz und Körpergewicht besteht eine inverse Beziehung: Je kleiner ein Tier, desto größer ist der spezifische Energieumsatz. Kleine Tiere mit einer höheren metabolischen Rate ver-

Tab. 20.1 Diagnostik des Hirntodes.

Klinischer Zustand	Test/Methoden
Koma	Untersuchung des Bewusstseinszustandes: • Reaktion auf äußere Reize • Fähigkeit zur spontanen Lautäußerung • Testung von gezielten Bewegungsabläufen
Hirnstammareflexie	• Pupillenreaktion • okulozephaler Reflex (Puppenkopfphänomen) • Kornealreflex • Schmerzreaktionen im Gesicht • Würgereflex
Ausfall der Spontanatmung	Apnoetest
Ergänzende klinische Untersuchungen	
• Bulbovagalreflex (okulokardialer Reflex) • vestibulookulärer Reflex (kalorische Prüfung) • Atropin-Test	
Ergänzende apparative Untersuchungen	
Elektrophysiologische Methoden • Elektroenzephalographie (EEG) • evozierte Potenziale (AEP, SEP) Darstellung der Hirndurchblutung • Angiographie • Doppler-Sonographie • Hirnszintigraphie	

brauchen größere Mengen von O_2/kg KG und produzieren damit größere Mengen von freien Radikalen. Dementsprechend ist auch ihre Rate der oxidativen DNA-Schädigung erhöht. Größere Lebewesen, z. B. der Mensch und der Elefant, könnten daher ihre längere Lebensspanne der niedrigeren metabolischen Rate verdanken.

MERKE

Das Alter ist nicht nur gekennzeichnet durch die Reduktion des Adaptationsvermögens, es ist selbst auch ein Risikofaktor für bestimmte Erkrankungen wie Bluthochdruck, Arteriosklerose, koronare Herzkrankheit, Diabetes mellitus, Alzheimer-Krankheit und maligne Tumoren.

20.2 Tod SHK 790

Individualtod Heute wird der Hirntod als der Tod des Individuums durch völligen und endgültigen Hirnausfall definiert. Dazu müssen Koma, Hirnstammareflexie und Apnoe nachgewiesen werden (➤ Tab. **20.1**).

Zelltod Die 2 wichtigsten Mechanismen, die zum Zelltod führen, sind die Apoptose und die Nekrose, die mit unterschiedlichen morphologischen Veränderungen einhergehen und schließlich in die Phagozytose der abgestorbenen Zelle münden.

Apoptose Die Apoptose ist eine Form des **programmierten Zelltodes.** Die wichtigsten Kennzeichen der Apoptose sind (➤ Tab. **20.2**):
- die Fragmentierung von Zellkern und DNA,
- Zellschrumpfung und
- das Nach-außen-Kehren von Bestandteilen der Plasmamembran wie z. B. Phosphatidylserin.

MERKE

Eine apoptotisch sterbende Zelle hinterlässt keine Spuren. Sie löst im Gegensatz zur nekrotisch sterbenden Zelle keine Entzündungsreaktion aus.

Die Apoptose kann durch verschiedene Stimuli ausgelöst werden. Man unterscheidet dabei zwischen rezeptorvermittelten und rezeptorunabhängigen Signalen (➤ Abb. **20.2**). Schlüsselenzyme hierbei sind vor allem Caspasen, indem sie eine Vielzahl von Proteinen spalten, u. a. DNA-replizierende Proteine.

Die Apoptose kann zudem durch mehrere Proteine

Tab. 20.2 Apoptose und Nekrose.

	Nekrose	Apoptose
Ursachen	Unterbrechung der Durchblutung, virale und bakterielle Infektionen, physiologische Erneuerungs-/Reifungsprozesse	Aktivierung des Todesrezeptors, Chemotherapeutika, Bestrahlung
Merkmale	Schwellung der Zellen und von Zellorganellen, Vakuolisierung	Kernpyknose mit Margination des Kernchromatins, Zellschrumpfung
	Freisetzung von intrazellulären Bestandteilen (Enzymen)	Zerfall in membranumschlossene apoptotische Körperchen
		Signaltransduktion: • Todesliganden (TNF, FasL) • Todesrezeptoren (Fas, CD95) • Aktivierung von Caspasen • Freisetzung von Cytochrom C aus Mitochondrien
	unspezifischer DNA-Abbau	DNA-Abbau durch eine spezifische Endonuklease (Nachweis von DNA-Leitern)
	Phagozytose der nekrotischen Zellen	Phagozytose durch Makrophagen oder Nachbarzellen
	Entzündungsreaktion	keine Entzündungsreaktion
	langsamer Ablauf innerhalb von Stunden bis Tagen	schneller Ablauf innerhalb von Minuten bis Stunden
Klinik	Ischämie (z. B. Herzinfarkt)	Krebserkrankungen

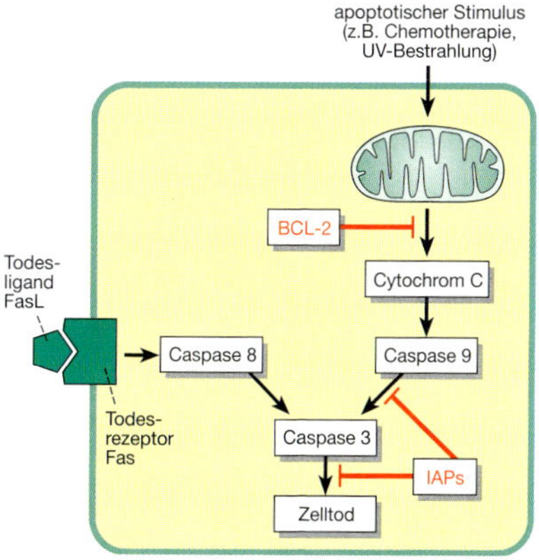

Abb. 20.2 Mechanismen der Apoptose. Der rezeptorabhängige Weg der Apoptose wird durch Aktivierung des Fas-Rezeptors (= Apo-1 oder CD95) angestoßen, während der rezeptorunabhängige Weg mit der Freisetzung von Cytochrom C aus Mitochondrien beginnt. Die Caspasen 8 und 9 werden auch als Initiator-Caspasen bezeichnet, da sie die Aktivierung der Effektor-Caspase 3 vermitteln. Die proteolytische Aktivität der Caspase 3 führt schließlich zum Zelltod; IAP = „inhibitor of apoptosis protein".

reguliert werden. Man unterscheidet dabei antiapoptotisch und proapoptotisch wirkende Proteine, die zur sog. **BCL-2-Protein-Familie** gehören.

Nekrose Die klassische Definition der Nekrose stellt sie im Gegensatz zur „aktiven" Apoptose als „passiven" Vorgang dar, wobei auch Nekrose einen alternativen Weg des programmierten Zelltodes darstellen kann.

Die morphologischen Veränderungen und biochemischen Reaktionen auf dem Weg zur Nekrose unterscheiden sich in einigen wichtigen Punkten von denen bei der Apoptose (➤ Tab. **20.2**). Initial kommt es zur einer Zellschwellung (apoptotische Zellen schrumpfen), bis die Zellmembran platzt und sich das Zytoplasma in die Umgebung ergießt. Die Folge ist eine lokale Entzündungsreaktion.

Quellenverweise

1-1 Modifiziert nach: Speckmann E-J. Einführung in die Neurophysiologie. 2. Aufl. Darmstadt, Wissenschaftliche Buchgesellschaft; 1988.

2-1 Modifiziert nach: Modeja M, Münster.

2-2 Modifiziert nach: ten Bruggencate G. Medizinische Neurophysiologie. 16. Aufl. Stuttgart: Thieme; 1984.

2-3 Modifiziert nach: Speckmann E-J, Wittkowski W. Bau und Funktion des menschlichen Körpers.

2-4 Modifiziert nach: Mußhoff U, Münster.

3-1 Modifiziert nach: Kandel ER, Schwartz JH, Jessell TM (eds). Principles of Neural Science. 4th ed. New York: McGraw-Hill; 2000.

3-2 Modifiziert nach: Patton HD, Fuchs AF, Hille B, Scher AM, Steiner R (eds). Textbook of Physiology. Vol. 1, Philadelphia: Saunders; 1989.

3-3 Modifiziert nach: Kandel ER, Schwartz JH. Principles of Neural Science. Amsterdam: Elsevier; 1985.

3-4 Modifiziert nach: Purves D, Augustine GJ, Fitzpatrick D, Katz LC, LaMantia AS, McNamara JO, Williams SM (eds). Neuroscience. 2nd ed. Sunderland: Sinauer; 2001.

3-5 Modifiziert nach: Lewis. Pain. New York: Macmillan; 1942.

3-6 Modifiziert nach: Penfield W, Rasmussen T. The Cerebral Cortex of Man. New York: Macmillan; 1950.

3-7 Modifiziert nach: Scholz J, Woolf CJ. Can we conquer pain? Nature Neuroscience 2002; Pt 5: 1062 – 7.

3-8 Modifiziert nach: Cesare P, McNaughton P. Peripheral Pain Mechanisms. Curr Opin Neurobiol 1997; 7: 493 – 9.

3-9 Modifiziert nach: Netter FH. Nervensystem II – Klinische Neurologie. Stuttgart: Thieme; 1989.

3-10 Modifiziert nach: Winkelmann E. Das neuronale Netzwerk der Retina. Folia ophthalmologica 1982; 7: 78 – 94.

3-11 Modifiziert nach: Zrenner E. Neurophysiological Aspects of Color Vision Mechanisms in the Primates. Monograph. Studies of Brain Function Vol. 9. Heidelberg: Springer; 1983.

3-12 Modifiziert nach: Livingstone MS, Hubel DH. Psychological Evidence for Separate Channels for the Perception of Form, Color, Movement and Depth. J Neurol Sci 1987; 7: 3416 – 86.

3-13 Modifiziert nach: Benninghoff A. Makroskopische und mikroskopische Anatomie des Menschen; Bd. 3. München: Urban & Schwarzenberg; 1985.

3-14 Modifiziert nach: Flock A. Transducing mechanisms in the lateral line canal organ receptors. Cold Spring Harbor Symp. Quant Biol 1965; 30: 133 – 45.

3-15 Modifiziert nach: Spoendlin H. Ultrastructure of the vestibular sense organs. In: Wolfson RJ (Hrsg). The vestibular system and its diseases. Philadelphia: University of Pennsylvania Press; 1966.

3-16 Modifiziert nach: Plattig KH. Physiology of Perception of Odor and Taste. J Food Sci Technol Mysore/India 1976; 13: 169 – 80.

3-17 Modifiziert nach: Mori K, Nagao H, Yoshihara Y. The olfactory bulb: coding and processing of odor molecule information. Science 1999; 286: 711 – 5.

4-1 Modifiziert nach: Welsch U. Histologie. München: Urban & Schwarzenberg; 1997.

4-2 Modifiziert nach: Alberts B, et al. Molecular Biology of the Cell. New York: Garland Publishing; 1989.

4-3 Modifiziert nach: Gordon AM, Huxley AF, Julian FJ. The variation in isometrictension with sarcomere length in vertebrate muscle fibres. J Physiol 1966; 184: 170 – 92.

4-4 Modifiziert nach: Burke RE, et al. Physiological Types of Histochemical Profiles in Motor Units of the Cat Gastrocnemius. J Physiol 1973; 234: 723 – 48.

4-5 Modifiziert nach: Lullies H, Trinker D. Allgemeine Muskelphysiologie. In: Taschenbuch der Physiologie, Band 2. Jena: VEB Gustav Fischer; 1973.

4-6 Modifiziert nach: Reichel H. Quantitative Beziehungen zwischen Ruhe- und Reizzustand des Skelettmuskels. Zeitschrift für Biologie 1936; 97: 429.

4-7 Modifiziert nach: Berne RM, Levy MN. Physiology. St. Louis: Mosby; 1988.

4-8 Modifiziert nach: Ghez C. Voluntary Movement. In: Kandel ER, et al. (eds). Principles of Neural Science. 3. Aufl. New York: Elsevier.

4-9 Modifiziert nach: Phillips CG, Porter R. Corticospinal Neurones. Their Role in Movement. Monographs of the Physiol Soc No 34. London: Academic Press; 1977.

4-10 Modifiziert nach: Roland PE, et al. Supplementary Motor Area and Other Cortical Areas in Organization of Voluntary Movement in Man. J Neurophysiol 1980; 43: 118.

4-11 Modifiziert nach: Hunt CC, Kuffler SW. Stretch Receptor Discharges During Muscle Contraction. J Physiol 1951; 113: 298 – 315.

4-12 Modifiziert nach: Crowe A, Matthews PBC. The Effects of Stimulation of Static and Dynamic Fusimotor Fibres on the Responses of Stretching of the Primary Endings of Muscle Spindles. J Physiol 1964; 174: 109 – 31.

4-13 Modifiziert nach: Schomburg ED. Spinal Sensorimotor Systems and Their Supraspinal Control. Neuroscience Research 1990; 7: 265 – 340.

4-14 Modifiziert nach: Albin RL, et al. The Functional Anatomy of Basal Ganglia Disorders. TINS 1989; 12: 366 – 75.

4-15 Modifiziert nach: Ghez C. The Cerebellum. In: Kandel ER, et al. (eds). Principles of Neural Science. 3. Aufl. New York: Elsevier.

5-1 Modifiziert nach: Ebe M, Homma I. Leitfaden für die EEG-Praxis: ein Bildkompendium. Stuttgart: Gustav Fischer; 1992.

5-2 Modifiziert nach: Speckmann E-J. Experimentelle Epilepsieforschung. Darmstadt: Wissenschaftliche Buchgesellschaft; 1986.

5-3 Modifiziert nach: Olbrich H. Nervenarzt 1987; 58: 471.

5-4 Modifiziert nach: Aschoff J, Wever R. Kern und Schale im Wärmehaushalt des Menschen. Naturwissenschaften 1958; 45: 477 – 85.

5-5 Modifiziert nach: Waugh NC, Norman DA. Primary memory. Psychological Review 1965; 72: 89 – 104.

5-6 Modifiziert nach: Martin JH. Neuroanatomy: Text and Atlas. 2nd ed. Stanford, CT: Appleton & Lange; 1996.

5-7 Modifiziert nach: Kaas JH. Plasticity of sensory and motor maps in adult mammals. Annu Rev Neuroscie 1991; 14: 137 – 67.

5-8 Modifiziert nach: Kandel ER, Schwartz JH, Jessell TM. Principles of neural science. 4th ed. New York: McGraw-Hill; 2000.

8-1 Modifiziert nach: Nerbonne JM, Kass RS. Molecular Physiology of Cardiac Repolarization. Physiol Rev 2005; 85: 1205 – 53.

8-2 Modifiziert nach: Scoote M, Poole-Wilson PA, Williams AJ. The therapeutic potential of new insights into myocardial excitation – contraction coupling. Heart 2003; 89: 371 – 6.

13-1 Modifiziert nach: Leonhardt H. Taschenatlas der Anatomie. Bd. 2. Stuttgart: Thieme; 1991.

14-1 Modifiziert nach: WHO. Obesity: Preventing and managing the global epidemic. WHO Technical Report Series 894. Genf: WHO; 2000.

14-2 Modifiziert nach: Müller MJ. Ernährungsmedizinische Praxis. Heidelberg: Springer; 1998.

14-3 Modifiziert nach: Frayn KN. Metabolic regulation. A human perspective. 2. Aufl. Oxford: Blackwell Publishing; 2003.

14-4 Modifiziert nach: Rosenbaum M, Leibel RL, Hirsch J. Obesity. N Engl J Med 1997; 337: 396 – 407.

14-5 Modifiziert nach: Cunnane SC, Griffin BA. Nutrition and Metabolism of Lipids. In: Gibney M, et al. (eds). Introduction To Human Nutrition. Oxford: Blackwell Publishing; 2002: 81 – 115.

15-1 Modifiziert nach: Aschoff J, Wever R. Kern und Schale im Wärmehaushalt des Menschen. Naturwissenschaften 1958; 45: 477–85.

15-2 Modifiziert nach: DuBois EF. The Mechanism of Heat Loss and Temperature Regulation. Stanford: Stanford University Press; 1937.

15-3 Modifiziert nach: Stegemann J. Leistungsphysiologie. Stuttgart: Thieme; 1977.

15-4 Modifiziert nach: Gunga HC, Kirsch K. Die Regulationsbreite der autonomen und morphologischen Anpassungen beim Menschen im Vergleich zur Verhaltensanpassung.

15-5 Modifiziert nach: Kirsch K, Kaul A, Gunga H-C, Roedler HD. Physikalische Klimafaktoren. In: Hierholzer K, Schmidt RF (eds.). Pathophysiologie des Menschen. Weinheim: VCH Verlagsgesellschaft; 1991: 40.1 – 40.19.

17-1 Aus: Speckmann/Wittkowski, Bau und Funktion des menschlichen Körpers, 20. Aufl. Elsevier, Urban & Fischer Verlag 2004.

Index

A

B

C

F

G

H

I

J

K

M

N

T